牙周病与口腔种植
临床诊治要点

Hall's Critical Decisions in Periodontology & Dental Implantology

第5版

主编

Lisa A. Harpenau   Richard T. Kao

William P. Lundergan   Mariano Sanz

主译

麻健丰　温州医科大学口腔医学院

郑宝玉　温州医科大学口腔医学院

主审

闫福华　南京大学口腔医学院

译者（按姓氏笔画排序）

王惠宁　温州医科大学口腔医学院

邓　辉　温州医科大学口腔医学院

朱　飞　温州医科大学口腔医学院

江　俊　福建医科大学口腔医学院

孙晓瑜　温州医科大学口腔医学院

郑宝玉　温州医科大学口腔医学院

骆　凯　福建医科大学口腔医学院

曹金芳　温州医科大学口腔医学院

麻健丰　温州医科大学口腔医学院

人民卫生出版社

Translation of Hall's Critical Decisions in Periodontology & Dental Implantology, by Lisa A. Harpenau et al

The original English language work has been published by People's Medical Publishing House-USA, Ltd.
© 2013 People's Medical Publishing House-USA, Ltd.
2 Enterprise Drive, Suite 509
Shelton, CT 06484, USA
Tel: (203) 402-0646
E-mail: info@pmph-usa.com

Translated into Chinese by People's Medical Publishing House
© 2015 People's Medical Publishing House
Beijing, China

图书在版编目（CIP）数据

牙周病与口腔种植临床诊治要点 /（美）哈本诺（Harpenau，L.A.）主编；麻健丰，郑宝玉译. —北京：人民卫生出版社，2015

ISBN 978-7-117-20576-4

Ⅰ. ①牙…　Ⅱ. ①哈…②麻…③郑…　Ⅲ. ①牙周病－诊疗②种植牙－口腔外科学　Ⅳ. ①R781.4②R782.12

中国版本图书馆 CIP 数据核字（2015）第 070675 号

| 人卫社官网 | www.pmph.com | 出版物查询，在线购书 |
| 人卫医学网 | www.ipmph.com | 医学考试辅导，医学数据库服务，医学教育资源，大众健康资讯 |

图字：01-2014-7714

牙周病与口腔种植临床诊治要点

主　　译：麻健丰　郑宝玉
出版发行：人民卫生出版社（中继线 010-59780011）
地　　址：北京市朝阳区潘家园南里 19 号
邮　　编：100021
E - mail：pmph @ pmph.com
购书热线：010-59787592　010-59787584　010-65264830
印　　刷：北京顶佳世纪印刷有限公司
经　　销：新华书店
开　　本：889×1194　1/16　印张：25
字　　数：774 千字
版　　次：2015 年 6 月第 1 版　2015 年 6 月第 1 版第 1 次印刷
标准书号：ISBN 978-7-117-20576-4/R·20577
定　　价：199.00 元

打击盗版举报电话：010-59787491　E-mail：WQ @ pmph.com
（凡属印装质量问题请与本社市场营销中心联系退换）

编 者 名 单

Wayne A. Aldredge, DMD

Clinical Assistant Professor
Department of Periodontics and Implantology
Stony Brook University
School of Dental Medicine
Stony Brook, New York

Edward P. Allen, DDS, PhD

Director
Center for Advanced Dental Education
Dallas, Texas

Tamer Alpagot, DDS, PhD

Professor
Department of Periodontics
University of the Pacific Arthur A. Dugoni School of Dentistry
San Francisco, California

David B. Anson, DDS

Private Practice
Beverly Hills, California

Gary C. Armitage, DDS, MS

R. Earl Robinson Distinguished Professor
Department of Orofacial Sciences
Division of Periodontology
University of California, San Francisco, School of Dentistry
San Francisco, California

Gustavo Avila-Ortiz, DDS, MS, PhD

Assistant Professor
Department of Periodontics
University of Iowa College of Dentistry
Iowa City, Iowa

Mark T. Booth, DDS

Assistant Professor
Department of Dental Practice
University of the Pacific Arthur A. Dugoni School of Dentistry
San Francisco, California

Gretchen J. Bruce, DDS, MBA

Clinical Associate Professor
Department of Periodontics
University of the Pacific Arthur A. Dugoni School of Dentistry
San Francisco, California

Alan W. Budenz, MS, DDS, MBA

Professor
Vice Chair of Diagnostic Sciences and Services
Departments of Biomedical Sciences & Dental Practice
University of the Pacific Arthur A. Dugoni School of Dentistry
San Francisco, California

Paulo M. Camargo, DDS, MS, MBA

Professor
Associate Dean of Clinical Dental Sciences
Section of Periodontics
University of California, Los Angeles, School of Dentistry
Los Angeles, California

William M. Carpenter, DDS, MS

Professor and Division Director
Department of Pathology and Medicine
University of the Pacific Arthur A. Dugoni School of Dentistry
San Francisco, California

Christopher J. Catalano, DDS

Clinical Instructor
Department of Integrated Reconstructive Dental Sciences
University of the Pacific Arthur A. Dugoni School of Dentistry
San Francisco, California

Elisa M. Chávez, DDS

Associate Professor
Director, Pacific Dental Program at Laguna Honda Hospital
Department of Dental Practice
University of the Pacific Arthur A. Dugoni School of Dentistry
San Francisco, California

Charles M. Cobb, DDS, MS, PhD

Professor Emeritus
Department of Periodontics
University of Missouri-Kansas City School of Dentistry
Kansas City, Missouri

Gregory J. Conte, DMD, MS

Private Practice
San Francisco, California

Pierpaolo Cortellini, MD, DDS

European Research Group on Periodontology (ERGOPERIO)
Florence, Italy

Lewis C. Cummings, DDS, MS

Associate Professor
Department of Periodontics
University of Nebraska College of Dentistry
Lincoln, Nebraska
University of Texas Health Science Center at Houston
Houston, Texas
Private Practice
Kingwood, Texas

Donald A. Curtis, DMD

Professor
Department of Preventive and Restorative Dental Sciences
University of California, San Francisco, School of Dentistry
San Francisco, California

John P. Ducar, DDS

Private Practice
Torrance, California

Sahar El Kholy, BDS, MDSc, PhD

Associate Professor
Department of Removable Prosthodontics
Pharos University
Alexandria, Egypt

Gwen Essex, RDH, MS, EdD

Clinical Professor
Department of Preventive and Restorative Dental Sciences
University of California, San Francisco, School of Dentistry
San Francisco, California

Mark C. Fagan, DDS, MS

Private Practice
San Jose, California

Debra S. Finney, MS, DDS

Private Practice
Folsom, California

Kenneth Frangadakis, DDS

Private Practice
Cupertino, California

James A. Garibaldi, DDS, MA

Associate Professor
Department of Oral and Maxillofacial Surgery
University of the Pacific Arthur A. Dugoni School of Dentistry
San Francisco, California

Marc J. Geissberger, DDS, MA

Professor and Chair
Department of Integrated Reconstructive Dental Sciences
University of the Pacific Arthur A. Dugoni School of Dentistry
San Francisco, California

Alan H. Gluskin, DDS

Professor and Co-Chair
Department of Endodontics
University of the Pacific Arthur A. Dugoni School of Dentistry
San Francisco, California

C. Eduardo González, DDS

Assistant Professor
Department of Integrated Reconstructive Dental Sciences
University of the Pacific Arthur A. Dugoni School of Dentistry
San Francisco, California

Duane C. Grummons, DDS, MSD

Associate Professor
Department of Graduate Orthodontics
Loma Linda University School of Dentistry
Loma Linda, California
Private Practice
Spokane, Washington

Patrick K. Haffey, DDS

Resident in Endodontics
University of Pennsylvania School of Dental Medicine
Philadelphia, Pennsylvania

Walter B. Hall, DDS, MSD

Professor Emeritus
Department of Periodontics
University of the Pacific Arthur A. Dugoni School of Dentistry
San Francisco, California

W. Peter Hansen, DDS

Associate Professor
Director of Removable Prosthodontics
Department of Integrated Reconstructive Dental Sciences
University of the Pacific Arthur A. Dugoni School of Dentistry
San Francisco, California

Lisa A. Harpenau, DDS, MS, MBA, MA

Associate Professor
Department of Periodontics
University of the Pacific Arthur A. Dugoni School of Dentistry
San Francisco, California

Stephen K. Harrel, DDS

Clinical Professor
Department of Periodontics
Texas A&M Health Science Center
Baylor College of Dentistry
Dallas, Texas

David Herrera, DDS, PhD

Professor
Section of Periodontology
Faculty of Odontology
Universidad Complutense
Madrid, Spain

Sunita P. Ho, MS, PhD

Associate Professor in Residence
Department of Preventive and Restorative Dental Sciences
University of California, San Francisco, School of Dentistry
San Francisco, California

Deborah J. Horlak, RDH, MA

Associate Professor
Program Director, Dental Hygiene (Stockton, California)
Department of Periodontics
University of the Pacific Arthur A. Dugoni School of Dentistry
San Francisco, California

Josef A. Huang, DDS

Clinical Assistant Professor
Department of Periodontics
University of the Pacific Arthur A. Dugoni School of Dentistry
San Francisco, California

Peter L. Jacobsen, DDS, PhD

Private Practice
San Francisco, California

Michael G. Jorgensen, DDS

Professor of Clinical Dentistry
Department of Periodontics, Diagnostic Sciences and Dental Hygiene
Herman Ostrow School of Dentistry
University of Southern California
Los Angeles, California

Richard T. Kao, DDS, PhD

Clinical Professor
Department of Orofacial Sciences
Division of Periodontology
University of California, San Francisco, School of Dentistry
Adjunct Clinical Professor
Department of Periodontics
University of the Pacific Arthur A. Dugoni School of Dentistry
Private Practice
Cupertino, California

Peter Kawamura, DDS, MS

Staff Geriatric Dentist, Prosthodontist
Department of Dental Service
San Francisco Veterans Affairs Medical Center
San Francisco, California

Kimberly Kim, DDS, PhD

Assistant Clinical Professor
Department of Preventive and Restorative Dental Sciences
University of California, San Francisco, School of Dentistry
San Francisco, California

Perry R. Klokkevold, DDS, MS

Associate Professor
Program Director, Postgraduate Periodontics
Acting Chair, Section of Periodontics
University of California, Los Angeles, School of Dentistry
Los Angeles, California

Kenneth S. Kornman, DDS, PhD

Chief Scientific Officer
Interleukin Genetics, Inc.
Waltham, Massachusetts

Michael Kowalski, DDS, JD

Attorney / Shareholder
Department of Professional Liability
Bradley, Curley, Asiano, Barrabee, Able & Kowalski, PC
Larkspur, California

Joe W. Krayer, DDS, MS

Associate Professor
Director, Post-Doctoral Periodontics
Department of Stomatology—Division of Periodontics
College of Dental Medicine
Medical University of South Carolina
Charleston, South Carolina

John Y. Kwan, DDS

Associate Clinical Professor
Department of Orofacial Sciences
Division of Periodontology
University of California, San Francisco, School of Dentistry
San Francisco, California
Private Practice
Oakland, California

Eugene E. LaBarre, DMD, MS

Associate Professor
Department of Integrated Reconstructive Dental Sciences
University of the Pacific Arthur A. Dugoni School of Dentistry
San Francisco, California

David J. Lasho, DDS, MSD

Clinical Assistant Professor
Department of Periodontics
University of Texas Health Science Center at San Antonio
San Antonio, Texas

Dan R. Lauber, DDS

Clinical Assistant Professor
Department of Periodontics
University of the Pacific Arthur A. Dugoni School of Dentistry
San Francisco, California

Daylene Jack-Min Leong, BDS, MS

Clinical Tutor
Department of Periodontics
National University of Singapore
Private Practice
Singapore

Joseph Levy, MS, PhD

Professor and Chair
Department of Physiology and Pharmacology
University of the Pacific Arthur A. Dugoni School of Dentistry
San Francisco, California

Min Liang, MD, PhD

Professor
Department of Periodontology
Sun Yat-Sen University
Guanghua School of Stomatology, Hospital of Stomatology
Guangzhou, China

Peter M. Loomer, DDS, PhD

Professor of Clinical Periodontology
Department of Orofacial Sciences
Division of Periodontology
University of California, San Francisco, School of Dentistry
San Francisco, California

William P. Lundergan, DDS, MA

Professor and Chair
Department of Periodontics
University of the Pacific Arthur A. Dugoni School of Dentistry
San Francisco, California

Simon R. MacNeill, BDS, DDS

Professor
Director, Graduate Periodontics
Department of Periodontics
University of Missouri-Kansas City School of Dentistry
Kansas City, Missouri

Frank Martinez, DDS

Clinical Assistant Professor
Department of Periodontics
University of the Pacific Arthur A. Dugoni School of Dentistry
San Francisco, California
Veterans Administration Palo Alto Health Care System
Palo Alto, California

Brian L. Mealey, DDS, MS

Professor and Graduate Program Director
Department of Periodontics
University of Texas Health Science Center at San Antonio
San Antonio, Texas

Philip R. Melnick, DMD

Lecturer
Section of Periodontics
University of California, Los Angeles, School of Dentistry
Los Angeles, California
Private Practice
Cerritos, California

Cesar A. Migliorati, DDS, MS, PhD

Professor and Chair
Department of Diagnostic Sciences and Oral Medicine
University of Tennessee Health Science Center
College of Dentistry
Memphis, Tennessee

Richard J. Nagy, DDS

Private Practice
Santa Barbara, California

Anders Nattestad, DDS, PhD

Professor and Director
Department of Oral and Maxillofacial Surgery
University of the Pacific Arthur A. Dugoni School of Dentistry
San Francisco, California

Kanokwan Nisapakultorn, DDS, PhD

Assistant Professor
Department of Periodontology
Faculty of Dentistry
Chulalongkorn University
Bangkok, Thailand

Warden H. Noble, DDS, MS, MSEd

Professor
Department of Integrated Reconstructive Dental Sciences
University of the Pacific Arthur A. Dugoni School of Dentistry
San Francisco, California

Karen F. Novak, DDS, MS, PhD

Senior Vice President for Institutional Capacity Building
American Dental Education Association (ADEA)
Washington, D.C.

M. John Novak, BDS, LDS, MS, PhD

Professor
Division of Periodontics and Center for Oral Health Research
University of Kentucky College of Dentistry
Lexington, Kentucky

Joan Otomo-Corgel, DDS, MPH

Associate Clinical Professor
Section of Periodontics
University of California, Los Angeles, School of Dentistry
Veterans Administration Greater Los Angeles Healthcare System
Los Angeles, California
Private Practice
Los Angeles, California

Edwin T. Parks, DMD, MS

Professor
Department of Oral Pathology, Medicine and Radiology
Indiana University School of Dentistry
Indianapolis, Indiana

Craig A. Pettengill, DDS

Private Practice
San Jose, California

Giovan Paolo Pini-Prato, MD, DDS, PhD

Professor
Department of Periodontology
University of Florence, School of Dentistry
Florence, Italy

Flavia Q. Pirih, DDS, PhD

Assistant Professor
Section of Periodontics
University of California, Los Angeles, School of Dentistry
Los Angeles, California

Octavia Plesh, DDS, MS, MS

Professor
Department of Preventive and Restorative Dental Sciences
University of California, San Francisco, School of Dentistry
San Francisco, California

Terry D. Rees, DDS, MSD

Professor, Department of Periodontics
Director, Stomatology Center
Texas A&M Health Science Center
Baylor College of Dentistry
Dallas, Texas

David W. Richards, DDS, PhD

Private Practice
San Diego, California

Francisco Rivera-Hidalgo, DMD, MS

Professor
Department of Periodontics
Texas A&M Health Science Center
Baylor College of Dentistry
Dallas, Texas

Mauricio Ronderos, DDS, MS, MPH

Adjunct Assistant Professor
Department of Periodontics
University of the Pacific Arthur A. Dugoni School of Dentistry
Private Practice
Redwood City, California

Mark I. Ryder, DMD

Professor
Chair, Division of Periodontology
Director, Postgraduate Program in Periodontology
Department of Orofacial Sciences
University of California, San Francisco, School of Dentistry
San Francisco, California

Steven J. Sadowsky, DDS

Associate Professor
Director of Implant Dentistry
Department of Integrated Reconstructive Dental Sciences
University of the Pacific Arthur A. Dugoni School of Dentistry
San Francisco, California

Rinku S. Saini, DDS, MS, MPH

Assistant Professor
Department of Pediatric Dentistry
University of the Pacific Arthur A. Dugoni School of Dentistry
San Francisco, California

J.J. Salehieh, DDS

Private Practice
Cupertino, California

Eugene T. Santucci, DDS, MA

Associate Professor
Department of Integrated Restorative Dental Sciences
University of the Pacific Arthur A. Dugoni School of Dentistry
San Francisco, California

Mariano Sanz, MD, DDS, Dr Med

Professor and Chair
Section of Periodontology
Faculty of Odontology
Universidad Complutense
Madrid, Spain

Arun Setia, BDS

Senior Consultant
Department of Oral and Maxillofacial Surgery
Sir Ganga Ram Hospital
New Delhi, India

Gaurav Setia, DDS

Associate Clinical Professor
Department of Preventive and Restorative Dental Sciences
University of California, San Francisco, School of Dentistry
San Francisco, California

Naseem Shah, MDS

Professor and Chief
Department of Conservative Dentistry & Endodontics
Centre for Dental Education & Research (CDER)
All India Institute of Medical Sciences
New Delhi, India

Arun B. Sharma, BDS, MS

Clinical Professor
Department of Preventive and Restorative Dental Sciences
University of California, San Francisco, School of Dentistry
San Francisco, California

Yoshi F. Shen, DDS, MS

Private Practice
Daly City, California

Sol Silverman, Jr, MA, DDS

Professor Emeritus
Department of Orofacial Sciences
Division of Oral Medicine, Oral Pathology and Oral Radiology
University of California, San Francisco, School of Dentistry
San Francisco, California

Jørgen Slots, DDS, DMD, PhD, MS, MBA

Professor of Periodontology and Microbiology
Herman Ostrow School of Dentistry
University of Southern California
Los Angeles, California

John Sottosanti, DDS

Private Practice
La Jolla, California

Ellery A. Stoll, DDS

Private Practice
Cupertino, California

Paul E. Subar, DDS, EdD

Assistant Professor
Director of the Special Care Clinic / Hospital Dentistry
Department of Dental Practice
University of the Pacific Arthur A. Dugoni School of Dentistry
San Francisco, California

Leonard S. Tibbetts, DDS, MSD

Private Practice
Arlington, Texas

Maurizio S. Tonetti, DMD, PhD, MMSc

Executive Director
European Research Group on Periodontology (ERGOPERIO)
Genoa, Italy

Chi D. Tran, DDS

Assistant Professor
Department of Integrated Reconstructive Dental Sciences
University of the Pacific Arthur A. Dugoni School of Dentistry
San Francisco, California

Gonzalo Hernández Vallejo, MD, DDS, PhD

Professor
Department of Oral Medicine & Bucofacial Surgery
Faculty of Odontology
Universidad Complutense
Madrid, Spain

Hom-Lay Wang, DDS, MS, PhD

Professor
Director of Graduate Periodontics
Department of Periodontics and Oral Medicine
University of Michigan School of Dentistry
Ann Arbor, Michigan

Dennis J. Weir, DDS, MA

Associate Professor
Department of Integrated Restorative Dental Sciences
University of the Pacific Arthur A. Dugoni School of Dentistry
San Francisco, California

Jonathan P. Wiens, DDS, MSD

Adjunct Clinical Professor
Department of Restorative Dentistry
University of Detroit Mercy School of Dentistry
Detroit, Michigan

Gail F. Williamson, RDH, MS

Professor of Dental Diagnostic Sciences
Department of Oral Pathology, Medicine and Radiology
Indiana University School of Dentistry
Indianapolis, Indiana

Thomas G. Wilson, Jr. DDS

Private Practice
Dallas, Texas

M. Robert Wirthlin, DDS, MS

Clinical Professor Emeritus
Department of Orofacial Sciences
Division of Periodontology
University of California, San Francisco, School of Dentistry
San Francisco, California

Allen Wong, DDS, EdD

Professor
Director, AEGD Program
Director, Hospital Dentistry Program
Department of Dental Practice
University of the Pacific Arthur A. Dugoni School of Dentistry
San Francisco, California

Shannon Wong, DDS

Associate Professor
Department of Endodontics
University of the Pacific Arthur A. Dugoni School of Dentistry
San Francisco, California

A. Jeffrey Wood, DDS

Professor and Chair
Department of Pediatric Dentistry
University of the Pacific Arthur A. Dugoni School of Dentistry
San Francisco, California

William J. Worden, DDS

Private Practice
Long Beach, California

Bexter M. Yang, DDS, MS

Assistant Clinical Professor
Department of Preventive and Restorative Dental Sciences
University of California, San Francisco, School of Dentistry
San Francisco, California
Private Practice
Cupertino, California

Hala Yassin, BDS, MSc, PhD

Associate Professor
Department of Periodontology
Pharos University
Alexandria, Egypt

Craig Y. Yonemura, DDS, MS

Adjunct Associate Professor
Department of Orofacial Sciences
Division of Periodontology
University of California, San Francisco, School of Dentistry
Private Practice
San Francisco, California

Mark H. Zablotsky, DDS

Private Practice
Sacramento, California

Joseph A. Zingale, DDS, MPS

Clinical Associate Professor
Department of Periodontics
University of the Pacific Arthur A. Dugoni School of Dentistry
San Francisco, California

序

有幸为《牙周病与口腔种植临床诊治要点》(中译版)这本新书写序,非常高兴。

中国是牙周病患者的大国,但却是牙周病防治的弱国。民众对牙周健康重要性认识的缺乏、口腔医务工作者对牙周病防治知识的不足、牙周病防治专业人员的严重短缺,使得牙周病正成为不仅危害口腔健康,而且危害全身健康的重要公共卫生问题。我国口腔医学教学体系中,牙周病学所处的地位与其重要性是不相称的,造成的后果是口腔临床修复、正畸、种植等各科医生对应在牙周健康条件下进行口腔修复、正畸和种植的意识缺乏,对如何获得牙周健康、如何维护牙周健康的知识不足,已成为严重制约口腔临床医疗水平提升的重要因素。及时改变这种状态应是当务之急。

本书原著 *Hall's Critical Decisions in Periodontology and Dental Implantology*(5th edition)由众多知名专家撰写,翻开作者名录,我很高兴地看到里面有我的老师 Gary C. Armitage 教授、有二十多年前在加州大学旧金山分校牙学院与我共用办公室的 Richard T. Kao 教授、有国内牙周病学界同行熟悉的 Maurizio Tonetti 教授及 Hom-Lay Wang 教授等。该书集众多大家渊博的牙周病学理论造诣及丰富的牙周病临床经验,能指导你在牙周病临床遇到各类问题时如何分析问题、如何抉择、如何制定治疗计划。感谢麻健丰和闫福华两位教授带领他们的团队将原著译成中译版——《牙周病与口腔种植临床诊治要点》,本书的出版对我国牙周病学临床水平的提升所起的积极作用,是对麻健丰、闫福华两位教授及他们的团队所付出辛勤劳动的最好回报。

章锦才

中华口腔医学会副会长
中华口腔医学会牙周病学专委会前主任委员
广东省口腔医院、南方医科大学附属口腔医院院长、教授
2015 年 2 月

原　著　序

本书适用于口腔全科医师、牙周专科医师、住院医师，以及研究生的阅读参考。本书从临床实践出发，以决策图表的形式较为全面地论述了牙周常见疾病的临床检查、诊断以及治疗方案设计等内容。书中的决策图表有助于医生在治疗前就对可能存在的风险、治疗结果、治疗所需要的器械及用品，其他治疗方案以及可能的预后等方面作出逻辑性评估。该书最早版本为 Dr. Walter B. Hall 教授于 1988 年使用的教科书 Decision Making in Periodontology。此后，Dr. Walter B. Hall 意识到对复杂临床问题做出决策处理需要考虑其他相关的因素，故而决定使用决策图的形式展示治疗方案，从而就诊断过程、可能的疗程以及治疗效果进行详细探讨。读者可从这些决策图中学习决策制定的逻辑以及选择某一策略的原因，从而提出最合理的诊断、实现最好的治疗效果。

从第 1 版至今，牙周医学知识不断更新和发展，在牙周再生、美学、口腔种植学等领域扩充了许多内容。因而，我们组织了 100 多名专家学者共同讨论不同临床情况的诊疗思维。本书为第 5 版，在之前版本的基础上更进一步，增加了许多现代和美学的理念。鉴于 Dr. Walter B. Hall 教授做出的巨大贡献，本书命名为 Hall's Critical Decisions in Periodontology and Dental Implantology。

本书划分为 12 个章节，并用颜色标注，以便读者参考。每个部分阐述了决策制定过程，涉及临床检查、全面的牙周及种植治疗方案等内容。

中文版前言

牙周疾病是口腔最常见的疾病。目前我国80%～90%成人患有不同程度的牙周疾病，其中牙周炎是人类最常见的感染性疾病之一，不仅会导致牙齿丧失，危害牙周和口腔健康，还与心脑血管疾病、糖尿病等危害人体健康的全身疾病有着密切关系。然而，牙周疾病可以预防和治疗，但目前我国民众普遍对牙周病缺乏认识，对维护牙周健康、预防牙周病的意识不足；另外，从事牙周专业的医务人员也十分匮乏，不足以为广大公众提供相关科普宣教、卫生指导和专业诊治。因此，加强对所有口腔医学从业人员，以及口腔医学学生的牙周病学专业知识教育十分必要，使其能够正确指导患者的口腔卫生维护和牙周疾病防治，能准确诊断牙周疾病，给予恰当的治疗或转诊给牙周专科医生。

本书原著 Critical Decisions in Periodontology and Dental Implantology（5th edition）是由美国太平洋大学杜高尼牙学院和相关院校的牙周专家根据 Walter B. Hall 先生的临床观点编著而成。本版较之前一版（2002年8月）时隔11年，有较多更新和增补，采用了大量彩色照片，易读性和可读性更强。内容上，本书围绕牙周疾病诊治面临的问题，综合全面地提出解决思路和方案，以"怎样做"为写作基点，系统地介绍了牙周及种植临床诊治的流程以及与交叉学科的关系和配合。其写作风格清晰、简洁明了、易读易懂；其形式设计别具一格，每章均配以标准的流程图示，给读者以清晰流畅的思路；其编排层次分明，对144个相关章节进行了逻辑分类（分为12篇）。

本书符合目前口腔医学界关于加大牙周病学理论和实践教育力度的号召；适合口腔医学专业人员的临床需要，帮助他们诊断并且恰当有效地治疗牙周病，灵活调整各种治疗方案及评价其优缺点。通过阅读本书，读者可以从中吸取理论知识和临床诊疗技能；另外，书中还推荐了很多可能对临床医生有用的扩展阅读以供参考。

感谢闫福华教授率领的南京大学附属口腔医院和福建医科大学附属口腔医院牙周科两支团队的积极参与，对本书译稿进行了高质量的审校！

感谢温州医科大学附属口腔医院叶智力、周巧珍、余溢和胡方旋4位研究生的出色协助！

感谢本书翻译团队所有成员的辛勤劳动和努力！

由于编译时间有限，译本中难免存在许多不足之处，诚挚地希望广大读者指正，并提出批评和建议。

原著前言

本书每一章都附上分析过程或决策树，以及注解、图表和照片。决策树是每章的核心内容，是学习的重点，应首先细致地了解。决策树中的文字有助于读者了解做出该决策的依据，其中的虚线框表示应做出决策，实线框表示应采取措施，如手术治疗。划线与虚线标注部分用于说明文章内容。每个章节后面还附上拓展阅读书籍以供读者参考。

全文章节依据常规牙周疾病治疗流程进行排序。本书最后的索引部分有助于读者搜寻特定信息。

书中涉及的临床病例均较典型。读者在临床上碰到的其他特殊病例应考虑其他因素。同时，读者在临床上应全面考虑患者个体的具体情况。本书中提及的决策制定并非固定不变，而应依据患者具体情况进行调整。

致 谢

在这里，我要感谢 Walter B. Hall 接受邀请作为本书的名誉主编。没有他的辛勤工作就没有这本书。

感谢各章节的撰稿者们，是他们的专业才华和辛勤努力完成了本书。

感谢 Brian Decker 提出编写第 5 版专著的构想：帮助口腔医生运用其知识制定诊治方案。

感谢 Cindy Lam Mar 以及太平洋大学 Arthur A. Dugoni 牙学院的临床同事们，他们的支持和指导鼓励我完成了多年的研究工作。

感谢我的家人及朋友，Gary Sipos，Dr. Karen Edward，Dr. Avery Lieberman，Ms. Rhonda Bennett，等等，是他们的鼓励和陪伴促使我完成本书。

感谢 Zach Turner 提供插图。

感谢我的导师 Drs. Joseph Zingale，Richard Kao，William Lundergan，Robert Christoffersen，Walter Hall，Terry Res，Jacqueline Plemons，Marvin Stark，Roger Pelzner，Paul Atkinson，Edward Taggart 和 Duane Grummons 对我的指导，帮助我成为牙周专科医师。

最后感谢我教过的太平洋大学 Arthur A. Dugoni 牙学院以及加利福尼亚大学牙学院的学生们，是他们促使我不断学习进步。"敢于教书育人者，必须学无止境"是我的座右铭。

Lisa A. Harpenau

目　　录

临床检查

第一篇

临床检查

病　　史

Alan W. Budenz and Walter B. Hall

接诊一名新患者的第一步是收集完整的系统病史。在随后的每次复诊中，询问患者"上次就诊后您身体情况有否发生变化"或者"上次就诊后感觉如何"等简单的问题，都有可能获取重要信息。例如，患者可能会告诉医生"我怀孕了"，这将对医生接下来的治疗提供重要的参考信息。简单询问过后，医生或洁牙师应该详细询问患者上次就诊后是否看过内科医生、有无其他疾病、用药情况等。口腔检查和治疗之前的这些病史询问非常重要。每次诊疗时，医生应该在病历上详细记录病史的改变，若无改变也应记录上"否认病史变化"。这种病史记录具有重要的医学性和法律性。

A 医生可以通过让患者填写健康问卷（"是"或"否"形式）获知准确的病史。患者可以在候诊时完成和更新这样的问卷。医生根据患者填写好的问卷进一步询问相关信息，尤其是回答"是"的选项，并将患者的回答和情况记录在病史资料中。

B 患者的年龄对制定治疗计划和诊断特定的年龄相关疾病非常重要。患者上次检查的日期和结果以及经治医生的姓名和地址需要记录下来。记录下患者正在服用的所有药物和用药原因也十分重要，包括处方药、非处方药、替代性药物、中草药和维生素等。所有这些重要的病史情况都应该以标准的形式记录在患者资料文件中显眼的位置。

C 医生应记录下患者之前所有心肌梗死、冠状动脉疾病、冠状动脉手术、心瓣膜修复或置换手术等病史，以便做好预防工作。例如接受了人工瓣膜手术的患者应预防性服用抗生素。牙周探诊属于侵入性检查，部分患者可能需要探诊检查前预防性使用抗生素。一些患者知道自己血压异常，但也有很多人并不知道，因此这样的病史收集是让他们了解基础血压情况的一个好机会。

D 糖尿病是影响牙周病成功治疗的一大问题。对于已确诊糖尿病的患者，应判断：①疾病是否已控制；②患者在过去 3～6 个月中是否看过内科医生。如果患者不知道自己是否患有糖尿病，则询问他们跟糖尿病相关的牙周脓肿和出血情况，若有这些症状可能提示该患者需要进行内科检查和评估。

E 问卷中应包括肝炎、获得性免疫缺陷综合征（acquired immunodeficiency syndrome，HIV/AIDS）、结核（tuberculosis，TB）等感染性疾病的询问。牙周异常出血的患者可能伴随有肝炎感染。应鼓励医生和洁牙师接种乙型肝炎疫苗。HIV 感染患者通常伴有牙周相关问题（参见第 57 章），询问该病时应谨慎。结核在近期的移民中非常流行，因此患者的发病率也大量增加，医疗机构应严格遵守疾病控制与预防中心和其他相关机构推荐的感染控制实践条例。

F 肝炎（见 E）和肝硬化是影响口腔保健的常见问题。肝硬化影响患者的康复能力。反复发作的肾炎患者在牙周治疗前可能需要预防性使用抗生素。

G 癫痫病患者在牙周治疗前需要额外用药。服用苯妥英钠（Dilantin®）或其他抗惊厥药物的患者常常会有牙龈增生表现。

H 口呼吸是牙周病的一个促进因素。哮喘可能由紧张促发，因此每次诊疗中应注意控制患者的紧张情绪。大约有 15% 的依赖吸入性气雾剂的患者对含血管收缩剂的局麻药中的亚硫酸铵过敏，对此类病人应禁止使用这些局麻药。当牙周疼痛位于上颌后牙区时，鉴别诊断时应考虑上颌窦炎的可能。

I 妊娠前和妊娠中的牙周健康维护十分重要。现已发现妊娠期牙周病与早产低体重出生儿之间有强相关性。尽管在妊娠期间都可以接受牙周治疗，但在妊娠始末三个月内的牙周治疗应十分谨慎。妊娠状态可加重牙周病,对妊娠性牙龈炎的牙周治疗常常直到产后数月才见效果。

J 胃或十二指肠溃疡患者因需要限制饮食,所以可能会影响牙周病恢复。结肠炎患者可能伴随有牙龈变化。

K 各种类型的癌症患者在牙周治疗中均存在并发症。白血病可能伴随牙龈增生;恶性或进展期癌症患者对牙周常规治疗的预后欠佳;放疗可能使牙周手术治疗无法进行;若患者最近有过化疗史或即将接受化疗,牙医应与患者的内科医生联系,共同讨论治疗计划。

L 牙周治疗中使用的许多药物是重要抗原,应避免在过敏体质的患者身上使用。

M 一些皮肤病,例如扁平苔藓、类天疱疮、天疱疮,可能有牙周因素的参与。

N 某些类型的关节炎会降低菌斑控制的敏感度。皮质醇治疗常会延缓牙周治疗后的组织修复。服用阿司匹林或非甾体类抗炎药(nonsteroidal anti-inflammatories,NSAIDs)可能会延长牙周治疗中的出凝血时间。

O 在侵入性牙齿治疗后开展全关节置换修复术时应考虑到可能会引起感染。美国牙科协会已遵循美国整形手术协会(AAOS)2003 年推荐的指导:置换术后 2 年内都应该预防性服用抗生素;对免疫缺陷和其他高风险的患者,这个期限还要相应延长。AAOS 已发表并推荐关节置换术后应终身使用预防性抗生素。对这类患者,强烈建议口腔医生与患者的整形外科医生商讨治疗相关事宜。

P 如果患者无法进行良好的口腔卫生维护,其身体或精神"不能自理"也许是他们患牙周炎的病因,而且这种"不能自理"也可能会影响预后和治疗计划的拟定。

Q 重度吸烟、酗酒或药物使用会影响牙周病的诊断、预后和治疗计划。用力刷牙,尤其是使用硬毛牙刷,可能会导致根面暴露。自残习惯、口腔外或口腔内的穿刺习惯可能会改变牙龈表观,促进牙槽骨吸收。

R 用于治疗一些相关疾病的药物可能影响牙周治疗。服用一些药物时,如 β 受体阻滞剂,应相应更换麻醉药。钙通道阻滞剂和抗惊厥药(见G)可能引起牙龈增生。抗生素可能会对牙周病的恢复起短暂的促进作用。以往或正在服用双膦酸盐和其他抗吸收药物(尤其是静脉给药)已被证实与骨坏死相关。对长期服用阿司匹林、非甾体抗炎药、氯吡格雷(Plavix®)、华法林(Coumadin®)和其他血液稀释药物(参见第50 章)的患者,应谨慎进行牙周治疗。某些饮食,如人参、银杏、大蒜、生姜、绿茶和绿叶蔬菜能影响血液凝固。牙医们应根据最新版的《内科用药指南》或相似的参考书来判断新药物对治疗计划可能的影响。最近出版的《非处方药、膳食补充物和中草药用药指南》也非常有参考价值。

S 患者每次复诊都应该更新其病史。新的疾患、已确诊的全身疾病的新情况和用药改变都会影响牙周治疗。

扩展阅读

American Academy of Orthopaedic Surgeons & American Dental Association. Prevention of orthopaedic implant infection in patients undergoing dental procedures. Evidence-based guideline and evidence report. http://www.aaos.org/research/guidelines/PUDP/PUDP_guideline.pdf. Accessed January 30, 2013.

Klokkevold PR, Mealey BL, Otomo-Corgel J. Periodontal treatment of medically compromised patients. In: Newman MG, Takei HH, Klokkevold PR, Carranza FA Jr, eds. *Carranza's Clinical Periodontology.* 11th ed. St. Louis, MO: Elsevier Saunders; 2012:396-411.

Little JW, Falace DA, Miller CS, Rhodus NL. *Dental Management of the Medically Compromised Patient.* 8th ed. St. Louis, MO: Elsevier Mosby; 2013.

Newman MG, Takei HH, Klokkevold PR, Carranza FA Jr, eds. *Carranza's Clinical Periodontology.* 11th ed. St. Louis, MO: Elsevier Saunders; 2012:340-343.

Schifferle RE, Mealey BL, Rose LF. Medical and dental history. In: Rose LF, Mealey BL, Genco RJ, Cohen DW, eds. *Periodontics: Medicine, Surgery and Implants.* St. Louis, MO: Elsevier Mosby; 2004:912-920.

Wilson W, Taubert KA, Gewitz M, et al. Prevention of infective endocarditis. Guidelines from the American Heart Association: a guideline from the American Heart Association Rheumatic Fever, Endocarditis and Kawasaki Disease Committee, Council on Cardiovascular Disease in the Young, and the Council on Clinical Cardiology, Council on Cardiovascular Surgery and Anesthesia, and the Quality of Care and Outcomes Research Interdisciplinary Working Group. *Journal of the American Dental Association.* 2008;139(suppl):3S-24S.

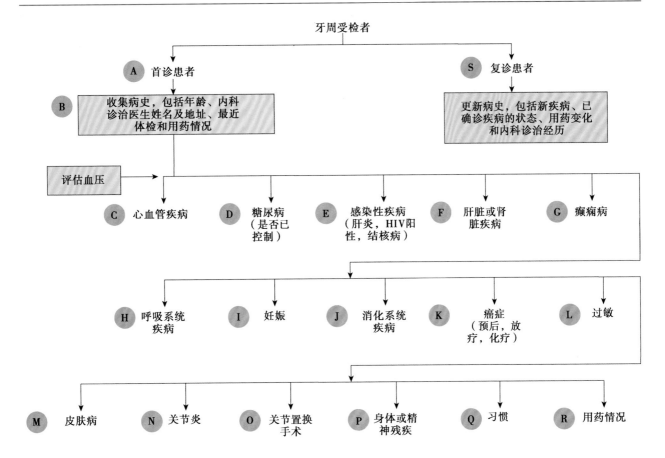

2 口腔病史

Walter B. Hall

采集及记录口腔病史对临床检查、风险评估、诊断、预后和治疗计划都非常重要，但常常被忽略。由于许多患者经治过的口腔医生常常不止一名，因此口腔病史应定期更新。医生对口腔病史中信息的准确性和可信度应保持质疑态度。但应重视患者对问诊的回答，因为任何不准确的信息都有可能影响治疗。如果询问的口腔病史信息与患者口内检查所见、X线片表现不一致，或是医生对患者牙周问题的认识以及对患者以往治疗的评判不相符，则可能需要更进一步询问病史。

A 问卷调查（"是"或"否"形式）对采集口腔病史很有用。患者可在候诊期间完成此类问卷。在问卷上预留空白部分，以供首诊患者填写上次口腔治疗的日期及目的、经治牙医的姓名及更换医生的原因，以及是否携带 X 线片或其他有用资料。

B 口腔医生通过进一步问诊以明确以下细节：具体某项治疗的原因、牙位及治疗时间。

C 患者如有缺失牙，医生应询问患者的拔牙（或牙齿未萌）时间及原因。

D 患者可能知道其智齿是否已拔除或存在阻生。如果智齿已拔除，医生应询问常规术后问题，包括拔牙时间。如果智齿存在，医生应询问患者此前是否被告知需要拔除智齿，如果答案是肯定的，应询问患者不拔牙的原因，并且进一步询问患者这些部位是否曾有过任何症状（如疼痛、肿胀等）。

E 通过询问相关手术的常规问题，医生能了解以往颌骨骨折或是肿瘤切除的情况。如果存在此类情况，医生应进一步询问以获取相关细节资料。

F 医生应询问患者口内是否有修复体，如冠、桥、活动义齿及种植体。如果有修复体，医生应询问患者修复原因、修复时间、修复医生的姓名，以及之前是否还有其他修复体。应注意患者对这些问题的答复可能会存在遗漏。

G 医生应询问患者是否有经过牙髓治疗的牙齿。如果有，应询问治疗的时间和是否接受过其他治疗（如根尖切除术和截根术）。如果根管治疗不完善，应询问是在哪里接受的治疗。

H 医生应询问患者是否有定期洁牙（牙周维护治疗）或者深度洁治（刮治和根面平整）。如果有，应询问上次牙周维护的时间、经治医生的姓名，以及牙周维护的频率。

I 医生应询问患者是否存在咬合问题或颌骨疼痛。如果有，应详细记录相关病史、诊断、治疗经历以及每次就诊时间。

J 医生应询问患者是否接受过任何正畸治疗。如果有，应记录患者的错𬌗性质、治疗时间、拔牙情况、患者对治疗效果的满意度以及有无复发。

K 医生应询问有关紧咬牙和磨牙症的问题（如夜磨牙），并记录患者对这些问题的认识和感受，记录该问题是否与其特定的生活或咀嚼习惯有关，还要记录夜间𬌗垫的使用情况。

L 对于牙周病患者，牙周病史最为重要。最基本的问题是患者之前是否有被确诊的牙周问题。如果没有，则问诊中获知的出血、牙龈肿胀、疼痛或牙龈溃疡，都提示当前存在牙周疾病。如果之前已被诊断有牙周病，应记录患者接受过的治疗方式及就诊时间。如果患者之前有被建议治疗但没有接受治疗，则应询问没有治疗的原因。如果之前有进行治疗，应明确当时是否存在急性病变，如坏死性溃疡性龈炎、坏死性溃疡性牙周炎、人类免疫缺陷病毒性龈炎或牙周炎以及牙周脓肿等，并记录其治疗时间及治疗方法。

M 牙周复诊患者可能在上次就诊后又出现新的口腔问题或经由其他医生治疗过。医生应及时更新口腔病史，并特别关注是否有新的问题发生、治疗后反应、口腔卫生维护情况，以及患者在其他地方的口腔治疗史。

扩展阅读

Newman MG, Takei HH, Klokkevold PR, Carranza FA Jr, eds. *Carranza's Clinical Periodontology*. 11th ed. St. Louis, MO: Elsevier Saunders; 2012:341-345.

Rose LF, Mealey BL, Genco RJ, Cohen DW, eds. *Periodontics: Medicine, Surgery and Implants*. St. Louis, MO: Elsevier Mosby; 2004:919-920.

Wilson TG, Kornman KS, eds. *Fundamentals of Periodontics*. 2nd ed. Carol Stream, IL: Quintessence; 2003:642.

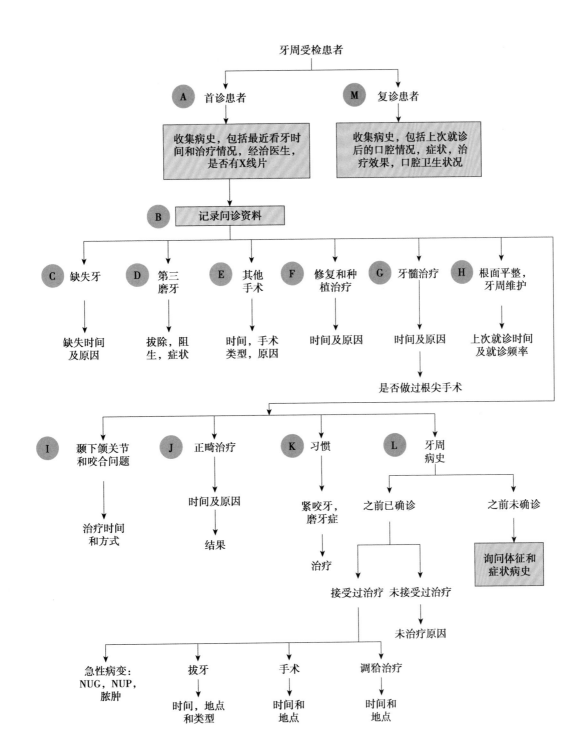

3

菌斑控制史

Walter B. Hall

检查首诊或复诊患者时，了解他们的菌斑控制史非常重要。患者正在使用、以前使用过，或被建议使用的菌斑控制方法能很好地解释其被检查出的菌斑控制状况。医生也可收集患者的主观感受，患者对菌斑控制问题的回应方式与其回答内容一样重要。如果回应态度是否定的，医生应尝试寻找新的方式使患者认识到个人努力的必要性。如果激励无效或患者无法进行有效菌斑控制，医生应将复诊间隔缩短，并告知患者治疗费用、时间和不适感都将会大大增加，这一点也可能激励患者做好菌斑控制。

A 对首诊患者，有必要收集他们过去和目前的菌斑控制史。患者过去的行为习惯，如使用很硬或中等硬度刷毛的牙刷用力刷牙，可能是造成牙龈退缩的原因。综合分析过去和现在的刷牙方法，也许可以提示牙龈退缩发生的时间、目前牙龈状态是稳定还是会继续进展，这些对判断是否需要进行牙龈移植非常重要。明确患者使用牙线的时间、方法以及患者的使用目的非常重要。像擦皮鞋样不正确地使用牙线是出现牙线切迹的原因之一。如果患者使用过喷雾器、冲洗器、牙间隙刷、牙签等牙周辅助工具，应注意其使用方法以及对这些工具基本原理的理解。还应记录患者错误使用这些工具导致的损伤，以及终止使用这些工具的原因。

记录患者目前关于刷牙、牙线、牙膏类型、漱口水以及牙周辅助工具的使用情况非常重要。用"满意"或"需要改进"来评价患者是否做得到位。如果患者不按说明书使用，应记录并解释其行为。患者首次就诊时，记录其初次检查的菌斑指数。

B 对于复诊患者，可让患者当场演示其菌斑控制方法。如果患者终止使用医生推荐的工具或自行改变这些工具的使用方法，应让患者解释原因，并评估患者自行改变方法后的效果。有时，患者可能摸索出比推荐方法更好的新方法，如果此方法无害，可建议其沿用新方法。完成检查后，从效果和差异角度比较当前行为与以前行为的优劣，菌斑指数也是记录内容之一。

C 对身体残障的患者，如果需要改变其菌斑控制计划时，电动牙刷可能会有帮助。对于使用牙线不当的患者，更改辅助工具常能取得良效。牙间隙刷可用于清洁牙间或根间区域，但是，如果邻间隙太小，各种牙线棒可能是最佳选择。

扩展阅读

Lang NP, Lindhe J. *Clinical Periodontology and Implant Dentistry*. 5th ed. Oxford, UK: Blackwell Munksgaard; 2008:705-733.

Perry DA. Plaque control for the periodontal patient. In: Newman MG, Takei HH, Klokkevold PR, Carranza FA Jr, eds. *Carranza's Clinical Periodontology*. 11th ed. St. Louis, MO: Elsevier Saunders; 2012:452-460.

Wilson TG, Kornman KS, eds. *Fundamentals of Periodontics*. 2nd ed. Carol Stream, IL: Quintessence; 2003:349, 358-362.

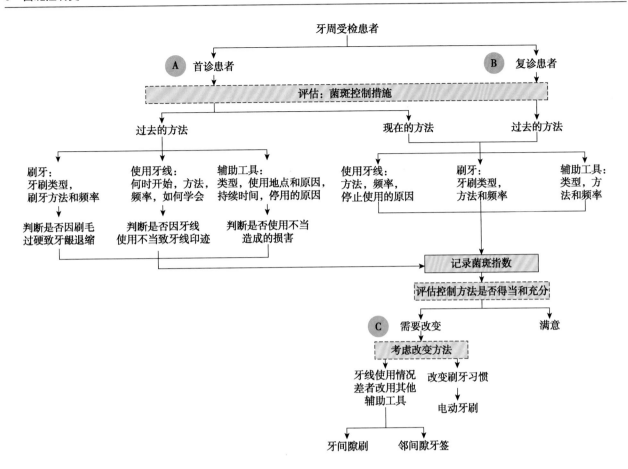

4

X 线片检查

Gail F. Williamson and Edwin T. Parks

病史收集和口腔检查时辅助采用 X 线片检查，能进一步评估牙周状态。X 线片检查对牙周病治疗和预后判断不可或缺。拍摄 X 线片前医生应明确拍摄部位、病变范围、患者体型、解剖学限制和需拍摄的 X 线片类型。曝光参数（kVp，mA 曝光时间）应根据患者体型和牙齿类型相应调整，以获得光密度和对比度充分的图像。数字化接收器能提供即时图像，而胶片式 X 线片需要化学冲洗后才能显像，且过期的化学试剂会明显影响图像质量。

A 在读片之前，应评估 X 线片的摄片质量。变形的 X 线片不能提供足够的诊断信息，而且易造成误判。平行投照技术能最大程度保证口内图像的解剖学准确性，即拍摄时接收器与牙齿长轴平行，X 线光束的中心与接收器垂直。若接收器或光束中心的位置摆放不准确，会造成垂直角度（图像延长或缩短）和水平角度的误差（牙齿邻面重叠）。X 线片图像应具有足够的光密度和对比度。医生可以通过软件改善数码图像的可读性，但这种改善只针对成像质量较好的 X 线片图像，而无法改善拍摄质量不合格的图像。全景图像能提供颌面部结构的全景观，但其空间分辨率不如口内 X 线片（根尖片和殆翼片）。投照位置不当也会扭曲全景片图像，因此应使患者与全景机的聚焦槽对齐以尽量减少图像失真。

B X 线片图像质量评估合格后，应确定正常的解剖学结构。生理性解剖结构有时候看起来像病变状态（例如颏孔位置过高，位于前磨牙的根尖处）。这样关键的解剖结构包括上颌切牙孔、上颌窦、下颌颏孔和下牙槽神经管。全景 X 线片图像因有上颌窦和颞下颌关节等骨骼影像的叠加使其读片更加复杂。锥形束 CT 能提供三维图像，常用于对种植牙或失败的牙髓治疗进行评估及制定治疗计划。

C 健康状态下，牙槽骨嵴顶距离釉牙骨质界（cemen-

toenamel junction，CEJ）1～2mm 距离，且顺着相邻的 CEJ 走行。前牙牙槽嵴窄而尖，后牙牙槽嵴宽而平。牙槽嵴与相邻牙齿的硬骨板接壤（图 4-1）。X 线片中牙槽嵴呈明显的皮质骨样阻射影像则提示牙周状态稳定；而牙周炎症状态下，牙槽嵴则表现出不规则密度减低影像，但有这种表现也不能直接确诊为牙周病，因为在健康的个体中牙槽嵴也可能有如此表现。

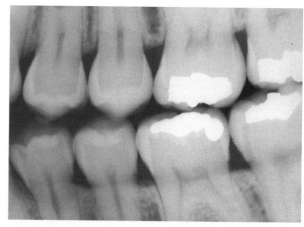

图 4-1 正常后牙牙槽嵴在殆翼片中的表现。注意牙槽嵴顶距离 CEJ 的正常距离，致密的骨皮质样轮廓以及与邻牙硬骨板之间形成锐角

健康状态下，牙周膜（periodontal ligament，PDL）宽度在牙颈部附近和根尖区稍宽，根中部稍窄。牙槽骨骨小梁的形态因人而异，因颌骨中部位不同也不一样。判断差异是否正常需要认真读片和比较。

X 线片不能显示疾病的活动性，只能作为病史资料。牙槽骨水平吸收表现为牙间或根间区域平行于相邻 CEJ 的等量骨丧失，即牙槽嵴顶端距 CEJ 大于 2mm（图 4-2）。垂直骨吸收呈现出与相邻 CEJ 成角形的骨丧失，即牙槽嵴顶端距 CEJ 大于 2mm，且该牙较其邻牙有更多的骨丧失（图 4-3）。典型的水平型骨吸收因其累及多颗牙齿多见于广泛性牙周病中，而垂直型骨吸收多见于局限型牙周病中。

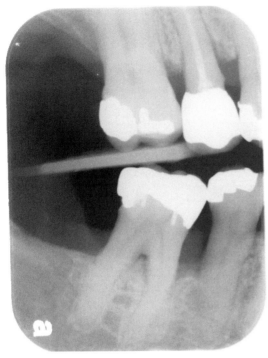

图 4-2　垂直殆翼片显示右侧下颌磨牙区牙槽骨水平型吸收。注意牙周膜影像增宽且根分叉受累

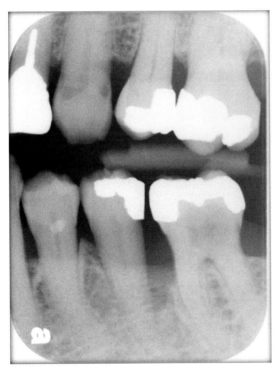

图 4-3　垂直殆翼片显示左侧下颌第二前磨牙远中面牙槽骨垂直型吸收

骨吸收程度分为轻度、中度和重度。轻度牙周炎患者的早期 X 线片可见牙槽嵴变钝，失去皮质骨

样高密度表现，高度呈轻度降低，在后牙牙槽嵴锐角外观消失。中度牙周炎表现为较广泛分布的水平型骨吸收，牙槽骨高度降低较多，局部可出现垂直型骨吸收和根分叉受累。重度牙周炎则表现出更广泛而严重的水平和（或）垂直型骨吸收以及根分叉受累，以至于牙齿没有足够的骨支持来维持其生理性位置和功能，还可见到骨小梁、牙周膜和硬骨板的结构异常。一般来说，临床检查所见的症状较 X线片表现更为严重。

D　对 X 线片中牙齿的评估应该包括牙冠和牙根的评估。应评估牙冠的形态、是否有龋、修复体与充填体是否合适以及与其他牙齿的关系（图4-4）。异常的牙冠外形和龋齿会造成菌斑聚集，患者难以清洁。形态不良的修复体和充填体、修复体边缘不完整、边缘嵴不一致和接触不良等都会造成菌斑聚集和食物嵌塞。牙冠扭转和倾斜也会影响局部菌斑控制。

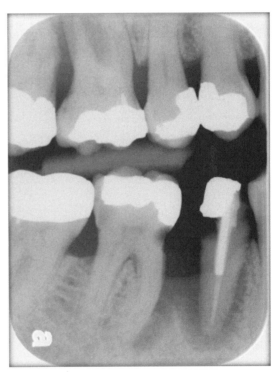

图 4-4　垂直殆翼片显示水平型和垂直型牙槽骨吸收，以及龋齿和根尖病变

牙髓腔和根管系统也应该被评估。牙髓钙化或髓腔变小可能影响牙髓治疗。髓腔变大则提示有内吸收。根管尺寸变小也会影响牙髓治疗的成功率。根中部根管影像的突然消失提示可能有两个根管（或者可能有两个牙根）。

牙根的数目、形态和分布会影响治疗计划的拟定和预后。短牙根会影响冠根比例，球形牙根会比细瘦牙根的预后好。多根牙牙根的分布也会影响预后和治疗计划（例如，下颌第一磨牙等根分叉角度宽大的牙齿比融合根牙齿更能承受功能性咬合压力）。根柱的形态和根分叉的部位也会影响牙齿的治疗和预后。

扩展阅读

Perschbacher S. Periodontal diseases. In: White SC, Pharoah MJ, eds. *Oral Radiology Principles and Interpretation.* 6th ed. St. Louis, MO: Mosby Elsevier; 2009:282-294.

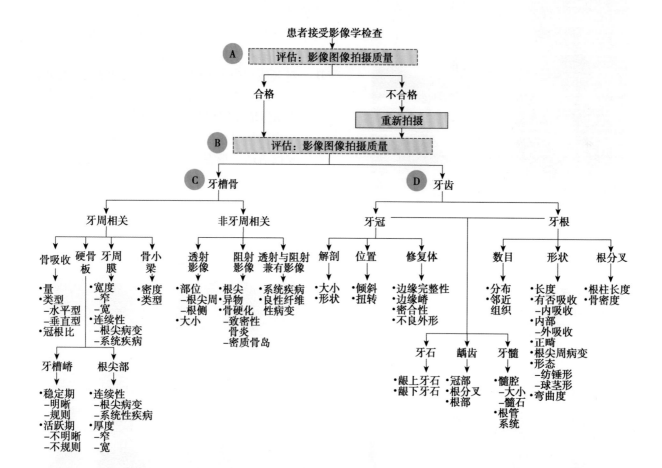

X线片和骨探查评估牙槽骨吸收

Min Liang

牙槽骨与牙周软组织的关系是选择牙周治疗方法时一个重要的参考指标。牙周探诊和软组织测量能明晰软组织结构，但评估骨结构则需要一系列相关技能和设备，包括临床经验、文献学习程度和骨探查等临床操作技术。

A X线片能提供常规临床检查无法获取的牙槽骨水平和骨吸收类型等有用信息。X线光束角度、曝光时间、胶片冲印过程和胶片类型等因素都会影响X线片的诊断质量。一张高质量的X线片应该显示：①磨牙和前磨牙的颊尖和舌尖应尽量少或不与骀面重叠；②相邻牙邻面没有任何重叠影；③牙釉质和牙髓腔清晰可见。X线片影像还必须有合适的密度和对比，以提供准确的信息。

B X线片通过显示剩余骨水平间接评估骨丧失，即测量釉牙骨质界（cementoenamel junction，CEJ）到牙槽嵴顶的距离，或估算骨吸收占牙根长度的比例。健康的牙周组织中，牙槽嵴顶至CEJ距离≤2mm（图5-1），而牙周炎中，这个距离＞2mm，而且牙槽嵴顶与牙龈嵴顶的距离是可变的。尽管硬骨板影像是牙周组织健康的指示，但其影像缺失也并不一定说明存在牙周炎症性病变、牙周袋、牙周附着丧失或牙髓病变。

常规口内X线片反映的是牙槽骨的二维影像，能提供评估邻面骨水平的重要信息，但不能准确地显示唇舌面的骨缺损，因为有牙根影像的叠加影响。而且，X线片显示的骨破坏往往较真实情况轻微。临床检查发现明显的附着丧失，X线片却要在6~8个月后才能显示出来。一般来说，骨矿盐流失至少30%时，X线片才能看出骨丧失。

C 牙槽骨骨吸收分为水平型和垂直型。水平型吸收最常见，X线片中牙齿近远中面骨吸收程度相同，牙槽嵴顶与相邻牙CEJ连线平行（图5-2）。垂直型（角形）吸收与牙根表面成一锐角，牙槽嵴边界与邻牙CEJ连线不平行或成斜角（图5-3）。垂直骨缺损其他的一些类型将在第14章中详述。

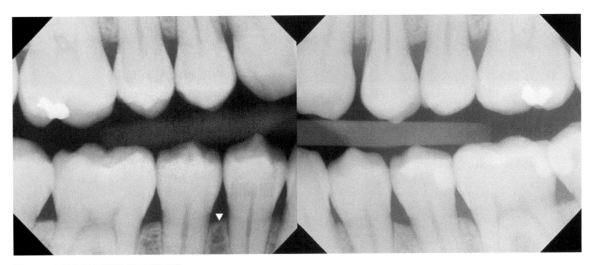

图5-1 牙槽嵴和硬骨板正常影像

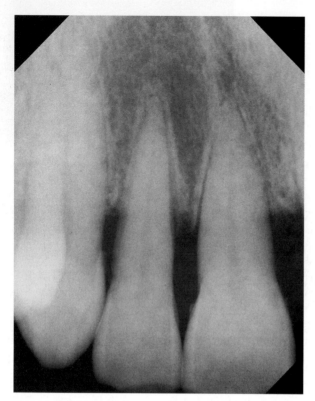

图 5-2 水平型骨吸收

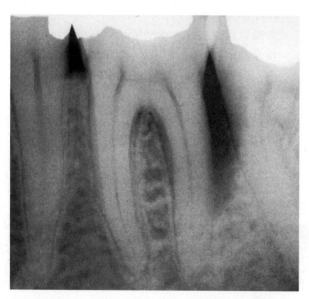

图 5-3 下颌第一磨牙远中垂直型（角形）骨吸收，伴根分叉暗影

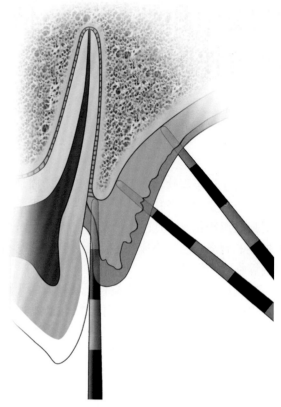

图 5-4 局麻下用牙周探针进行骨探查

E 骨探查能更准确的评估颊侧和舌腭侧骨缺损的外形和延伸，但 X 线片由于牙根和骨影像的二维重叠而不能准确反映这些。垂直型骨吸收中，骨探查能检查骨外形、延伸和剩余骨壁（参见第 14 章）。

F 骨探查能帮助更准确地诊断根分叉病变。中重度牙周炎患者的多根牙可能发生根分叉病变，则在 X 线片中可见其牙周膜间隙增宽，根分叉处或根间骨嵴顶处透射影。上颌磨牙颊侧的根分叉骨缺损比下颌磨牙在 X 线片中更难显示，因为上颌腭根影像会与骨缺损重叠。X 线片中下颌磨牙近远中牙根之间小三角形的透射影可能表示Ⅱ度或Ⅲ度根分叉病变（Glickman，1953）。反之，X 线片未显示出根分叉部位的暗影并不表明没有根分叉病变。

扩展阅读

Armitage GC. Periodontal diseases: diagnosis. *Ann Periodontol*. 1996;1(1): 37-215.

Deas D, Moritz AJ, Mealey BL, McDonnell HT, Powell CA. Clinical reliability of the "furcation arrow" as a diagnostic marker. *J Periodontol*. 2006;77(8):1436-1441.

Goodson JM, Haffajee AD, Socransky SS. The relationship between attachment level loss and alveolar bone loss. *J Clin Periodontol*. 1984;11(5):348-359.

D 骨探查或牙龈穿刺探查（图 5-4）是在局麻下穿刺牙龈探查评估其下方牙槽骨的结构，属于安全的检查方法，对组织没有长远的损害。骨探查时，牙周探针插入并穿透软组织直达骨表面，检查结果最接近真实骨水平。骨探查常常用于手术前确定骨缺损的结构，或在手术中应用，确定骨结构以利于切口设计。

Hansen BF, Gjermo P, Bergwitz-Larsen KR. Periodontal bone loss in 15-year-old Norwegians. *J Clin Periodontol*. 1984;11(2):125-131.

Hausmann E, Allen K, Clerehugh V. What alveolar crest level on a bite-wing radiograph represents bone loss? *J Periodontol*. 1991;62(9):570-572.

Källestål C, Matsson L. Criteria for assessment of interproximal bone loss on bitewing radiographs in adolescents. *J Clin Periodontol*. 1989;16(5):300-304.

Kim HY, Yi SW, Choi SH, Kim CK. Bone probing measurement as a reliable evaluation of the bone level in periodontal defects. *J Periodontol*.

2000;71(5):729-735.

Ursell MJ. Relationships between alveolar bone levels measured at surgery, estimated by transgingival probing and clinical attachment level measurements. *J Clin Periodontol*. 1989;16(2):81-86.

Yun JH, Hwang SJ, Kim CS, et al. The correlation between the bone probing, radiographic and histometric measurements of bone level after regenerative surgery. *J Periodont Res*. 2005;40(6):453-460.

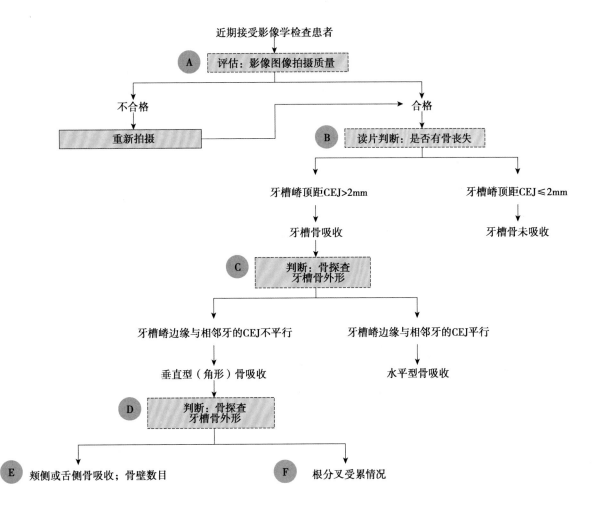

6

牙 周 检 查

Gary C. Armitage

牙周检查是对所有患者口腔健康状态整体评价必不可少的一部分，它开始于对患者主诉、全身和口腔病史的收集，随后还要进行口腔外头颈部的观察和检查。全面的口腔检查包括但不限于对龋坏和缺失牙的详细评估、牙齿修复体是否合适无刺激、牙列的咬合与功能评估、口腔和口咽部软组织的详尽观察。口腔检查的结果常常用于决定影像学检查类型（例如全口根尖 X 线片），以适合不同患者的需要。

牙周检查旨在收集牙齿支持组织的临床信息，以描述患者的牙周状态，并将可能的诊断依次罗列。这些罗列的诊断又叫鉴别诊断，根据其符合患者症状和体征呈现出的可能疾病或状态，从最可能到最不可能依次排列。诊断之所以重要是因为其决定着治疗计划的拟定。只有详尽的牙周组织检查完成后才能称为完整的口腔检查。

A 炎症的病因和临床症状。全面的牙周检查包括菌斑、牙石等病原性刺激和牙周炎临床症状（例如红肿、探诊出血、脓性渗出物）的评估。应记录下任何有碍于实施口腔卫生维护的局部因素，因为牙周感染的控制需要去除和纠正这些因素。促进牙周感染的常见局部因素包括不良修复体（例如龈下悬突、接触不良、邻接处不密合等），牙齿拥挤移位和牙体解剖学缺陷（例如冠 - 根面沟）。

B 牙周损伤的评估。牙周检查还包括牙周组织损伤的仔细评估，其中必不可少的是对所有牙齿六个位点探诊深度（probing depth，PD）的检查，即颊面近中、颊面正中、颊面远中、舌面近中、舌面正中和舌面远中六个位点。PD 是龈缘至牙周袋底的距离，以毫米计量。在健康的牙周位点，PD 只有 1～3mm，是牙周正常菌群的栖息地，细菌与宿主之间呈现稳态关系。任何破坏这种稳态的因素，例如停止口腔卫生维护工作，将会上调宿主固有和适应性免疫应答，以抵抗增加的细菌侵扰，最终的结果即临床观察

到的炎症状态。如果宿主与微生物之间的稳态得不到修复（例如重新开始口腔卫生维护），牙龈将会持续处于炎症状态。持续的慢性炎症常常会导致组织损伤，临床表现为牙齿支持组织与牙齿分离，形成牙周袋。PD 能客观评估分离的程度和龈下菌群的毒力。PD 的减少说明牙周治疗有效，因为 PD 浅的位点较之深的位点更容易修复，更容易维持宿主与微生物之间的稳态。因此，初始全口 PD 的测量为牙周治疗目标提供指导。

除了 PD，牙周损伤评估还包括牙龈退缩、临床附着水平（clinical attachment level，CAL）和牙槽骨吸收。牙龈退缩指的是龈缘（gingival margin，GM）向釉牙骨质界（cementoenameljunction，CEJ）根方退缩。如果 GM 在 CEJ 的冠方，GM-CEJ 的值为负值；如果 GM 位于 CEJ 根方，GM-CEJ 的值为正值。CAL 就是将 PD 与 GM-CEJ 的值相加。牙槽骨吸收情况通过对牙齿和牙齿支持组织进行 X 线片检查而获得。X 线片应该是牙周检查的辅助手段而不是取代方法。

C 牙周检查需要收集的其他信息还有牙周解剖异常（例如牙龈形态改变，角化龈缺失等）、膜龈联合的位置、牙齿松动度、根分叉受累情况、咬合关系、牙根形态和长度。任何可能影响牙周疾病发展或干扰成功治疗的因素都应记录下来。应将详细的牙周检查结果与收集到的患者病史、口腔史、口内外临床检查结果综合起来确定牙周病的诊断。正确诊断是选择最适合患者特定需求的治疗的起点。

扩展阅读

Armitage GC. The complete periodontal examination. *Periodontol 2000*. 2004;34:22-33.

Armitage GC. Periodontal diagnoses and classification of periodontal diseases. *Periodontol 2000*. 2004;34:9-21.

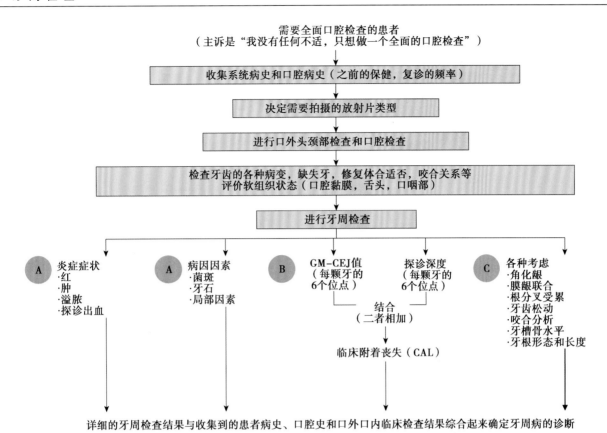

需要全面口腔检查的患者
（主诉是"我没有任何不适，只想做一个全面的口腔检查"）

收集系统病史和口腔病史（之前的保健，复诊的频率）

决定需要拍摄的放射片类型

进行口外头颈部检查和口腔检查

检查牙齿的各种病变，缺失牙，修复体合适否，咬合关系等
评价软组织状态（口腔黏膜，舌头，口咽部）

进行牙周检查

A 炎症症状
·红
·肿
·溢脓
·探诊出血

A 病因因素
·菌斑
·牙石
·局部因素

B GM-CEJ值
（每颗牙的
6个位点）

探诊深度
（每颗牙的
6个位点）

结合
（二者相加）

临床附着丧失（CAL）

C 各种考虑
·角化龈
·膜龈联合
·根分叉受累
·牙齿松动
·咬合分析
·牙槽骨水平
·牙根形态和长度

详细的牙周检查结果与收集到的患者病史、口腔史和口外口内临床检查结果综合起来确定牙周病的诊断

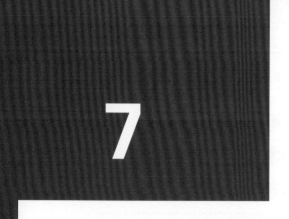

7 健康牙龈和牙周炎的临床表现

M. Robert Wirthlin

本章目的是描述健康牙龈和炎症牙龈以及随着牙龈炎症进展各阶段牙周组织的临床表现和组织学特征。健康的牙周组织，其颜色、结构、形态和质地有一定的特征标准。临床体征、患者主观症状和口腔护理方式都有助于牙周病的分类。

A 健康牙龈上皮是轻度角化或不全角化的半透明复层鳞状上皮。在上皮和结缔组织交界处会有少量黑色素和黑色素细胞，其含量多少因人而异。在结缔组织浅层，毛细血管袢向上以直伸入上皮钉突之间的真皮乳头内。毛细血管袢并不在同一时间都打开，但都会对其各自滋养的毛细血管前括约肌的稳态活动做出反应。毛细血管内的红细胞含有微红的血红素，从而决定了牙龈的颜色。

健康牙龈颜色常被描述成珊瑚样或三文鱼样的粉红色，但这种描述过于具体。就像每个人都有其独特的面部肤色一样，牙龈颜色也是独特的。金发蓝眼的人与棕色眼睛，黑头发的人相比，其牙龈呈较浅的粉红色（图7-1）。确定患者牙龈颜色是否正常，临床医生应该参考未受病变累及的附着龈颜色。一般来说，侧切牙的附着龈最宽，常被用来判定患者牙龈的正常颜色，即医生根据此处附着龈颜色，评估邻近龈缘和龈乳头的颜色（图7-2）。如果所有部位都是均一的粉红色，预示着牙龈是健康的或治疗是成功的。不同人牙龈的颜色与公布的标准颜色是有差异的，并不是具体的某一种红色。前牙唇侧牙龈富集有黑色素的患者，其舌侧和后牙区牙龈可能呈现出不同的牙龈颜色。必须指出的是，健康牙龈的颜色标准应根据不同部位而不同。黏膜常常是无黑色素的非角化上皮，其结缔组织含胶原较少从而更松弛，使得口腔黏膜的颜色较健康牙龈颜色更深。

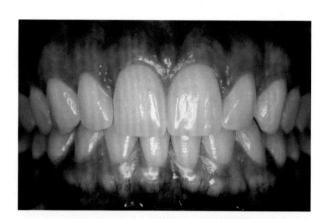

图7-2　健康牙龈：可见牙龈颜色较红。牙龈健康与否可以通过与代表性的健康部位的牙龈相比较来决定

炎症包括神经、血管、细胞和针对外伤或刺激产生的免疫反应之间复杂的相互作用。最先从受损细胞释放出来的细胞因子导致暂时性血管收缩，随后毛细血管前括约肌舒张，越来越多的毛细血管袢开放。表现为牙龈颜色逐渐变深，因为血红素含量增多。颜色将反映血红蛋白的氧化程度，发红是炎症反应的第一个基本体征（图7-3）。

如果角蛋白含量过多使复层鳞状上皮增厚，则牙龈呈现较浅的发红，例如黏膜白斑病。随着炎症进展，越来越多比重的液体从小静脉和毛细血管壁中释放，最后血液本身可能也进入组织中并脱氧化。这种溢血导致的瘀斑使得

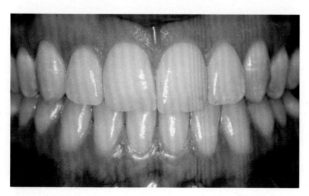

图7-1　健康牙龈：可见附着龈上的点彩和红色的下颌牙槽黏膜

附近组织变蓝，表现类似血小板减少症；瘀斑有时甚至延伸到附着龈中，例如白血病中的表现。如果血清中含有重金属盐，例如铅中毒，铅会与牙龈病原菌产生的硫发生反应，形成龈缘黑线。免疫缺陷病人的龈缘组织易被微生物（例如念珠菌）侵犯，尽管菌斑控制良好，仍然会表现出炎症性线形牙龈红斑。

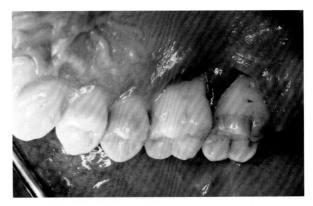

图7-4　右上第一磨牙和第二磨牙之间龈乳头的慢性炎症。右上第一磨牙炎症复发形成的脓肿和牙石使得舌面牙龈的颜色、形态、结构和轮廓都发生改变

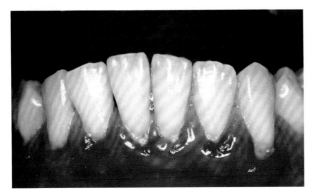

图7-3　糖尿病未得到控制患者的急性牙龈炎，其牙龈呈红斑样肥大外观

　　确定一个词汇来描述牙龈颜色的改变是有必要的，红色色调可以用通红、红润、玫瑰红、红宝石红、亮红、充血、红光、火红或深红来描述。宿主的氧化反应会影响血色素的红色和浓度，因此在慢性炎症中，灰色和蓝色色调会影响颜色的判别，可以描述成昏暗的红色、暗红、发青的红色、紫红或紫绀等。牙石常被反复的牙龈出血和变性的血红素染色而呈黑色，而且可以透过薄的和水肿的龈缘看到黑色的牙石。同理，也能透视看到修复体边缘，从而使牙龈的红色变暗。急性病变中，牙龈的红色可以描述为鲜红、火红或血红。

　　在有长期牙周病史的病例中，尽管患者的菌斑控制较好，由于牙龈的红色可能会受毛细血管增殖的影响，其暗红色的龈缘可能会存在一段较长的时间（图7-4）。孕激素能使毛细血管增殖从而影响孕期和月经周期患者牙龈的红色。一些研究者表明吸烟会影响血管的反应，因此吸烟者的牙龈表现出较浅的红色。

　　牙龈发红的表现若从龈乳头和龈缘扩展到附着龈，则是一个不祥征兆，这可能与牙根表面牙石的聚集和临床附着丧失有关。临床洁刮治和患者口腔卫生改善后一周内牙龈发红的症状不消失的话，可能需要牙龈活检，因为这很有可能是卡波西肉瘤或鳞状细胞癌的表现。

B　健康附着龈表面有橘皮样的点状凹陷，称为点彩，用气枪轻吹或纱布轻拭附着龈表面使其干燥时能较明显易见。仔细观察会发现，点彩呈规则的圆形、椭圆形或短线状的凹陷，尺寸通常小于1mm。点彩是由上皮下结缔组织和上皮钉突融合而在牙龈表面形成的浅凹，在牙齿邻间区附着龈最常见，并常延伸到牙间龈乳头和游离龈表面。而膜龈联合处，上皮表面形貌发生明显变化，由无光泽的附着龈变为平滑光亮的牙槽黏膜。炎症时，牙龈点彩消失，变为光滑的表面。

C　通过对临床医生公认的牙龈理想形态和对临床上众多健康牙龈的观察总结，我们得出健康牙龈的形态特征。龈乳头颊舌面的理想形态是陡峭而平坦的，且充满牙间楔状隙。检查龈乳头时应注意颊舌面观察时乳头尖部是否变得圆钝或有退缩，而从𬌗面观察时应呈突出的圆形或球形。健康龈乳头是金字塔样而非圆锥样的椎体形态。在两牙之间，从唇舌向矢状面能观察到乳头尖部有两个顶峰，一个位于唇侧，一个位于舌侧。两峰之间的凹陷称为龈谷。峰和谷的分布与相邻两牙接触区形态相适应，磨牙接触区较宽，则龈乳头颊舌向距离较长。如果相邻两牙没有接触，根据两牙之间的距离，龈乳头的尖部将会变平甚至呈马鞍状。

　　理想的健康龈缘表现为与牙冠外形凸点以下的牙颈部形态相适应，呈薄而紧实的刀刃样外观。从颊面观察，龈缘为紧贴牙面的扇贝样，其弧度因牙齿形态而不同，尖圆形牙齿较方圆形牙齿的龈缘扇贝形态更明显。当牙齿拥挤时，舌侧倾斜的牙齿唇面龈缘会较厚，反之，唇

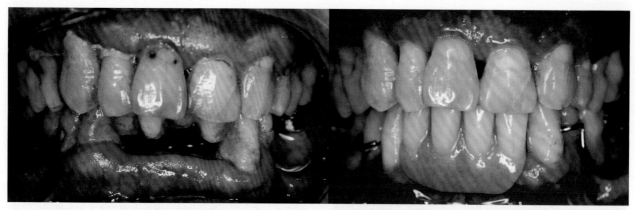

图 7-5　慢性牙周炎伴有多种局部病因因素，包括菌斑生物膜、牙石和不良修复体边缘（左）；牙周治疗后炎症得到控制（右）

侧倾斜牙齿的唇面龈缘较薄。若唇侧倾斜的牙齿偏离了牙槽嵴，可能其唇侧牙槽骨会有开裂，则唇侧龈缘很容易出现退缩。

　　描述牙龈形态改变的常用词语包括变厚、圆钝、卷曲、退缩、开裂、侵蚀和不规则。坏死性溃疡性牙龈炎（又称战壕口）的龈乳头尖端消失，像被冲击损失掉一样，呈火山口样形态，且填满黄白色腐臭坏死组织。如果病变蔓延至龈缘，则正常的扇贝样外观会被侵蚀，呈不规则形态，且颜色非常红，十分容易出血。此类患者会主诉有强烈的牙龈自发痛，可能还伴有体温升高，这些都是炎症的基本体征。治疗坏死性牙龈炎应尽早，否则会发生牙龈形态的永久性变形。

D　健康和病变牙龈的质地不同（图 7-5）。健康牙龈是不能移动的，坚韧而有弹性。炎症时，血清从微血管血管壁中渗漏到间充质组织中，形成水肿，使得组织肿胀，有波动感（肿物或肿胀是炎症的另一个基本体征）。伴随液体的渗出，炎症细胞也透过微血管血管壁渗出，早期渗出的细胞是多形核白细胞，然后是巨噬细胞。当牙龈炎症确立后，一些淋巴细胞和浆细胞增多，造成牙龈形态增大。当胶原降解，毛细血管增生，就形成了感染性的肉芽组织，与牙周袋上皮组织交织在一起。

　　与颜色和结构一样，检查牙龈质地时也要参考附着龈。附着龈是致密的胶原性结缔组织，呈袖口样牢固的包绕着牙齿。牙周探诊时，医生应该轻柔的探压附着龈，感知其坚韧性，然后同样去探压龈乳头和龈缘。另外，还可以拿气枪用短促的气流吹压龈乳头和龈缘来检查波动感的程度。描述牙龈质地的词语可以用柔软、沼泽样、海绵样、浮肿或绵软等。

　　考虑到各种全身状态，在急性白血病中，龈乳头、龈缘和附着龈的肉芽组织中可能充满着幼稚白细胞，尤其在急性骨髓性白血病中非常明显，牙龈组织呈松脆的紫色肿胀外观。当内科需要服用苯妥英钠或环孢素等药物时，附着龈的致密性纤维会过度生长造成增生样外观。

扩展阅读

Ainamo J, Löe H. Anatomical characteristics of gingiva: a clinical and microscopic study of free and attached gingiva. *J Periodontol.* 1966;37(1):5-13.

Baumgartner WJ, Weis RP, Reyher JL. The diagnostic value of redness in gingivitis. *J Periodontol.* 1966;37(4):294-297.

Dummett CO. Oral pigmentation. *J Periodontol.* 1960;31(5):356-360.

Goldhaber P, Giddon DB. Present concepts concerning the etiology and treatment of acute necrotizing ulcerative gingivitis. *Int Dent J.* 1964;14(12):468-496.

Heydecke G, Schnitzer S, Türp JC. The color of human gingiva and mucosa: visual measurement and description of distribution. *Clin Oral Investig.* 2005;9(4):257-265.

Orban B. Clinical and histologic study of the surface characteristics of the gingiva. *Oral Surg.* 1948;1(9):827-841.

Page RC, Schroeder HE. Pathogenesis of inflammatory periodontal disease. A summary of current work. *Lab Invest.* 1976;34(3):235-249.

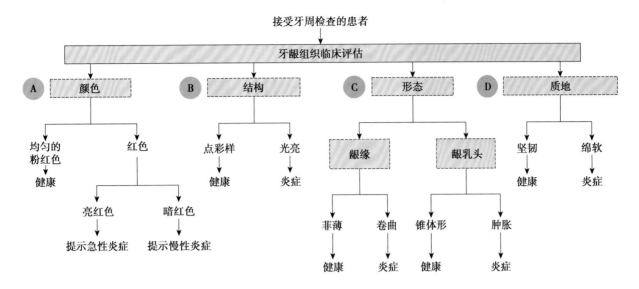

8

牙 龈 出 血

M. Robert Wirthlin

健康的牙龈组织，甚至一些轻度牙龈乳头炎或轻度牙龈炎的牙龈都不会自发出血。除了急性炎症（例如坏死性溃疡性龈炎）或牙刷、牙线造成的牙龈损伤，牙龈出血的症状很少出现。牙周检查时发现的牙龈出血可能发生于牙龈颜色明显改变之前，因此较之牙龈发红程度，牙龈出血被视为更客观的体征。探诊出血（bleeding on probing, BOP）在有结缔组织附着丧失的位点更多见，但并不能作为会发生附着丧失的指征。反之，BOP 消失却是牙周治疗后牙周状态稳定的一个良好指示。BOP 分值跟探诊力度相关，因此推荐使用压力敏感性探针或有控制的探诊力度进行探诊，以统一标准。

Eastman 齿间出血指数评估时，用轻质木牙签从 4 个位点水平探入牙齿邻间隙区域，若有炎症，一般 15 秒内可以观察到出血。54% 以上龈乳头和龈缘结缔组织存在慢性炎症就会导致牙龈出血。患者若能有效控制牙齿邻间隙区卫生，将会减少炎症组织百分比从而预防牙龈出血。

A 牙龈视诊检查时应评估其颜色、外形、质地以及是否有点彩（参见第 7 章）。

B 流行病学研究和临床试验中，常以"有"或"无"的形式记录 BOP，有利于各检查者之间的标准统一和统计学分析。临床医生应注意用细而尖的手用牙周探针轻柔地探测牙龈出血情况，并进行出血分度。一些病例在探诊时并不出血或仅仅在探诊部位出现少量点状出血。探诊轻度炎症区域时，会沿龈缘出现少量线状出血。较严重的炎症部位探诊后会持续出血并充满牙间隙或顺牙槽突扩散。炎症部位在牙龈出血前，血清从毛细血管和小静脉的血管壁渗出到结缔组织中，最后在龈沟处形成龈沟液（gingival crevicular fluid, GCF）。GCF 和增加的白细胞在牙龈出血和其他牙龈炎可视性体征出现前就能检测到，大约在革兰氏阴性菌成为生物膜中优势菌群时。大量文献报道了牙龈炎时 GCF

量和化学组成的变化。

早期病变中，与毛细血管血清渗出和多形核白细胞（polymorphonuclear leukocytes, PMNs）浸润同时发生的还有龈沟上皮（位于结合上皮冠方）的改变。这些上皮健康时只有 6 层细胞的厚度，当受到损伤时，细胞会死亡或增殖。在一项对灵长类动物的研究中，炎症部位龈沟上皮细胞的有丝分裂指数升高了 40 倍。细胞死亡会导致溃疡而使结缔组织暴露，细胞增殖会导致结缔组织水肿。过去，病理学家将这种溃疡和水肿称为"假性上皮增生"。因此，即使轻微探诊，炎症牙龈的毛细血管也容易破裂，因为其袋里上皮发生了溃疡反应。

一些临床研究发现，吸烟者牙龈炎症时牙龈发红的程度和 BOP 情况都较轻。其原因是吸烟使血管收缩，在一些局部放大照片中可观察到血管减少。但一些研究者用激光多普勒技术测量吸烟者的红细胞流量，并没有发现吸烟者牙龈的血管收缩。体外实验表明烟草对成纤维细胞和 PMN 的功能有不利影响。少数菌群组成方面的研究显示吸烟不会引起吸烟者口腔菌群改变。吸烟人群的口腔卫生相对更差，研究者们需要控制吸烟者的菌斑水平。尽管以上研究数据存在争议，众多临床医生还是认为吸烟者的伤口愈合机制被破坏。

健康牙龈表现为均匀菲薄的粉红色龈缘、平坦的龈乳头表面、紧实的牙龈质地、附着龈点彩以及轻柔探诊时没有出血。小的斑点状出血可能是由于外伤，可以稍后再行检查。发红的牙龈，卷曲的龈缘、圆球样的龈乳头、松脆的牙龈质地、光亮的附着龈以及轻探龈缘即出现细线状出血等表现，说明已有早期或轻度牙龈炎（图 8-1）。出血充满楔状隙则可能是中度牙龈炎或牙周炎（图 8-2）。牙龈呈暗红色且肥厚、龈缘退缩、龈乳头圆钝、质地紧密、附着龈发红

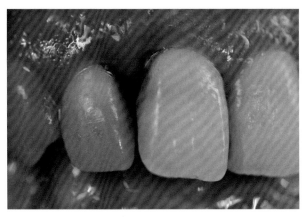

图 8-1　探诊后局限性出血。龈缘处可见龈上菌斑

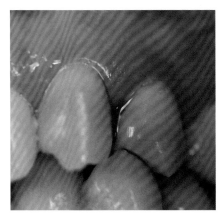

图 8-2　探诊出血且出血即将充满邻间隙

而光亮、BOP 阳性且出血能充满楔状隙说明可能是牙周炎。轻探诊即发生牙周大量出血并伴有溢脓，提示是牙周炎或慢性牙周脓肿。边缘亮红色的火山口样龈乳头伴有侵蚀状牙龈边缘、突然发作的疼痛和（或）口臭伴自发性牙龈出血，提示为急性疾病（例如坏死性溃疡性牙周炎、原发性疱疹性龈口炎）。

扩展阅读

Abrams K, Caton J, Polson A. Histologic comparisons of interproximal gingival tissues related to the presence or absence of bleeding. *J Periodontol.* 1984;55(11):629-632.

Baab DA, Oberg PA. The effect of cigarette smoking on gingival blood flow in humans. *J Clin Periodontol.* 1987;14(7):418-424.

Bergström J, Persson L, Preber H. Influence of cigarette smoking on vascular reaction during experimental gingivitis. *Scand J Dent Res.* 1988;96(1):34-39.

Engler WO, Ramfjord SP, Hiniker JJ. Development of epithelial attachment and gingival sulcus in rhesus monkeys. *J Periodontol.* 1965;36:44-56.

Lang NP, Adler R, Joss A, Nyman S. Absence of bleeding on probing. An indicator of periodontal stability. *J Clin Periodontol.* 1990;17(10):714-721.

Löe H, Theilade E, Jensen SB. Experimental gingivitis in man. *J Periodontol.* 1965;36:177-187.

Meekin TN, Wilson RF, Scott DA, Ide M, Palmer RM. Laser Doppler flowmeter measurement of relative gingival and forehead skin blood flow in light and heavy smokers during and after smoking. *J Clin Periodontol.* 2000;27(4):236-242.

Newbrun E. Indices to measure gingival bleeding. *J Periodontol.* 1996;67(6):555-561.

Sheiham A. Periodontal disease and oral cleanliness in tobacco smokers. *J Periodontol.* 1971;42(5):259-263.

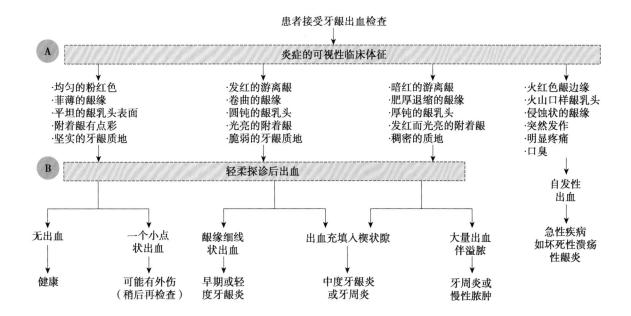

患者接受牙龈出血检查

A　炎症的可视性临床体征

- ·均匀的粉红色
- ·菲薄的龈缘
- ·平坦的龈乳头表面
- ·附着龈有点彩
- ·坚实的牙龈质地

- ·发红的游离龈
- ·卷曲的龈缘
- ·圆钝的龈乳头
- ·光亮的附着龈
- ·脆弱的牙龈质地

- ·暗红的游离龈
- ·肥厚退缩的龈缘
- ·厚钝的龈乳头
- ·发红而光亮的附着龈
- ·稠密的质地

- ·火红色龈边缘
- ·火山口样龈乳头
- ·侵蚀状的龈缘
- ·突然发作
- ·明显疼痛
- ·口臭

B　轻柔探诊后出血

自发性出血

无出血 → 健康

一个小点状出血 → 可能有外伤（稍后再检查）

龈缘细线状出血 → 早期或轻度牙龈炎

出血充填入楔状隙 → 中度牙龈炎或牙周炎

大量出血伴溢脓 → 牙周炎或慢性脓肿

急性疾病如坏死性溃疡性龈炎

9 牙周探诊

Kanokwan Nisapakultorn

牙周探诊是牙周检查中的一项基本内容，可以获得两个重要数据：探诊深度（probing depth，PD）和临床附着水平（clinical attachment level，CAL）。PD对牙周袋深度进行评估，而牙周袋是龈下微生物的生态小生境。深PD往往与牙周病原体的水平和活性较高相关，表明牙周病进展的风险增加，是决定治疗需要的关键参数。另一方面，CAL则对牙周炎时牙周组织总体破坏进行评估，较PD能更好地与X线片中骨吸收程度相关联，是评估治疗效果最有价值的指标。

A　PD是龈缘至袋底的距离。PD检查时每个牙应测量六个或更多的位点，牙周探针与牙长轴平行地放入牙周袋内并沿着牙齿的各个面顺序提插式行走，以探测到同一牙面上牙周袋最深的位点（图9-1）。在牙齿邻间隙区，探针紧靠接触点并向邻面中央略微倾斜地伸入，到达邻面牙周袋最深的位点（图9-2）。

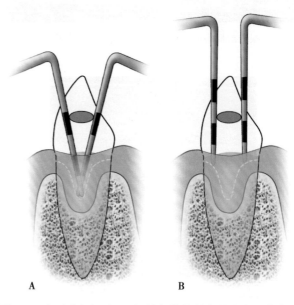

图9-2　在牙齿邻间隙区，探针紧靠接触点并向邻面中央略微倾斜地伸入牙周袋到达最深的位点（A）。图B的方法是错误的

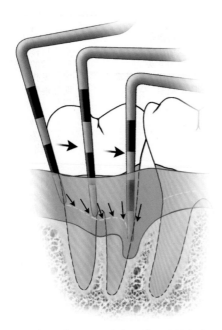

图9-1　牙周探针在牙周袋内应沿着牙齿的各个面顺序提插式行走以探测到牙周袋最深的位点

骨探查能判断确认牙周探诊结果，局麻下将探针尖部刺入黏膜直达骨面，能评估牙周软组织厚度和骨形态（参见第5章），牙周探诊和骨探查的结果都能为是否需要进行牙周手术治疗提供有用的参考信息。

B　CAL是釉牙骨质界（cementoenamel junction，CEJ）到袋底的距离。临床上可以测量CEJ到龈缘的距离，当龈缘位于CEJ根方时记为正值，位于冠方时记为负值。CAL则通过将PD与龈缘到CEJ的测量值相加而得（图9-3）。牙周炎严重程度分度根据CAL数值为1～2mm、3～4mm和≥5mm分别定为轻度、中度和重度。

C　PD 1～3mm的位点属于正常的浅位点，若没有临床附着丧失的部位，只需要牙周洁刮治治疗；若存在临床附着丧失的部位，由于其牙根暴露还需要进行根面平整术。牙周基础治疗之后的牙周常规维护对维持牙周健康非常重要。

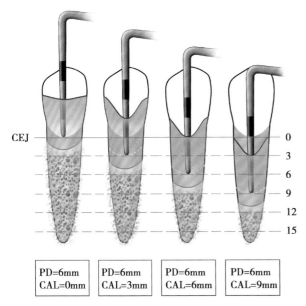

图 9-3　牙周探诊深度和临床附着水平

PD=6mm CAL=0mm　PD=6mm CAL=3mm　PD=6mm CAL=6mm　PD=6mm CAL=9mm

D　PD 4～6mm 的位点为中等深度牙周袋，通常在牙周洁刮治和根面平整术后可以恢复，不需要手术治疗。然而，如果牙周状况没有好转（即牙龈炎、PD 没有改善或者反而增加、临床附着

进一步丧失），则应该考虑进行牙周手术或转诊给牙周专科医师。

E　PD 大于 6mm 的位点为深牙周袋，若此时只伴有轻到中度临床附着丧失，则常伴有牙龈水肿。如果牙周洁刮治和根面平整术后牙周状况没有好转，需要考虑进行牙周手术或转诊给牙周专科医生。若伴有重度临床附着丧失，一般来说需要进行综合性牙周评估和手术治疗，或者转诊给牙周专科医生。

扩展阅读

American Academy of Periodontology. Parameter on plaque-induced gingivitis. (position paper). *J Periodontol.* 2000;71(5 Suppl):851-852.

American Academy of Periodontology. Parameter on chronic periodontitis with slight to moderate loss of periodontal support. (position paper). *J Periodontol.* 2000;71(5 Suppl):853-855.

American Academy of Periodontology. Parameter on chronic periodontitis with advanced loss of periodontal support. (position paper). *J Periodontol.* 2000;71(5 Suppl):856-858.

Armitage GC. Periodontal diseases: diagnosis. *Ann Periodontol.* 1996;1(1):37-215.

Newman MG, Takei HH, Klokkevold PR, Carranza FA Jr, eds. *Carranza's Clinical Periodontology.* 11th ed. St. Louis, MO: Elsevier Saunders; 2012:349-356.

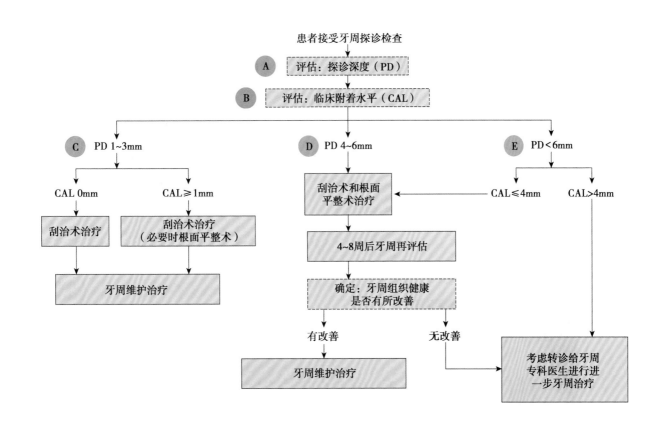

10 根分叉病变

Lisa A. Harpenau

根分叉病变程度的评估对建立牙周诊断、判断牙周治疗预后和制定治疗计划具有参考意义。根分叉是牙根从根柱开始分为两个或三个分支的部位，根分叉病变定义为多根牙牙根间牙槽骨破坏的程度，受根柱长度、根面凹陷和根分叉角度等因素的影响。根柱较短的牙较之根柱长的牙罹患根分叉病变的可能性较高。采用合适的器械进行全面的临床检查并辅以 X 线片检查可以获得重要的诊断信息，包括解剖形态、是否有釉珠或釉质突起、根间牙槽骨吸收的程度和形态。对根分叉病变的准确评估和复诊时的再评估很重要，因为长期研究发现，伴有根分叉病变的牙周炎比较容易进展而导致牙齿丧失。

A 工作头弯曲的尖端圆钝的器械，例如 Naber 探针，能较好适应根分叉形态，进行根分叉探诊检查。检查根分叉病变之前需要学习牙齿解剖形态。上颌磨牙分为 3 个牙根，可以从近中、颊侧和远中三个入口探入根分叉（图 10-1）。近中根分叉位于近中面靠腭面 1/3 位点处，只能从近中偏腭侧的入路探入。远中根分叉位于远中面颊舌向的中点，颊侧和腭侧都能探入。颊面根分叉位于颊面近远中方向中点。上颌磨牙根柱平均长度，即釉牙骨质界（cementoenamel junction, CEJ）至根分叉起始点的距离，在近中是 4mm，远中 5mm，颊面 4mm。下颌磨牙分 2 个牙根，有颊侧和舌侧两个根分叉入路（图 10-2）。

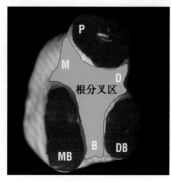

图 10-1　上颌磨牙根分叉之间解剖形态

颊侧根分叉位于颊面近远中点处，距离 CEJ 长度平均为 3mm。舌侧根分叉则位于舌面近远中中点处，距离 CEJ 平均 4mm。上颌第一前磨牙常分两根且根柱较长，有近中和远中两个根分叉进入点，都能从颊侧或舌侧探入。由于较长的根柱，若第一磨牙罹患根分叉病变，其预后通常不佳。

尽管对根分叉病变分类的方法很多，临床实践中常用的是 Glickman 分类法。此分类法基于能探入根分叉的水平距离进行分度。按照 Glickman 分类法，根分叉病变分类如下 B 到 E 所述。

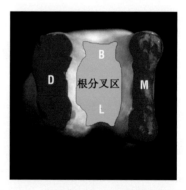

图 10-2　下颌磨牙根分叉之间解剖形态

B Ⅰ度是初期或早期的根分叉病变，牙周袋为骨上袋，牙根间骨组织完整（图 10-3）。X 线片上若存在可视性病变就变现为根分叉处较小的透射影像。记录时在患者病历表中相关牙齿的病变根分叉处记上"∧"来表示。

C Ⅱ度根分叉病变中，探针能少量水平探入根分叉但不能探通（图 10-3）。记录时，在患者病历表中相关牙齿的病变根分叉处记上"△"来表示。

D Ⅲ度根分叉病变中，根间牙槽骨已经完全吸收，使得探针能从一个根分叉探到另一个根分叉（图 10-4A，B）。记录时，在患者病历表中相关牙齿的病变根分叉处记上"▲"来表示。

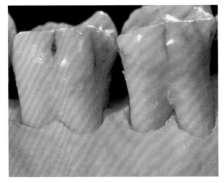

图 10-3 Glickman Ⅰ度(左)和Ⅱ度(右)根分叉病变

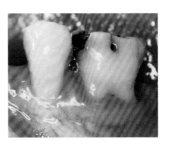

图 10-4B Glickman Ⅲ度根分叉病变(有软组织覆盖)

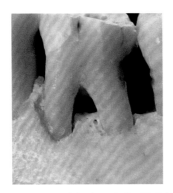

图 10-4A Glickman Ⅲ度根分叉病变(没有软组织覆盖)

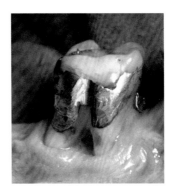

图 10-5 Glickman Ⅳ度根分叉病变

E　Ⅳ度根分叉病变,根间牙槽骨也已经完全吸收,根分叉之间能相互交通。牙龈退缩使得根分叉暴露能看到(图 10-5)。记录时,在患者病历表中相关牙齿的病变根分叉处记上"▲"来表示。

扩展阅读

Sims T, Takei HH, Ammons WF Jr, Harrington GW. Furcation: involvement and treatment. In: Newman MG, Takei HH, Klokkevold PR, Carranza FA Jr, eds. *Carranza's Clinical Periodontology*. 11th ed. St. Louis, MO: Elsevier Saunders; 2012:589-594.

Dunlap RM, Gher ME. Root surface measurements of the mandibular first molar. *J Periodontol*. 1985;56(4):234-238.

Gher MW Jr, Dunlap RW. Linear variation of the root surface area of the maxillary first molar. *J Periodontol*. 1985;56(1):39-43.

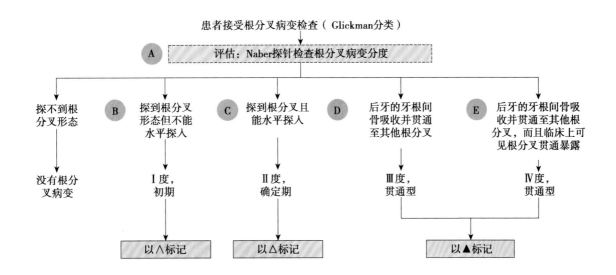

11 牙齿松动

Lisa A. Harpenau and Walter B. Hall

牙周炎牙齿的松动度评估对制定治疗计划和判断预后很重要。仅仅一次松动度测量价值有限，因为紧咬牙、夜磨牙或睡觉时咬合早接触引起牙齿轻微外倾等情况也可能引起牙齿轻度松动。只有每次定期复查时都检查松动度，若松动情况有所变化，说明局部组织或患者的功能相关性习惯有改变，这对治疗的整体预后有显著的影响。

除了没有牙周膜（periodontal ligament，PDL）的骨粘连的牙齿，所有有 PDL 的牙齿都能表现有一定的松动度。松动度评估包括：①单个牙齿松动度，即某个牙齿超出生理动度范围的松动程度；②牙震颤，即当咬合力作用时一个或多个牙齿可感触到或看到的摆动。牙齿生理性动度（或称为正常动度）仅限于 PDL 宽度范围，当牙齿动度超过生理性范围（水平向 0.2mm，轴向 0.02mm）则属于病理性松动。

A 检查牙齿松动度时，将两支金属器械的非工作端放在牙齿颊面和舌面，并各向施力进行评估（图 11-1）。当受检牙齿没有邻牙时，应该斜向和近远中向放置检查器械并施压。牙齿松动分度常采用 Miller 评分系统。

根据 Miller 指数，牙齿松动度评分如下：

1 = 刚能感知到牙齿略微超过生理动度的松动；

2 = 牙齿任一个方向的松动度都达到 1mm；

3 = 牙齿任一个方向的松动度都超过 1mm，和（或）牙齿能垂直向压入牙槽窝。通常，将正常的生理性动度评分为 0。

B 牙震颤是松动度检查的一个附加检查。当牙齿松动时，观察粭运动时该牙震颤的情况也很重要，尤其是在正中关系 / 正中粭（centric relation/centric occlusion，CR/CO）和牙齿侧向运动时。生理性动度的牙齿不表现牙震颤。牙震颤通过视诊和触诊进行检查，即将食指放于上颌牙齿的颊面（图 11-2）并嘱患者反复咬合和侧向及前伸运动。

牙震颤分为："+"，可扪及轻度震动；"++"，可扪及明显震动但看不到活动；"+++"，可以明显看到震动。另外，记录下引起最强颤动程度的粭运动方式也很重要。咬合调整后，需要检查与调整前相同粭运动作用下的牙震颤是否有所改善。

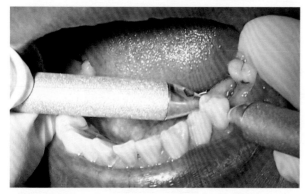

图 11-1 检查牙齿松动度时，将两支金属器械的非工作端放在牙齿颊面和舌面，并各向施力进行评估

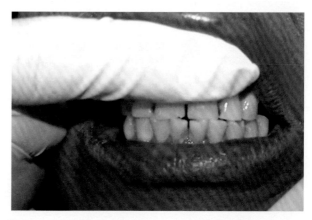

图 11-2 牙震颤通过将食指放于上颌牙齿的颊面并嘱患者反复咬合和侧向及前伸运动进行检查

扩展阅读

Miller SC. *Textbook of Periodontia*. 3rd ed. Philadelphia, PA: Blakiston McGraw-Hill; 1950:125.

Newman MG, Takei HH, Klokkevold PR, Carranza FA Jr, eds. *Carranza's Clinical Periodontology*. 11th ed. St. Louis, MO: Elsevier Saunders; 2012:346-347.

Ramfjord S, Ash MM. *Occlusion*. 3rd ed. Philadelphia, PA: Saunders; 1983:309.

Weatherford TW. Tooth mobility: mechanisms and treatment. *Ala J Med Sci*. 1977;14(1):32-38.

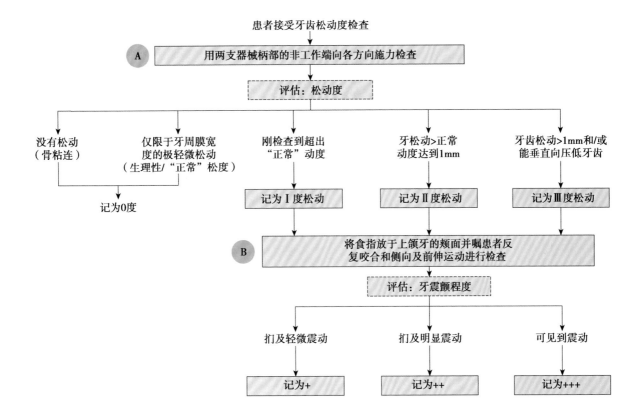

12 𬌗与咬合功能检查

Richard T. Kao, Patrick K. Haffey and Craig A. Pettengill

　　𬌗与咬合功能检查是牙周检查很关键的一部分，它能帮助临床医师了解咀嚼系统、颞下颌关节（temporomandibular joints，TMJs）和颅颌面骨骼之间的功能关系。虽然这些部位可以各自单独进行检查评估，但经验表明，这些部位中某一部分的功能异常或功能障碍都会影响其他部位。由于这种复杂的相互关系，临床医生们可以分析出正常下颌功能的组成元素，以及针对这些功能性组成部位的异常可以采用的治疗方法。

A　所有的口腔检查都需要对 TMJ 和颜面部肌肉进行评估。TMJ 和面部咀嚼肌的功能异常都统称为颞下颌关节功能紊乱（temporomandibular disorder，TMD）。建议按顺序对 TMD 进行监测检查，依次为询问病史、颌骨功能检查、所有相关症状和可能性致病事件的回顾。具体的临床评估包括以下检查和鉴定：

a. 前牙开口度。前牙开口度最大值（maximal interincisal opening，MIO）用尺子测量并以毫米（millimeter，mm）为单位记录。虽然解剖变异可能导致 MIO 数值有所变化，大多数人的 MIO 是 40mm 左右。这个数值对临床很重要因为它可以提示口腔治疗的潜在困难程度，尤其当患者需要在其第二磨牙区进行种植牙手术时。

b. 功能性开闭口路径。测量 MIO 时，医生应同时关注患者的开闭口路径是否为垂直的直线。从闭口位开始，双侧 TMJ 的髁状突都位于颞颌关节窝内，随着患者开口运动，髁状突向下移动到达关节结节的高度。正常的关节在开口过程会出现双侧髁状突侧方移位，所以其开口型是笔直的垂直线。闭口时，髁状突以开口同样的路径后退至关节窝内，闭口型也是垂直线。开闭口路径向任何一侧的偏离说明存在 TMJ 的解剖异常，例如半月板移位、组织不规则或关节隆凸大小和

形态异常。偏离是向患病侧关节偏离。医生应该分别记录开口和闭口路径，因为二者可能并不相同。偏离和回归中线常指示髁状突位移路径中存在异常，其结果和解释需要进一步的影像学研究证实。

c. TMJ 弹响。医生将手指轻放于 TMJ 部位，嘱患者开闭口运动以检查是否有关节弹响。关节弹响声音通常描述为咔嗒声/摩擦声，专业称之为关节捻发音。应记录发出弹响声的受累关节侧和具体在开闭口运动中何时出现的弹响声。用听诊器听诊可以帮助检查，因其可以将声音放大，易于识别出轻微的关节杂音。

d. 颞下颌关节压痛。检查关节弹响同时，还应轻轻触诊双侧 TMJ，检查是否有关节压痛并记录患者描述的疼痛程度。更重要的是记录诱发疼痛的原因，例如长时间开口接受牙齿治疗，大张口啃咬大汉堡等。这些对治疗很有用，能够提示患者口腔治疗时能配合的开口时间和最大开口度。

e. 肌肉压痛。检查时应触诊颜面部肌肉以评估肌肉压痛，尤其应注意咬肌和颞肌的检查。触诊检查后，医生应与患者交流，收集引起肌肉压痛的事件和动作等信息。

　　TMD 的治疗非常复杂，超出本章范围，故不作详述。大多数情况，医生需要确定检查结果提示的是会干扰治疗的活动性新病变，还是以往 TMD 的遗留体征。TMJs 和颜面部肌肉的急性疼痛常需要佐以 TMJ 影像学检查（全景 X 线片、CT 或 MRI）。TMD 治疗包括夹板固定、物理疗法和认知行为疗法。除非临床医生接受过正规的 TMD 治疗培训，否则建议将患者转诊给更有资质的医生。

　　值得注意的是对大多数 TMD 患者来说，常常没有很好的治疗方法。TMD 常见于青春

期到 40 岁之间的女性。40 岁以后，治疗或未治疗的 TMD 不再是他们的主要问题。尽管此时患者们不再有疼痛，但仍然存在 MIO 不佳、开闭口路径偏离和 TMJ 关节弹响。生理上，TMJ 会适应移位的半月板，肌肉也会适应咬合不协调，这些病人无需转诊，但接诊医生应该在制定治疗计划时认识到疾病自身的局限性。治疗计划的调整可能包括缩短每次治疗时间、慎重考虑第二磨牙的种植治疗、每次治疗时先从后牙开始、给患者更多的诊间休息时间、至少在牙科治疗前 48 小时预防性应用非甾体抗炎药、治疗中应用冰块、热敷、按摩等和治疗后使用抗炎药物等。

B 殆检查的目的是评估殆稳定性、确定是否存在移动性或功能性的殆干扰，以及是否有牙齿松动度增加。这些评估能帮助确定是否需要阻断性治疗以维持牙周治疗中牙列的稳定性。阻断性治疗可以使牙周治疗达到更好的治疗效果，也能保持牙周维护治疗阶段的疗效稳定性。

C 从开口位开始，患者应拥有一个可重复的、稳定而舒适的咬合，即牙尖交错位（ICP）。多颗牙缺失、严重的牙周炎、牙齿排列不齐（颊舌向倾斜、牙齿扭转和过生长的牙齿）、急性牙周或牙齿疼痛、不良修复体导致的医源性咬合不良等情况都能诱发不可重复性 ICP。对咬合舒适和治疗效果良好的患者，还应检查其生理性静息位置的 ICP。如果静息位 ICP 无法检查，则应进行修复和正畸治疗建立更好的 ICP。

D 当 ICP 建立后，应对患者进行各项功能性殆运动的检查，包括下颌前伸运动和左右侧方运动。运动范围（range of motion，ROM）可能因人而异，但最普遍的正常侧方 ROM 是 8mm 左右。检查时，应评估牙齿殆面磨耗形式、下颌运动类型（牙尖上升或后牙群组功能）、殆干扰和

牙震颤等项目。异常的殆面磨耗可能提示有夜磨牙、紧咬牙、酸蚀症等情况中的一种或几种。对夜磨牙和紧咬牙，常采用殆垫治疗（参见第 73 章）。殆干扰和牙震颤常通过微量调殆或正畸治疗来处理。

E 牙周全面检查必须包括牙齿松动度检查。关键是确定松动牙齿是否有临床附着丧失（相关治疗等讨论详见第 73 章）。若没有附着丧失，说明存在原发性殆创伤，最常见于最近在咬合力过大的牙齿上实施了修复体治疗，或者在咬合负担过大的地方植入了种植牙。此种情况下当病因确定并去除后，牙齿松动会有改善。治疗计划的拟定包括控制炎症，采用各种方法调节咬合力，例如调殆、夹板固定等，然后进行常规牙周治疗。

大多数临床医生已认识到殆评估很重要，但在复诊和牙周支持治疗阶段对患者咬合的监测同样重要。如前所述，咬合系统任何一个组成部分的紊乱都会影响其他组织。例如，有经济困难、婚姻问题、就业问题等的患者可能有比较大的压力，这会促使磨牙症的发作或复发，从而加剧牙齿松动和压痛。因此，医生需要持续仔细监测咬合系统中的每一个组成部分。

扩展阅读

de Leeuw R, ed. American Academy of Orofacial Pain: *Guidelines for Assessment, Diagnosis, and Management.* 4th ed. Chicago, IL: Quintessence; 2008.

Harrel SK, Nunn ME, Hallmon WW. Is there an association between occlusion and periodontal destruction? Yes—occlusal forces can contribute to periodontal destruction. *J Am Dent Assoc.* 2006;137(10):1380-1392.

Kao RT. Role of occlusion in periodontal disease. In: McNeill C, ed. *Science and Practice of Occlusion.* Chicago, IL: Quintessence; 1997:394-403.

Kao RT, Chu R, Curtis D. Occlusal considerations in determining treatment prognosis. *J Calif Dent Assoc.* 2000;28(10):760-769.

McNeill C, ed. *Science and Practice of Occlusion.* Chicago, IL: Quintessence; 1997.

Simmons HC, ed. *Craniofacial Pain: A Handbook for Assessment, Diagnosis, and Management.* Chattanooga, TN: Chroma; 2009.

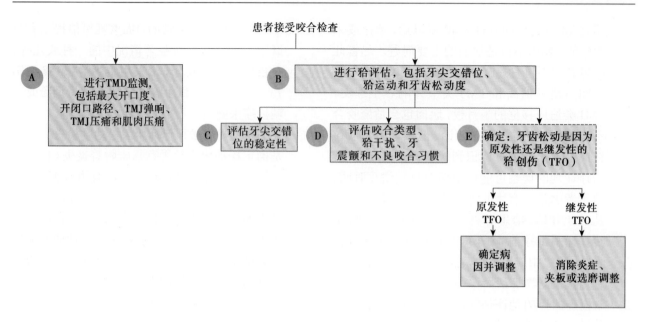

牙周病的局部促进因素

William P. Lundergan

所有口腔患者都应该进行牙周病筛查，若存在牙周病，则需要全面的牙周检查，还应该进行牙周风险因素评估，确定会促进牙周病进展的局部和全身因素。一旦发现存在这些促进因素，应告知患者并制定治疗计划，尽可能处理和改善这些促进因素。本章讲述牙周病局部促进因素的处理。这些局部因素不会直接作用于牙周组织而引起牙周损伤，但会影响牙周环境，使得菌斑控制措施难以有效实施。

A 牙菌斑已被证实是牙龈炎的始发因素。龈上牙石和龈下牙石是重要的促进因素，也应该同牙菌斑一起在基础治疗中被去除。口腔卫生指导／预防性保健和牙周洁治术、刮治术应成为治疗计划的一部分，以控制这些因素。

B 牙齿在牙弓中的位置以及与相邻牙齿的关系能形成特定的局部环境，使该牙易罹患牙周病。向无牙区倾斜的牙齿，如颊舌向倾斜、扭转、伸长或压低等，使得患者或医生难以甚至无法进行菌斑控制。牙齿移位产生的无接触和（或）充填式牙尖会造成食物嵌塞。可考虑选择性拔牙或正畸治疗解决牙齿移位，或修复体和调𬌗法纠正充填式牙尖。图 13-1 显示，为改善美观问题而采用了不合适的修复治疗来处理移位的牙齿。

C 不良修复体，例如边缘悬突、不良外形、边缘不密合、桥体设计不良或表面粗糙等，都会妨碍菌斑清除和控制。常需要对修复体重新制作、重新塑形或用车针、刮匙、凿子、锉、抛光碟、抛光条等进行抛光。尽管家庭护理工作很到位，侵犯了生物学宽度的修复体也常会导致邻近牙龈出现长期的炎症表现。这种情况通常需要采取牙冠延长术（手术或正畸牵引）来治疗，而且多数情况下，需要重新制作修复体。

D 软组织和牙齿的解剖学异常常会造成局部环境不利于菌斑清除。例如釉质突起、釉珠、发育沟、凹槽或凹窝等，会使口腔卫生难以控制。

图 13-2 X 线片显示了位于上颌第一磨牙远中的一个较大釉珠。釉质成形术可以解决这些问题，但常会导致牙本质敏感从而需要牙髓治疗。软组织解剖异常，如唇腭裂、附着龈不足、龈乳头裂、软组织凹坑和牙龈增生等，使牙菌斑控制变得困难，常需要通过软组织移植术、牙龈切除术或者翻瓣术等手术方法进行治疗。图 13-3 显示的是服用硝苯地平引起的牙龈增生。处理这类患者可能需要与其内科医生商讨换药，进行牙周基础治疗后进行再评估。如果增生的牙龈仍然影响患者菌斑控制，需要考虑牙龈切除术或牙龈翻瓣术进行治疗。

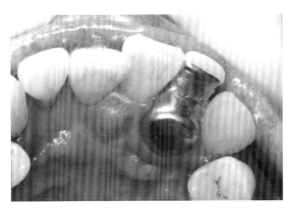

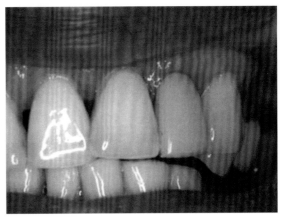

图 13-1 为改善美观问题采用不合适的修复治疗来处理移位的牙齿

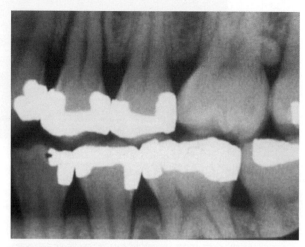

图 13-2 上颌第一磨牙远中面的釉珠

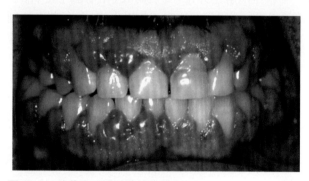

图 13-3 硝苯地平诱发的牙龈增生

E 邻近龈缘的龋齿会影响菌斑控制。应去除龋坏组织，进行暂时性或永久性充填修复。无法修复的牙齿应考虑拔牙。

F 𬌗创伤被视作牙周炎的共同破坏因素。𬌗创伤不是通过妨碍菌斑控制促进牙周炎症，而是会加速牙周炎患牙支持组织的破坏。常通过调𬌗、正畸治疗、修复体修复和（或）牙周夹板治疗来控制𬌗创伤。

G 对牙龈的直接创伤会导致牙龈退缩和附着丧失，尤其在薄型牙龈生物型患者中常见。这种创伤可能是口腔卫生维护器械的过度使用（牙刷、牙线、牙间隙刷等）、口腔装饰物、不良习惯和化学物接触性反应等造成。当病因查明后，应告知患者，建议其改正不良习惯，去除这些促进因素。

H 应评估患者香烟、雪茄、烟斗和无烟烟草等烟草产品的使用情况。抽烟虽然会使探诊出血减少，但抽烟与牙周探诊深度、附着丧失和骨吸收增加有关；无烟烟草与局部牙龈退缩和附着丧失有关。应告知患者抽烟有促进牙周病的风险。如果患者愿意，口腔医生应帮助他们戒烟（参见第 55 章）。

扩展阅读

Hinrichs J. The role of dental calculus and other predisposing factors. In: Newman MG, Takei HH, Klokkevold PR, Carranza FA Jr, eds. *Carranza's Clinical Periodontology*. 11th ed. St. Louis, MO: Elsevier Saunders; 2012:217-231.

Padbury A Jr, Eber R, Wang HL. Interactions between the gingiva and the margin of restorations. *J Clin Periodontol*. 2003;30(5):379-385.

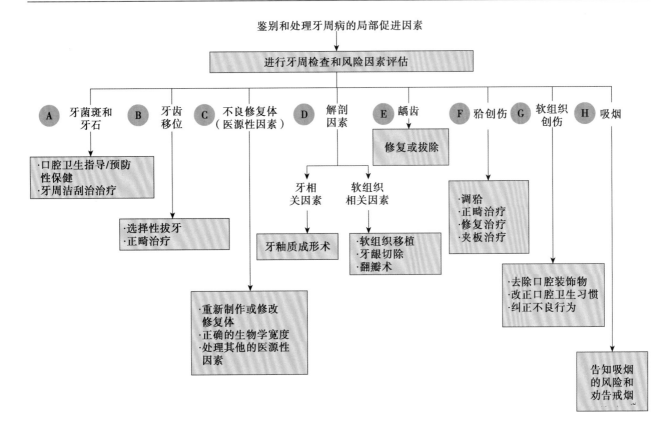

14

垂直型骨吸收

Richard T. Kao and Walter B. Hall

当患者的 X 线片中表现有垂直型骨吸收,医生应该首先评价摄片质量是否合格,以排除拍摄角度等问题造成的假象。X 线片中牙根不能重叠,否则角形缺损可能看不清楚。如果摄片质量不合格,应重新拍片再做评估。

围绕牙齿四周不同区域,骨吸收的类型可能各有不同。当骨吸收形态在一个区段内是广泛、一致的且牙周袋底位于牙槽嵴冠方,属于水平型骨吸收。当牙槽嵴吸收迅猛,牙周袋底位于嵴顶根方时,称为骨下袋,X 线片上则表现为垂直型(角形)骨吸收(图 14-1)。根据不同的垂直型骨吸收形态,治疗方法有所不同。

A 垂直型(角形)骨吸收中,骨缺损底部位于其周围牙槽嵴的根方(图 14-1)。垂直型骨吸收常根据剩余骨壁的数目来分类,分为一壁、二壁和三壁缺损。一壁缺损只在牙齿颊面、舌面或邻面有一个骨壁,常发生于牙齿的邻面。若这一个骨壁位于邻面,又称为半隔板。二壁缺损存在两个骨壁,最常见是颊侧和邻面的骨壁。三壁缺损常见颊面、邻面和舌面三个骨壁,骨壁与牙根成角形。环形缺损常为三壁缺损,但其颊侧或舌侧的骨吸收超过了牙齿的线角,朝向根分叉。凹坑状骨吸收中,相邻牙齿之间邻面出现骨吸收,但颊面和舌面的全部或大部分骨组织仍然存在。

医生应仔细读片,结合临床检查结果,正确诊断缺损类型并制定相应的治疗计划。另外,牙周探诊中当探针侧向倾斜遇到阻力时,有经验的临床医生会将此类缺损评估为垂直型缺损,但需要局麻下进行骨探查以确诊。

B 当某个牙的骨丧失比其邻牙多,可能表现为一半牙槽间隔丧失或一壁骨缺损。X 线片上可见一半牙槽间隔丧失,提示骨丧失最多部位的冠方没有残余的颊侧或舌侧骨壁。此时,需要进行牙周探诊确定 X 线片的评估结果。若一半牙槽间隔确已丧失,则牙齿接触区根方的骨吸收比牙齿线角处要少。当 X 线片评估结果不甚明确时,医生应以探诊结果为准。尽管这类缺损可以进行再生性治疗,但效果不可预知。

C 当 X 线片上可见颊侧和(或)舌侧骨壁,则缺损可能属于二壁或三壁骨内缺损。若存在第三骨壁,则在 X 线片上可以看到两个牙槽嵴顶,影像重叠于垂直型骨吸收区域的上方。最终需要进行探诊确定是二壁还是三壁缺损。若探

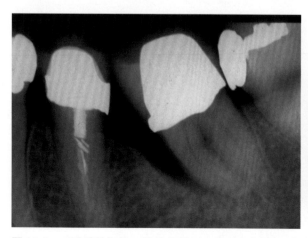
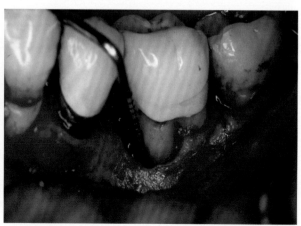

图 14-1　三壁骨缺损的 X 线片表现(左)和手术中景象(右)。三壁骨缺损适合进行再生性治疗

诊深度在受累牙齿的颊侧或舌侧线角处较浅，而接触区下方较深或与之相似，则为二壁骨缺损。若两侧线角的探诊深度均比接触区探诊深度浅，则为三壁骨缺损。当X线片影像不明确时，应当以探诊结果为准。这两类骨缺损均适合进行再生性治疗，且三壁缺损的治疗效果和预见性均较二壁缺损好（图14-2）。

D 当三壁骨缺损宽度超过牙齿的线角，则属于骨内环形缺损。X线片中，环形缺损的底部会与牙根影像重叠（图14-3）。手术翻瓣后可见三壁骨内缺损的三面牙槽壁延伸超过牙根。有时，这类环形缺损可能与根分叉区的骨丧失交通。尽管环形骨缺损范围较广，只要根分叉处的骨吸收足够少，则其治疗效果与三壁骨缺损一样好。当这类缺损继续发展，会出现牙齿颊面或

舌面的骨缺损，如图14-4所示。

E 当两邻牙间出现骨吸收，且在接触区下方的骨吸收最多时，则表现为典型的骨内凹坑状缺损，其冠向延伸较多的颊侧和舌侧皮质骨板仍然存留。X线片可见两个牙槽嵴顶被一透射影像区隔开。根尖片比𬌗翼片更能显示这样的牙槽嵴顶影像，而𬌗翼片中颊侧和舌侧皮质骨板的重叠影像使得X线片透射性变模糊。个别X线片由于投照角度问题，或者由于牙齿排列不齐，图像的二维性可能会使得这类缺损隐约可见，但不能确诊。临床医生必须通过牙周探诊确定是否为此类缺损。探诊凹坑状缺损时，可探及两相邻牙齿邻面线角处的探诊深度比邻面正中处更深。如果探诊不到明显的凹坑状缺损，也应该以探诊结果为准，而不是依据X线片所见

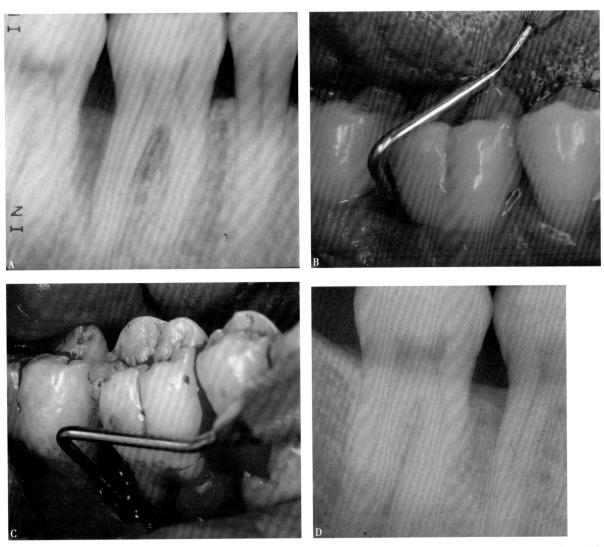

图14-2 三壁骨缺损X线片表现（A）。牙周探针向颊侧或舌侧倾斜探诊以确定颊侧壁完整性（B，C）。术后复诊X线片显示水平型牙槽嵴影像（D）

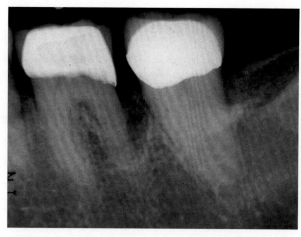
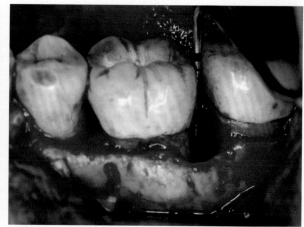

图 14-3　X 线片阻射线指示骨缺损底部不仅沿着左下颌第一磨牙的远中面走行,还延伸到远中根的中部(左)。这说明骨缺损范围超过线角。手术中可见早期的环形缺损(右)

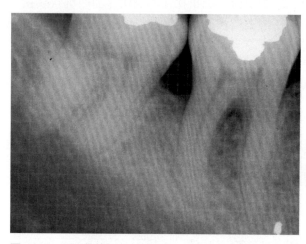
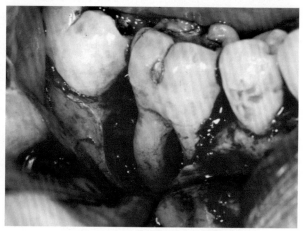

图 14-4　环形骨缺损与颊侧根分叉骨缺损相通,导致毗邻的右下颌第一磨牙远中根颊侧骨板丧失。在右下颌第一磨牙的远中面,邻面骨壁和舌侧骨壁仍然完整,使得此区为二壁骨缺损。这类缺损较难治疗,因此应考虑策略性拔牙

(例如无凹坑状缺损影像)。如果探诊结果与 X 线片影像一致,则最有可能出现的是二壁骨内火山口缺损。这类骨缺损通常适用骨修整治疗,对硬组织和软组织的形态修整将易于患者进行更有效的口腔卫生维护。

　　X 线片读片能力、牙周探诊分析技能和骨板探查触感能随临床经验的丰富而提高。这些能力的提高将有效帮助临床医生对牙周病选择合适的治疗方法和处理策略。

扩展阅读

Carranza FA Jr, Camargo PM, Takei HH. Bone loss and patterns of bone destruction. In: Newman MG, Takei HH, Klokkevold PR, Carranza FA Jr, eds. *Carranza's Clinical Periodontology*. 11th ed. St. Louis, MO: Elsevier Saunders; 2012:140-150.

Kao RT. Periodontal regeneration and reconstructive surgery. In: Rose LF, Mealey BL, Genco RJ, Cohen DW, eds. *Periodontics: Medicine, Surgery and Implants*. St. Louis, MO: Elsevier Mosby; 2004:572-609.

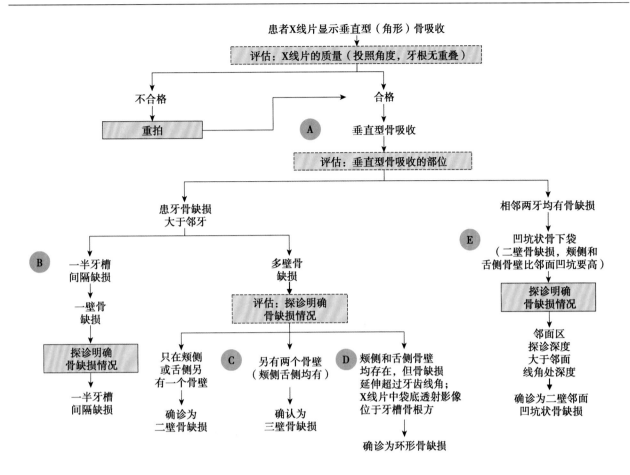

（郑宝玉　江　俊）

诊　　断

各 论

牙周病分类系统

Gary C. Armitage

15

对病因尚未完全弄清,但具有多种明确性危险因素的疾病进行分类,有助于在广大人群中进行该疾病研究。分类系统能为一类相似性疾病的病因、流行病学和治疗效果等研究提供框架,但不能为个体患者的诊断提供一套严格的标准。这些分类系统仅能作为一个整体框架为诊断提供参考。

牙周病目前采用的分类系统制定于1999年,被美国牙科协会和美国牙周病学会采用,被国际各牙周学术组织广泛用于研究和处理大样本多样性人群的牙周疾病。此分类系统包括以下类别:

Ⅰ. 牙龈病

  A. 菌斑性牙龈病

    1. 不受全身健康、营养或用药影响的(仅与牙菌斑有关的)牙龈炎

    2. 受全身健康、营养或用药影响的牙龈炎

  B. 非菌斑性牙龈病变

    1. 与感染相关的(特殊微生物引起的)牙龈病(例如病毒、真菌、外源性/非口腔细菌)

    2. 全身疾病的牙龈表现(例如血恶液质、皮肤黏膜病损)

    3. 过敏和外伤导致的病损

Ⅱ. 慢性牙周炎(局限型或广泛型的临床和微生物学表现相似)

Ⅲ. 侵袭性牙周炎(临床检查无一般性全身健康问题)

  A. 局限型(临床和微生物学表现与广泛型侵袭性牙周炎不同)

  B. 广泛型(临床和微生物学表现与局限型侵袭性牙周炎不同)

Ⅳ. 反映全身疾病的牙周炎

  A. 血液疾病

  B. 遗传性疾病

Ⅴ. 坏死性牙周病(临床检查无一般性全身健康问题)

  A. 坏死性溃疡性龈炎

  B. 坏死性溃疡性牙周炎

Ⅵ. 牙周组织脓肿

Ⅶ. 伴牙髓病变的牙周炎

Ⅷ. 发育性或后天性(获得性)异常

对以上各型牙周疾病和状态进行研究之前,研究者们应该认可这些分类的特定标准并进行病例分类。对病例进行分类即清晰的阐明患病人群的临床特征。例如,一项慢性牙周炎流行病学的研究中,研究者们必须首先确定慢性牙周炎代表性病例的标准。一般纳入/排除标准和临床表现都是诊断疾病的一部分,例如:(ⅰ)探诊出血位点百分比,(ⅱ)临床附着丧失≥5mm位点的百分比,(ⅲ)探针深度≥6mm位点百分比。文献中,不同研究者对某一牙周疾病(如慢性牙周炎)的定义标准会有很大的不同,使得他们的研究结果较难进行比较。避免病例分类标准不一致的问题在临床上十分重要,因为即使分类标准一点点小出入都会使研究结论发生改变。同样一组数据,用某种病例分类标准分析后,得出慢性牙周炎与高风险性不良妊娠之间存在重要关系,而用另一种分类标准分析,可能得出两者之间没有关系。建立和使用广泛认可的牙周病病例分类标准是牙周病群体研究正面临的重大挑战之一。

幸运的是,临床医生不需要为他们的患者自行建立诊断和治疗牙周病的病例分类标准。就像第6章中提到,诊断是临床医生基于仔细的牙周检查,对可能性疾病和状态做出评估,然后得出的结论。鉴别诊断之所以必要且不断发展,说明医生的初始诊断意见可能并不正确。

推荐阅读

Armitage GC. Development of a classification system for periodontal diseases and conditions. *Ann Periodontol*. 1999;4(1):1-6.

Armitage GC. Periodontal diagnoses and classification of periodontal diseases. *Periodontol 2000*. 2004;34:9-21.

Armitage GC. Diagnosis and classification of periodontal diseases and conditions: current and future challenges. In: Bartold PM, Ishikawa I, Zhang J, eds. *A Perspective of Periodontal Relationships for the Asian Pacific Region* (Asian Pacific Society of Periodontology). Adelaide, Australia; 2008:12-19.

Armitage GC, Cullinan MP. Comparison of the clinical features of chronic and aggressive periodontitis. *Periodontol 2000*. 2010;53:12-27.

Manau C, Echeverria A, Agueda A, Guerrero A, Echeverria JJ. Periodontal disease definition may determine the association between periodontitis and pregnancy outcomes. *J Clin Periodontol*. 2008;35(5):385-397.

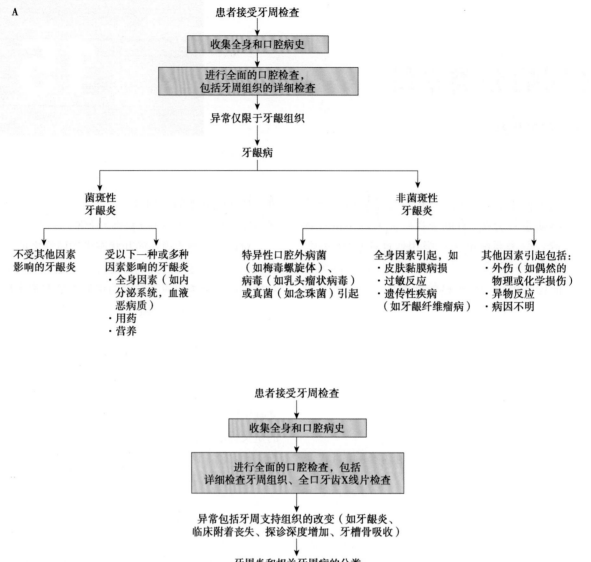

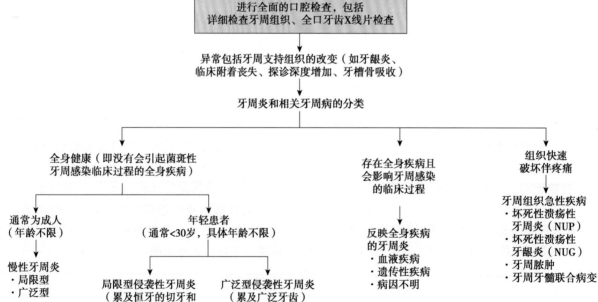

16

牙龈退缩

Lisa A. Harpenau

牙龈退缩是指龈缘位于釉牙骨质界（cementoenamel junction，CEJ）根方。牙龈退缩常与其下方牙槽骨骨开裂相关。数年来，学者们提出了一些牙龈退缩的分类方法，以帮助临床医生判断疾病预后并制定治疗计划。1968 年，Sullivan 和 Atkins 根据退缩的形态将牙龈退缩分为经典的四类：①浅而窄；②浅而宽；③深而窄；④深而宽。1980 年，Liu 和 Solt 在此分类基础上加入另一方向上的牙龈评估，即检查时考虑解剖学标志、描述可见到的显性退缩（CEJ 到软组织边缘的距离）以及隐性退缩（软组织边缘到龈沟底的深度）。1985 年，Miller 提出了一套分类方法（图 16-1），该方法包括了其他方面解剖学考虑，如错位牙与其邻牙之间骨组织和软组织的高度，以及龈缘退缩的程度。Miller 分类法包括了之前分类的所有方面，且为临床医师预期治疗效果提供更好的参考。

A 应首先评估牙齿邻面骨组织和软组织水平。如果牙齿邻面牙槽骨或软组织没有丧失，则颊舌侧评估软组织退缩（隐性或显性）程度。如果退缩程度没有达到膜龈联合（mucogin gival junction，MGJ），则属于 Miller Ⅰ类。若退缩到达或超过 MGJ，则为 Miller Ⅱ类。对 Miller Ⅰ类和Ⅱ类退缩，通过牙龈移植手术可以达到 100% 牙根覆盖的效果。牙根完全覆盖（100%）是指龈缘处于 CEJ 处，探诊深度≤2mm，愈合后无探诊出血。

B 一旦存在邻牙之间骨或软组织的丧失，且颊舌侧牙龈退缩超过 MGJ，则牙根完全覆盖的成功率减小。这种退缩属于 Miller Ⅲ类和Ⅳ类退缩，两者之间的区别是牙齿错位和骨丧失的严重程度。若牙槽骨吸收不严重或仅有轻度牙齿错位，则为 Miller Ⅲ类，通过牙龈移植手术可以到达部分牙根覆盖的效果。如果牙槽骨吸收和（或）牙齿错位严重，则属于 Miller Ⅳ类，此时牙龈移植手术无法达到牙根覆盖的效果。

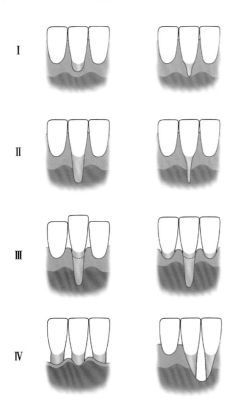

图 16-1 牙龈退缩的 Miller 分类

扩展阅读

Miller PD Jr. A classification of marginal tissue recession. *Int J Periodontics Restorative Dent.* 1985;5(2):8-13.

Miller PD Jr. Root coverage using a free soft tissue autograft following citric acid application. III. A successful and predictable procedure in areas of deep wide recession. *Int J Periodont Restor Dent.* 1985;5(2):14-37.

Takei HH, Scheyer ET, Azzi RR, Allen EP, Han TJ. Periodontal plastic and esthetic surgery. In: Newman MG, Takei HH, Klokkevold PR, Carranza FA Jr, eds. *Carranza's Clinical Periodontology.* 11th ed. St. Louis, MO: Elsevier Saunders; 2012:595-600.

Takei HH, Azzi RR, Han TJ. Periodontal plastic and esthetic surgery. In: Newman MG, Takei HH, Klokkevold PR, Carranza FA Jr, eds. *Carranza's Clinical Periodontology.* 10th ed. St. Louis, MO: Saunders; 2011:1005-1029.

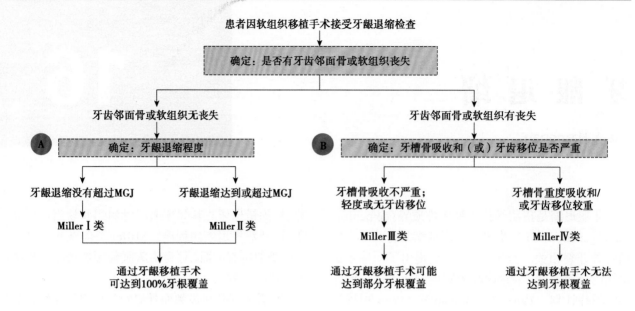

患者因软组织移植手术接受牙龈退缩检查

确定：是否有牙齿邻面骨或软组织丧失

牙齿邻面骨或软组织无丧失

A　确定：牙龈退缩程度

牙龈退缩没有超过MGJ

Miller Ⅰ 类

牙齿邻面骨或软组织有丧失

B　确定：牙槽骨吸收和（或）牙齿移位是否严重

牙龈退缩达到或超过MGJ

Miller Ⅱ 类

通过牙龈移植手术
可达到100%牙根覆盖

牙槽骨吸收不严重；
轻度或无牙齿移位

Miller Ⅲ 类

通过牙龈移植手术可能
达到部分牙根覆盖

牙槽骨重度吸收和/
或牙齿移位较重

Miller Ⅳ 类

通过牙龈移植手术无法
达到牙根覆盖

原发性骀创伤

Walter B. Hall

当牙周支持组织正常的牙齿承受过大咬合力负担时，会产生原发性骀创伤，可为局限性或广泛性的在负担过大的牙齿中发生。

A 局限型原发性骀创伤最常见于高咬合的修复体或充填体，即过度制作的新修复体被安置于个别牙齿上产生的后遗症。患者张口时间过长，感觉麻木，常无法觉察出早接触。处理早接触的方法通常是选择性调磨，但严重不合适的修复体需要重新制作才能最好的解决问题。

B 牙齿排列不齐也可能出现原发性骀创伤，尤其是牙齿呈颊舌方向的锁骀时。轻微排列不齐可以通过选择性调磨解决。最好的选择是正畸治疗，但对中度拥挤的牙列选择性拔牙可能是简单又令人满意的解决方式。

C 广泛型原发性骀创伤的病因较局限型不同。紧咬牙和包括磨牙症（夜磨牙）在内的磨牙习惯是最常见的原因。对早接触牙齿进行选择性调骀可能会解决问题，但是针对紧咬牙和磨牙习惯尤其是磨牙症，可能需要通过心理咨询来处理患者的心理障碍。由于此类问题较难解决，骀垫（夜间保护垫）常用来控制磨牙尤其是夜磨牙造成的损伤。对医生而言，处理此类问题是一项严峻的考验，常常关系到复杂的心理活动。

D 原发性骀创伤另一个较少见的病因是职业性磨牙症或紧咬牙，即某些职业使患者超负荷施力于其牙齿。这些职业常包括驾驶拖拉机，渔船纤夫、使用手持式凿岩机和驾驶避震装置损坏的出租车。换工作可能对患者来说不可行，但可在工作时佩戴骀垫来解决此问题。已证实，生物反馈也能帮助患者意识到这些习惯而加以纠正。

E 娱乐性磨牙症是用来形容伴随着使用一些"娱乐性"药物时极度咬牙切齿的一个术语。最好的解决办法是停止服用药物。心理咨询可能对改变这些不良习惯会有帮助。如果患者无法停用药物，骀垫保护可能会有帮助。

F 正畸后紧咬牙可能发生于正畸后出现了严重的咬合不一致。如果一位患者的正中骀是由其正中关系骀前进半个或更多牙位获得，就可能形成所谓的双重骀。随着患者在这两种咬合状态间移动牙齿，就会产生严重的创伤。双重骀在牙周炎出现之前被发现，调骀可能一定程度有效。但是，咬合不协调常常因为太严重而无法调磨解决。进一步的正畸治疗，甚至在病人知情同意下应该开展正颌手术。夜磨牙保护垫对控制损伤可能有帮助，但是，终生佩戴骀垫是不合适的选择。全口咬合重建，达成一个稳定的正中骀是一种昂贵但合理的选择。

扩展阅读

Abrams L, Potashnick SR, Rosenberg ES, Evian CI. Role of occlusion in periodontal therapy. In: Rose LF, Mealey BL, Genco RJ, Cohen DW, eds. *Periodontics: Medicine, Surgery and Implants*. St. Louis, MO: Elsevier Mosby; 2004:745-771.

American Academy of Periodontology. The role of occlusion in periodontal diseases. In: *Periodontal Literature Reviews, A Summary of Current Knowledge*. Chicago, IL: American Academy of Periodontology; 1996:89-93.

Carranza FA. Periodontal response to external forces. In: Newman MG, Takei HH, Klokkevold PR, Carranza FA Jr, eds. *Carranza's Clinical Periodontology*. 11th ed. St. Louis, MO: Elsevier Saunders; 2012:151-159.

Harrel SK, Hallmon WW. Occlusal trauma: effects and management. In: Wilson TG, Kornman KS, eds. *Fundamentals of Periodontics*. 2nd ed. Carol Stream, IL: Quintessence; 2003:531-539.

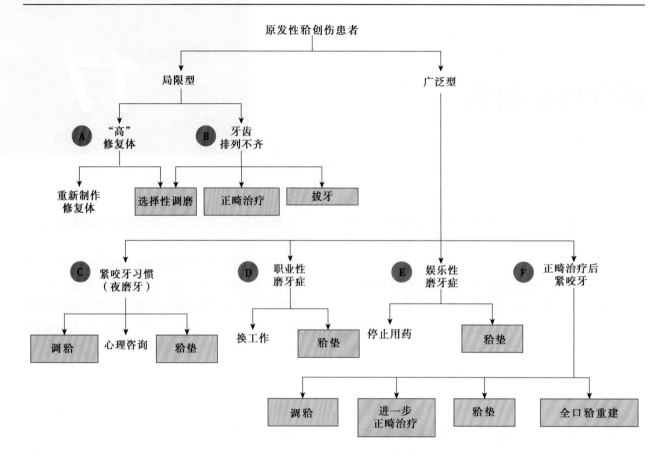

继发性𬌗创伤

Walter B. Hall

当牙齿有牙周附着丧失和牙槽骨吸收时,过大的甚至正常的𬌗力都会对牙周支持组织造成创伤,称为继发性𬌗创伤,分局限型和广泛型。

对有继发性𬌗创伤的牙齿,其牙周维护治疗面临的一个主要困难是牙槽骨的丧失,而且还会造成咀嚼不适。很多时候,临床医生需要考虑策略性拔牙,以保存足够的骨量利于种植。

A 局限型继发性𬌗创伤比广泛型预后较好。如果邻牙有足够的牙周支持,可以对失去牙周支持的牙齿进行选择性调磨,则能将大部分咬合力转移至健康牙齿,减小患牙的咬合负担。如果有健康的基牙,则丧失牙周支持的牙齿可以通过固定桥修复体连接于基牙上,减轻患牙上的咬合力。这样的基牙越多,或牙周支持组织足够的牙齿越多,则患牙的预后越好。当创伤存在但患牙松动度尚可时,可以降低患牙咬合并进行再生性牙周治疗。随着𬌗创伤的减轻,再生治疗的效果取决于再生术方法和患牙骨内缺损的性质。三壁或环形骨缺损比零壁、一壁或二壁缺损的患牙预后较好。需要注意的是,再生治疗的成功率有限,且病例选择对成功率非常重要。相反,若患牙继发性松动无法控制,可能需要拔除患牙。

B 如果没有健康的邻牙作基牙,即使患牙可以考虑做牙周再生治疗,也不能进行再生手术,因为患牙的疗效不能稳定。因此应拔除患牙或勉强保留,但应认识到其预后不良(参见第 24 章)。

C 如果存在广泛型继发性𬌗创伤,对所有牙齿进行永久性固定桥修复,可能足以固定所有的患牙。此方法价格昂贵,当所有牙齿都有广泛的牙槽骨吸收时不能使用这种方法。对这种重度广泛型牙周炎患牙,临时性夹板固定可以短期内维护患牙。另一种选择是使用𬌗垫,尤其当患者有夜磨牙时。如果大多数牙齿已经失去了足够的牙周支持,牙周再生治疗无法实现或预期,则拔牙是唯一合理的选择。

扩展阅读

Abrams L, Potashnick SR, Rosenberg ES, Evian CI. Role of occlusion in periodontal therapy. In: Rose LF, Mealey BL, Genco RJ, Cohen DW, eds. *Periodontics: Medicine, Surgery and Implants*. St. Louis, MO: Elsevier Mosby; 2004:745-771.

American Academy of Periodontology. The role of occlusion in periodontal diseases. In: *Periodontal Literature Reviews, A Summary of Current Knowledge*. Chicago, IL: American Academy of Periodontology; 1996:89-93.

Harrel SK, Hallmon WW. Occlusal trauma: effects and management. In: Wilson TG, Kornman KS, eds. *Fundamentals of Periodontics*. 2nd ed. Carol Stream, IL: Quintessence; 2003:531-539.

Carranza FA. Periodontal response to external forces. In: Newman MG, Takei HH, Klokkevold PR, Carranza FA Jr, eds. *Carranza's Clinical Periodontology*. 11th ed. St. Louis, MO: Elsevier Saunders; 2012:151-159.

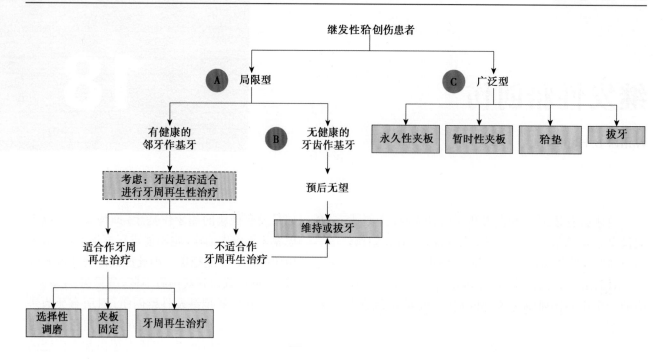

牙周脓肿

David Herrera, Mariano Sanz and Lisa A. Harpenau

牙龈增生和肿大是牙周病常见的表现，可以根据病因、病理和急性或慢性的发病性质对其进行分类。

牙龈急性炎症性增生或脓肿常见于软组织的局部感染，伴或不伴有疼痛。脓肿是患者急诊就医的主诉之一。根据感染部位，脓肿可以分为牙龈脓肿、牙周脓肿、冠周脓肿、根尖周脓肿或牙周-牙髓联合脓肿。

A 由于急性牙周病变的临床体征相似，因此需要仔细收集和分析所有的检查结果以作诊断。全面回顾患者的全身和口腔病史，针对患者主诉深入询问细节都很重要。临床医生应该确定患者是否有或曾经有过牙周病、牙周治疗、龋齿、牙齿修复性治疗、牙髓治疗或牙齿外伤，这些都对诊断有帮助。应认真检查患者的牙周袋、附着丧失、松动度和叩诊感觉。其他的临床体征可能还包括红斑、波动性肿大和溢脓。X线片检查和牙髓活力测试应作为牙周辅助检查。如果牙龈脓肿伴有引流瘘管，则可以往瘘管内插入牙胶尖拍摄根尖X线片以示踪感染来源和部位（图19-1）。

B 牙龈脓肿。表现为游离龈缘或牙间乳头的局部疼痛性感染。通常是因为异物刺入龈缘引起的细菌感染，或牙根形态不规则处（例如根分叉、釉质突起、折裂线）细菌的急性期增殖所致。由于感染只局限于牙龈（图19-2），若就诊及时，其下的支持组织（牙槽骨和牙周膜）不会受到累及。否则发展为慢性炎症就会引起附着丧失。

治疗注意事项包括穿通牙龈袋或直接切开脓肿来建立引流通道，然后冲洗脓肿灶。只要及时治疗，牙龈脓肿常能治愈，不会引起远期不良后果。

C 冠周脓肿（冠周炎）。表现为部分或全部萌出的牙齿牙冠周围龈瓣的感染，通常是第三磨牙或牙弓最远端的牙齿。临床表现常见有红斑、水肿，一些病例会表现有张口受限、脓性渗出物、淋巴结肿大、发热和全身不适。

冠周炎的治疗必须清创和冠周龈瓣下冲洗，口腔卫生指导，出现全身表现时若有必要需进行抗生素治疗。有时需要切除冠周龈瓣和（或）拔除患牙或对颌牙。

D 牙髓（根尖周）脓肿。临床表现包括牙髓活力丧失或部分丧失、龋齿、根尖区X线透射影、叩诊敏感、牙齿松动（压低性松动），但没有明显的牙周袋或附着丧失（图19-3）。如果出现窦道，瘘口常出现在根尖区部位。此时，牙髓治疗是必须而有效的（参见第35章）。

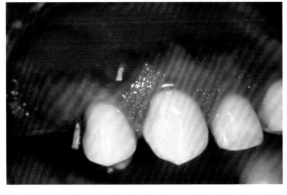
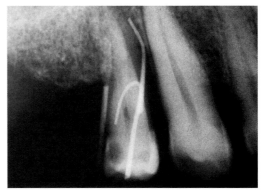

图19-1 牙胶尖插入右上第一前磨牙牙周袋（左）以示踪感染的通道和来源。右上第一前磨牙放入牙胶尖后拍摄X线片（右）

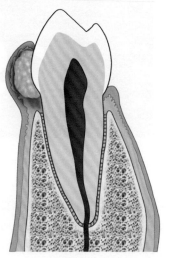

图 19-2 局限于牙龈的感染性脓肿属于牙龈脓肿

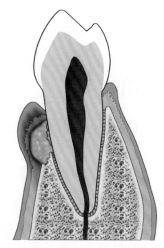

图 19-4 牙周脓肿累及到牙周支持组织（牙槽骨和牙周膜）

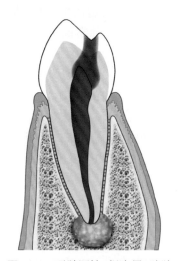

图 19-3 牙髓源性（根尖周）脓肿

E 牙周脓肿。如果脓肿时伴牙周袋形成，有附着丧失而且牙髓活力正常，应当视做牙周脓肿进行治疗。牙周脓肿常常伴有深牙周袋而且之前就存在牙周炎。牙周脓肿说明之前就存在有一段时间的牙周组织急性损伤，然后感染深入完整的牙周组织并扩散而成（图 19-4）。一旦急性炎症过程开始，局部会聚集中性粒细胞，组织降解形成脓液。牙周脓肿可能在以下情况发生：①牙周袋顺着牙根侧面延伸到牙周支持组织；②牙周袋侧向延伸到袋壁结缔组织；③走行弯曲的牙周袋在深部末端形成脓肿；④软组织收缩使牙周袋袋口闭合，但袋内龈下牙结石未完全去除；⑤龈下刮治未完善即服用全身或局部抗生素；⑥牙根侧穿或折裂。糖尿病控制不佳也是牙周脓肿形成的诱发因素之一。

牙周脓肿的治疗包括通过牙周袋建立引流、直接切开引流或翻瓣清创。如果牙齿有松动或叩诊敏感，则有必要进行调𬌗。如果有全身反应，需要服用抗生素。如果患牙的预后很差，则要考虑拔除。急性症状解决后应进行全面的牙周检查。

F 牙周 - 牙髓联合病变。这种病变起源于牙周和（或）牙髓组织的感染。原发于牙周病损的联合病变是由于牙周炎进展到根尖或侧副根管而使得牙髓组织继发感染（图 19-5～图 19-7）。原发于牙髓病损的联合病变表现为原发与牙髓的感染冠向引流破坏，造成深而局限的牙周袋（图 19-8）。真正牙周和牙髓病损同时存在的联合病变是由于感染牙髓诱导的根尖病损冠向延伸与牙周病损根向进展汇合而成（图 19-9）。

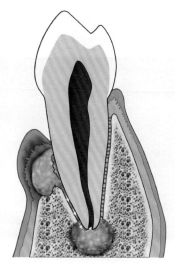

图 19-5 原发于牙周组织而继发于牙髓的联合病变

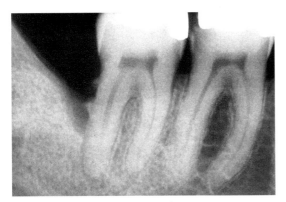

图 19-6　患者因右下第一磨牙的牙髓症状于急诊科初诊。另外,建议患者右下第二磨牙进行牙周再生治疗

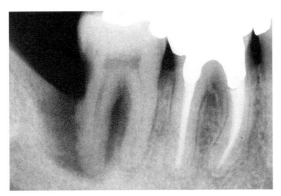

图 19-7　两年后图 19-6 的患者因急性疼痛、面部肿胀和右下第二磨牙处的脓肿于急诊科就诊。右下第二磨牙预后不佳,建议拔牙

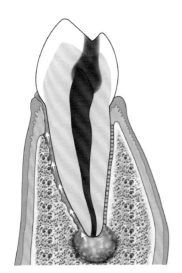

图 19-8　原发于牙髓而继发于牙周组织的联合病变

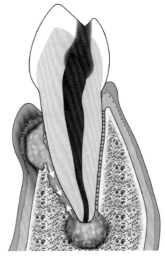

图 19-9　真正牙周组织和牙髓同时发病的联合病损

治疗的注意事项包括通过牙周袋或直接切口建立脓肿引流通道、有需要时调殆、必要时给予抗生素处理急性感染。一旦急性感染症状被控制,应评估牙周缺损,判断牙周治疗预后。牙周 - 牙髓联合病变持续的时间越长,其预后越差。牙周探诊宽度(窄或宽)与探诊深度同等重要。若存在深达根尖的宽泛牙周缺损,其预后一般较差。对预后差的牙齿,应考策略性拔牙。浅而宽的缺损伴深而窄的缺损和(或)病变存在时间≤6 个月,通常会有较好的预后。此时,应先进行牙髓治疗,成功及时的牙髓治疗经常能使新形成的牙周缺损愈合,然后处理陈旧的牙周病损。

若各种治疗对脓肿都无效果或反复脓肿,则应考虑潜在的全身因素。例如白血病相关的牙龈肿胀或糖尿病控制不佳的反复性牙周脓肿。

扩展阅读

American Academy of Periodontology. Parameter on acute periodontal diseases. (position paper). *J Periodontol*. 2000;71:863-866.

Academy of Periodontology. *Periodontal Literature Reviews. A Summary of Current Knowledge*. Chicago: American Academy of Periodontology; 1996:12-35, 223-224.

Herrera D, Roldan S, Sanz M. The periodontal abscess: a review. *J Clin Periodontol*. 2000;27:377-386.

Melnick PR, Takei HH. Treatment of the periodontal abscess. In: Newman MG, Takei HH, Klokkevold PR, Carranza FA Jr, eds. *Carranza's Clinical Periodontology*, 11th ed. St. Louis, MO: Elsevier Saunders; 2012:443-447.

Sanz M, Herrera D, van Winklehoff AJ. The periodontal abscess. In: Lindhe J, Lang NP, Karring T, eds. *Clinical Periodontology and Implant Dentistry*, 8th ed. Oxford: Blackwell-Munksgaard; 2008:496-503.

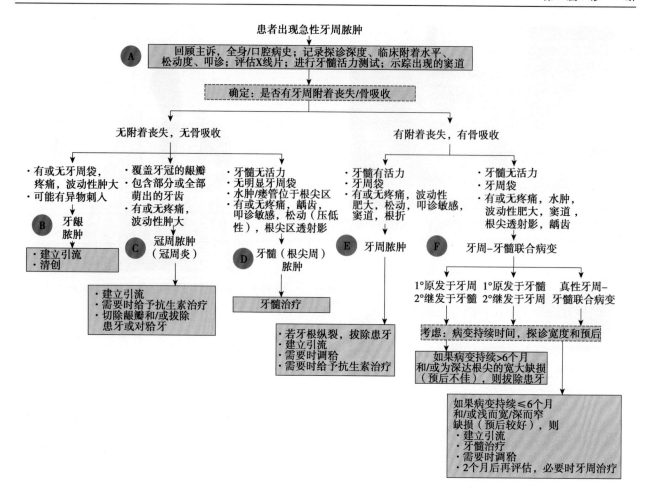

患者出现急性牙周脓肿

A 回顾主诉，全身/口腔病史；记录探诊深度、临床附着水平、松动度、叩诊；评估X线片；进行牙髓活力测试；示踪出现的窦道

确定：是否有牙周附着丧失/骨吸收

无附着丧失，无骨吸收　　　　　有附着丧失，有骨吸收

· 有或无牙周袋，疼痛，波动性肿大
· 可能有异物刺入

B 牙龈脓肿

· 建立引流
· 清创

· 覆盖牙冠的龈瓣
　包含部分或全部
　萌出的牙齿
· 有或无疼痛，波动性肿大

C 冠周脓肿（冠周炎）

· 建立引流
· 需要时给予抗生素治疗
· 切除龈瓣和/或拔除患牙或对颌牙

· 牙髓无活力
· 无明显牙周袋
· 水肿/瘘管位于根尖区
· 有或无疼痛，龋齿，叩诊敏感，松动（压低性），根尖区透射影

D 牙髓（根尖周）脓肿

牙髓治疗

· 若牙根纵裂，拔除患牙
· 建立引流
· 需要时调颌
· 需要时给予抗生素治疗

· 牙髓有活力
· 有或无牙周袋
· 有或无疼痛，波动性肥大，松动，窦道，根折

E 牙周脓肿

· 牙髓无活力
· 牙周袋
· 有或无疼痛，水肿，波动性肥大，窦道，根尖透射影，龋齿

F 牙周–牙髓联合病变

1°原发于牙周　1°原发于牙髓　真性牙周–
2°继发于牙周　2°继发于牙髓　牙髓联合病变

考虑：病变持续时间，探诊宽度和预后

如果病变持续>6个月
和/或为深达根尖的宽大缺损
（预后不佳），则拔除患牙

如果病变持续≤6个月
和/或浅而宽/深而窄
缺损（预后较好），则
· 建立引流
· 牙髓治疗
· 需要时调颌
· 2个月后再评估，必要时牙周治疗

局限型和广泛型侵袭性牙周炎

20

Peter M. Loomer

　　侵袭性牙周炎是牙周炎中一个小分类，比较少见，患者主要表现为快速的牙周附着丧失和牙槽骨破坏，而其全身状况健康。可以局限性或广泛性发作，包括但不仅限于牙周病旧分类中的"早发性牙周炎"，即青少年牙周炎和快速进展性牙周炎。牙周病旧分类主要是根据发病年龄而分（有些武断地将35岁以下定为早发性），这样不能全面代表患病人群，因为所有年龄阶段的人都有可能患病，所以新分类中改变了这些疾病的名称。侵袭性牙周炎的早诊断对成功治疗非常关键，不仅阻止了病变进一步破坏，还增加了牙周再生性手术治疗的成功率，从而使丧失的牙周组织得以再生修复。若侵袭性牙周炎的诊断明确，则对患者的同胞兄弟姐妹也应进行检查评估，因为此病常常有家族聚集性。

A 一般来说，侵袭性牙周炎患者的全身状况健康。但具有系统性疾病的患者，尤其是年轻的患者，其牙周病也可能与系统性疾病或症状有关。因此，应该全面评估侵袭性牙周炎患者的健康状况，以排除所有可能出现却未被确诊的全身疾病。

B 侵袭性牙周炎临床常表现为轻度的炎症和较少的菌斑聚集，常常仅靠牙周探诊和全口或全景X线片就能发现。尽管所有牙齿都有可能罹患侵袭性牙周炎，局限型侵袭性牙周炎常特征性地倾向发生于切牙和第一磨牙。

C 侵袭性牙周炎的特征是快速的疾病进展，这可以通过一段时间的探诊深度或X线片比较来确定。但是，如果牙周专科记录或X线片检查只有一次，患者符合本章描述的其他诊断标准，那么则可以较为肯定的诊断为侵袭性牙周炎。

D 局限型侵袭性牙周炎常发生于青春期前后，也会在青春期发病，尤其是二十几岁的年龄。一些局限型侵袭性牙周炎患者的组织破坏会出现自身限制性现象。而一些患者会进展为更广泛的牙周炎形式，表现出进展性和慢性牙周炎的特征。后者应参考侵袭性牙周炎的病史，将侵袭性牙周炎的诊断换为进展性慢性牙周炎。经证实，这类患者的感染微生物和（或）免疫应答的改变是疾病性质改变的可能原因。

E 龈下菌斑的微生物学评估可以确定侵袭性牙周炎特异性的感染微生物。龈下微生物常见到高毒力病原体的水平升高，尤其是伴放线聚集杆菌（之前称为伴放线放线杆菌）和牙龈卟啉单胞菌。这些高毒力微生物的出现一定程度上需要辅助性使用抗微生物的药物治疗。

F 对局限型侵袭性牙周炎患者的研究发现，其血清中有大量感染微生物的抗体。相反，广泛型侵袭性牙周炎患者的血清中这些抗体较少。

　　已证实，一些局限型侵袭性牙周炎患者的牙周组织破坏具有自限性。而病情进展为更加广泛型牙周炎的其他患者具有进展性或慢性牙周炎的特征。这类患者的感染微生物和（或）免疫应答的改变被证实是疾病性质改变的可能原因。

扩展阅读

American Academy of Periodontology. Aggressive periodontitis. (consensus report). *Ann Periodontol.* 1999;4:53.

American Academy of Periodontology. Parameter on aggressive periodontitis. (position paper). *J Periodontol.* 2000;71(5 Suppl):867-969.

Burmeister JA, Best AM, Palcanis KG, Caine FA, Ranney RR. Localized juvenile periodontitis and generalized severe periodontitis: clinical findings. *J Clin Periodontol.* 1984;11(3):181-192.

Gordon JM, Walker CB. Current status of systemic antibiotic usage in destructive periodontal disease. *J Periodontol.* 1993;64(8 Suppl):760-771.

Kornman KS, Robertson PB. Clinical and microbiological evaluation of therapy for juvenile periodontitis. *J Periodontol.* 1985;56(8):443-446.

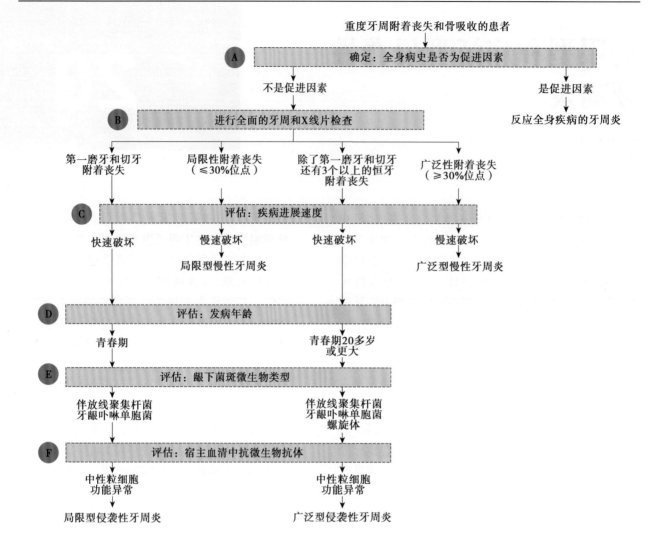

牙龈肥大

Mariano Sanz

牙龈肥大是牙周病的常见表现，按范围可描述为广泛型或局限型(界限清楚)，按部位描述为龈缘、龈乳头或附着龈肥大。牙龈肥大常系牙周组织的慢性或急性炎症性改变所致，也能出现在全身疾病或用药的继发性并发症中，或者是真正的肿瘤性肥大(牙龈肿瘤)。牙龈肥大可以根据病因和病理状态进行分类。鉴别诊断需要回顾患者的全身和口腔病史，仔细评估肥大的性质，鉴别其病因，但确诊可能需要组织活检。

A 慢性或急性炎症性改变都能导致炎症性牙龈肥大，表现有水肿、红斑和牙周探诊出血倾向。慢性牙龈肥大最常由菌斑生物膜刺激所致，口腔卫生差或能促进菌斑聚集的局部因素，例如牙石、破损或形态不良的修复体、牙齿拥挤、龋齿、解剖异常、固定型正畸矫治器等，都会导致菌斑聚集。慢性肥大常起源于牙龈乳头或龈缘，通常进展缓慢而无痛，而且能增生成类似肿瘤的带蒂肿物。长期的炎症性肥大的牙龈可能具有纤维成分而表现为相对坚实的粉红色病变。

急性炎症性肿大(脓肿)常出现于局限性牙龈/牙周组织的化脓性炎症，发生肿胀和疼痛(参见第19章和35章)。

B 牙龈肿大是许多全身疾病在口腔中的唯一症状。这些情况下，全身状况强化了牙龈对牙菌斑的反应。这种反应最典型的见于激素改变(青春期、怀孕或口服避孕药)、维生素 C 缺乏和白血病。通常通过直接去除菌斑及菌斑促进因素进行治疗，在一些情况下，手术切除也有必要。界限清楚的牙龈肥大也能反映某些潜在的全身状态(参见第22章)。

C 牙龈肥大是口服一些特定药物后常见的表现，例如抗癫痫药物、钙通道阻断剂和免疫抑制剂(环孢素)。抗癫痫药物包括乙内酰脲(苯妥英钠，乙苯，美芬妥英)和丁二酰亚胺(乙琥胺，甲琥胺，丙戊酸)。钙通道阻断剂包括二氢吡啶衍

生物(硝苯地平，氨氯地平，非洛地平，尼卡地平)、苯并噻嗪衍生物(地尔硫䓬)和罂粟碱衍生物(维拉帕米)。二氢吡啶衍生物伊拉地平不会引起牙龈肥大，因此被用作替代药物。不同药物引起的牙龈肥大临床表现相似，即在有牙齿的地方出现牙龈肥大，当牙齿拔除后肥大的牙龈消肿退缩。最初，这种无痛性牙龈肥大开始于牙龈乳头，然后扩展到颊侧和舌侧龈缘并与相邻的龈乳头汇合，发展成为广泛型牙龈肥大，覆盖大部分临床牙冠，有时甚至影响咬合。尽管这些牙龈肥大常常是局限性的，但常在上下颌前牙区较严重。若不存在炎症，这些肥大病损常呈纤维性；若伴有口腔细菌引起的炎症，则会表现出明显的出血倾向和加重的龈乳头病损。这些特征性体征和症状，以及详尽记录的用药史有利于药物性牙龈肥大的诊断(图21-1和图21-2)。药物性牙龈肥大的组织病理学表现为牙龈结缔组织和上皮的明显增生，反映出药物对结缔组织代谢的特异性作用。治疗方法常需要牙周治疗以减少炎症和手术切除肥大的牙龈组织。

D 特发性牙龈肥大是一类少见的病因不明性牙龈肥大，常见于有遗传基础的一些病例中。附着龈、龈缘和龈乳头都出现肥大表现，肥大的牙龈通常是粉红色、紧实而光滑。在重症病例中，牙齿几乎完全被增生牙龈覆盖，且肥大一直扩展到口腔前庭处。该病的诊断依据是没有任何系统性疾病，没有服用任何药物，但伴有炎症的牙龈肥大。其组织病理学表现为致密排列的胶原束和成纤维细胞组成的结缔组织(相对无血管)明显增生。治疗需要广泛的手术切除来减小肥大的牙龈。

E 没有任何系统性疾病或局部因素导致的非炎症性非纤维性牙龈肥大可能是牙龈肿瘤。有必要进行组织活检，显微镜下评估以确定诊断。

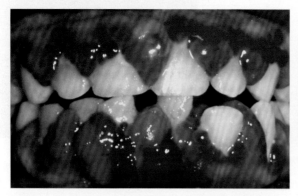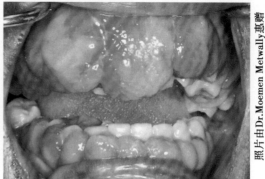

照片由Dr.Moemen Metwally惠赠

图 21-1　苯妥英钠引起的牙龈肥大（左图和右图）

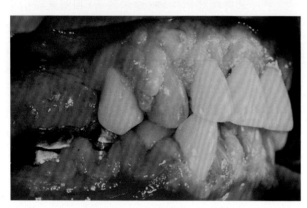

图 21-2　硝苯地平相关的牙龈肥大

扩展阅读

American Academy of Periodontology. Drug-associated gingival enlargement. (position paper). *J Periodontol.* 2004;75(10):1424-1431.

Carranza FA Jr, Hogan EL. Gingival enlargement. In: Newman MG, Takei HH, Klokkevold PR, Carranza FA Jr, eds. *Carranza's Clinical Periodontology.* 11th ed. St. Louis, MO: Elsevier Saunders; 2012:84-96.

Lundergan WP. Diagnosis of gingival enlargement. In: Hall WB, ed. *Critical Decisions in Periodontology.* 4th ed. Hamilton, ONT: BC Decker; 2003: 58-59.

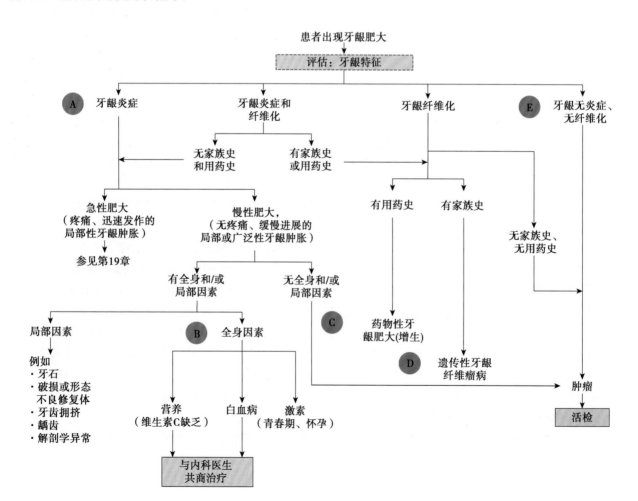

局限型牙龈肥大

Gonzalo Hernández Vallejo

局限型牙龈肥大（circumscribed gingival enlargement, CGE）是局限于一个或几个牙齿附近牙龈的外生性病变。CGE 会表现出一系列的临床形态，有利于诊断。然而，大多数情况下，需要活检才能明确诊断。

CGE 的诊断程序包括收集详尽的全身和口腔病史，记录病变的临床检查结果。

A 炎症性病变表现出红斑、水肿和出血，可发生于附着龈或游离龈，但炎症起源部位并不意味着炎症会一直存在。龈沟探诊和 X 线片检查牙槽骨形态都是建立诊断的重要步骤。

B 附着龈上的炎症性 CGE 可表现为带蒂的扁平形或息肉状。如果附着龈和牙槽黏膜之间的息肉样病变伴有牙齿疼痛和牙髓活力丧失，提示可能是牙龈脓肿（慢性牙槽脓肿外向引流所致），X 线片可以确诊。如果病变出现在拔除牙齿的牙槽窝内，可能怀疑是肉芽肿性龈瘤。残冠内外生性肿物是牙髓息肉的指征。

　　CGE 若表现为结节状圆顶形且表面光亮，则应该检查是否为急性感染。牙龈脓肿常局限于龈缘或龈乳头，临床表现为急性疼痛、水肿和波动感，但没有牙周附着丧失。然而，牙周脓肿就具有牙周炎表现，X 线片可见有牙槽骨吸收。

C 龈缘和龈乳头的炎症性/反应性肥大是常见的病变。X 线片对牙槽骨受累情况的评价非常重要。X 线片显示牙槽骨透射性影像，容易出血的红色息肉状或结节状肿块可能是中心性巨细胞肉芽肿。

　　如果没有观察到牙槽骨受累及，临床医生需要鉴别一些软组织病变。慢性炎症性肥大有时表现出疼痛，红斑，局部肿块，且与菌斑和牙石等局部因素相关。化脓性肉芽肿属于炎症性肥大，临床表现为质地柔软、易碎、呈结节状或带蒂的红色肿物，经常伴有侵蚀样或破溃样表面，极轻微的创伤都会引起出血。妊娠期龈瘤发生于 3% 至 5% 的孕妇，表现为龈缘和龈乳头球状或平坦的肿物，表面呈深红色或紫红色，伴有许多红色小斑点。外周性巨细胞肉芽肿呈结节状或息肉样肿大，累及牙龈或牙槽黏膜，质地坚实，表面平滑或呈颗粒粒样，其体积可能会有变大。牙龈脓肿常出现于龈缘或龈乳头处。一些少见的病变，如血管瘤和卡波西肉瘤（表现于获得性免疫缺陷综合征）可能与炎症性/反应性牙龈病变相似。

D 非炎症性 CGE 表现为无炎症性的临床症状和状态。对病变的检查评估极其重要。白色是乳头状瘤和寻常疣的典型特征，常表现为带蒂的菜花样外观。棕色 CGE 很少见，与甲状旁腺功能亢进有关，有时伴有牙槽骨病变；临床病史、X 线片和生物化学检查能帮助确诊。其他的棕色病变有黑色素沉着，例如痣和黑色素瘤。蓝色病变包括血管瘤，萌出囊肿，和较少见的外周性巨细胞肉芽肿蓝色表型。仔细的临床检查可能发现有未萌出的牙齿（萌出囊肿）。红色或粉红色 CGE 包括大多数牙龈肿瘤和肿瘤样病变。临床特征对疾病诊断帮助不大，活检对确诊十分必要。然而，临床诊断必须关注 CGE 的结构和质地。

E 骨样质地的硬性病变必须进行 X 线片检查评估。外生骨疣是常见的发育性病变，能在牙槽骨发生，需进行 X 线片检查。X 线透射性 CGE 与中央性外生病变有关。

F 软而坚实（不是硬质）的 CGE 的牙槽骨 X 线表现可能为正常或有骨改变。X 线阻射影像可能在外周骨化性纤维瘤中观察到，肿瘤内 X 线阻射性病灶与病灶内分离的牙齿一起可以帮助诊断。X 线透射影像常出现于中央性巨细胞肉芽肿，恶性中央性肿瘤伴外周浸润以及囊肿。起源于牙源性上皮的牙龈囊肿可能引起牙槽骨的侵蚀，类似于牙周脓肿侧方牙槽骨被侵蚀。

G 牙槽骨正常的软而坚实的 CGE 包括大多数肿瘤。临床医生必须检查并评估这些病变，注意病变发生的时间、发展的速度、病变表面性质和病变部位。应注意不要与正常的解剖变异混淆，例如磨牙后区龈乳头和牙尖后龈乳头。先天性牙龈瘤在患者出生时就有，呈较大的息肉样肥大，容易辨认。良性肿瘤和牙龈囊肿增长缓慢，边界明确清晰，包含大量起源于牙龈的病变。牙龈纤维瘤病可能表现为后牙腭侧的 CGE。增长快速、边界不清的 CGE 应予以仔细检查，确定是否牙龈、牙槽骨的恶性肿瘤，或是其他部位肿瘤的转移。

扩展阅读

Carranza FA, Hogan EL. Gingival enlargement. In: Newman MG, Takei HH, Klokkevold PR, Carranza FA Jr, eds. *Carranza's Clinical Periodontology.* 11th ed. St. Louis, MO: Elsevier Saunders; 2012:84-96.

Cawson RA, Odell EW. *Cawson's Essentials of Oral Pathology and Oral Medicine.* 8th ed. Philadelphia, PA: Elsevier; 2008.

Wood NK, Goaz PW. *Differential Diagnosis of Oral and Maxillofacial Lesions.* 5th ed. St. Louis, MO: Mosby; 1997.

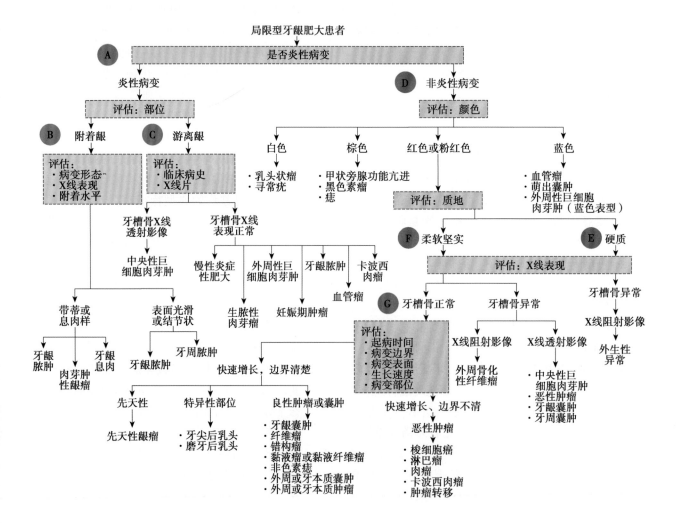

隐裂牙综合征

Shannon Wong

隐裂牙是牙齿发生了始于牙冠的不完全折裂并可能延伸至牙根。有些隐裂肉眼可见，有些不可见。尽管楔力可能导致牙尖折裂而松动，或使牙齿劈裂至釉牙骨质界以下，但这些情况不会发生在隐裂牙综合征中。

牙齿的一些特征会预示其容易发生隐裂牙综合征，例如牙位和牙齿解剖形态。牙位成为好发因素之一是因为后牙区咬合力较大，更容易发生牙齿隐裂。𬌗面解剖形态（深沟隙或突出的牙尖）和咬合功能障碍使得牙齿较容易出现隐裂。

隐裂牙在咀嚼或温度刺激，尤其是冷刺激时，经常会出现短暂而剧烈的疼痛。通常在咀嚼时疼痛更明显，认为是咀嚼时产生的流体压力刺激所致。疼痛由 A-Δ 纤维神经传导，特点为只在有刺激时才产生快速短暂而剧烈的疼痛。有趣的是，当牙尖完全折裂脱落后，症状会有所缓解，可能是因为牙本质小管内没有了流体动力学刺激。

X 线片检查一般无法看出牙隐裂。检查隐裂的方法有透照法、染色法和咬合测试，如咬棉签或 Tooth Slooth®（图 23-1 和图 23-2）检查。如果患牙上有修复体，则需要去除修复体才能看到，或染色、透照后能发现隐裂。牙齿有隐裂时因为其中存在空隙而无法透光，但可以蓄积颜料而被染色。亚甲蓝或

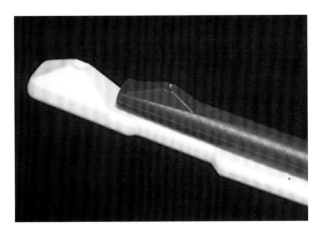

图 23-1　Tooth Slooth®

碘酒染色可以发现隐裂，经久的隐裂可能已被饮食染色。应告知患者隐裂牙的预后无法确定。患牙牙髓和根尖组织通常没有受到隐裂影响，但是较深的隐裂和牙齿轴向隐裂延伸至牙髓时，会导致牙髓被细菌感染。

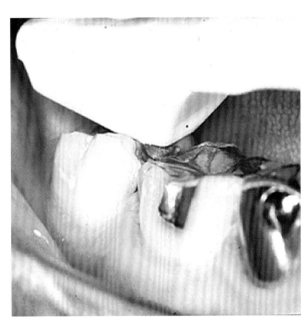

图 23-2　Tooth Slooth® 检查诊断右侧下颌磨牙的隐裂

A 牙齿隐裂是临床检查结果，但这不能作为牙髓或根尖周病的诊断依据。牙隐裂和牙髓病诊断的关系取决于隐裂的深度和延伸。通常，如果隐裂较浅没有接近牙髓，细菌产物较难进入牙本质小管引起牙髓的炎症反应和降解。

B 如果隐裂牙活力正常，X 线片没有发现根尖周炎病变，可以选择性调𬌗以减轻早接触和消除侧方𬌗干扰。如果能看到隐裂，建议患牙上放置带环或临时冠。如果此法有效，应监测牙齿状态以判断预后和是否需要进一步治疗。

C 如果检查患牙发现没有牙髓活力，X 线片表现有或没有根尖周炎病变，都需要进行牙髓治疗。同样，对隐裂可见的患牙，也需要带环或临时

冠保护以防止隐裂进一步延伸。全冠修复对隐裂牙的保护很有效，但无法确保长期性治疗成功。

　　牙冠上的隐裂常常延伸到龈下，有时超过结合上皮。临床上这种情况常在患处出现深窄

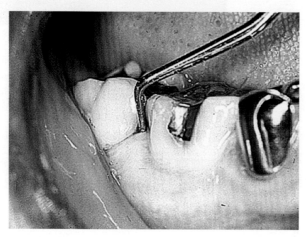

图 23-3　牙周探诊发现患牙近舌牙尖隐裂伴有深牙周袋

而局限的牙周袋。隐裂牙治疗的难点是确定隐裂的程度，以及牙髓和牙周手术治疗能否使患牙得以保存。因此有必要进行探查性牙周手术来确定将要采取的治疗手段。如果隐裂较浅，牙冠延长术和牙髓治疗能保存患牙。如果隐裂深入附着龈以下，伴有深而独立的牙周袋，则应该考虑拔除患牙（图 23-3）。

扩展阅读

American Association of Endodontists. Cracking the cracked tooth code. *American Association of Endodontists Colleagues for Excellence, Fall/Winter.* 1997.

Bakland LK. Tooth infractions. In: Ingle JI, Bakland LK, Baumgartner JC, eds. *Ingle's Endodontics.* 6th ed. Hamilton, ONT: BC Decker Inc.; 2008: 660-675.

Brannström M. The hydrodynamic theory of dentinal pain: sensation in preparations, caries, and the dentinal crack syndrome. *J Endod.* 1986;12(10):453-457.

Kishen A. Mechanisms and risk factors for fracture predilection in endodontically treated teeth. *Endodontic Topics.* 2006;13(1):57-83.

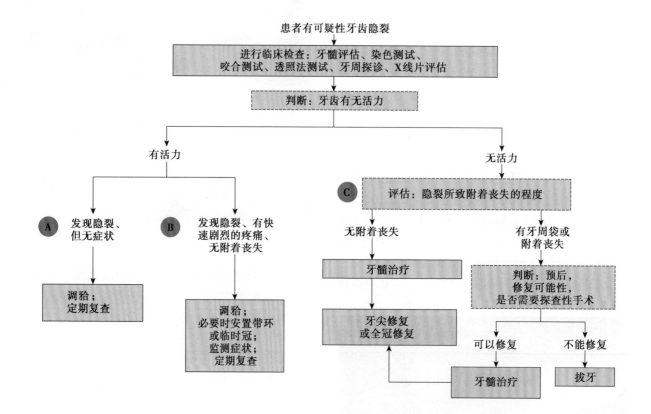

无保留价值的牙齿

Walter B. Hall and Richard T. Kao

无法通过治疗消除甚至控制口腔疾病的牙齿属于无保留价值的牙齿。尽管这样的牙齿可以拔除，但并不是都能得以拔除，因为患者希望在牙齿尚还舒适时，尽量保留牙齿，得以使用。某些情况下，这些牙齿可能能够保留数年，但已经确认无法治疗这些牙齿或阻止他们的附着丧失。例如，一些患者可能所有余留牙 50% 或更多的牙周附着已经丧失。若剩余的牙周支持组织不足以使牙齿舒适或行使功能，则不能采取牙周袋消除手术。Widman 翻瓣术可能用来一次性彻底清创，但无论患者还是医生都无法预期能通过根面平整术，甚至结合使用抗生素来控制牙周炎。如果患者希望在牙齿出现脓肿和疼痛之前尽量保留牙齿，可以试行保留。但应告知患者，这些牙齿预后无望，没有保留价值，应意识到脓肿发作的风险和对全身健康可能的影响。因此，当确定牙齿没有保留价值时，应向患者详细解释原因，不仅使他们免于尝试强行保留这些牙齿的风险，也使他们从法律意义上得以告知。

如今，再生性手术使得很多以前被认为无法保留的牙齿得以挽救。曾经无法治疗的重度受累Ⅱ度根分叉病变、较大的三壁骨内缺损和凹坑样骨缺损现在都有治疗可能。通过再生治疗，相当数量在以前无保留价值的牙齿都能得以救治。

A 无法保留的牙齿必须视为无保留价值，因为无法通过正畸治疗纠正其错位情况，或其垂直或螺旋形的隐裂深入到牙根而无法治疗。

一些牙齿无法进行再生治疗。牙根非常靠近（根间距 <1mm）的牙齿，尤其是有根分叉的牙齿（上颌磨牙或第一前磨牙），器械无法进入而使得再生手术无法进行。

隐裂牙有时会使得牙齿的预后无望。如果存在隐裂牙综合征，症状明显令患者难受，而且隐裂垂直深入到牙根部，则该牙必须拔除。如果隐裂主要在牙冠部，进行全冠修复保护后能控制症状，限制隐裂进一步延伸，则该牙预

后较好，可试保留。垂直隐裂深入牙根的牙齿无法治疗，预后差，没有保留价值。

B 必须检查重度牙周炎患牙的牙髓状态。如果患牙无法进行牙髓治疗（例如钙化根管、牙根过于弯曲而无法充填、牙根重度内吸收或外吸收或穿孔），则视为无保留价值。

如果患牙是Ⅲ度根分叉病变的磨牙，必须确定其牙髓状态。如果需要牙髓治疗且能完善治疗，则该牙的预后可能得以改善。如果患牙牙髓尚好，其预后的提高将取决于牙根切除（如半牙切除术消除根分叉病变）的可能性，以及保留患牙余留部分所需治疗的可行性。如果由于牙根形态或牙根融合等情况而无法达成这些，除非能进行再生性治疗，否则预后将没有希望。需要注意的是，Ⅲ度根分叉病变的再生性治疗无法预期治疗效果。

C 如果牙齿龋坏或折裂无法得以修复保存，尽管牙周治疗持续进行能维持牙周状态，也应视作无保留价值。如果牙齿能进行牙髓治疗，则应判断是否能进行牙周治疗控制炎症。

D 一般来说，附着丧失少于等于 50% 的牙齿能通过定期的根面平整术或膜龈手术及牙槽骨手术得以保留。附着丧失大于 50% 的牙齿通常需要更深度的牙周治疗才能得以保留。

E 一些附着丧失大于 50% 的牙齿能通过再生性手术治疗得以成功保留。Ⅱ度或Ⅲ度根分叉病变应进行再生性手术治疗。尽管一些研究报道再生性手术成功治疗了Ⅱ度或Ⅲ度根分叉病变，但长期的再生性效果通常难以达到。Ⅲ度根分叉病变的牙齿能进行再生治疗、牙根切除术、牙半切术或隧道成形手术尝试保留。如果患牙牙根融合处过于根向，或在根尖处融合，则无法采用这些治疗方法，应视为无法保留。浅而宽的三壁骨缺损患牙能通过骨切除得以治疗。窄而深的三壁骨缺损患牙一般能进行再生

治疗，例如骨内缺损仅限于牙齿远中侧，近中侧没有牙周丧失的牙齿。这种情况最常见于第二磨牙远中面，且最典型的是第三磨牙需要拔除的情况。二壁凹坑样骨缺损的患牙，能通过再生手术成功治疗，除非牙根间距离 <1mm，或根分叉被重度侵犯而使得进入通路受限，无法彻底清创。此时，患牙应视作无保留价值，除非能进行牙根切除术、牙半切术或拔除其中之一患牙后余牙能够得以治疗。附着丧失大于50%，无法进行再生性治疗的患牙，如果能与其他健康牙齿夹板固定，仍然可能得以保留。反

之，此类牙周夹板治疗无法实现时，则患牙无法保留。

扩展阅读

Corn H, Marks MA. Strategic extractions in periodontal therapy. *Dent Clin North Am.* 1969;13(4):817-843.

Eakle WJ, Maxwell EH, Braly BV. Fractures of posterior teeth in adults. *J Am Dent Assoc.* 1986;112(12):215-218.

Everett FG, Stern IB. When is tooth mobility an indication for extraction? *Dent Clin North Am.* 1969;13(4):791-799.

Maxwell EH, Braly BV. Incomplete root fracture. Prediction and prevention. *CDA J.* 1977;5(6):51-55.

Novak KF, Takei HH. Determination of prognosis. In: Newman MG, Takei HH, Klokkevold PR, Carranza FA Jr, eds. *Carranza's Clinical Periodontology.* 11th ed. St. Louis, MO: Elsevier Saunders; 2012:373-383.

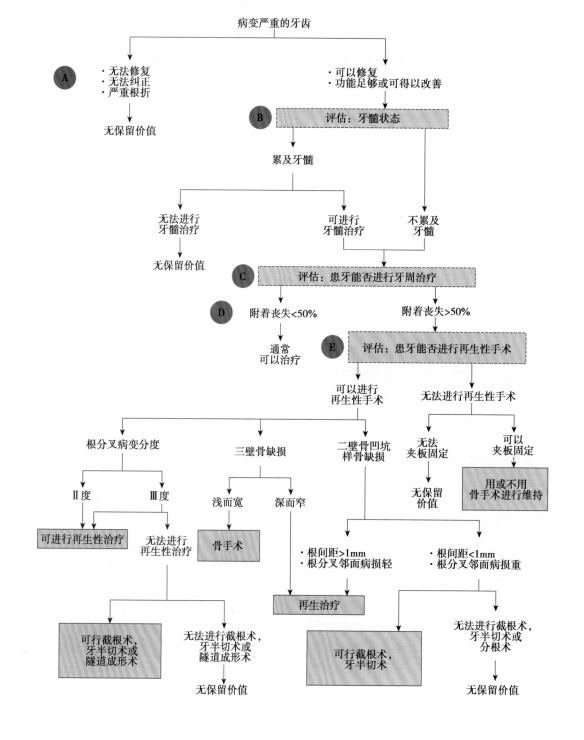

原发性疱疹性龈口炎

William M. Carpenter

原发性疱疹性龈口炎（primary herpetic gingivostomatitis，PHGS）是口腔黏膜急性感染性疾病，主要由 1 型单纯疱疹病毒（90%）引起，是人类疱疹病毒（HHV）家族中的一种。这种高传染性的疾病最常见发生于体内无抗体的婴幼儿。只有极少数接触了此病毒的个体（1%）会表现出急性临床症状。该病毒的宿主是人类，繁殖和潜伏于三叉神经节。如果病毒被激活，会沿着神经轴突蔓延，常出现反复感染的部位是嘴唇、硬腭或附着龈。病毒可能会无症状性释放并进入携带者的唾液中。成人的血清阳性率非常普遍。

A 在初始阶段，PHGS 表现为发热、颈前淋巴结肿大、全身乏力、恶心和烦躁等全身症状。随后牙龈、颊黏膜、软腭、咽和舌迅速出现灰色球形小疱。大约 24 小时后，这些小疱破裂，形成疼痛性溃疡，表现为外周红晕，内部灰白色火山口样病损（图 25-1）。患者普遍感觉口内酸痛，影响饮食。溃疡对触碰和热刺激非常敏感，常持续 7～10 天，也可能会持续 14 天。PHGS 的鉴别诊断包括坏死性溃疡性牙龈炎 / 牙周炎

（necrotizing ulcerative gingivitis/periodontitis，NUG/NUP）、多形性红斑、复发性阿弗他口炎和Ⅳ型超敏反应（接触性口炎）。

B PHGS 发病期的治疗主要是对症治疗以使患者舒适，包括摄入营养液和预防脱水。牙周治疗应在急性症状消退后进行。具有局部麻醉功能的漱口水可以减少患者进食时不适感。如果在最初症状期即被诊断此病，有报道称服用抗病毒悬液可以收到一定程度的疗效。患者应限制接触他人，以防止疾病的传播，也应防止自身传染，特别是眼睛感染。

扩展阅读

Greenberg MS, Glick M, Ship JA. *Burket's Oral Medicine*. 11th ed. Hamilton, ONT: BC Decker; 2008:42-46.

Little JW, Falace DA, Miller CS, Rhodus NL. *Dental Management of the Medically Compromised Patient*. 8th ed. St Louis, MO: Elsevier Mosby; 2013:207-209, 603-604

Neville BW, Damm DD, Allen CM, Bouquot JE. *Oral and Maxillofacial Pathology*. 3rd ed. St. Louis, MO: Saunders Elsevier; 2009:240-248.

Sapp JP, Eversole LR, Wysocki GW. *Contemporary Oral and Maxillofacial Pathology*. 2nd ed. St. Louis, MO: Mosby; 2004:208-211.

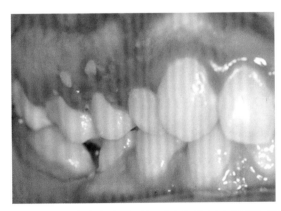 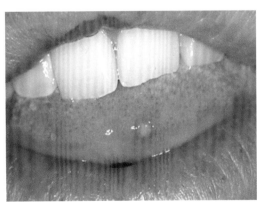

图 25-1 15 岁白人女性牙龈（左）和舌（右）疱疹性病变持续 3 天，伴轻度发热

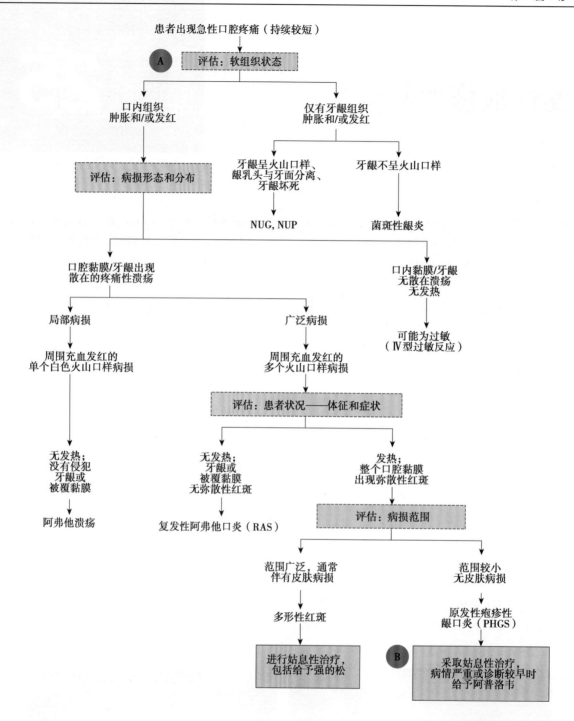

患者出现急性口腔疼痛（持续较短）

A 评估：软组织状态

口内组织肿胀和/或发红

仅有牙龈组织肿胀和/或发红

评估：病损形态和分布

牙龈呈火山口样、龈乳头与牙面分离、牙龈坏死

牙龈不呈火山口样

NUG, NUP

菌斑性龈炎

口腔黏膜/牙龈出现散在的疼痛性溃疡

口内黏膜/牙龈无散在溃疡无发热

局部病损

广泛病损

可能为过敏（Ⅳ型过敏反应）

周围充血发红的单个白色火山口样病损

周围充血发红的多个火山口样病损

评估：患者状况——体征和症状

无发热；没有侵犯牙龈或被覆黏膜

无发热；牙龈或被覆黏膜无弥散性红斑

发热；整个口腔黏膜出现弥散性红斑

阿弗他溃疡

复发性阿弗他口炎（RAS）

评估：病损范围

范围广泛，通常伴有皮肤病损

范围较小无皮肤病损

多形性红斑

原发性疱疹性龈口炎（PHGS）

进行姑息性治疗，包括给予强的松

B 采取姑息性治疗，病情严重或诊断较早时给予阿普洛韦

剥脱性龈炎／剥脱性黏膜皮肤疾病

26

Terry D. Rees

1856 年以来，在各种口腔和医学杂志中报道了一种非典型性疼痛伴局限性或广泛性慢性牙龈出血的症状。1894 年，Tomes 首次用英文描述了该病变。1932 年，Prinz 将此病变命名为慢性剥脱性龈炎，表现为局限性或广泛性上皮脱屑、红斑、溃疡和（或）牙龈上的水疱等病损，常延伸到牙槽黏膜（图 26-1），可能伴有口腔其他部位的相似病损。多年以来，剥脱性龈炎被认为是病因不明的一种特异性疾病，现在有少量证据支持其可能由老年女性（偶尔有男性）体内性激素缺乏而触发。剥脱性龈炎被看作各种黏膜皮肤疾病的临床表现，包括口腔扁平苔藓、移植物抗宿主病、黏膜类天疱疮、寻常型天疱疮、红斑狼疮、多形性红斑、慢性溃疡性口炎和线状 IgA 病。一些全身疾病，如牛皮癣、结节病、Crohn 病、韦格纳肉芽肿、浆细胞增多综合征和药物不良反应等，可能诱发出与上述症状相似，但不完全一致的病损。另外，牙龈对口腔卫生产品、口腔修复材料或食物成分（尤其是增味剂和防腐剂）的接触性过敏性反应也可能会出现相似表现。收集全面详细的全身和口腔病史，以及仔细检查患者口内外病变，对建立诊断十分重要。例如，黏膜类天疱疮和寻常型天疱疮会出现口腔、皮肤和眼部的病损，12%～14% 的口腔扁平苔藓伴有皮肤病损。这些黏膜皮肤疾病都可能影响生殖器、眼睛、咽、喉、肛门以及内脏等部位的黏膜。

A 牙龈以外口腔黏膜的表现和伴特殊疾病的口外病损对剥脱性龈炎的临床诊断很有帮助（图 26-2A～图 26-2C，图 26-3A 和图 26-3B）。然而，确切的诊断常常需要进行组织活检和免疫荧光学检查（DIF：direct immunofluorescence，直接免疫荧光法）。据估计，80% 至 85% 的剥脱性龈炎由

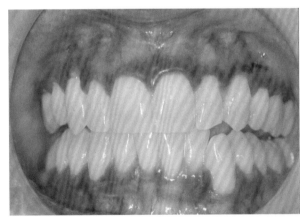

图 26-2A 口腔扁平苔藓导致的剥脱性龈炎，出现口腔黏膜和口腔外病损

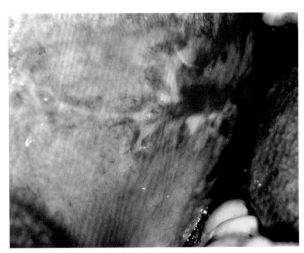

图 26-2B 口腔扁平苔藓除牙龈外的口腔黏膜病损，表现为右颊部黏膜红色和白色混合病损

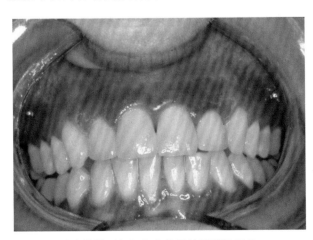

图 26-1 以弥散性牙龈红斑为特征的剥脱性龈炎

口腔扁平苔藓、口腔苔藓样反应或黏膜类天疱疮引起。其中，黏膜类天疱疮是最常见以剥脱性龈炎为唯一表现的疾病。寻常型天疱疮是一种造成皮肤脱屑、体液和电解质流失、菌血症和毒血症等有潜在生命威胁的疾病，其初始表现常出现在口腔，有时口腔病变是其唯一的临床表现。寻常型天疱疮几乎全都会出现口腔病变，有时会表现出剥脱性龈炎（图 26-4）。这些疾病中，黏膜类天疱疮是最常见的，以剥脱性龈炎为唯一表现。口腔扁平苔藓也常表现有剥脱性龈炎，但常伴有口腔其他黏膜表面的网状斑块样红斑或溃疡性病变。

其他黏膜皮肤疾病常能通过临床检查、活检和 DIF 鉴别。牙龈接触性过敏性反应与剥脱性龈炎表现相同，难以与黏膜皮肤疾病进行鉴别。

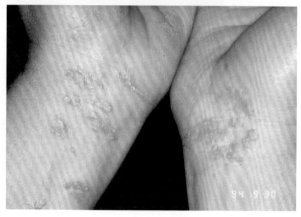

图 26-2C 扁平苔藓腕部病损，呈多处隆起的扁平样紫红色丘疹

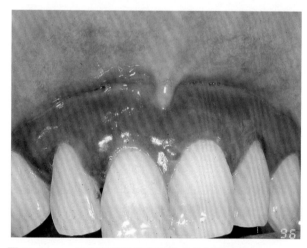

图 26-3A 一例患黏膜类天疱疮患者的剥脱性龈炎

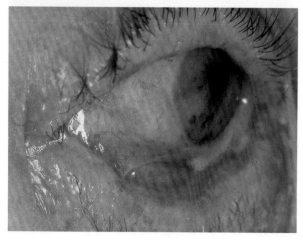

图 26-3B 一例患黏膜类天疱疮患者的眼部病变（睑球粘连）

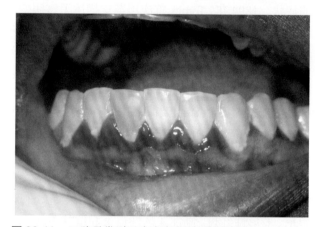

图 26-4A 口腔寻常型天疱疮患者剥脱性龈炎表现

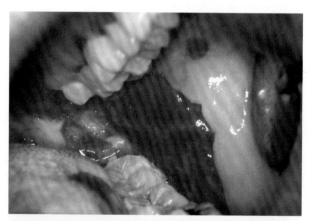

图 26-4B 图 26-4A 中口腔寻常型天疱疮患者除牙龈外口腔黏膜的糜烂性病变

B 扁平苔藓和苔藓样反应的组织学特点包括上皮基底细胞液化变性和基底层下结缔组织中广泛的淋巴细胞浸润（图 26-5）。黏膜类天疱疮的组织学表现有基底层以下的上皮和结缔组织分离，固有层非特异性慢性炎症性（图 26-6）。寻常型天疱疮的组织学特点是上皮基底层上棘细胞分离（棘层松解）和上皮内囊泡的形成，上皮基底细胞层仍然完整（图 26-7）。

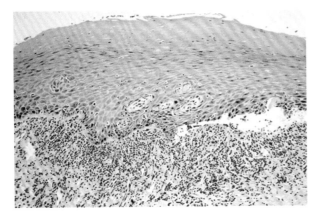

图 26-5 口腔扁平苔藓组织切片显示上皮基底细胞液化变形和固有层淋巴细胞广泛侵润

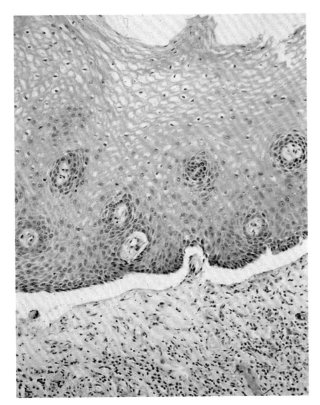

图 26-6 黏膜类天疱疮组织切片显示基底层以下的上皮和结缔组织分离

性。黏膜类天疱疮的 DIF 特点是基底膜带的线性 IgG 和补体反应（图 26-9）。IIF 偶尔显示出循环的自身抗体阳性。寻常型天疱疮 DIF 表现为基底层以上上皮组织中细胞间 IgG 的沉积（图 26-10）而当疾病进展后 IIF 可能显示出循环的自身抗体阳性。

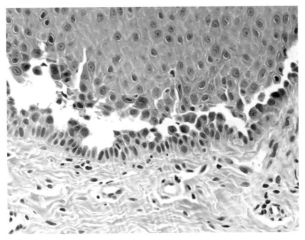

图 26-7 寻常型天疱疮组织切片显示上皮基底层上棘细胞分离（棘层松解）和完整的基底细胞层

多数情况下，用活检样本的一部分进行 DIF 研究对确定诊断非常有用。由于费用的考虑，DIF 研究只有在组织学评估无法确定诊断时才使用。然而，这需要另外进行活检，可能会耽误诊断。口腔扁平苔藓和苔藓样反应的 DIF 检查常出现基底膜一带线性抗纤维蛋白原反应（图 26-8）。间接免疫荧光法（indirect immuno-fluorescence，IIF）检查见循环的自身抗体是阴

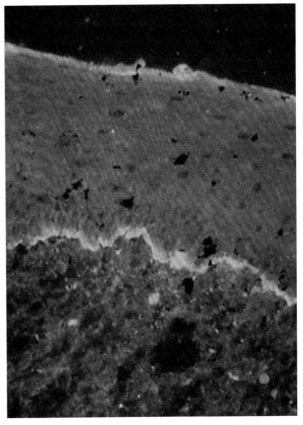

图 26-8 口腔扁平苔藓病变 DIF 检查显示抗纤维抗原线性反应

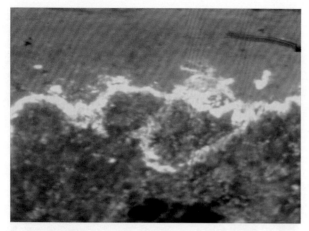

图 26-9　黏膜类天疱疮 DIF 显示 IgG 和补体的线性沉积

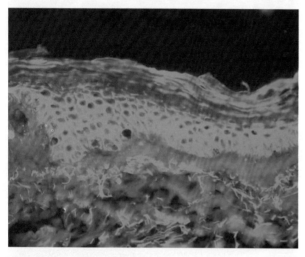

图 26-10　寻常型天疱疮 DIF 显示基底层以上上皮内细胞间 IgG 沉积

C　牙龈接触性过敏性病变常不需活检。如果进行活检，这些病变组织学显示出血管周围广泛区域的非特异性炎症，而 DIF 检查得阴性结果。口腔医生可能需要考虑过敏斑贴试验。

D　当黏膜皮肤疾病的诊断确定后，如口腔扁平苔藓、黏膜类天疱疮或寻常型天疱疮，应进行合适的治疗。因为口腔扁平苔藓是一种特发性疾病，治疗主要是消除或控制患者体征和症状，而不是消除致病因素。大多情况下，口腔扁平苔藓能通过局部和（或）短期的全身应用肾上腺皮质激素得以控制。每日使用不含酒精的抗菌性漱口水，如氯己定，以及轻柔的日常口腔卫生维护并结合定期的菌斑清除，能帮助维持口腔卫生和减轻牙龈病变的程度。选择性口腔治疗操作应推迟到病情得到控制后进行。

E　口腔黏膜类天疱疮常采取局部应用类固醇和

（或）短期或长期全身性应用类固醇的疗法。口外病变的治疗方法包括氨苯砜，免疫抑制药，环磷酰胺等药物治疗。每日使用不含酒精的抗菌性漱口水，如氯己定，以及轻柔的日常口腔卫生维护并结合定期的菌斑清除，能帮助维持口腔卫生和减轻牙龈病变的程度。选择性口腔治疗操作应推迟到病情得到控制后进行。由于黏膜类天疱疮的眼部病变（图 26-3B）会引起的严重的眼睛损害，包括失明，因此明确诊断后应将患者转诊给眼科医生进行相应检查和治疗。

F　寻常型天疱疮能危及生命，其综合治疗需要皮肤科医生、内科医生或其他医生的监测。治疗包括长期全身性应用肾上腺皮质激素，免疫抑制剂，氨苯砜，静脉内注射免疫球蛋白，单克隆抗体以及其他。患者能通过局部使用肾上腺皮质激素辅助治疗口腔病变。需要强调的是，局部或全身使用肾上腺皮质激素常会引起继发性口腔念珠菌病，有必要时应使用抗真菌药物。每日使用不含酒精的抗菌性漱口水，如氯己定，以及轻柔的日常口腔卫生维护并结合定期的菌斑清除，能帮助维持口腔卫生和减轻牙龈病变的程度。

G　牙龈接触性过敏性反应应查明引起反应的原因，减少与过敏原的接触。尽管大量药物和食物能引起口腔接触性反应，广泛性剥脱性龈炎几乎都是因为对牙膏中的增味剂和防腐剂过敏而引起（图 26-11），对其他的口腔卫生产品、可乐、糖果、口香糖和薄荷以及对各种牙科修复材料过敏（图 26-12）会导致接触了过敏原的牙龈出现局限性剥脱性龈炎。

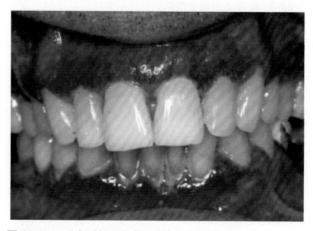

图 26-11　牙膏过敏引起的弥散型剥脱性龈炎

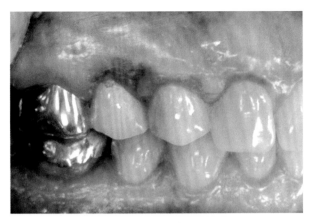

图 26-12　对金属过敏引起的局限性剥脱性龈炎

扩展阅读

Camacho-Alonso F, López-Jornet P, Bermejo-Fenoll A. Gingival involvement of oral lichen planus. *J Periodontol.* 2007;78(4):640-644.

Endo H, Rees TD. Clinical features of cinnamon-induced contact stomatitis. *Compend Contin Educ Dent.* 2006;27(7):403-409.

Ismail SB, Kumar SK, Zain RB. Oral lichen planus and lichenoid reactions: etiopathogenesis, diagnosis, management and malignant transformation. *J Oral Sci.* 2007;49(2):89-106.

Lodi G, Scully C, Carrozzo M, Griffiths M, Sugerman PB, Thongprasom K. Current controversies in oral lichen planus: report of an international consensus meeting. Part 1. Viral infections and etiopathogenesis. *Oral Surg Oral Med Oral Pathol Oral Radiol Endod.* 2005;100(1):40-51.

Lodi G, Scully C, Carrozzo M, Griffiths M, Sugerman PB, Thongprasom K. Current controversies in oral lichen planus: report of an international consensus meeting. Part 2. Clinical management and malignant transformation. *Oral Surg Oral Med Oral Pathol Oral Radiol Endod.* 2005;100(2):164-178.

Lo Russo L, Fedele S, Guiglia R, et al. Diagnostic pathways and clinical significance of desquamative gingivitis. *J Periodontol.* 2008;79(1):4-24.

Rad M, Hashemipoor MA, Mojtahedi A, et al. Correlation between clinical and histopathologic diagnoses of oral lichen planus based on modified WHO diagnostic criteria. *Oral Surg Oral Med Oral Pathol Oral Radiol Endod.* 2009;107(6):796-800.

Rinaggio J, Crossland DM, Zeid MY. A determination of the range or oral conditions submitted for microscopic and direct immunofluorescence analysis. *J Periodontol.* 2007;78(10):1904-1910.

Scully C, Lo Muzio L. Oral mucosal diseases: mucous membrane pemphigoid. *Brit J Oral Maxillofac Surg.* 2008;46(5):358-366.

Shamin T, Varghese VI, Shameena PM, Sudha S. Pemphigus vulgaris in oral cavity: clinical analysis of 71 cases. *Med Oral Patol Oral Cir Bucal.* 2008;13(10):E622-E626.

Silverman S Jr. Mucosal lesions in older adults. *J Am Dent Assoc.* 2007;138 Suppl:41S-46S.

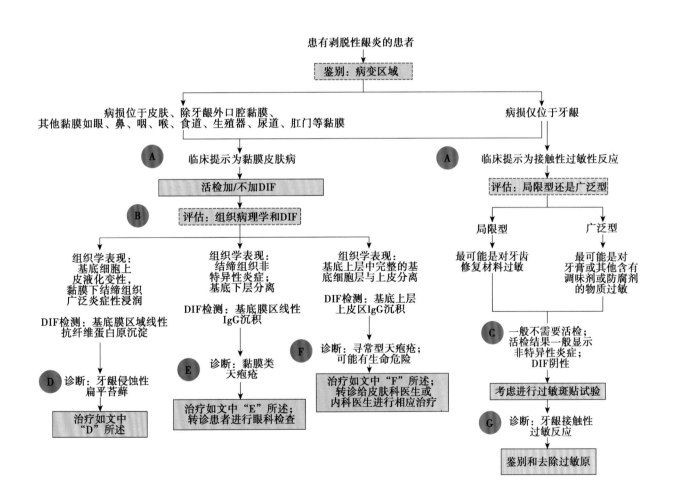

27

被动萌出不足

Richard T. Kao

牙周美学在临床实践中占比越来越大，人们对牙龈外形和牙列美学部分之间的关系日渐重视。患者主诉的"露龈笑"或临床上所谓的"短牙综合征"表现为牙龈过量显露，临床牙冠过短。这些情况主要见于外伤导致牙冠破损和切牙磨损，或者牙龈定位过低使得牙颈部被牙龈覆盖。重度磨损会使牙齿变短，龈缘接近釉牙骨质界（cementoenamel junction，CEJ）；垂直距离的减低一般会导致牙齿冠部结构损失，牙龈暴露。在后一种情况中，因为被动萌出不足（altered passive eruption，APE）或被动萌出延迟（图 27-1A）等发育现象，龈缘会位于 CEJ 的冠部，造成短牙综合征，这两种情况都需要牙冠延长。重度磨损的患牙则需要功能性牙冠延长术获得足够的牙齿结构，用作固位和维持生物学宽度。对 APE 患者，美学性牙冠延长术就能获得满意的效果（图 27-1E），然后患者可能会选择牙齿美白、贴面和（或）牙冠修复以进一步改善牙齿外观。

测量牙冠高度并将之与正常标准比较，就很容易诊断是否过度磨损。然而 APE 的诊断就相对较难，是本章的重点。

牙齿萌出过程中，龈牙结合部会逐渐根向移动，龈缘逐渐接近 CEJ。然而 APE 患者的龈缘在牙齿萌出过程中不会根向退缩。Volchansky 和 Cleaton-Jones（1976 年）发现 12% 的患者出现 APE，而 Dello Russo（1984 年）报道 7% 的男性患者和 14% 的女性患者出现 APE。

Coslet（1977）根据两个标准将 APE 分类：①附着龈的宽窄（分别定为 I 类和 II 类）；②牙槽嵴顶距离 CEJ 的距离是正常的大约 1.5～2.0mm 或距离 CEJ 小于 1.5mm（分别为 A 亚类和 B 亚类）。APE 类型和亚类的诊断对制定手术决策非常关键。

A 获得探诊深度和牙周袋底基线图等信息后，临床医生应该记录附着龈的宽度。附着龈宽度应该是每一次牙周记录的内容，其在 APE 的治疗中尤其重要。Coslet 将 APE 分为 I 类和 II 类

以定义附着龈的宽和窄，然而更重要的是附着龈位于 CEJ 根方的具体距离，因为 CEJ 冠向的牙龈切除术需要至少保留 3mm 的附着龈。如果附着龈位于 CEJ 根方大于 3mm，属于 APE I 类。反之，如果小于 3mm，属于 APE II 类，医生则需要考虑附着龈的根向复位，采取少量或不用牙龈切除术。

B 下一步需要进行骨探查。局麻后记录 CEJ 与牙槽骨嵴顶的关系。如果牙槽嵴顶位于 CEJ 根向 1.5～2mm 距离，为 A 亚类；如果小于 1.5mm，属于 B 亚类。确定 APE 的亚类也很重要，因为它能提示是否需要进行骨修整。A 亚类中，牙槽嵴顶的位置能保证生物学宽度，不需要进行骨切除。B 亚类则需要骨切除，否则软组织切除后，会重新长回到术前的位置。准确的诊断对 APE 纠正性手术治疗计划的拟定很关键。因为 APE 有的只需简单的牙龈切除术即可，而有的在牙龈切除后还需要修整牙槽骨并根向复位附着龈才行。

C I 类 A 亚类的患者，发育缺陷导致其软组织问题较复杂，需要外斜切口进行牙龈切除术使牙龈降到 CEJ 水平。因为剩余附着龈足够，牙槽嵴顶到 CEJ 的距离正常，待牙龈组织愈合后一般会位于 CEJ 冠向 0.5mm 处。

D I 类 B 亚类的患者，也需要如上所述的外斜切口牙龈切除术，但还需要翻瓣修整牙槽骨防止软组织愈合后回弹到初始水平（图 27-1A～图 20-1F）。翻瓣前，应观察软组织边缘是否过厚，过厚的龈缘应用球形金刚砂车针做牙龈成形术使之变薄。当厚度符合要求后，将瓣翻起，修整牙槽骨以获得 2mm 的生物学宽度，最后缝合。

E II 类 A 亚类病例，在龈缘处做外斜切口，翻瓣并根向复位缝合于 CEJ 高度，以保证足够的附着龈区域，不需要切除牙槽骨。

F Ⅱ类 B 亚类病例，附着龈的保存与上述方法相
   同，但要修整牙槽骨，获得正常的生物学宽度
   后再缝合。

患者一般会很满意 APE 修复手术的美学效果，
且手术相对无痛。大多数 APE 病例属于 I 类，然
而，由于手术方式会随分类而不同，所以准确的类
型诊断对制定治疗计划、告知患者使知情同意、治
疗费用分析都非常重要。

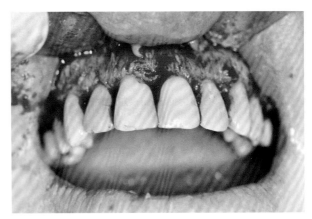

图 27-1D　外斜切口牙龈切除后，翻瓣显示牙槽嵴顶位于
CEJ 或非常接近 CEJ。牙槽骨修整使牙槽嵴顶位于 CEJ 根向
2～3mm，以保证生物学宽度的足够空间

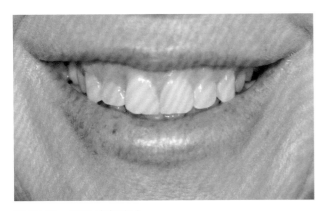

图 27-1A　牙龈过度暴露

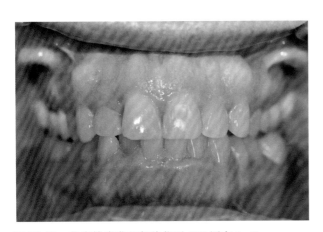

图 27-1B　临床检查发现龈缘位于 CEJ 冠方 1～3mm

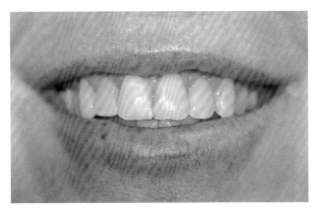

图 27-1E　术后 3 周口外照

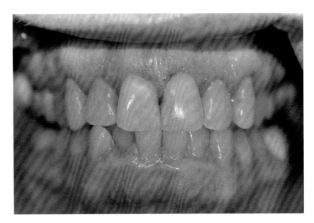

图 27-1F　术后 3 周口内照

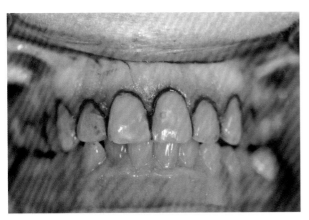

图 27-1C　局麻下骨探查牙槽骨嵴顶。在这个特殊病例中，
牙槽骨嵴顶位于 CEJ 处。进行外斜切口牙龈切除术，使颊面
龈缘愈合后与 CEJ 对齐

扩展阅读

Coslet JG, Vanarsdall R, Weisgold A. Diagnosis and classification of delayed passive eruption of the dentogingival junction in the adult. *Alpha Omegan*. 1977;70(3):24-28.

Dello Russo NM. Placement of crown margins in patients with altered passive eruption. *Int J Periodontics Restorative Dent*. 1984;4(1):58-65.

Volchansky A, Cleaton-Jones P. The position of the gingival margin as expressed by clinical crown height in children aged 6 to 16 years. *J Dent*. 1976;4(3):116-122.

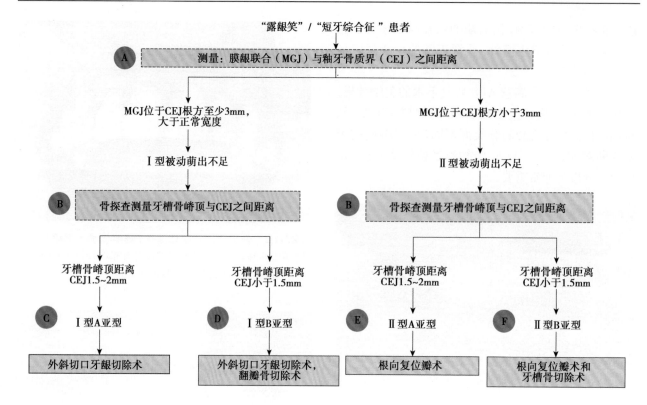

"露龈笑" / "短牙综合征"患者

A 测量：膜龈联合（MGJ）与釉牙骨质界（CEJ）之间距离

MGJ位于CEJ根方至少3mm，
大于正常宽度

Ⅰ型被动萌出不足

B 骨探查测量牙槽骨嵴顶与CEJ之间距离

牙槽骨嵴顶距离
CEJ1.5~2mm

C Ⅰ型A亚型

外斜切口牙龈切除术

牙槽骨嵴顶距离
CEJ小于1.5mm

D Ⅰ型B亚型

外斜切口牙龈切除术，
翻瓣骨切除术

MGJ位于CEJ根方小于3mm

Ⅱ型被动萌出不足

B 骨探查测量牙槽骨嵴顶与CEJ之间距离

牙槽骨嵴顶距离
CEJ1.5~2mm

E Ⅱ型A亚型

根向复位瓣术

牙槽骨嵴顶距离
CEJ小于1.5mm

F Ⅱ型B亚型

根向复位瓣术和
牙槽骨切除术

厚型和薄型牙龈生物型

Richard T. Kao

根据不同患者以及同一患者不同牙位牙龈的厚度，能将牙龈分为厚或薄两种生物型。这种分类最早由 Ochsenbein 和 Ross 考虑到牙龈对修复治疗的反应而提出。随后，这个概念被扩展应用到牙龈组织对外伤和炎症的反应中。

大多数牙周组织健康者的牙龈属于厚型牙龈生物型（图 28-1，表 28-1）。其组织外表致密，附着龈宽度相对较宽，牙龈外形平坦，手术发现厚型牙龈通常覆盖于较厚的牙槽骨上。

薄型牙龈生物型一般由脆弱的，几乎半透明的牙龈组织组成（图 28-2，表 28-2）。软组织外形非常突出，常能显出其下的牙根突起。手术中经常发现

表 28-1　厚型牙龈生物型特点

● 软组织和骨形态呈平坦形
● 致密的纤维性软组织
● 较多的附着龈量
● 覆盖较厚的牙槽骨
● 对急性创伤抵抗性较强
● 对疾病产生反应，多出现牙周袋和骨内缺损

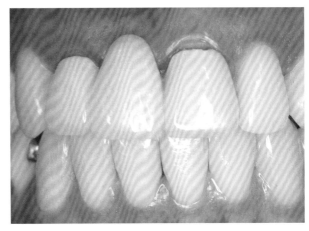

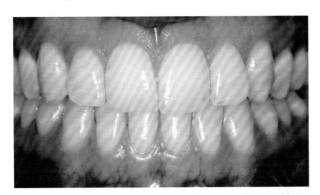

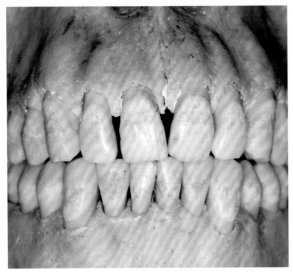

图 28-1　厚型牙龈生物型常常为健康牙周组织的表现

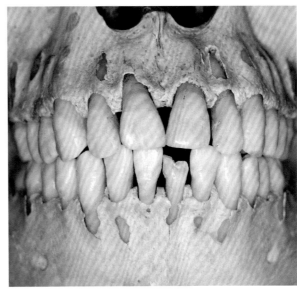

图 28-2　薄型牙龈生物型由脆弱的，几乎半透明的牙龈组织组成

薄型牙龈覆盖着薄的唇侧牙槽骨，且常出现骨开窗和（或）骨开裂缺损。不像厚型牙龈，薄型牙龈非常容易受外伤和炎症的影响。

表28-2　薄型牙龈生物型特点

- 软组织和骨形态呈高度扇贝形
- 脆弱的软组织
- 较少的附着龈量
- 覆盖较薄的牙槽骨，可能伴有骨开裂和骨开窗
- 容易对刺激和疾病产生牙龈退缩的反应

A　检查牙龈时，临床医生应评估整个牙列的牙龈生物型，然后关注口腔解剖突起的部位（易受外伤影响）。这些突起部位包括上下颌尖牙处、上颌第一磨牙近颊面和前牙部分。一般人牙龈都表现为薄型和厚型混合型，或者是广泛的厚型牙龈，但在解剖突起部位或牙齿颊向倾斜处等局部常为薄型牙龈。一般不会表现为广泛的薄型牙龈而局部呈厚型牙龈。少量研究尝试着将薄型牙龈定义为≤1mm 厚度的牙龈，但还没有普遍接受的标准。如前所述，"厚"或者"薄"的牙龈生物型是牙列任意部位牙龈 - 牙槽骨特点的量化描述。有限的横向人口研究显示，大约20%到30%的人为薄型牙龈生物型。鉴别牙龈生物型非常重要，因为这些组织类型对炎症、修复性治疗和不良咬合习惯的反应不同。由于两种生物型牙龈对治疗反应不一样，因此对它们的处理方式也应该不同。

B　广泛型或局部的厚型牙龈生物型对创伤和炎症侵犯的抵抗性较强，但在慢性刺激下表现有龈缘炎症、发绀、探诊出血、水肿和纤维化改变。

C　对这些早期刺激的处理方法是去除刺激因素，包括刮治术、根面平整术和纠正不良咬合习惯，或者处理边缘不良的修复体等方法。医源性和修复体侵犯等刺激因素应进行再评估以保证炎症已被解除。牙周支持治疗和再评估可以避免后续重复治疗需要。

D　持续性刺激常会导致牙槽骨改建而形成牙周袋和（或）骨内缺损（图28-3）。牙周炎进展阶段之前很少发生明显的牙龈退缩。处理方法包括刮治术和根面平整术，但效果较明确的治疗方式常包括切除牙周袋为目的的翻瓣术和（或）再生性手术。术后护理包括牙周支持治疗，如果修复后的条件得以维持并能行使功能，则牙周支持治疗应一直持续并再评估。如果效果无

法维持，则应考虑策略性拔牙。

E　广泛型和局部的薄型生物型，其对牙周、医源性、不良咬合或修复性刺激的标志性反应是牙龈退缩（图28-4）。早期炎症性改变可能比较轻微，仅有龈缘发红。由于薄型生物型缺乏纤维组织，其慢性炎症症状如发绀和纤维改变等比较少见。持续性炎症刺激会引起牙龈退缩以及伴之而来的牙槽骨丧失。

F　如果牙周袋深度可以维持，仅刮治术和根面平整术就足够。只要牙周支持治疗和牙周再评估足以维持，不需要进一步特殊治疗。但是，薄型生物型患者是一类牙周维护较难实现的人群。随着牙周病进展，厚型生物型患者会在牙龈退缩之前出现牙周袋，这提醒临床医生潜在牙周组织正在降解。而薄型生物型患者牙周袋深度随牙周病进展一直较浅，明显的改变是牙龈退缩。在支持治疗阶段，监测附着丧失比只关注探诊深度更重要。而且，薄型牙龈生物型牙周破坏的速度比厚型更快，外观表现上也更轻微。

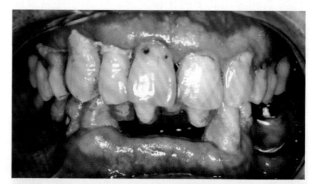

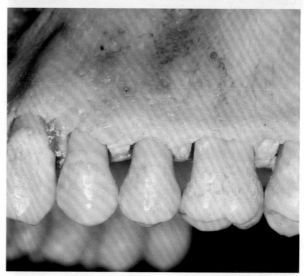

图28-3　刺激物持续性侵犯常引起牙槽骨改建而促进牙周袋和（或）骨内缺损形成

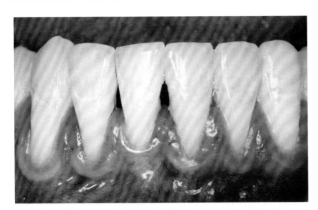

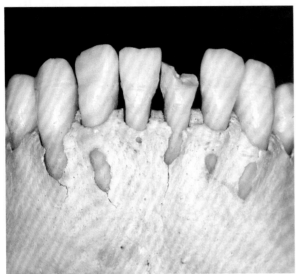

图 28-4 广泛型和局部的薄型生物型对牙周、医源性、不良咬合或修复性刺激的反应是牙龈退缩

G 退缩明显而附着龈不够、退缩迅速或即将进行正畸／修复治疗的情况下，常需要采取牙龈改善性手术如牙龈移植术。术后护理包括牙周支持治疗和牙周再评估。

鉴别和理解牙龈组织生物类型能帮助临床医生预期牙周缺损的类型和选择需要的治疗方法。

扩展阅读

Jansen CE, Weisgold A. Presurgical treatment planning for anterior single-tooth implant restoration. *Compend Contin Educ Dent.* 1995;16(8):746-752.

Kao RT, Pasquinelli K. Thick vs. thin gingival tissue: a key determinant in tissue response to disease and restorative treatment. *J Calif Dent Assoc.* 2002;30(7):521-526.

Ochsenbein C, Ross S. A reevaluation of osseous surgery. *Dent Clin North Am.* 1969;13(1):87-102.

Olsson M, Lindhe J. Periodontal characteristics in individuals with varying forms of the upper central incisors. *J Clin Periodontol.* 1991;18(1):78-82.

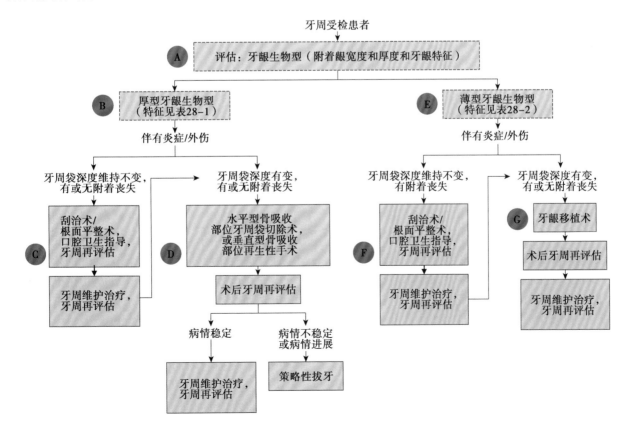

29 牙髓病和牙周病之间的关系

Alan H. Gluskin

牙髓和牙周组织在发育上和整个功能行使阶段都存在密切的关系。牙髓组织起源于牙乳头，而牙周附着起源于牙囊，在Hertwig上皮根鞘向根尖增殖过程中形成了牙齿与牙槽骨之间的功能附着。随着牙齿发育成熟和牙根形成，牙本质小管在牙髓与牙周组织之间形成了三个主要的途径以致感染性因素和其他刺激因素能互通：根管侧支、副根管和根尖孔。

根尖孔是牙髓和牙周组织之间交通的最主要途径。感染牙髓内细菌副产物和炎症介质可能通过根尖孔蔓延到根尖周组织，引起局部的炎症反应，常会导致牙槽骨和牙根的吸收。根尖孔也是深牙周袋炎症物质进入牙髓的门户，多见于慢性牙周炎的晚期。

为利于鉴别诊断，所谓的牙髓-牙周病变最好分为牙髓病、牙周病或牙髓-牙周联合病变。这些也能根据是否需要牙髓治疗、牙周治疗或牙髓牙周联合治疗等治疗方法来分类。包括：①原发性牙髓疾病；②原发性牙周疾病；③牙髓-牙周联合病变。联合病变包括：a.原发于牙髓而继发于牙周组织的病变；b.原发于牙周组织而继发于牙髓的病变；c.真正的联合病变，即牙髓、牙周组织都发生并联合的病变。

通过对疾病病理的理解，临床医生能制定合适的治疗计划并评估预后。一旦联合病变发展到各自的晚期阶段，则X线片的表现相似，难以进行鉴别诊断。

A 牙髓源性疾病。当牙髓出现炎症或被感染，根尖孔和/或侧副根管开口处会出现炎症反应。牙髓内的毒性元素，包括炎性介质和细菌产物，可能会从根尖孔、侧副根管和牙本质小管扩散而引起牙周组织的炎症反应。

牙髓坏死牙齿的慢性根尖周病变急性发作时会通过牙周膜冠向引流，进入龈沟，产生继发性牙髓病损。这种情况可能就是临床上牙周脓肿发生的过程和表现。实际上，这是牙髓源性的窦道通过牙周膜引流，其特点是牙齿仅有局部的深及根尖的缺损且牙齿无牙髓活力，探诊牙周袋发现牙周袋很窄。磨牙根尖炎症冠向引流至根分叉区域，或者牙髓坏死牙齿的根管侧支引流炎症物质到根分叉区时也会发生类似情况。

B 牙周源性疾病。牙周组织炎症对牙髓的影响存在争议。有研究称，牙周病在侵犯到根尖孔前对牙髓没有影响。另一方面，有研究证实牙周病对牙髓的影响是逐步进展的，包括促矿化、纤维化，胶原吸收，以及直接炎性效应。在通过副根管交通至牙齿内之前，牙周组织崩解似乎不会显著影响到牙髓。在此阶段，病原从口腔中通过副根管渗漏到牙髓中，引起牙髓慢性炎症反应，随后牙髓坏死，产生继发性牙髓病变。然而，如果根尖孔微循环仍然完整，牙髓可能保持其活性。多数情况下，牙周源性疾病的牙髓测试显示活力正常，牙齿上有菌斑和牙石的聚集，探诊发现牙周袋较宽大，而且这种进展期的牙周状况在全口常常广泛存在。

如果牙周袋病变继续向根尖方向进展，直到牙齿根尖周组织被侵犯，感染可能通过根管侧支或根尖孔侵入牙髓，发生牙髓坏死。若发生于单根牙则预后通常较差，磨牙的预后可能稍好。由于不同的牙根可能发生不等的支持组织丧失，牙根切除术可以作为替代性治疗方法。

C 真正的牙髓-牙周联合病变。较少发生，只有当牙髓疾病朝冠方进展，与朝根方进展的感染性牙周袋相通才会发生。此类病变的牙齿附着丧失程度较大，且预后不佳。尤其在单根牙中更是如此，如果磨牙的多个牙根表现出不一样程度的症状，牙根切除术可以作为替代性治疗方法。多数情况下，成功的牙髓治疗后就可以预期根尖周病变的愈合，但是，慢性重度牙周炎患者的牙周组织可能对治疗反应不佳，牙周状态将决定患牙能否保留。

扩展阅读

Rotstein I, Simon JH. Diagnosis, prognosis and decision-making in the treatment of combined periodontal-endodontic lesions. *Periodontol 2000*. 2004;34:165-203.

Rotstein I, Simon JH. The endo-perio lesion: a critical appraisal of the disease condition. *Endo Topics*. 2006;13:34-56.

Seltzer S, Bender IB, Ziontz M. The interrelationship of pulp and periodontal disease. *Oral Surg Oral Med Oral Pathol*. 1963;16:1474-1490.

Torabinejad M, Kiger RD. A histologic evaluation of dental pulp tissue of a patient with periodontal disease. *Oral Surg Oral Med Oral Pathol*. 1985;59(2):198-200.

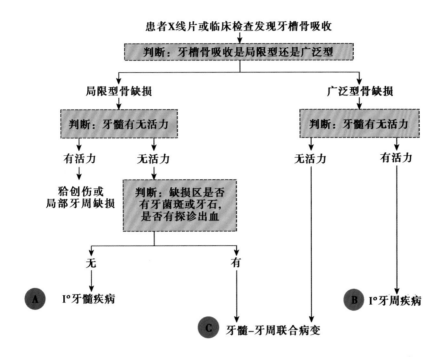

30 牙髓疼痛和牙周疼痛的鉴别

Alan H. Gluskin

牙周组织病理学变化的研究表明，牙周病的发病机制和病理学与根尖周病相似。牙髓组织与牙周组织坏死后其内刺激物的浓度和效力明显不同，这可以解释为什么不同的组织其炎症反应的程度和疼痛不同。

A 牙本质敏感。当牙龈退缩、牙周手术、刷牙磨损或酸蚀等原因导致牙颈部牙本质暴露，就可能发生牙本质敏感。敏感最常开始于单一或联合因素造成牙本质小管开放。酸蚀作用是由于过强的酸性环境加剧牙本质暴露。酸的来源可能有职业因素、药物、疾病（贪食症，胃反流）、酸性饮食（如碳酸饮料，水果）和漱口液等，这些因素可能单独或者联合产生作用。酸蚀作用可以单独产生或在牙齿磨损过程中与磨损协同作用。最近，"磨损"已被添加到牙本质敏感致病因素中。已有研究证实，磨损导致敏感是因为牙颈部区域受咬合力、磨牙和不良咬合习惯等引起的特异性压力、扭力和扭矩的作用所致，这些力的作用可能扰乱牙颈部较薄的牙釉质及其下方牙本质正常有序的晶体结构。

牙本质敏感性疼痛的特点和强度因人而异，因牙位而异，从轻度敏感到极其敏感均有可能。这跟患者的疼痛忍耐能力、情绪和身体因素相关。敏感可能发生于一个牙齿，也可能发生于多个牙齿，有时在上下颌所有象限中均有发生。大多数患者描述这种敏感痛是快速而强烈的，能持续短暂时间。诱发牙本质痛的外部刺激可以是热刺激、渗透压、化学刺激、物理或机械性刺激。牙髓牙本质复合体和A-Δ有髓鞘神经纤维与牙髓中成牙本质细胞层的关系密切，这些结构与牙本质小管及其突起相互吻合。对活力正常牙齿牙髓牙本质复合体的侵扰，会影响到这些低痛阈A-Δ神经纤维，诱发快速而强烈的疼痛。

欧洲牙周病学联盟也用"牙根敏感"的术语描述手术和非手术治疗前后牙周炎相关的牙齿敏感。一些研究者报道，牙菌斑中细菌的代谢产物覆盖在已暴露的牙本质上，能够穿透开放的牙本质小管，引起牙髓的炎性反应。也有报道称，细菌本身的存在并不能表明敏感就一定是细菌代谢产物的传导而引起，也可能是牙本质小管内流体动力学运动所致，或者是牙髓神经直接被刺激而产生的作用。

牙痛有可能来源于牙髓和（或）根尖周炎症。然而，头颈部表现有牵涉痛、复杂的面痛、上颌窦痛、牙周脓肿痛、颞下颌关节痛或非牙源性疼痛的患者，也可能出现牙痛样症状。临床医生应首先收集准确的全身和口腔病史，鉴别疼痛的来源，询问主诉部位最近或以前口腔治疗史、当前牙齿的问题等信息，进行合理的口内外检查。必要的口腔检查包括牙髓活力测试、全面的牙周情况评估，必要时进行X线片检查。牙髓的敏感并不仅仅由A-Δ神经纤维控制，还被无髓鞘的C纤维控制。两种感觉纤维的不同使得患者能区分和鉴定疼痛反应的性质、位置、强度和持续时间。C纤维是走行于牙髓基质中间部分、痛阈较高的纤维。Ç纤维出现症状意味着牙髓发生了不可逆转的破坏，其特征是持续或长期存在的跳痛，且常常为自发跳痛。

B 不可逆性牙髓炎。患者对牙髓和根尖周病的主述症状常有疼痛、搏动性痛、跳痛和钝痛等。疼痛强度也是不可逆性牙髓炎的一个标志性特征。牙髓症状常由热、冷、甜、叩诊和咬合激发。应鉴别特异性病因如龋齿、折裂、外伤和近髓的充填修复体等。牙髓对这些刺激的反应通过X线检查可以作为诊断依据之一。不可逆性牙髓炎中牙髓的炎症状态无法愈合，最终会发生坏死和感染。有症状的不可逆性牙髓炎对冷热变化非常敏感，表现出不可定位的钝性跳痛，刺激解除后疼痛仍会持续。疼痛会牵涉到其他部位，包括牙齿。疼痛程度越强，持续时间越长，牙髓就越发表现出不可逆性损害。不可逆性炎症性牙髓炎的一个明确指征是强烈的自发痛，常使患者无法入睡。

C　牙髓坏死伴急性根尖周炎。当不可逆性牙髓炎进展到牙周附着组织，牙齿开始出现对触碰／咬合／叩诊的敏感。不可逆性牙髓炎症状在根尖周组织的本体感觉纤维中存在，使得疼痛局限于发生牙髓炎的牙齿。拍摄 X 线片可能不能显示根尖病变，但牙周膜一般会有增宽。

D　牙髓坏死伴急性根尖脓肿。不可逆性牙髓炎若不及时治疗，最终结果是牙髓坏死伴细菌感染。牙髓坏死并无症状，但坏死牙髓会造成根尖周组织的感染和炎症。这常见于无症状慢性根尖周炎，仅在 X 线片中能显示根尖病变。然而，有时牙髓发炎后坏死迅速，可能就无法在 X 线片中表现出根尖病变。如果长期慢性根尖周炎导致急性脓肿形成，则 X 线片会显示出之前就

存在的根尖病变。在这两种情况下，可能发生口内和（或）口外肿胀，患者可能出现发热。

E　牙周脓肿。有深牙周袋的牙周炎牙齿可能出现急性脓肿。污物陷入窄深的牙周袋能引发脓肿。此类牙齿的牙髓通常具有活性，但如果脓肿无法通过龈沟引流，就会出现明显疼痛，炎症和细菌产物积累，产生化脓性渗出液并在压力下不断扩大。结果是牙周支持组织发生快速疼痛性破坏，并伴有肿胀。脓肿可能非常痛苦，即较轻的病变最终引起了强烈的疼痛。

扩展阅读

Brannström M. The hydrodynamic theory of dentinal pain: sensation in preparations, caries, and the dentinal crack syndrome. *J Endod.* 1986;12(1):453-457.

Brannström M, Aström A. The hydrodynamics of the dentine: its possible relationship to dentinal pain. *Int Dent J.* 1972;22(2):219-227.

Pashley DH. Mechanism of dentinal sensitivity. *Dent Clin North Am.* 1990;34:449-473.

Trowbridge HO. Review of dental pain—histology and physiology. *J Endod.* 1986;12(10):445-452.

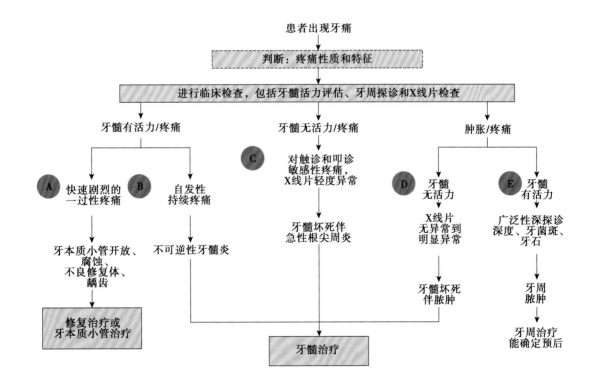

（郑宝玉　江　俊）

实验室检查

实验室辅助检查

David W. Richards and Richard T. Kao

31

当患者需要进行全面的牙周检查时，首先要回顾患者的病史（详见第 1 章）。病史回顾应包括家族史、社会史和用药史，包括对针对系统性疾病（如高血压、吸烟、睡眠呼吸暂停、骨质疏松症、糖尿病、过度肥胖、心血管疾病等）风险因素的提问。

过去，实验室辅助检查的目的主要是为了预防口腔治疗时受到已存在的系统性疾病的影响，或预防口腔治疗加重已有的系统性疾病，并且提醒医生关注特殊疾病条件下的口腔临床表现。而现在以至将来，实验室检查将不仅仅用于发现能被阻止的可能问题，还将增加对多种系统性疾病与牙周组织疾病之间相互联系的认识。临床医师通过这些检查将能更大程度的关注患者口腔以外的全身健康。

A 两个变化正改变口腔保健医生的意识。如前所述，牙周炎症情况和炎症的全身表现之间的相互联系我们已经有所了解，并且越来越引人关注。目前，很多现代技术正在改变实验室检查的概念。比如基因分析，不需要静脉穿刺就可以轻易地实现。很多检查的小型化让它们在椅旁就可以完成。不断发展的诊断性检查技术如多种筛查测试，通过轻易得到的唾液、龈沟液或探诊出血就可以进行。

现在，医生首先并且经常要做的就是为特殊身体条件的患者进行诊室内检查。有三项诊断性检查能用于诊室内，并提高治疗效果。一是微生物学检测。它包括培养龈沟中厌氧菌样本以此时抗生素敏感性，或检测龈下微生物样本对牙周病原菌进行 DNA 鉴定。但后者只能鉴定有无细菌存在，不能评估抗菌治疗的效果。二是白细胞介素 1α（interleukin1α，IL-1α）基因型检测，可用于确定牙周患者的治疗方式（参见第 33 章）。微生物和 IL-1α 基因型检测的取样通常在诊室完成，然后将样本提交到各自实验室，是确定治疗方案和疗效维持方式的有效工具。三是血糖水平检测。初诊时即可在诊室

内进行，并根据血糖控制情况区分可疑的糖尿病人和已确诊的糖尿病人。对于后者，应首先考虑创伤性治疗后的愈合情况和低血糖危险。

很多患者看口腔医生的频率要比看内科医生的高，所以口腔医生们应该考虑在诊室内进行筛查 / 诊断性测试，包括检查总胆固醇、血红蛋白 A1c、高密度脂蛋白和 C 反应蛋白。患者通过椅旁仪器的手指血检查就能排除是否有心血管疾病的风险，对于鉴定不断上升的心血管疾病风险很有价值。

其他已经商业化应用的筛查检测包括人乳头状瘤病毒（human papilloma virus，HPV）和人类免疫缺陷病毒（human immunodeficiency virus，HIV）。通过擦拭得到的颊部细胞还能检测多种疾病的基因标记（如多种癌症），尽管这些疾病大多数和医生原本的治疗目的无关。对于牙周易感性的基因检测也应该作为一项筛查项目（参见第 33 章）。

B 实验室检查也可以由口腔 / 内科医生取样，然后送至医学实验室内检查。检测结果对患者牙齿和牙周情况的处理都有帮助。

B1 糖尿病。对于糖尿病人来说，严格控制疾病以减少并发症是十分重要的，控制良好的糖尿病患者可以接受各种口腔治疗。通常有两项指标用来监测血糖水平：糖化血红蛋白（glycosylated hemoglobin，HbA1c）和血葡萄糖。HbA1c 可以评估长期的血糖控制情况，其原理是通过对红细胞的分析，得出由于高血糖导致的糖基化血红蛋白的百分数。因为血红蛋白的寿命约为 120 天，所以这项检测可以提供患者四个月的平均血糖水平。美国糖尿病协会建议的水平是低于 7%，并且每 3～6 个月应重复检测。尽管可以在诊室完成 HbA1c 检测，通常它还是在实验室完成，作为内科医生监

测糖尿病药物治疗效果和患者依从性的一部分。血糖检测通常作为特定时点的血清葡萄糖水平评估。

口腔医生应该熟悉患者的糖尿病史，包括所有并发症和急症的发生率。考虑到口腔保健，特别是从长期性和广泛性的角度考虑，应该在椅旁进行血糖检测。若血糖水平在70~90mg/dl以下，则可以允许患者吃东西。如果高于200mg/dl，患者就需要服用高血糖药物或胰岛素，并推迟牙周治疗。当HbA1c水平低于7%，则不适合接受口腔治疗。在7%~9%的水平，则会增加机会致病菌感染的风险，如念珠菌病。另外，这些患者种植失败的风险也较高。如果HbA1c水平高于9%，抗菌药的使用可以降低感染的风险，一旦有任何感染的征兆都应该积极使用抗菌和抗真菌药物。

B2 HIV。HIV感染患者的CD4细胞计数和百分比反映患者当时的免疫情况。CD4细胞是一类对HIV破坏敏感的淋巴细胞（T细胞）。CD4细胞数量常用CD4细胞绝对数量或CD4细胞占总淋巴细胞的百分数来表示。它对检测患者免疫功能不全的程度和对抗逆转录病毒治疗的反应很有帮助。

当前评估HIV患者的实验室检测指标包括：CD4、病毒量、差异性全血细胞计数（complete blood count，CBC）。CD4计数和病毒量可用于评价抗逆转录药物的效果。CD4计数能提供关于口腔损伤和条件致病菌感染风险的有关信息。CD4计数少于50个/mm³（正常值为590~1120个/mm³）会导致严重的条件致病菌感染。血小板低于60 000个/mm³（正常值为150 000~450 000个/mm³）时，建议在创伤性治疗前咨询内科医生。CD4计数的实验室检测结果高于200个/mm³者，应至少每六个月测定一次；结果低于200个/mm³者，则至少每三个月测定一次。

B3 抗凝治疗。华法林是用来减少房颤患者、使用人造瓣膜和曾经心梗病死患者的中风或心肌梗死风险的常用药。它作用于维生素K依赖的凝血因子。现在，国际标准化比值（international normalized ratio，INR）是此类患者能否接受治疗的评估标准。很

多因素能改变INR水平，包括基因、年龄、药物、饮食、药物相互作用、肝功能紊乱和甲状腺功能亢进。尽管INR正常水平在0.8~1.2，但最适合治疗的INR水平应该在2.0~3.0（装有人工瓣膜的病人在2.5~3.5）。部分凝血酶原时间试验（partial thromboplastin time，PTT）用于使用肝素的患者，以检测其他血液疾病（如血友病）或肝功能异常。

对口服华法林的病人，建议其每4周或更快的频率进行常规的INR检测。如果手术治疗前24~72小时内INR水平不高于3.5，不用调整华法林的使用。这些治疗包括龈下刮治和根面平整术、简单的拔牙术和牙周手术。

B4 抗血小板药物。有心血管病史的患者常使用阿司匹林和氯吡格雷等药物。一项近期的回顾性研究表明，尽管这些药物有延长受伤或手术出血时间的担忧，但并不会导致手术后出血时间延长。

2007年，美国心脏病协会（American Heart Association，AHA）、美国牙科协会（American Dental Association，ADA）、美国心脏病学院等组织一致声明，不建议使用抗血小板药物的病人间断用药。一项近期的回顾性研究显示，病人接受包括龈下刮治和根面平整术、简单的拔牙术和牙周手术在内的外科治疗时，不停用抗血小板药物并不会发生术后出血时间延长的现象。该研究建议医疗机构应采取局部止血的措施，避免使用非甾体类抗炎药（nonsteroidal anti-inflammatory drugs，NSAIDs）缓解疼痛，并告知病人有轻度的出血风险。

B5 肝脏疾病。对于口腔医生，肝脏最重要的功能就是药物代谢和凝血因子合成。当肝功能障碍时，应考虑到受损的凝血功能和药物的解毒/激活作用等因素，应该在口腔治疗中加以重视。反映肝功能的实验室标准检测包括测定血清中肝脏酶的水平，如谷丙转氨酶（alanine aminotransferase，ALT）、天冬氨酸氨基转移酶（aspartate aminotransferase，AST）和碱性磷酸酶。肝脏损伤或萎缩时这些酶含量会升高。肝功能异常的指征有：①AST/ALT水平是正常值

的 4 倍以上；②血清胆红素 > 2mg/dl；③血清蛋白 < 3.5g/dl；④肝功能衰竭导致的 INR > 1.7；⑤由于肝功能衰竭或脑病导致的腹水。

对于有肝功能障碍的病人，治疗应首先考虑的是补偿损伤的肝功能。手术过程中，轻度肝功能紊乱时应进行局部止血。严重肝功能损伤者应考虑输血或住院。其次，因为肝清除率下降，应谨慎使用酰胺类局麻药，在口腔治疗中，其最大用量应减少为每次 3 只。最后，术后要谨慎使用药物及抗生素。应减少止痛药物如对乙酰氨基酚和非甾体抗炎药的用量，或延长用药间隔时间。因为肝清除率下降，诸如红霉素、甲硝唑和四环素等抗菌药物应避免使用，这些药物中有的还具有肝毒性。

B6 肾功能障碍。慢性肾脏疾病（chronic kidney disease，CKD）的表现是肾脏不能清除代谢废物。CKD 的程度通过肾脏的结构或功能性异常，即有或无伴肾小球滤过率（glomerular filtration rate，GFR）异常，来衡量。尽管 CKD 病人的口腔治疗和用药不在本章讨论范围之内，但对于医生来说，重要的是要记住大多数用药都是通过肾清除的。当肾功能受损时，清除率降低，会使正常使用剂量的药物在血液中达到中毒的水平。通过减少剂量和增加两次用药间间隔可对此进行补偿。尽管有针对性推荐使用的药物，用药时，建议还是进行内科用药咨询。

实验室检查对患者的分类和疾病的诊断都十分重要。不仅能指导口腔治疗，还能鉴定出对全身和口腔很重要的基因型以及新的疾病。因此，临床医生不仅要学习操作和安排这些实验室检查，还应发展与医疗同行们的交流技能，为患者提供最佳的治疗方案。

扩展阅读

DeRossi S, Glick M. Dental considerations for the patient with renal disease receiving hemodialysis. *J Am Dent Assoc.* 1996;127(2):211-219.

Flores M, Jacobsen PL. Pacific protocols for the dental management of patients with HIV disease. http://sfdental.pacific.edu/docs/patientProtocol/HIV. Accessed August 28, 2012.

Ganda K. *Dentist's Guide to Medical Conditions and Complications.* Ames, IA: Wiley-Blackwell; 2008.

Grines CL, Bonow RO, Casey DE Jr, et al. Prevention of premature discontinuation of dual antiplatelet therapy in patients with coronary artery stents: a science advisory from the American Heart Association, American College of Cardiology, Society for Cardiovascular Angiography and Interventions, American College of Surgeons, and American Dental Association, with representation from the American College of Physicians. *Circulation.* 2007;115(6):813-818.

Little JW, Falace DA, Miller CS, Rhodus NL. *Dental Management of the Medically Compromised Patient.* 8th ed. St. Louis, MO: Elsevier Mosby; 2013.

The Internet's HIV/AIDS Oral Healthcare Resource. www.hivdent.org Accessed August 28, 2012.

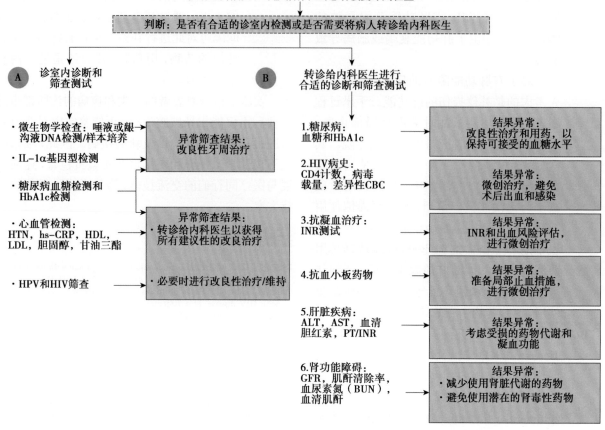

微生物学分析

Michael G. Jorgensen and Jørgen Slots

口腔医学见证了牙周抗菌治疗的发展，它安全、有效，并且由于应用简单、利于口腔卫生以及经济实惠而被患者接受。微生物学检测可帮助临床医生根据患者牙周袋内所取样本的实验室检测结果选择最有效的抗生素或者抗生素组合。微生物学检测也能辅助监测牙周治疗的效果。

破坏性破坏型牙周疾病的微生物学分析基础是细菌的特异性。大多数牙龈炎和慢性牙周炎都与非特异性的菌斑积累有关，但是侵袭性牙周炎和一些严重慢性或难治性病例则与特异性细菌的感染有关。牙周主要致病菌包括：伴放线聚集杆菌、牙龈卟啉单胞菌、福赛坦氏菌以及其余大约 20 种细菌，其中大多数属于革兰氏阴性厌氧菌。

A 牙周疾病的有效治疗需要早期诊断和恰当的治疗。几乎所有类型牙周病的治疗都包括物理清除和局部药物应用（参见第 69 章）。全身性抗生素应用常用作传统治疗方式的补充，以加强侵袭性牙周炎、严重慢性牙周炎或难治性牙周炎的治疗效果，然而进展期和恢复期的牙周炎很难仅仅从临床依据上区别。对牙周主要致病菌水平的监测有助于区分进展期及非进展期牙周炎、评价治疗效果以及选择合适的抗生素治疗。

B 根据经验来选择抗菌药物可能会因为牙周致病菌在患者间的差异和潜在的细菌耐药性导致偏差。抗生素选择不当可能会导致细菌耐药和耐药菌株过度繁殖。例如，在免疫缺陷及老年患者口中发现的肠道杆菌就对常见的牙周抗菌药物有固有的抗性。因此，确定龈下牙周致病菌的种类及其对抗生素的敏感性十分重要。微生物学分析就是在实验室检测特异性的口腔微生物。

聚合酶链反应（polymerase chain reaction，PCR）、其他分子技术和基于抗体的诊断可以测定龈下致病菌的类别和（或）比例。PCR 具有很高的敏感性和特异性，能测定不能培养的生物体，也不需要无氧运输样本。仅仅了解龈下菌斑的组成就能帮助临床医生选择全身性使用的抗生素，然而它不能解决细菌敏感性和耐药性的问题。如今，通过合适的培养技术，就能解决敏感性和耐药性问题。细菌培养和敏感性分析需要更多的龈下菌斑，而且要迅速无氧运送到实验室，但是它对特殊患者的药物选择和药物联合应用等方面有很大的价值。细菌培养还能提供少见的致病菌信息，对于一些特殊的病例很重要（参见第 71 章）。然而，大多数牙周致病菌对氧气高度敏感，取样和运往实验室必须通过特殊的无氧方式，使在空气中的暴露最小。

牙周损害进展中合并有可疑致病危险因素的患者有必要常规接受微生物学检测。微生物取样通常应该在基础治疗之前进行，以得到最准确的致病微生物的量。牙周袋口的龈上菌斑、碎屑、血液和脓性物质几乎不含有和疾病相关的细菌，应该在取样前用刮器和棉球小心去除。取样应该从最有可能的疾病活动区开始，因为可能藏匿着绝大多数牙周致病菌。为了收集到更广范围的牙周致病菌，通常要对 3～4 个牙周袋进行龈下取样。单个牙周袋内的样本能提供关于牙列中重要牙齿（如桥基牙、美容关键牙）的微生物群信息。

细的牙髓纸捻或者刮匙可用于牙周袋取样。纸捻取样操作简单，能提供相对可繁殖的细菌样本，主要收集藏匿牙周致病菌最多的生物膜外侧的微生物。但是纸捻取样更多是从牙周袋冠方区域采集样本，而不是疾病进展的牙周袋根方，这个事实可以用来解释测定的结果。使用刮匙取样将得到较厚的生物膜，但是在龈下使用刮匙可能导致出血，其厚度也阻碍它收集牙周袋尖部的关键致病菌。微生物培养和敏感性分析随着治疗大约 3 个月就要进行一次，以检查之前确定的致病菌是否减少、有无耐药菌株产生。对有些治疗后临床效果不理想的患者，建议重复进行细菌培养。

　　图 32-1 到 32-6 解释了微生物培养的牙周取样步骤。

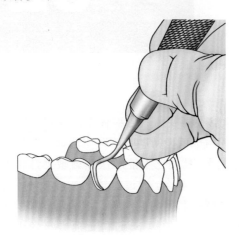

图 32-1　取样时应用牙周刮治器和棉球去除龈上菌斑。取样时，目的部位应用棉卷隔离

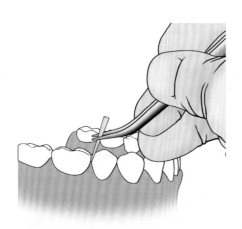

图 32-2　取单个牙周袋内样本时，应将两根纸尖插入牙周袋直至袋底，并停留 10 秒钟。取多个牙周袋内样本时，应该每个牙周袋内都插入一根纸尖并停留 10 秒钟

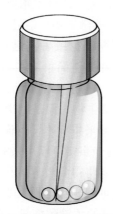

图 32-3　取样后纸尖应该立即放入厌氧介质中，取样小瓶瓶盖只能在放入纸尖时打开，且应快速关上，整个开瓶时间不超过 15～20 秒

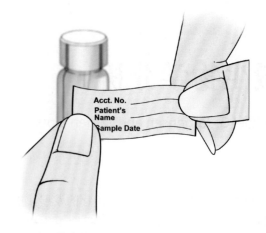

图 32-4　放入样本的小瓶应贴上完整详细的标签，内容包括取样诊室信息、患者姓名和取样日期

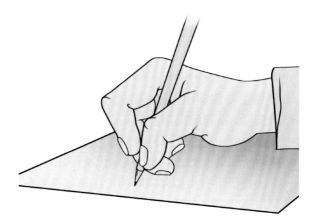

图 32-5　送样前填写实验室检查申请表

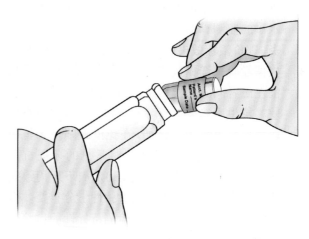

图 32-6　取样小瓶和实验室检查申请单一起装入送递容器并封口

扩展阅读

Addy M, Martin MV. Systemic antimicrobials in the treatment of chronic periodontal diseases: a dilemma. *Oral Dis.* 2003;9 Suppl 1:38-44.

Newman MG, Takei HH, Klokkevold PR, Carranza FA Jr, eds. *Carranza's Clinical Periodontology*. 11th ed. St. Louis, MO: Elsevier Saunders; 2012:430-432.

Newman MG, Takei HH, Klokkevold PR, Carranza FA, Jr, eds. *Carranza's Clinical Periodontology*. 10th ed. St. Louis, MO: Saunders; 2006: 587-595.

Shaddox LM, Walker C. Microbial testing in periodontics: value, limitations and future directions. *Periodontol 2000*. 2009;50:25-38.

Slots J. Research, Science and Therapy Committee. Systemic antibiotics in periodontics. *J Periodontol*. 2004;75(11):1553-1565.

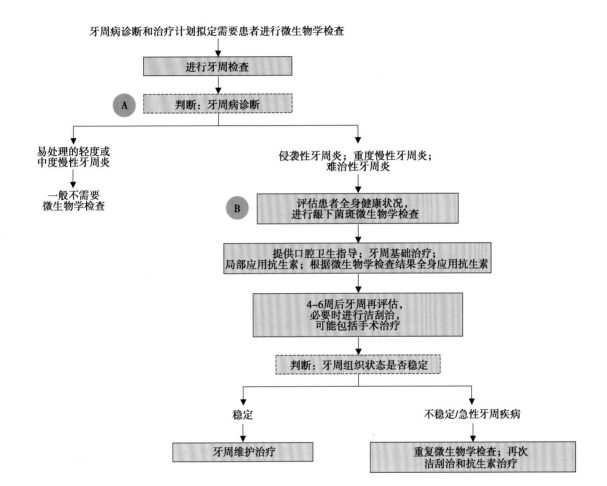

33 白细胞介素 1 基因检测

Kenneth S. Kornman

复杂疾病（例如慢性牙周炎）出现严重后果和进展的风险，仅仅通过几种因素的检测就能确定。本章将介绍针对慢性牙周炎的综合性危险因素，并重点介绍其中一项——白细胞介素 1（interleukin-1，IL-1）的基因检测（PST®）。本章将讨论 IL-1 基因型以及它和其他风险因素一起在成人牙周病预防、治疗和维护治疗中的临床作用。根据已知的危险因素，临床医生可以将患者分为以下几类：①没有牙周病史，轻度牙周炎，没有发展为中重度广泛牙周炎倾向的患者；②有轻到中度牙周炎，但没有发展为重度广泛牙周炎倾向的患者；③有发展为重度牙周炎倾向的患者。

临床医生如何在临床实践中控制危险因素？

- 在中重度牙周炎患者的预测中对风险评估很重要，因为疾病的发展程度与并发症和治疗方式密切相关。鉴于大多数牙周病患者都是由于不充分的菌斑控制所导致，风险因素评估的目的不是确定谁会发展成为牙周炎，而是确定谁可能发展成伴有潜在并发症的重度疾病。

- 风险因素不是用来评估牙周病已经造成的损害或诊断当前的疾病，但可以提示患者病情会如何发展。如果一名 45 岁老年女性吸烟者患有中重度牙周炎，临床医生就应该明确判定吸烟就是她目前病情的潜在促进因素之一，会影响对该患者治疗效果的预期。

- 风险因素信息提高了对患者治疗效果的预期，能准确将患者分为对常规牙周治疗效果如预期和需要更深度控制炎症和更频繁复查两类。

哪些危险因素应该被临床监测？

牙周病标准化检查的重点一般放在因牙周炎导致的严重组织破坏上。然而，为了进一步评估目前的组织破坏，临床医生应该对未来疾病发展的可能性进行评价。结合既往的破坏情况和未来的疾病风险，医生可以制订出对于患者特异性的治疗方案。已明确的对未来牙周炎发展有提示作用的危险因素见图 33-1。

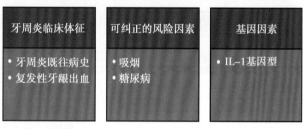

图 33-1 已确认的对未来牙周炎进展有提示作用的危险因素

牙周炎既往史是患者将来出现牙周组织炎症的最强预测因子，主要有三个原因：①确认患者的牙周病易感性；②提示患者在过去一段时间有能导致疾病的较差的口腔卫生状况；③先前疾病导致的解剖和生物化学变化增大了菌斑控制的难度，以及（或）疾病导致的组织改变使其更易患病（"表观遗传学"）。复发性牙龈出血是未来牙周病进展的一个明确的危险因素，尤其是原先牙周炎病史部位的复发出血，但不出血是牙周稳定性的一个极有力提示。有大量的证据证明吸烟和未得到控制的糖尿病与重度牙周炎及其所出现的严重后果有关。

令读者们最惊奇的可能是，患者表现出的慢性牙周炎严重性中大约 50% 的差异都可以只通过他们的基因差异进行解释。自从 1997 年第一次描述 IL-1 基因差异与慢性牙周炎相关以来，已经报道了牙周炎中多种基因的变异，但迄今为止，多因素长期研究中，IL-1 基因检测是唯一能提示重度牙周炎和牙齿丧失的基因因素。

临床医生如何运用 IL-1 基因信息治疗患者？

A 应对常见慢性牙周炎的危险因素分级，使所有患者都有简单、经济和对是否容易发展为严重牙周炎有高预期性的第一等级风险评估。

B 如果成年患者当前或既往没有牙周炎的临床表

治疗阶段	成年患者风险分级		
	低	中	高
拟定治疗计划	如果患者能进行良好的菌斑控制和标准的专业性牙周维护治疗，其牙周治疗的效果可以预期	治疗后牙齿缺失的风险略有增加。如果个别重度炎症牙齿无法控制炎症，无法获得稳定的功能则需要在早期阶段考虑种植治疗	治疗后牙齿缺失以及种植术后出现并发症的风险都大幅增加。复杂的重建治疗之前，患者应被告知出现各种并发症的风险并辅助其戒烟和控制糖尿病
牙周基础治疗和手术治疗	应对患者牙周再评估，运用既往常规标准治疗进行牙周监测	应对患者牙周再评估，运用既往常规标准治疗进行牙周监测	患者在治疗期间应常检查其菌斑控制和炎症情况。必要时应用抗生素辅助控制致病菌，甚至应用宿主调节药物以控制炎症
牙周维护治疗计划和专业的菌斑控制	每12个月一次如果连续两次复查都有探诊出血，应改变牙周维护治疗计划为每6个月一次	每6个月一次如果连续两次复查都没有探诊出血，且血症状能一直有效控制，则复查频率可以延长到每12个月一次	每3～4个月一次如果连续两次复查都没有探诊出血，且血症状能一直有效控制，则复查频率可以延长到每5～6个月一次

图 33-2　患者风险类型应该用以辅助治疗计划的拟定和监测治疗期及维护期的疗效

现或 X 线片检查体征，是非吸烟者，而且没有糖尿病史，他们发展为重度广泛型牙周炎的可能性较小。如果这些低风险患者在两次连续的维护复诊中有多位点探诊出血，就应该将他们视为中度风险患者。

C　如果患者不符合低风险患者的某些标准，则需要急性更细致的评估，包括 IL-1 基因型测试。IL-1 基因型测试的样本收集试剂盒可以向 Interleukin Genetics 公司（马萨诸塞州沃尔瑟姆市海狸街 135 号）或 PST® 品牌授权的代理公司购买。IL-1 基因型测试时先按照样本收集试剂盒说明书收集唾液标本或颊部黏膜试子样本，然后将样本邮寄到实验室进行 DNA 提取和 IL-1 基因变异分析，分析结果分为测试阳性或测试阴性。最后实验室会向申请 IL-1 基因型测试的临床医生发送检测报告，内容包括测试结果和该结果对患者治疗计划的指导意见。

完整的风险信息能用来评估患者属于中度还是高度风险型患者。如果患者具有吸烟史、糖尿病、牙周炎病史或 IL-1 基因型测试阳性等中度风险因素中的一项，则属于中度风险型患者。如果患者 IL-1 基因型测试阳性，同时具有吸烟、糖尿病、当前或既往牙周炎病史中的一项或多项，则属于高风险型患者。

在多个长期的临床研究中，IL-1 基因型测试阳性且吸烟的患者牙齿脱落和（或）严重的疾病进展的风险显著提高。最近的研究也显示糖尿病人中 IL-1 基因型测试阳性患者患牙周病的风险增加。

D　患者的风险类型应该用以指导牙周病治疗计划的制定、治疗期间的效果监测和维护期的复查安排，如图 33-2 所示。

尽管牙周炎预防和治疗的基本原则形成于认为所有患者罹患牙周炎的几率相同的年代，然而现在大家认识到多数严重的疾病只发生于一部分局限的人群中。基于牙周炎既往史、吸烟史、糖尿病史和 IL-1 基因型测试结果等一些因素，可以较轻易地将患者划分为不同的风险等级。

扩展阅读

Axelsson P. Role of genetic and hereditary factors. In: *Diagnosis and Risk Prediction of Periodontal Diseases*. Vol 3. Carol Stream, IL: Quintessence; 2002:146-163.

Bergström J. Periodontitis and smoking: an evidence-based appraisal. *J Evid Based Dent Pract*. 2006;6(1):33-41.

Chavarry NG, Vettore MV, Sansone C, Sheiham A. The relationship between diabetes mellitus and destructive periodontal disease: a meta-analysis. *Oral Health Prev Dent*. 2009;7(2):107-127.

Eickholz P, Kaltschmitt J, Berbig J, Reitmeir P, Pretzl B. Tooth loss after active periodontal therapy. 1: patient-related factors for risk, prognosis, and quality of outcome. *J Clin Periodontol*. 2008;35(2):165-174.

Lang NP, Tonetti MS. Periodontal risk assessment (PRA) for patients in supportive periodontal therapy (SPT). *Oral Health Prev Dent*. 2003;1(1):7-16.

Meisel P, Schwahn C, Gesch D, Bernhardt O, John U, Kocher T. Dose-effect relation of smoking and the interleukin-1 gene polymorphism in periodontal disease. *J Periodontol*. 2004;75(2):236-242.

Struch F, Dau M, Schwahn C, Biffar R, Kocher T, Meisel P. Interleukin-1 gene polymorphism, diabetes, and periodontitis: results from the Study of Health in Pomerania (SHIP). *J Periodontol*. 2008;79(3):501-507.

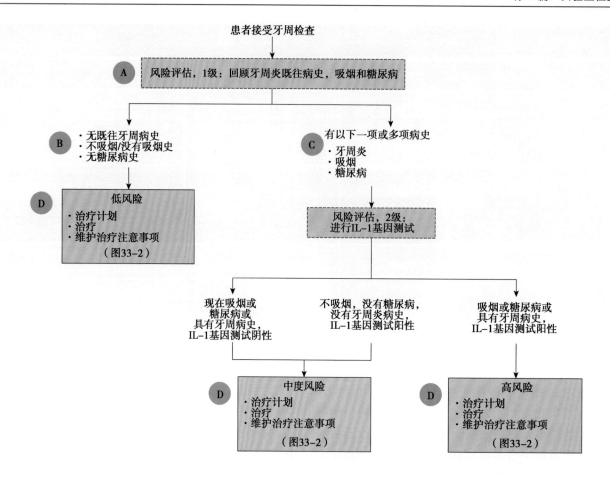

（郑宝玉　骆　凯）

治疗计划与注意事项

预后判断

Walter B. Hall

对于口腔医生而言,最困难的决策莫过于正确判断严重牙周疾病的长期预后。与实际结果相比,McGuire 发现对个别条件不好的牙齿进行预后判断更加困难。预后受到多种复杂因素的影响。

A 年龄是影响预后的显著因素之一。一般情况下,牙周破坏程度相同的患者越年轻,预后越差;同时,牙周破坏的速度越快,预后越差。

B 诊治医生的临床技术和经验对预后也有重要影响。经验有限的医生应将有严重牙周问题的患者转诊;但是若患者坚持要求该医生治疗其牙周问题,则该医生应意识到预后可能欠佳。

C 患者的机体状况也是影响预后的重要因素。以下情况可影响牙周疾病预后:免疫功能受损、控制不良的糖尿病、服用可能导致牙龈肥大的药物(参见第 21 章)、高血压或心脏疾病、凝血异常或服用抗凝药物(参见第 50 章)。

D 不良饮食习惯、吸烟、酗酒、药物滥用等均可对预后造成不良影响。

E 患者能否调整压力、保持良好的口腔卫生、重视牙周问题都可影响预后。鉴定和评估上述非口腔因素是医生能否正确评估预后的关键点。

F 判断牙周疾病的长期预后需考虑很多其他的口腔问题。磨牙症或错𬌗畸形等咬合问题必须得到解决,否则会对预后产生不良影响。关键牙齿必须得到保留,以利于修复治疗。

G 最后,医生对牙周问题及其可操作性的评估也对预后有重要影响。遗传因素、病变范围、进展速度、根分叉病变程度、牙齿松动度、牙根形态、牙根间距均是影响预后的重要因素。病变范围较大,伴有快速的牙周支持组织破坏,尤其当稳固的余留牙数目少、牙根短或根间距小、根分叉病变严重的患牙预后较差。

预后判断需随具体情况变化。当出现新的影响因素时,应重新判断预后并告知患者。

扩展阅读

McGuire MK. Prognosis versus actual outcome: a long-term survey of 100 treated periodontal patients under maintenance care. *J Periodontol.* 1991;62(1):51-58.

McGuire MK, Nunn ME. Prognosis versus actual outcome. II. The effectiveness of clinical parameters in developing an accurate prognosis. *J Periodontol.* 1996;67(7):658-665.

McGuire MK, Nunn ME. Prognosis versus actual outcome. III. The effectiveness of clinical parameters in accurately predicting tooth survival. *J Periodontol.* 1996;67(7):666-674.

McGuire MK, Nunn ME. Prognosis versus actual outcome. IV. The effectiveness of clinical parameters and IL-1 genotype in accurately predicting prognoses and tooth survival. *J Periodontol.* 1999;70(1):49-56.

Novak KF, Takei HH. Determination of prognosis. In: Newman MG, Takei HH, Klokkevold PR, Carranza FA Jr, eds. *Carranza's Clinical Periodontology.* 11th ed. St. Louis, MO: Elsevier Saunders; 2012:373-383.

诊断和治疗计划完整的患者的预后

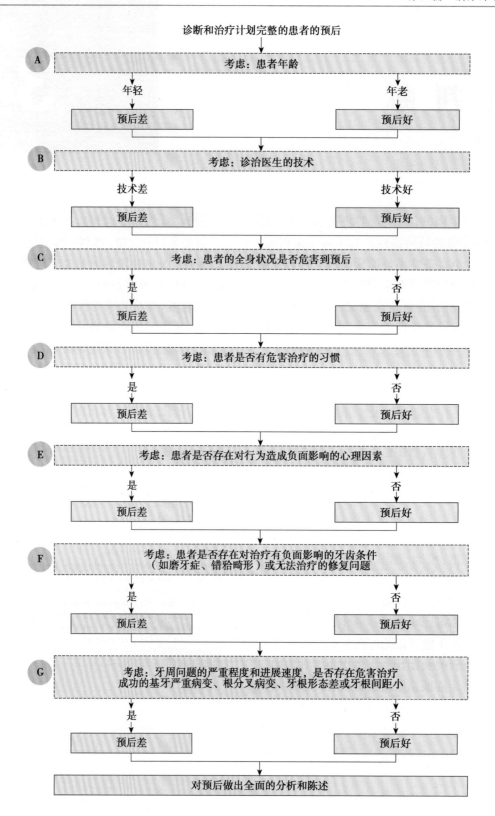

牙周脓肿的诊断和治疗

Bexter M. Yang and Richard T. Kao

急性发作的牙周脓肿和疼痛是临床诊治难点，医生需鉴别其是源于牙髓、牙周、还是牙周 - 牙髓联合病变，治疗措施因来源不同而有所差异。医生必须熟悉该类急症的疾病分类、评估和治疗方法。

坏死的牙髓、细菌、内毒素以及许多炎症因子可通过根尖孔、侧枝根管、牙本质小管等途径破坏牙周膜（图 35-1A）。上述过程以及可能伴随的根尖脓肿可导致疼痛。感染可通过窦道排出，使得疼痛减轻。窦道或瘘管是慢性期的排脓通道，不会出现在急性期（图 35-1B 和图 35-1C）。存在宽而深的牙周袋以及大量窦道的患牙预后较差。

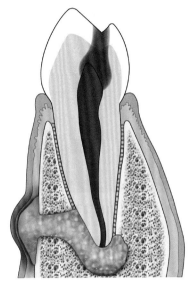

图 35-1B　脓液通过窦道排出

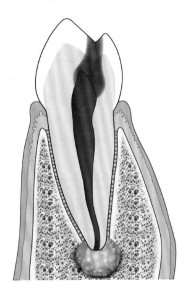

图 35-1A　牙髓坏死，导致根尖区形成根尖脓肿

牙周脓肿或侧壁脓肿是牙周组织中的局限性化脓性炎症。临床表现为突然出现咬合痛，并伴有搏动性或持续性疼痛。患牙可有浮起感，松动明显，牙龈发红、水肿、松软。牙周脓肿主要发病原因为细菌侵入牙周结缔组织导致急性化脓性炎症（图 35-2A 和图 35-2B）。脓肿形成后期，脓液可受周围组织的压力而流出，疼痛减轻。如果脓液得不到引流，炎症会向周围结缔组织扩散导致蜂窝织炎，其典型例子为下颌磨牙远中面存在的冠周炎（图 35-3）。

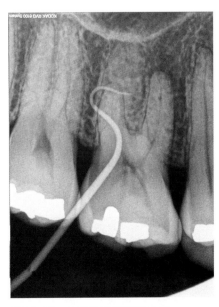

图 35-1C　X 线片示踪窦道来源

深的弯曲牙周袋经维护期治疗或刮治后，虽然靠近冠方的牙周袋恢复健康、袋口收紧，但是靠近根方的区域仍存在菌斑和牙石，故可导致牙周脓肿出现。牙周脓肿的另外一个原因是异物（例如爆米

花皮）嵌入深牙周袋，从而引起异物反应。虽然早期研究指出牙周病会导致牙髓组织改变，但近期研究认为除非根尖孔受到破坏，否则不会发生牙髓坏死。

根据牙髓退行性变化的不同阶段，患者会有不同的临床症状。就疼痛而言，可复性牙髓炎和不可复性牙髓炎表现截然不同。因而，医生应当对口腔疼痛患者进行详尽的诊断性检查以便做出合理的诊断。急性根尖脓肿或不可复性牙髓炎患者的组织肿胀和疼痛是牙源性的。单纯牙周脓肿导致的疼痛往往是钝性、搏动性的。医生需对患者进行详尽的检查进而做出准确的诊断，以确保最有效和最保守的治疗。

A　对于存在疼痛和组织肿胀的患者而言，医生首先应检查其牙髓活力，可进行冷 / 热测试或电活力测试。该两类测试方法的真阳性率或真阴性率类似，但电活力测试不能用于冠修复后的牙齿。其次医生可通过探诊评价牙周组织，检查牙周袋的深度和宽 / 窄，这些探诊结果对附着水平的评价至关重要。单纯牙周感染，牙周膜和牙槽骨都会有破坏。

B　患有根尖脓肿的牙齿的牙髓多已失去活力。少数情况下，死髓牙也表现为牙髓活力测试阳性，这种假阳性是由于坏死牙髓中的 C 纤维能在缺氧环境下存活一段时间。真正的牙源性问题往往没有宽而深的牙周袋，而是窄而深的牙周袋合并窦道存在。急性根尖脓肿的患牙可有浮起感，并出现松动。肿胀范围较为广泛、坚硬（蜂窝织炎）且靠近根尖部位。

病情发展后期，肿胀会出现波动感。若不对脓肿进行治疗，则可能会发生间隙感染。应急处理应采取牙髓摘除、切开引流，后者也适用于蜂窝织炎阶段。若患者有发热或有间隙感染，应服用抗生素。脓肿消退后，牙齿松动和浮起感会好转。有时诊断过程中可评估牙齿的恢复能力。

急性感染得到控制之后，医生可依据患牙剩余牙体组织量、是否存在牙根纵裂（vertical root fracture，VRF）、牙根外吸收、侵入性牙颈部外吸收（external cervical invasive resorption，ECIR）等情况来评估牙齿能否保留。

VRF 多见于进行过根管治疗或桩核修复的牙齿。长度或直径不合适的桩会增加根裂的几率。未经治疗过的牙齿极少发生 VRF，但易发生近远中方向的隐裂。VRF 的临床表现包括窄而深的牙周袋、根尖片上环绕牙根的晕环状透射影、与牙齿内桩的长度一致的垂直性骨吸收以及出现一个或多个窦道。

ECIR 更难诊断。锥形束计算机化断层摄影技术（cone-beam computed tomography，CBCT）的日益普及使 ECIR 的诊断变得相对容易。不同角度的多张根尖片有助于判断牙颈部外吸收

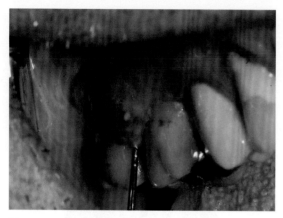

图 35-2A　牙周脓肿的临床表现

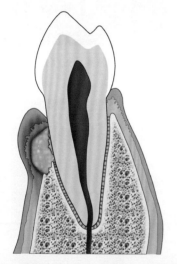

图 35-2B　牙周脓肿与业已存在的牙周袋显著相关

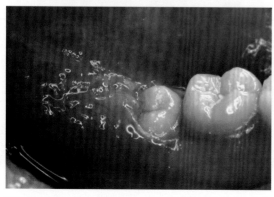

图 35-3　冠周炎的临床表现

的范围和程度。ECIR 的治疗复杂，需要多学科协作。

　　无法保留的牙齿可以考虑立刻拔除。若在急症处理时不能判断牙齿的预后，则应在脓肿消退后进行评估。能进行保留治疗的牙齿需做根管治疗（图 35-4）。

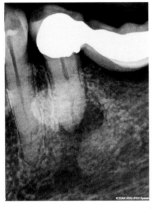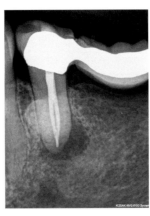

图 35-4　急性根尖脓肿的临床表现（左），包括蜂窝组织炎；存在于根侧和根尖的透射影。根管治疗后，根尖暗影缩小（右）

C　联合病变的治疗更加困难。联合病变包括：①牙髓根尖周病引起牙周病变；②牙周病变引起牙髓病变；③真正的牙周 - 牙髓联合病变。上述三种情况下，牙髓均已坏死，牙周袋多与根尖周病变相通。临床检查可见牙髓坏死和深牙周袋。医生可依据牙周袋的宽与窄进行诊断。若牙周袋窄而深，应考虑牙根纵裂；若牙周袋宽，则病变可能是牙髓根尖周病引起牙周病变、牙周病变引起牙髓病变或真正的牙周 - 牙髓联合病变。

　　牙髓根尖周病引起的牙周病变首先表现为牙髓病变，继而出现通过龈沟排脓的情况。若未得到及时治疗，菌斑和牙石在牙周袋内聚集，形成真正的牙周病变。该类病变，首先应进行牙髓治疗，2～3 个月后再开始进行牙周治疗，其预后取决于患牙对牙周治疗的反应。

　　牙周病变引起牙髓病变多先出现牙周病变。随着病情进展，牙周组织受到严重破坏，一旦病变侵犯到侧枝根管和根分叉区，则牙髓病变随之发生。这类病变的预后很差（图 35-5A 和图 35-5B）。若牙齿依然可以保留，首先进行牙髓治疗。牙髓症状控制之后，2～3 个月后开始牙周治疗。该类疾病预后也取决于患牙对牙周治疗的反应。

　　有时难以判断牙周、牙髓病变孰先孰后。在真正的牙周 - 牙髓联合病变，两者可能同时发生。该类患牙预后欠佳。治疗计划为先做牙髓治疗，再行牙周治疗。

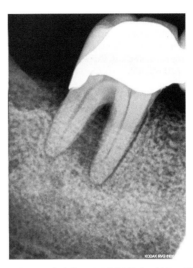

图 35-5A　根分叉区病变侵犯近中根根尖区域，引起牙髓坏死

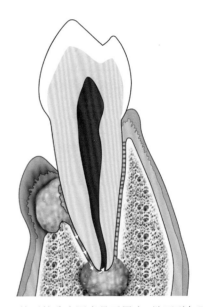

图 35-5B　首要的致病因素是牙周病，继而引起牙髓坏死

D　测试显示牙髓有活力，但有深牙周袋的患牙，无论是否存在牙石，均为牙周病变，应按照牙周治疗的原则处理。与根尖脓肿不同，牙周脓肿往往更靠近龈缘，牙龈可出现水肿、发红。应急处理措施包括切开排脓和聚维酮碘冲洗。聚维酮碘具有局部止痛和杀菌作用。蜂窝织炎、体温升高或免疫功能缺陷的患者需要全身应用抗生素。

　　感染得到控制，医生应判断患牙预后。预后好的患牙应采取牙周治疗。若预后欠佳或预后差的情况可考虑策略性拔牙。

扩展阅读

Czarnecki RT, Schilder HA. A histological evaluation of the human pulp in teeth with varying degrees of periodontal disease. *J Endod.* 1979;5(8):242-253.

Hattler AB, Snyder DE, Listgarten MA. Kemp W. The lack of pulpal pathosis in rice rats with the periodontal syndrome. *Oral Surg Oral Med Oral Pathol.* 1977;44(6):939-948.

Kerns DG, Glickman GN. Endodontic and periodontal interrelationships. In: Cohen S, Hargreaves KM, eds. *Pathways of the Pulp.* 10th ed. St. Louis, MO: Mosby; 2011:655-670.

Patel S, Kanagasingam S, Pitt Ford T. External cervical resorption: a review. *J Endod.* 2009;35(5):616-625.

Rotstein I, Simon JH. The endo-perio lesion: a critical appraisal of the disease condition. *Endo Topics.* 2006;13:34-56.

Rutherford RB. Interrelationship of pulpal and periodontal diseases. In: Hargreaves KM, Goodis HE, eds. *Seltzer and Bender's Dental Pulp.* 4th ed. Carol Stream, IL: Quintessence; 2002:411-424.

Tamse A. Vertical root fracture in endodontically treated teeth: diagnostic signs and clinical management. *Endo Topics.* 2002;13:84-94.

Trabert KC, Kang MK. Diagnosis and management of endodontic-periodontic lesions. In: Newman MG, Takei HH, Klokkevold PR, Carranza FA Jr, eds. *Carranza's Clinical Periodontology.* 11th ed. St. Louis, MO: Elsevier Saunders; 2012:507-510.

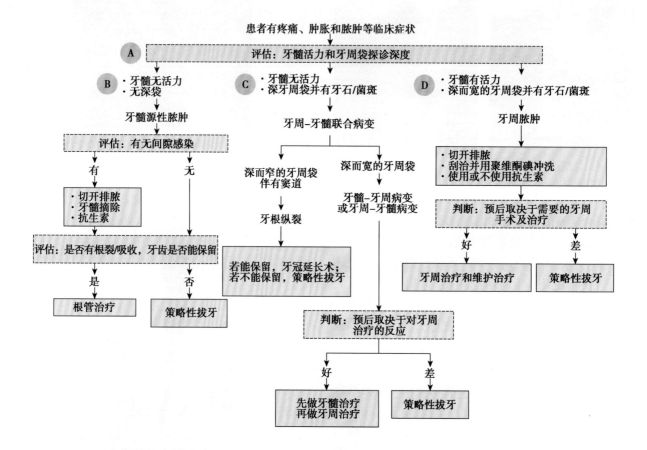

牙周病的危险因素评估

36

Karen F. Novak and M. John Novak

　　危险因素评估需明确会增加牙周病易感性或能加重牙周病病情进展的因素。这需要对患者的个人基本资料、系统病史、口腔病史以及临床表现进行全面的记录和评价。无论是由检查者进行独立分析，还是使用基于计算机的危险因素评估工具进行辅助分析，这些资料对危险因素评估过程至关重要。

　　危险因素评估结果可影响临床治疗计划的制订。医生应根据患者不同的低、中或高风险等级，相应调整个别患牙和整体牙列的预后判断，以及非手术治疗、手术治疗、支持治疗计划。另外，医生应告知这些患者存在的危险因素，适当的时候需进行合理的干预。在治疗的再评估阶段和维护期，应再次评估先前存在的危险因素，尤其是对牙周治疗反应差或支持治疗阶段又出现临床附着丧失的患者。最后，在支持治疗阶段，详尽的危险因素评估能促使医生制定出更完善的临床治疗计划，从而得到更好的治疗结果。

A　在采集患者个人和家族的系统病史、口腔病史，以及综合评估头、颈、口腔情况的过程中，医生需对患者进行危险因素评估。医生需考虑患者的系统状况，例如若患者或其家族中有人患有糖尿病，则可加速牙周病的病程进展或影响牙周病的治疗效果。全面的牙周检查，包括评估牙周附着丧失和测量牙周袋，可揭示患者已存在的牙周病病情。同时，通过检查菌斑、牙石及轻探出血，可明确患者的口腔卫生习惯。在多数情况下，病情严重和口腔卫生习惯差的患者出现牙周病及口腔卫生家庭护理差的风险较大。

B　与牙周病相关的危险因素包括环境、行为、生物以及病史因素，可分为以下几类：

（1）危险因素：可通过对牙周病患者纵向研究识别得到。危险因素应在疾病发生前既已存在，可通过干预措施得到改善。

（2）危险决定因子/遗传背景特征：是无法改变的危险因素。

（3）危险指标：是通过横向研究确定的可能或假定的危险因素，但尚未对这些因素进行纵向研究。

（4）危险标志物/预测物：是指不能引起疾病却会增加患病风险的因素，这些因素通过横向研究和纵向研究确定。

牙周病的危险因素

　　吸烟：近期吸烟的患者（a）患牙周病、（b）牙周病加重、（c）牙周病进展迅速的风险可增加。此外，吸烟者对牙周非手术治疗和手术治疗的反应较不吸烟者差。不过，戒烟者对治疗的反应与不吸烟者相似。因此，应对吸烟患者采取戒烟措施（参见第55章）。

　　糖尿病：在1型或2型糖尿病患者中，牙周炎的患病率和严重程度较未患糖尿病的人群明显增高。成年人中2型糖尿病的患病率高于1型糖尿病。血糖控制水平是糖尿病和牙周病的关系中的一个重要可变因素。患者有糖尿病的迹象/症状或有糖尿病家族史者，应定期检测血糖。已确诊为糖尿病的患者，应控制好血糖，并定期进行口腔健康评估以确定其牙周状况（参见第53章）。

　　致病菌和细菌性牙面沉积物：龈缘处聚集的牙菌斑可引起牙龈炎。目前尚不明确长期或过多牙菌斑聚集是否会导致牙龈炎发展为牙周炎。不过，证据表明牙菌斑生物膜的成分或特性与疾病发展密切相关。几种特殊的革兰氏阴性菌与牙周炎的发生发展相关：伴放线聚集杆菌（旧称伴放线放线杆菌）、牙龈卟啉单胞菌（旧称牙龈拟杆菌）、福赛坦氏菌（旧称福赛拟杆菌）、口腔螺旋体齿垢密螺旋体。

　　解剖和医源性因素：解剖因素（如根

分叉、根面凹陷、发育沟、颈部釉突和釉珠、根分叉嵴)和医源性因素(如修复体边缘位于龈下、充填体悬突、修复体边缘不密合)均可促使牙周病发生,原因在于这些因素可促使菌斑堆积、患者难以保持良好口腔卫生、医生难以进行专业操作。

牙石:龈上和龈下牙石为菌斑聚集提供了场所,因此是发生牙龈炎和牙周炎的一个危险因素。

危险决定因子/遗传背景特征

遗传因素:个体遗传变异可解释菌斑聚集所引起的牙周病范围和程度的差异。免疫功能变化如致炎因子、中性粒细胞和单核细胞异常以及针对特异性微生物产生的免疫球蛋白均可受遗传因素影响。

年龄:虽然牙周病的患病率和严重程度随年龄增长而增加,但年龄本身不会增加牙周病的易感性。由于未得到控制的牙周炎病情可逐渐恶化,因此患者年龄越大,牙周破坏越明显。

性别:男性较女性相比存在更多的菌斑/牙石以及附着丧失,其原因在于男性缺乏良好的口腔卫生控制措施,能比遗传因素更好的解释牙周病的患病率和严重程度在性别间的差异。

社会经济地位(socioeconomic status,SES):SES 低的患者缺乏口腔意识、难以获得牙科保健措施、牙科就诊次数少,与教育程度高、SES 高的患者相比口腔卫生差和牙周病患病率高。然而,单单 SES 低并不会增加牙周病发生风险,但 SES 提高的患者,其牙科意识可得到增强,从而更好地保持口腔健康。

精神压力:虽然关于精神压力和牙周病相关性的流行病学证据有限,但精神压力可能是牙周病的一个危险决定因子,其原因在于精神压力以及和精神压力有关的激素如皮质激素,会干扰免疫功能。

危险指标

人类免疫缺陷病毒感染/获得性免疫缺陷综合征(human immunodeficiency virus/acquired immunodeficiency syndrome,HIV/AIDS):HIV 感染和 AIDS 被认定为牙周病的危险指标,但还需更多研究确定 HIV 感染和(或)HIV 感染导致的免疫缺陷是否是牙龈炎和牙周炎真正的危险因素。近期高效抗逆转录病毒疗法(highly active antiretroviral therapy,HAART)明显减少了感染人群中牙周炎的病情严重程度和范围。

骨质疏松症:骨质疏松症可影响牙槽骨,可能是牙周炎的一个危险指标,但还需更多研究确定骨质疏松症是否会加速牙周炎的病程进展,从而明确骨质疏松症是否是牙周病真正的危险因素。

牙科就诊次数较少:就诊次数少的患者由于缺乏牙科意识、难以获得牙科保健或社会心理因素,牙龈炎、牙周炎的发病率可增加。不过,还需要更多的纵向研究证实牙科就诊次较少是否是牙周病真正的危险指标或危险因素。

危险标志物/预测物

业已存在的牙周病:患者目前存在的牙周状况往往可以预测将来是否发生牙周病。与口腔卫生差并且已患有轻度、中度或重度牙周炎的患者相比,口腔卫生良好、几乎没有牙周病的患者将来发生牙周病的风险较低。

探诊出血:探诊出血和牙周袋深度同时存在是牙周病恶化的最好指标。单纯探诊出血并不能预测可能发生的附着丧失。然而,没有探诊出血却是牙周健康的一个指标。

C 确定危险因素之后,医生需制定能消除、减少或改善危险因素的治疗计划,包括减少环境和行为因素的影响,如可能会影响到牙周病发生发展的吸烟、膳食结构、个人/家庭生活方式。

治疗计划还要包括消除牙周病的局部促进因素。菌斑控制、口腔卫生宣教、消除菌斑滞留因素以减少微生物对牙周组织的损害。刷牙和邻面清洁措施是这一程序的重要步骤,但应根据患者的病变具体风险等级增加其他措施。在消除危险因素的非手术治疗阶段,医生通过刮治/根面平整和口腔卫生宣教控制炎症、减少牙周袋深度。一些中度和重度牙周病患者可能需要手术治疗来减少牙周袋深度以利于患者保持清洁。全面的非手术治疗和手术治疗方法可减少危险因素,调动患者积极性和组织反应性,以便维持牙周健康。有些患者由于致病危险因素未能得到有效处理而积极性不高,所以治疗效果不明显。这种情况下,要对患者和相关危险因素进行全面的再评价,调整治疗计划,进而控制影响牙周病进程的一些危险因素。

　　一旦牙周健康已恢复、危险因素得到控制,就可以开始重建治疗阶段,包括牙槽骨和(或)软组织的再生、种植牙或改善美观的一些措施。

扩展阅读

American Academy of Periodontology. Epidemiology of periodontal diseases. (position paper). *J Periodontol*. 2005;76(8):1406-1419.

American Academy of Periodontology. Periodontal diseases: pathogenesis and microbial factors. (consensus report). *Ann Periodontol*. 1996;1(1):926-932.

Lamster IB, Lalla E, Borgnakke WS, Taylor GW. The relationship between oral health and diabetes mellitus. *J Am Dent Assoc*. 2008;139 Suppl: 19S-24S.

Hinrichs JE, Novak MJ. Classification of diseases and conditions affecting the periodontium. In: Newman MG, Takei HH, Klokkevold PR, Carranza FA Jr, eds. *Carranza's Clinical Periodontology*. 11th ed. St. Louis, MO: Elsevier Saunders; 2012:34-54.

Novak MJ, Novak KF, Preshaw PM. Smoking and periodontal disease. In: Newman MG, Takei HH, Klokkevold PR, Carranza FA Jr, eds. *Carranza's Clinical Periodontology*. 11th ed. St. Louis, MO: Elsevier Saunders; 2012:294-301.

Novak KF, Novak MJ. Clinical risk assessment. In: Newman MG, Takei HH, Klokkevold PR, Carranza FA Jr, eds. *Carranza's Clinical Periodontology*. 11th ed. St. Louis, MO: Elsevier Saunders; 2012:370-372.

Page RC, Beck JD. Risk assessment for periodontal diseases. *Int Dent J*. 1997;47(2):61-87.

Papapanou PN. Risk assessments in the diagnosis and treatment of periodontal diseases. *J Dent Educ*. 1998;62(10):822-839.

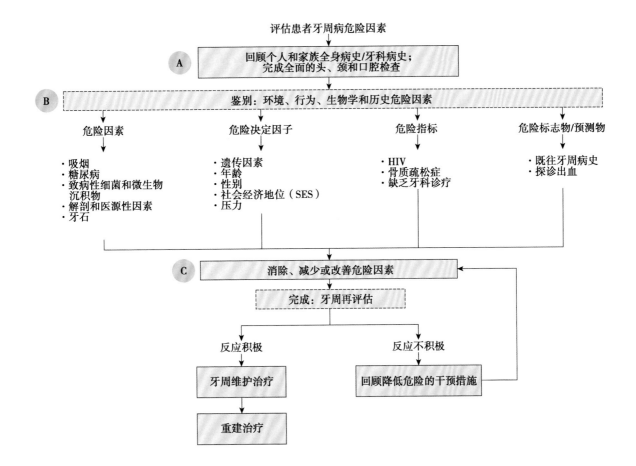

37

牙周病的危险因素控制

Michael Kowalski

公元前 15 世纪始,"不要伤害他人"这句话就是希波克拉底誓言的最重要的警言之一。这一概念尤其适用于牙周病学,因为牙周病造成的破坏是可以预防的。

由于因医疗过失而伤害患者的医生将面临诉讼,因此医生必须锻炼其执业过程中常用的专业技术或医疗护理能力。职业过失要素包括:①职业责任;②违背职业责任;③违背职业责任和造成伤害之间实际的和直接的联系;④造成的损害。

关于职业服务的责任和医疗标准,医生必须"与在同一地点执业的医生具有同等程度的知识和技能,必须能在治疗过程中使用平常的医疗技术"。医疗标准并不需要医疗完善,也无法保证患者治疗的效果。而且,医生可以选择其他方法进行治疗,即使只有少数从业者使用该类特殊方法。

医生需要获取违背医疗标准的专家证词,除非该牙科问题能用常用知识进行解决。未能达到好的治疗效果并不构成过失。

违背医疗标准和患者受到伤害之间存在因果关系。原告必须在充分的专家证词的基础上,证明存在医生行为或疏忽造成损害的可能性,换句话说,损害有可能是过失行为造成的。

最后,由于医疗过失,原告必须已经遭受了实际的损害。仅仅违背职业责任,只造成名义上的、推测的伤害,或担心将来会受到损害等情况,不足以构成牙科过失行为。损害是职业过失行为必要因素。另外,若原告也存在同等疏忽,则其受到经济和非经济性的损害得到的赔偿应相应比例地减少。

A 通常,牙周病治疗中医生面临诉讼的常见情况是其未能进行正确的诊断和治疗,或没有将患者及时转诊。其他情况包括牙周手术后造成的根面敏感疼痛、术后美学效果差(微笑美观性差,牙齿过长)、神经损害(第二磨牙远中的楔形瓣切除术,种植体进入下牙槽神经管)以及牙槽骨或牙龈的感染。

医生面临索赔的最多情况在于监督过失。很多未能得到诊断的牙周病通常是病历未记录诊断结果、缺少牙周袋探诊深度的记录以及缺乏全口放射影像学检查(full mouth radiographic series,FMX)。

因此,全面的牙周检查是控制危险因素和合理治疗的必要部分。牙周探针是首要的诊断工具,病历记录需包括全口牙周探诊数据。同时还需检查并记录牙龈出血、附着丧失、根分叉病变情况。放射影像学检查为包括 18～20 张根尖片和殆翼片的 FMX。一张全景片是不够的,因为全景片主要展示大体解剖关系,无法精确显示牙槽嵴水平。评价 FMX 的时候,医生要记录所有的牙槽嵴吸收、水平型及角形牙槽骨吸收、根分叉病变等情况。记录内容还需包括依据美国牙周病学会的分类方法做出的诊断(参见第 15 章)。

B 一旦诊断已做出,医生需要就牙周病的病因、病程、预防和治疗方法等内容进行教育,教育过程也需记录在表格中。

C 下一步,必须制定一个治疗计划。这个时候,全科医生评估自己受到的教育、训练、临床经验、牙周病学技能水平,决定是自己治疗还是转诊给牙周病专家。全科医生需达到牙周病专科医生的水平才能处理复杂病例,比如说四个象限的牙槽骨手术。

D 治疗计划和知情同意的部分内容包括决定采用手术还是非手术治疗。在与患者就不同治疗方法的风险和好处进行全面沟通之后,如果患者仍选择仅进行非手术治疗,则医生不能对治疗不上心,或因手术治疗未能进行而认为治疗未达标准。非手术治疗工作较为细致并且费时,需记录病情控制情况、牙周袋深度、附着水平、牙龈退缩情况、膜龈问题、牙龈出血、松动度/根分叉的变化、分泌物/溢脓、牙石沉积、视诊可见的组织变化等。记录菌斑控制的水平以及在最初的 FMX 之后相继的影像学诊断也是必需的。医生必须评估和记录患者对治疗是否有反应，若没有反应，则应考虑手术治疗和（或）转诊给牙周专科医生。

另外，医生需提防可能发生的并发症。一旦发生并发症，医生要能够对患者做出对应的处理。当患者觉得自己的问题没有得到处理和治疗时，他们经常采取法律诉讼，并且除了法律途径别无选择。医生也要教育办公室工作人员，确保他们能处理存在并发症的患者。如果医生对患者置之不理，则患者会觉得医生没有同情心，更有可能采取法律行动。

无论对患者采取何种类型的牙周治疗，都要做好记录。文件记录原本主要用来记录患者的治疗情况，但该类材料也有助于使医生免于法律诉讼。在诉讼案中好的记录材料对辩护具有重要作用。陪审员倾向于相信图表中记录的内容，他们相信好医生才会有好的记录。

图表记录和 X 线片等信息属医生所有。患者有权复印记录的数据，但无权拿走原始记录，尤其是医生可能面临诉讼的情况下。

为了避免卷入诉讼，医生应注意评论其他医生的治疗。多数患者是不懂牙科的外行。必要时主治医生可联系先前为该患者进行治疗的医生、了解之前的治疗情况，这样可避免成为医疗事故的证人。牢记前美国最高法院法官——霍姆斯的名言"永远不要相信患者告诉你的他们的医生告诉他们的话"。

在汉姆拉比法典中，医疗事故的处罚就好比是砍掉医生的手。尽管现在的医生不会受到那样的判决，但面临医疗事故诉讼是令人讨厌的。对于细致、有责任心的医生而言，该类诉讼是可避免的。

扩展阅读

Armitage GC. Development of a classification system for periodontal diseases and conditions. *Ann Periodontol.* 1999;4(1):1-6.

Armitage GC. Periodontal diagnoses and classification of periodontal diseases. *Periodontol 2000.* 2004;34:9-21.

Hunderfund, R. *Magic, Myths and Medicine.* Belmont, CA: Star Publishing Company; 1980:71-73.

Robin ED, McCauley RF. Cultural lag and the Hippocratic oath. *Lancet.* 1995;345(8962):1422-1424.

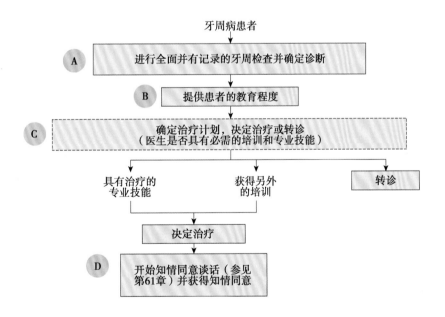

38 策略性拔牙

David W. Richards and Richard T. Kao

牙周病治疗计划中一个重要部分是决定哪些牙齿有保留价值,应在治疗计划的早期决定拔除无保留价值的牙齿。做出该类决定需考虑的因素在本书其他章节会有更加详尽的描述。

A 做出治疗计划前需进行全面检查。检查结果有利于判断单颗牙的预后。一个牙齿是治疗及保留、还是拔除,需要考虑多个因素。做出决定时需权衡所有因素的影响,而不是单纯地考虑单一因素。

B 牙周病的严重程度可依据以下因素而定:附着丧失、探诊深度、牙槽骨吸收、根分叉病变(和解剖)、牙齿松动度、病史/治疗史。确切研究表明,存在Ⅲ度根分叉病变或Ⅲ度松动的牙齿需拔除。有些情况是,个别检查结果表示预后欠佳,但是所有结果都放在同一颗牙齿上,预后变得更差,例如一个有Ⅱ度根分叉病变、Ⅱ度松动、重度附着丧失、深牙周袋的牙齿。出现在牙齿的单个结果并不可怕,但是好几个结果同时表现在同一颗牙齿上就预后就很差。

C 修复方面需考虑牙齿龋坏程度、隐裂、冠根比例、根管治疗、牙齿的位置/策略价值、既往修复治疗史、修复治疗需求。在这个范畴(牙周范畴)内,有些因素本身就可导致拔牙,如牙根纵裂或龋洞范围过大。其他因素同时出现也可导致牙齿拔除(参见第42章)。

D 与患者相关的因素有美学、期望值(包括心理暗示)、全身情况(包括药物治疗)、吸烟、依从性、经济能力。很多这些结果可超出其他考虑,因为患者是任何治疗最终的仲裁人。非常重要的是,医生要预测到牙周手术可能会出现美学效果不佳的情况,尤其是在上颌前牙区。

E 无论单独评价还是综合评估牙周、修复以及其他与患者相关的因素,都可对每个牙齿做出预后判断。需拔除预后无望的牙齿,如Ⅲ度根分叉病变、Ⅲ度松动或牙根纵裂。预后较差的牙齿,如广泛龋坏、需做根管治疗或冠根比例差,可进行治疗或计划拔除。最终预后由与患者相关的因素或其他负面结果决定。必须强调,拔除预后无望或预后较差牙齿的最好时机,是在基础治疗阶段。

F 所有牙齿,即使是那些牙周和修复问题不太严重的牙齿(换句话说,预后较好的牙齿),都要接受基础治疗。

G 再评估检查的结果可用于新的预后判断(参见第75章)。再评估过程是制定治疗计划和治疗过程的关键点,尤其是对于一个牙周病患者。医生决定最终治疗计划中保留哪些牙齿时,不能过分强调患者的依从性和对治疗的反应。因此,预后较差的牙齿需要多次再评估。

H 经过再评估和预后再次判断后,需谨慎考虑预后好、较好和较差的牙齿的治疗计划。

I 预后好、较好和较差牙齿的初步治疗计划一旦形成,就要决定预后较差的牙齿是否需要包含在最终的修复治疗计划内。需注意若预后好或较好牙齿的分布不利于固定或活动义齿修复,则种植修复是最佳选择。如果患者有经济问题,牙弓内的余留牙分布不好,则可考虑策略性拔牙,以全口活动性义齿进行修复。

J 再评估时考虑拔除预后仍然差的牙齿。

K 所有考虑策略性拔除的牙齿都要进行位点保存或牙槽嵴增宽术,并且根据最终修复计划,可以考虑种植修复。

扩展阅读

Avila G, Galindo-Moreno P, Soehren S, Misch CE, Morelli T, Wang HL. A novel decision-making process for tooth retention or extraction. *J Periodontol*. 2009;80(3):476-491.

Kao RT. Strategic extraction: a paradigm shift that is changing our profession. *J Periodontol*. 2008;79(6):971-977.

Richards DW, Kao RT. Strategic extraction: comparison of traditional and implant therapies. *J Calif Dent Assoc*. 2008;36(3):181-186.

Samet N, Jotkowitz A. Classification and prognosis evaluation of individual teeth—a comprehensive approach. *Quintessence Int*. 2009;40(5):377-387.

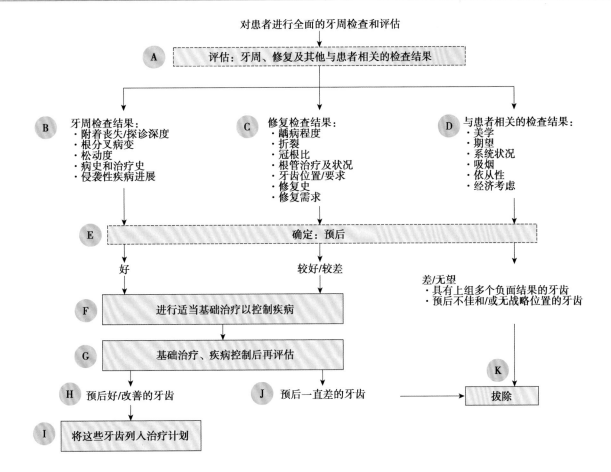

对患者进行全面的牙周检查和评估

A   评估：牙周、修复及其他与患者相关的检查结果

B   牙周检查结果：
·附着丧失/探诊深度
·根分叉病变
·松动度
·病史和治疗史
·侵袭性疾病进展

C   修复检查结果：
·龋病程度
·折裂
·冠根比
·根管治疗及状况
·牙齿位置/要求
·修复史
·修复需求

D   与患者相关的检查结果：
·美学
·期望
·系统状况
·吸烟
·依从性
·经济考虑

E   确定：预后

好   较好/较差

差/无望
·具有上组多个负面结果的牙齿
·预后不佳和/或无战略位置的牙齿

F   进行适当基础治疗以控制疾病

G   基础治疗、疾病控制后再评估

H   预后好/改善的牙齿   J   预后一直差的牙齿

K   拔除

I   将这些牙齿列入治疗计划

39 治 疗 程 序

Lisa A. Harpenau and Walter B. Hall

对牙周病患者而言,制定治疗计划前应先进行检查、诊断。在进行影像学和临床检查时,医生需记录并详细说明全身病史、口腔病史、菌斑控制的情况。通过这些资料,才能做出诊断和预后判断。

A 根据治疗计划的目的,牙周问题分为急性问题(有症状的),症状存在;慢性问题(无症状的),没有急性症状存在。有症状的问题需要在诊断时立即处理,这里只列举出最常见的症状。最常见的无症状的牙周病往往是处于慢性期,不需做急症处理,可根据患者和医生的计划安排最合适的治疗。

B 疱疹性龈口炎往往采用缓和疗法,包括温和的止痛药、局麻漱口液、轻柔的清创术、告知患者该疾病存在传染性。同时,保持儿童体液平衡、避免脱水是很重要的(参见第 25 章)。

C 牙周脓肿往往采取排脓引流、清创术或拔除明确无保留价值的牙齿。若出现全身症状则要使用抗生素(参见第 19 章和 35 章)。

D 爆米花皮或芝麻种子等异物进入龈沟或牙周袋会引起局部急性疼痛,取出异物并清创之后,疼痛可减轻(参见第 19 章)。

E 坏死性溃疡性牙龈炎(necrotizing ulcerative gingivitis,NUG)和坏死性溃疡性牙周炎(necrotizing ulcerative periodontitis,NUP)可以通过清创结合口服抗生素(甲硝唑)和漱口液(0.12% 葡萄糖酸氯己定)得到控制。如果患者表现为与人类免疫缺陷病毒(HIV)相关的 NUG/NUP,则口腔医生需与患者的内科医生密切配合。NUG/NUP 急性或重度发作期,应立即处理,尤其是当牙槽骨暴露时(参见第 57 章)。近期的实验室检查对评估患者健康状况和建立基线是必需的,包括 CD4(辅助性 T 细胞计数)、CD4/CD8 比值、病毒滴度以及全血细胞计数(complete blood count,CBC)

F 牙龈炎可能是人类最普遍的疾病,大多数人在某个时间段都会至少发生局部的牙龈炎。牙龈炎往往对刮治治疗和日常菌斑控制反应良好,但若不能持续地、全面地清除菌斑生物膜,牙龈炎仍会复发。剥脱性龈炎相对少见,往往是特殊的口腔黏膜病在牙龈上的表现(参见第 26 章),其常见治疗方法包括牙周清创(多较困难且疼痛明显)和局部应用皮质类固醇。细致的口腔家庭护理和定期牙周维护治疗也是必需的。

G 慢性牙周炎是一种典型的、进展缓慢的牙周炎。治疗往往包括基础治疗(刮治 / 根面平整、口腔卫生宣教、调𬌗、牙周夹板、小范围牙齿移动,等等)。基础治疗 4～8 周之后评估治疗反应(再评估,参见第 75 章),决定是否需要手术治疗、再次刮治 / 根面平整或牙周维护治疗。

H 侵袭性牙周炎是以快速而严重的牙周破坏为特征的一种牙周炎,包括局限型和广泛型两种类型。该类患者具有特殊的临床表现和实验室检查结果。局限型侵袭性牙周炎表现为伴放线聚集杆菌大量聚集,该类致病菌能侵入到牙周软组织内(参见第 20 章)。基础治疗阶段要服用抗生素(参见第 85 章)。炎症控制之后还需要定期牙周维护治疗或局部手术治疗。这种情况下,最好将患者转诊给牙周专科医生。

I 牙龈肥大可能和服用药物(苯妥英钠、环孢素、钙通道阻滞剂等)或青少年正畸治疗期间口腔卫生差有关(参见第 21 章)。如果牙龈肥大影响菌斑清除措施、咬合或牙周维护,则需要进行基础治疗和手术治疗(参见第 86 章)。主治医生需调整、更换或停用导致牙龈肥大的药物。如果正畸治疗期间口腔卫生差是致病因素,则需要拆除正畸装置。

扩展阅读

Flores M, Jacobsen PL. Pacific protocols for the management of patients with HIV disease. http://dental.pacific.edu/Documents/dental_prof/HIV.pdf Updated January 2007. Accessed September 5, 2012.

Wilson TG, Kornman KS. *Fundamentals of Periodontics*, 2nd ed. Carol Stream, IL: Quintessence; 2003:305-329, 491-501.

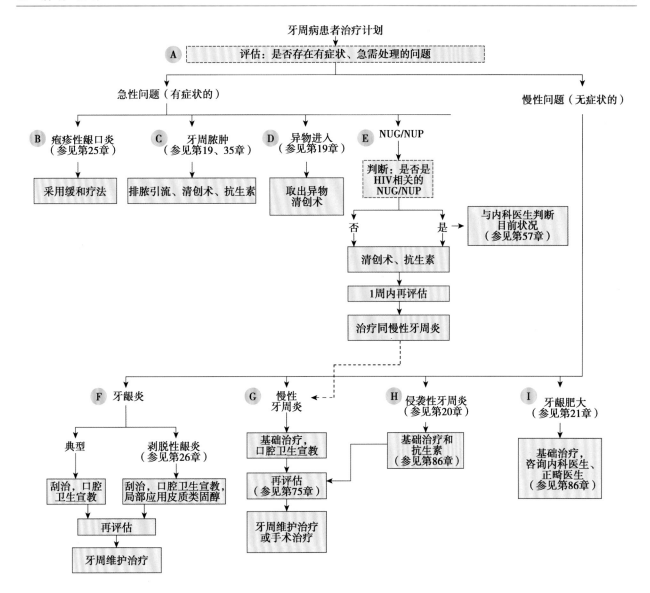

40 宿主免疫调节治疗

William P. Lundergan

宿主免疫调节是一种相对较新的用于治疗牙周病的方法，为传统的治疗提供了较好的辅助措施。目前已证实细菌是炎症性牙周疾病的始动因子，但是大部分牙槽骨吸收和附着丧失是由于宿主释放炎症介质[白细胞介素 -1（IL-1）、肿瘤坏死因子 -α、IL-6 等]、前列腺素和基质金属蛋白酶造成的。研究发现非甾体类抗炎药物、胶原酶抑制剂、双磷酸盐类等药物可改变炎症途径，对牙周病有治疗作用。但目前只有一种调节宿主防御反应的药物（Periostat®）得到美国食品和药物管理局认证，可以作为刮治和根面平整的辅助治疗措施。Periostat® 成分为 20mg 的盐酸多西环素，以亚抗菌剂量口服可减少耐药菌的产生，抑制基质金属蛋白酶的活性，减少结缔组织破坏。用法是每天两次，饭前一小时口服。要告诉患者，如果忘记一次服药，不必在下一次加倍服药，因为加倍服药会使血药浓度升高到抗菌范围，从而产生耐药性。Periostat® 往往要服用 3～9 个月，少于 3 个月的疗程无持续抑制胶原酶活性作用。开药之前，医生要注意药物之间的相互作用、禁忌证以及使用小剂量多西环素的预防措施。

A 牙周维持治疗阶段的患者，如果控制效果不好，应考虑调节宿主防御反应的药物治疗。Periostat®（20mg 多西环素）是胶原酶抑制剂，每天两次，服用 3～9 个月，可辅助刮治和根面平整。

B 进行基础治疗前，患者应先做牙周检查、牙周危险因素评估和诊断。牙周健康的患者得益于牙周危险因素评估和预防治疗。菌斑性牙龈病和低风险的慢性牙周炎患者得益于口腔卫生指导、合适的牙周治疗和危险因素控制。慢性牙周炎基础治疗之后是再评估，如果患者的牙周炎控制效果好，就进入牙周维护治疗阶段；如果炎症没有控制，要考虑进一步清创和 / 或牙周手术并使用 Periostat®。慢性牙周炎合并吸烟、糖尿病、IL-1 基因型阳性等高风险患者在基础治疗阶段辅助使用 Periostat® 可取得较好疗效。

C 调节宿主防御反应的药物治疗在牙周病手术治疗中也有应用价值。调节宿主防御反应能加快伤口愈合或促进牙骨质、牙槽骨和牙周膜的再生。最近少量研究证实亚抗菌剂量多西环素辅助手术治疗能提高临床效果。釉基质蛋白（Emdogain®）是一种调节宿主防御反应的局部药物，能在牙周手术中促进牙周组织再生。

扩展阅读

ADA/PDR Guide to Dental Therapeutics. 5th ed. Montvale, NJ: Physicians' Desk Reference Inc; 2009:197-198.

Preshaw PM. Host response modulation in periodontics. *Periodontol 2000.* 2008;48:92-110.

Ryan ME, Gu Y. Host modulation. In: Newman MG, Takei HH, Klokkevold PR, Carranza FA Jr, eds. *Carranza's Clinical Periodontology.* 11th ed. St. Louis, MO: Elsevier Saunders; 2012:492-501.

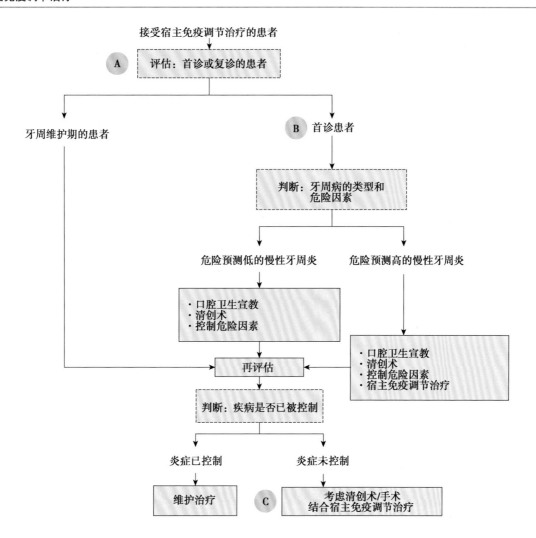

41

足够的附着龈

Dan R. Lauber and William P. Lundergan

"附着龈"是指紧密附着在牙齿和牙槽骨表面的组织，Hall 将之描述为"在非炎症的情况下，自游离龈缘到膜龈联合的牙龈宽度减去在非炎症状态下用牙周探针测量出来的牙周袋或龈沟的深度获得的距离"。"足够的附着龈"是指附着龈的量足以防止牙龈退缩或附着丧失。反过来，"附着龈不足"是指附着龈的量不能防止牙龈退缩或附着丧失。

多宽的附着龈是足够的？曾经有人指出至少需要 1mm 宽的附着龈来维持牙龈健康。然而，缺乏附着龈并不意味着存在问题。Wennstrom 等指出缺乏附着龈不一定会导致牙龈退缩。是否需要增加宽度较小的附着龈取决于最终的治疗计划。需增加附着龈的原因主要在于美学考虑、防止进行性牙龈退缩、保持良好的家庭护理情况下仍持续存在的炎症，以及正畸治疗、修复治疗和种植治疗期间的软组织保护。

A　附着龈宽度测量。测量并记录牙龈的宽度（牙龈边缘到膜龈联合）和探诊深度（牙龈边缘到龈沟底），附着龈的宽度就是牙龈总的宽度减去探诊深度（图 41-1）。附着龈宽度是评估潜在膜龈问题的一个指标。最低宽度的附着龈不一定意

味着必须进行矫正。是否增加附着龈宽度取决于患者的年龄、牙龈退缩史和牙齿治疗的计划。

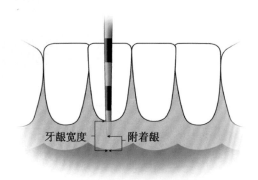

图 41-1　附着龈宽度是牙龈总宽度减去探诊深度

B　评估附着龈的宽度要考虑患者的年龄。年轻患者较老年患者更需要进行干预，因为年轻患者的牙龈还要存在更长的时间。13 岁以下的儿童若存在牙龈退缩，则确定釉牙骨质界（CEJ）是很重要的。医生认为存在牙龈退缩的牙齿（尤其是一颗下颌切牙），在确定 CEJ 后会发现牙龈边缘正好位于 CEJ。该类假性牙龈退缩是由于邻牙迟萌造成的（图 41-2）。在儿童期，附

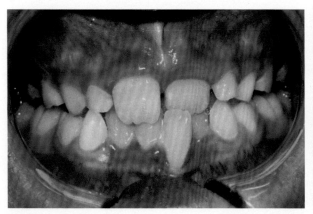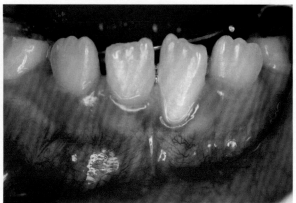

图 41-2　两个病例中（左和右），左下第一切牙均有牙龈退缩，但进一步检查显示牙龈边缘位于 CEJ 上或位于 CEJ 切端。萌出过程中，牙齿有退缩的表现，但实际上是萌出快于周围的牙齿。这种情况下，当牙龈边缘位于 CEJ 上或位于 CEJ 切端并且周围的牙齿较短，称之为假性退缩

着龈的宽度随生长和牙齿萌出而增加，因此，牙龈移植术应推迟到这个过程停止之后。推迟手术的另一个好处是年长患者能更好地处理与手术有关的焦虑和压力。

C 要评价牙龈退缩是否存在和（或）进展的速度。如果存在牙龈退缩，医生要确定是否是进行性退缩。可以通过拍照记录、模型和（或）牙龈边缘位置测量来监测。进行性牙龈退缩患者需增加附着龈。如果该区域不存在牙龈退缩（或不是进行性退缩）、没有修复或正畸治疗，附着龈的量应该是够的。但对于即使保持良好的家庭护理炎症仍持续存在，或该区域有正畸或修复治疗计划的情况需增加附着龈。

D 评价附着龈是否足够，必须要考虑牙齿的治疗计划。如果治疗计划包括将来的修复治疗，无论固定义齿还是活动义齿，都必须要有足够的牙龈承受固定义齿的收缩或保护活动义齿的基牙。如果计划进行正畸治疗，附着龈最少的区域面临牙龈退缩的危险，这与牙齿在皮质骨中移动、移入突出位置以及正畸装置影响口腔卫生有关。

如果计划进行种植治疗，则需评估种植牙牙龈量。种植牙周围存在角化组织有利于其维护性。如果牙龈不够，种植治疗之前就要考虑增加附着龈。

E 1mm 宽度的附着龈可用于筛选潜在的膜龈问题。当决定采用增量技术还是保守观察时，应该考虑患者年龄、牙龈退缩病史以及拟采取的牙科治疗。有充填或正畸治疗需求时，1mm 宽的附着龈可能不够。

扩展阅读

American Academy of Periodontology. *Periodontal Literature Reviews. A Summary of Current Knowledge.* Chicago, IL: American Academy of Periodontology; 1996:43-45.

Hall WB. Present status of soft tissue grafting. *J Periodontol.* 1977;48(9): 587-597.

Newman MG, Takei HH, Klokkevold PR, Carranza FA Jr, eds. *Carranza's Clinical Periodontology.* 11th ed. St. Louis, MO: Elsevier Saunders; 2012:13, 355-356, 596-598.

Wennström JL. Lack of association between width of attached gingiva and development of soft tissue recession. A 5-year longitudinal study. *J Clin Periodontol.* 1987;14(3):181-184.

Wennström JL, Zucchelli G, Pini Prato GP. Mucogingival therapy – periodontal plastic surgery. In: Lang NP, Lindhe J. *Clinical Periodontology and Implant Dentistry.* 5th ed. Oxford, UK: Blackwell Munksgaard; 2008:955-1028.

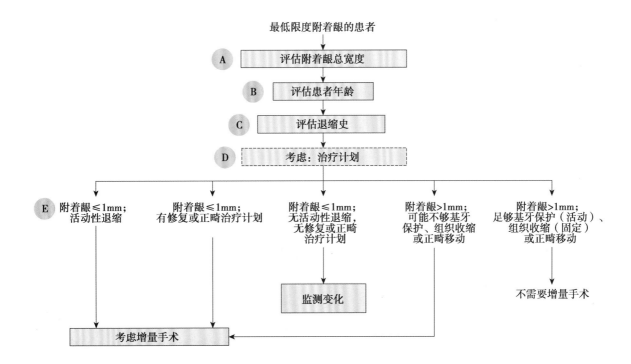

42

评估修复基牙

Chi D. Tran

固定局部义齿（fixed partial denture，FPD）和活动局部义齿（removable partial denture，RPD）是牙列缺损患者的标准修复形式。这些技术是得到认可、广泛运用、且在临床上可获得好的效果。FPD 不是一种保守的技术，种植修复也适用于以前只能选择FPD 的患者。因为不同修复方法的适应证有所重叠，且治疗计划对 FPD、RPD 或种植牙的预后影响很大，所以需要对患者的条件和期望值进行仔细而合理的评价。

A 首先应评价无牙区及其功能需要。Ante 法则认为基牙牙周膜面积的总和要等于或大于缺失牙牙周膜面积的总和，对固定义齿的长度范围提出了实际限制。某些特殊部位的修复不一定要遵循该法则。1 个或 2 个连续缺失的后牙以及 3 到 4 个连续缺失的前牙，是传统 FPD 修复的最大范围（图 42-1）。更大范围的牙列缺损或游离端缺失应用 RPD 或种植牙修复（图 42-2）。医生需仔细评价治疗区域的功能负荷量，因为异常功能习惯、咬合紊乱或引导牙被替代都会增加 FPD 的负荷量，也会增加修复体承受机械力和基牙支持的要求。

B 其次须评价邻近缺牙区的牙齿作为 FPD 或 RPD

基牙的潜能（图 42-3 和图 42-4）。在判断修复治疗的预后前，必须要了解牙齿松动度、牙冠长度、轴向排列、恢复状态等相关因素。如果基牙有足够的支持力量但排列不当或牙冠太短，则需通过正畸治疗或牙冠延长术等辅助治疗来改善这些状况。若基牙缺乏足够的牙槽骨支持或松动，基牙必须通过夹板将其与邻牙固定，来加强支持力量。最理想的 FPD 基牙是已有冠修复或大面积充填体，意味着继发性或修复性牙本质已形成，在备牙过程中损伤牙髓的危险降低。缺牙区两侧均存在单颗余留牙时，对医生来说是进退两难的，因为需考虑不可逆性地去除一些健康牙体组织。在这种情况下，通过设计粘结式修复体（适用于单颗缺失牙）或种植治疗来完全避免牙髓创伤。对于一些两难情况，医生需权衡治疗的风险和好处，帮助患者决定是用固定义齿还是用其他方法修复。已做过根管治疗的前磨牙作为 RPD 的基牙 5 年存留率仅为 51%，因而要避免这种情况。牙周预后不好的 FPD 或 RPD 基牙，5 年失败率也很高。

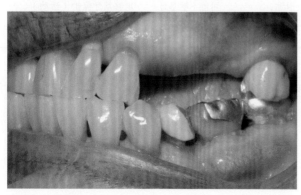

图 42-1 患者有三颗毗连的上颌后牙缺失，其长度范围不适于用固定义齿，可行种植修复，但患者拒绝外科手术且无法承担种植修复费用

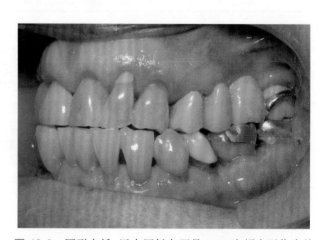

图 42-2 圆形支托、远中压低卡环是 RPD 上颌尖牙作为基牙时较传统卡环更美观的选择。尖牙的唇侧面没有出现金属，美观效果更好。由 Tran C，LaBarre E，Landesman HM 设计。*J Prosthet Dent.* 2009；102（5）：286-289

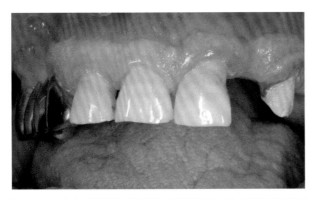

图 42-3 左上侧切牙、前磨牙、磨牙缺失，从中切牙到尖牙的 FPD 简化了 RPD 的设计并改善了 RPD 的功能和美观

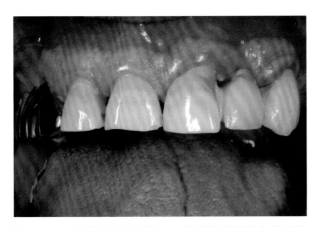

图 42-4 已经用氧化锆陶瓷 FPD 修复缺失的左上侧切牙，医生现在可以设计 RPD 来修复缺失的后牙

C 使用 FPD 进行前牙修复时必须考虑其美观性。若前牙区牙槽嵴吸收严重或唇线过高而看到一个很长的桥体，则效果对患者而言都是不理想的。这种情况可以通过软组织增量来纠正，建议采用 FPD。另外，RPD 或种植牙修复配合修复软组织的方法也可以选择。

扩展阅读

Aquilino SA, Shugars DA, Bader JD, White BA. Ten-year survival rates of teeth adjacent to treated and untreated posterior bounded edentulous spaces. *J Prosthet Dent.* 2001;85(5):455-460.

Cabanilla LL, Neely AL, Hernandez F. The relationship between periodontal diagnosis and prognosis and the survival of prosthodontic abutments: a retrospective study. *Quintessence Int.* 2009;40(10):821-831.

Holm C, Tidehag P, Tillberg A, Molin M. Longevity and quality of FPDs: a retrospective study of restorations 30, 20, and 10 years after insertion. *Int J Prosthodont.* 2003;16(3):283-289.

Leempoel PJ, Käyser AF, Van Rossum GM, De Haan AF. The survival rate of bridges. A study of 1674 bridges in 40 Dutch general practices. *J Oral Rehabil.* 1995;22(5):327-330.

Miyamoto T, Morgano SM, Kumagai T, Jones JA, Nunn ME. Treatment history of teeth in relation to the longevity of the teeth and their restorations: outcomes of teeth treated and maintained for 15 years. *J Prosthet Dent.* 2007;97(3):150-156.

Vermeulen AH, Keltjens HM, van't Hof MA, Kayser AF. Ten-year evaluation of removable partial dentures: survival rates based on retreatment, not wearing and replacement. *J Prosthet Dent.* 1996;76(3):267-272.

Wegner PK, Freitag S, Kern M. Survival rate of endodontically treated teeth with posts after prosthetic restoration. *J Endod.* 2006;32(10):928-931.

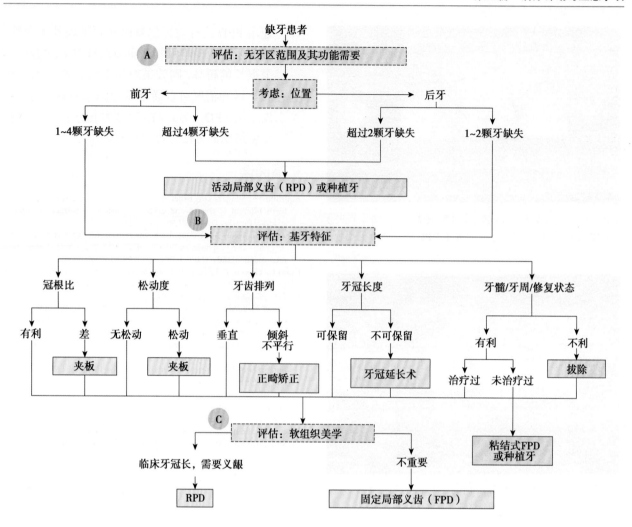

修复治疗计划注意事项

Hala Yassin and Eugene E. LaBarre

43

当牙周病患者需要进行修复治疗时，治疗方案要在牙齿预后相关的生物机械考虑和患者口腔修复的意愿之间取得平衡。有很多治疗方法可以选择，活动局部义齿（RPD）能修复任何牙列缺损状况，但其是所有修复方法中最不受欢迎的。与自然牙列、固定局部义齿（FPDs）或种植修复相比，RPDs 有很多局限性，包括人工外形、覆盖组织和牙齿、咬合功能受损、咬颊咬舌、积存食物、固位不良、疼痛、需要定期取下、可见牙齿的金属部件（卡环、杆、支托）等。由于基牙和黏膜负荷过重或容易聚集菌斑，RPDs 能引起严重的组织破坏。最糟糕的情况是，设计不当或制作不良的 RPD 能加速牙齿脱落和牙槽嵴吸收。

治疗计划包括评价检查获得的数据和进行临床判断。牙周病受多因素影响，且牙周病治疗效果依赖于患者的配合，因而即使技术高超的医生在评估疾病预后时其准确性也有限。保留天然牙的通用指导原则是通过合理的治疗和维护费用取得稳定的效果。此外，种植修复为活动义齿提供了重大战略支持（或完全取代假牙），极大程度上改变了专业修复方法。

A 对于牙齿重度无力的病例而言，包括Ⅲ度松动、附着丧失超过 50%、重度和不可逆的炎症 / 感染、根裂、无法修复的龋洞 / 修复体、重度 / 非策略性的牙齿错位等，拔牙是明确的治疗方案。牙齿中度无力的病例，包括Ⅱ度松动、需要治疗或再治疗的根尖周病变、膜龈问题、附着丧失少于 50%、龋活跃度高、中度龋洞 / 已存在修复体的情况下，难以决定是否拔牙。如果中度牙周病患者牙弓完整，则决定是否拔除牙齿、何时拔除牙齿以及拔除多少牙齿就变得更加困难，因为拔牙后不可避免地需要修复，而且拔牙后可能使余留牙变得不再稳固。

B 当决定拔牙时，患者和医生需就是否做即刻义齿得出一致意见。过渡期间，磨牙不需要即刻

义齿，尤其是牙弓到第二前磨牙是完整的。即刻义齿修复方案包括丙烯酸基局部义齿（活动）、天然牙支持的临时局部义齿（固定）、种植牙支持的临时冠（固定）。固定临时义齿更受欢迎，因其更像天然牙列；但活动局部义齿价格更便宜，且适用于任何局部缺牙状况，具有明显的治疗适应性。即刻局部义齿需要经常调整以适应组织不断的变化。为牙周病患牙做丙烯酸基局部义齿的基牙时，最好采用钢丝或铸造支托以减少义齿固位以及软组织损伤。由于控制局部因素是牙周病牙列治疗成功的重要因素之一，对于佩戴过渡性义齿尤其是首次佩戴义齿的患者，必须要教会患者并反复强调控制菌斑和软垢。

C 决定牙列缺损患者的修复方案比决定拔牙方案更为复杂，包括固定和活动修复。种类并非独一的，患者可在同一牙弓中接受两类治疗。传统的 RPD 有铸造金属支架和丙烯酸类树脂基托。完整的牙齿往往作为 RPD 的基牙，虽然天然牙牙根或种植体也能做覆盖义齿的基牙。固定义齿更受欢迎，然而，大部分患者 FPDs 和种植修复可受到基牙不足、牙槽骨质量 / 数量不足以及费用高的局限。虽然患者和医生认为 RPD 是一种功能及舒适性较差的义齿，但这是一种最便宜的选择，而且不会造成不可逆的破坏。一旦患者适应，RPD 往往能较好地行使功能。对于牙周病患者来讲，RPD 一个明显的优点是能无期限地保持其他修复方案的选择。

D 牙周病患者使用 RPD 治疗时需采取一些重要的设计以改善其功能，延长其使用时间。牙齿支持式 RPD 应该在缺牙区两侧选择稳固的牙齿作为基牙；修复体远中游离端需固定于稳固的基牙并覆盖宽阔的黏膜 / 牙槽嵴。模型置换印模技术或重衬，是限制下颌远中游离端缺牙病例 RPD 功能性运动的有效措施。RPDs 应合

适、坚硬、稳固，同时义齿部件要尽量少覆盖边缘龈，组织面要缓冲并高度抛光。种植治疗时策略性地在前牙区域放置种植体能有效固定修复体远中游离端（图 43-1）。另外，种植体基牙保护相邻的天然牙避免负荷过重，也减少了夹板固定 RPD 基牙的需要。前牙位置的覆盖义齿种植体避免了以往需要精密附着体全冠来隐藏金属 RPD 的固位体。用于远中游离端缺牙病例的任何类型的附着体都是要有弹性的，用于限制和引导义齿的功能活动。另一方面，很多长期后牙缺失的患者由于存在牙槽骨高度不够、修复体放置受限、颌间义齿空间不足等缺陷，所以后牙位置的种植体并非远中游离端缺牙病例的理想选择。若患者不适合进行种植修复，则松动的 RPD 基牙和独立的前磨牙基牙，应该通过铸造修复体夹板进行加固（图 43-2）。RPD 的支架可以起到夹板的作用，因为圆环形卡环和悬锁卡环连接器能环绕并固定基牙。对非基牙牙齿，有舌侧基托或𬌗面凹槽的铸造支架能减少某些方向的运动。

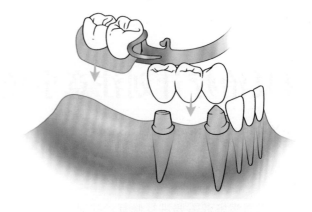

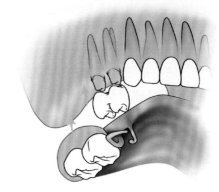

图 43-2　基牙夹板提高 RPD 支持：作为基牙的前磨牙通过一个 FPD 做成夹板（上）；支持力量弱的邻近基牙通过焊接冠做成夹板（下）

查。尽管 RPD 患者可以常规得到数十年的功能和服务，但在牙周 / 修复牙科领域，没有使用寿命的保证。一个以往口腔状况稳定的患者，可能会出现药物性口腔干燥、健康状况或认知能力减退、丧失动手能力等情况。这些情况均可能降低患者对牙周病和龋病的抵抗力，导致口腔健康状况快速恶化。

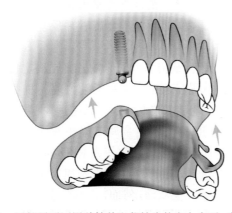

图 43-1　局部无牙区用种植体取代缺失的右上尖牙，为 RPD 提供支持和固位

E　减少支持的 RPD 最佳咬合包括两侧后牙正中𬌗均匀接触，没有侧方𬌗干扰。如果可能，应保留并保护天然牙的引导作用。𬌗面磨耗是使用 RPD 的结果。用于咬合面的金属合金基托支架是坚固耐磨的，而树脂牙较软并且容易磨损。从𬌗面耐磨损角度来讲，最好的义齿材料是铸造金，但其较贵且不做常规 RPD 使用。

F　修复体制作并适应之后，牙周病患者余留牙的长期预后取决于患者个人的口腔卫生和专业复

扩展阅读

Bergman B, Hugoson A, Olsson CO. Periodontal and prosthetic conditions in patients treated with removable partial dentures and artificial crowns. A longitudinal two year study. *Acta Odont Scand.* 1971;29(6):621-638.

Glickman I. The periodontal structures and removable partial denture prosthesis. *J Am Dent Assoc.* 1948;37(3):311-316.

Isidor F, Budtz-Jørgensen E. Periodontal conditions following treatment with distally extending cantilever bridges or removable partial dentures in elderly patients. A 5-year study. *J Periodontol.* 1990;61(1):21-26.

Quirynen M, Naert I, van Steenberghe D, Dekeyser C, Callens A. Periodontal aspects of osseointegrated fixtures supporting a partial bridge. An up to 6-years retrospective study. *J Clin Periodontol.* 1992;19(2):118-126.

Rissin L, Feldman RS, Kapur KK, Chauncey HH. Six-year report of the periodontal health of fixed and removable partial denture abutment teeth. *J Pros Dent.* 1985;54(4):461-467.

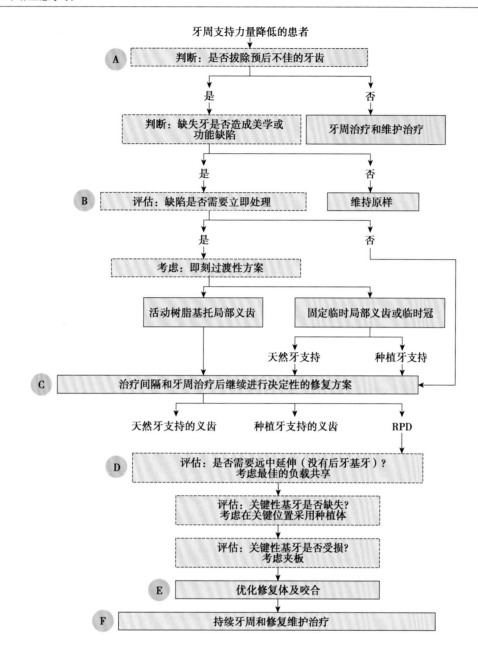

44 外源性因素：总体考虑

Joseph A. Zingale, Walter B. Hall and Lisa A. Harpenau

治疗计划可能会因非科学的、非医学的、非牙科的问题而改变。当这些问题出现时，患者能排除医生建议的首选治疗方案。患者的意见和观点最重要，因其可改变已推荐的治疗方案，或考虑转诊给另外一个愿意提供其他治疗方案的医生。下面是患者关于手术治疗计划的几个问题。

A 患者可能会拒绝医生建议使用牛异种移植材料进行再生性治疗的方法。这种拒绝可能是基于宗教信仰（印度教、基督教等）、社会信仰（宣传动物权利）或饮食／生活习惯（素食主义和纯素食主义）。

B 有些患者担心治疗可导致其他健康紊乱问题，比如使用牛异种移植材料可导致阮病毒相关疾病（变异型克雅氏病、人类形式的疯牛病）或使用人异体移植材料引起人类免疫缺陷病毒（HIV）感染，因此拒绝医生建议的手术治疗。目前尚无科学依据证实这些担心，没有病例报道使用牛异种移植材料可引起阮病毒相关疾病。同时，有可靠的证据证明HIV感染不会通过使用符合美国组织库协会协议的人异体移植材料传播。患者的意愿是最重要的，但医生需确保患者已了解使用再生性材料所带来的好处。

部分患者对医生推荐的手术治疗产生恐惧而拒绝治疗。恐惧可源于个人不愉快的手术经历、家庭、朋友、媒体的报道或仅仅由于手术这个概念本身。害怕是患者拒绝治疗最常见的原因，如果纯粹是只有紧张，咨询医生可以开术前用药（苯二氮䓬类药物）来减少患者对手术的焦虑。不愿进行手术的患者应进入严格监测的牙周维持治疗计划。再次强调，尊重并遵守患者的意愿、记录患者选择其他治疗的原因是非常重要的。

C 拒绝使用牛异种移植材料的患者可选用其他形式的材料，包括人异体移植材料、完全人工合成的移植材料、羟基磷灰石或无机材料。

D 如果由于外部因素，患者选择其他治疗方法而不是医生推荐的最佳治疗方法，医生必须要决定是选择其他方法治疗、还是将患者转给另一个遵照患者意愿治疗的医生。同时医生需对患者情况进行全面记录，避免任何临床证据的误会或谣言。

扩展阅读

Ramfjord SP, Caffesse RG, Morrison EC, et al. Four modalities of periodontal treatment compared over five years. *J Periodontal Res.* 1987;22(3): 222-223.

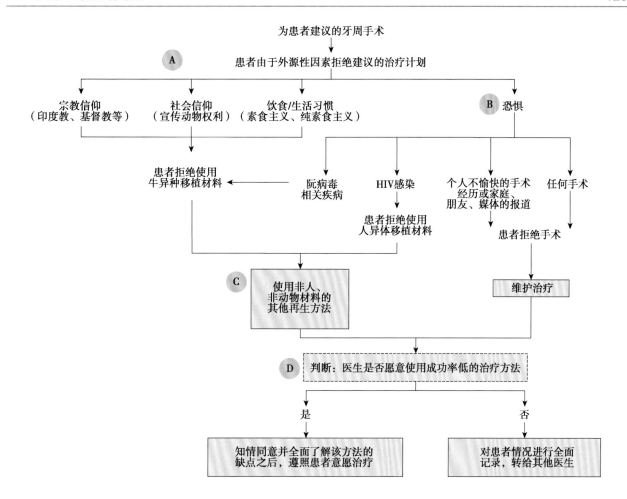

外源性因素：医学考虑

Peter L. Jacobsen and Elisa M. Chávez

许多全身系统状况可影响患者应对牙周治疗所造成的生理、心理、药理影响的能力。最常见最重要的与牙科治疗计划有关的全身状况已在本书不同章节有所讨论，本章节列出了其他状况中前10个致死原因，包括肝功能受损、肾功能受损、肾透析、使用化疗和细胞毒性药物、慢性阻塞性肺疾病、脑血管意外（脑卒中）。同时，本章节提出了服用互补的／天然的／全身保健品的注意事项。

A 首先最重要的是确定患者的全身状况，需全面了解患者既往病史、健康状况，进行细致的初次检查（参见第一章全身检查）。

多数已知患有全身疾病或具有与全身系统性疾病有关的症状和体征的患者需进行医学会诊。会诊的首要目的是排除与病史中未被发现的全身问题相关的症状和体征，了解患者已知的全身问题的严重程度，获取患者最近服用药物的完整资料，以及反映患者目前全身状况的近期实验室检查的结果（如果患者没有全身问题和预示全身问题的症状和体征，则相对于牙科治疗程序的治疗计划而言，没有证据表明任何实验室检查是有价值的）。

相对于实验室检查而言，近期这个概念依赖于即将评估的医学状况和预期进行的牙科／手术治疗程序，通常是治疗前1～3天。而对于出血等重要问题，以及不稳定的状况（如凝血功能可受使用抗凝血制剂、广泛牙周手术范围影响），实验室检查的近期数据应在治疗前24小时内采集。如果实验室检查用来评价稍不稳定的指标，例如白细胞计数和细胞毒性药物，则近期指治疗前7～10天。决定实验室检查内容时要考虑到预期牙科治疗程序的生理影响、即将进行评价的生理功能类型及其指标稳定性。因而，关于实验室检查数据采集中"近期"的定义是医生临床决策的一部分。

B 肝硬化和肝炎史。评估患者肝功能和状况是非常重要，包括以下两方面的内容：①患者代谢药物的能力；②出血危险，因为凝血过程需要很多肝脏产生的成分参与。总胆红素（total bilirubin，TBIL）是肝功能的一个筛选试验。胆红素是亚铁血红素（红细胞血红蛋白的一部分）的一个分解产物。肝负责清除血液中的胆红素。TBIL可用于评估血液中胆红素的量，若TBIL高，TBIL≥1.2mg/dl（≥20μmol/L），则肝功能不好。当TBIL为2～3mg/dl（34～51μmol/L）时，由于血液中胆红素积累可发生黄疸，眼睛巩膜和皮肤明显发黄，症状首先出现在眼睛巩膜，TBIL更高时临床能见到皮肤发黄。TBIL升高反映患者代谢药物和产生凝血蛋白的能力。TBIL升高也能评价凝血酶原时间和部分凝血活酶时间以确定患者的凝血状况。如果患者肝功能受损，意味着凝血能力受到影响，则治疗要推迟到患者有合适的凝血功能后。该类患者任何手术治疗前需使用凝血因子或输血。

还有其他测试丙氨酸转氨酶和天冬氨酸转氨酶的肝功能试验。这些试验结果能反映是否存在急性肝损伤，但天冬氨酸转氨酶指标的变化并不仅仅反映肝脏改变。内科医生可依据这些试验结果来评价肝损伤的原因和程度。若患者出现晚期肝损伤，则医生要避免使用具有肝毒性的药物如对乙酰氨基酚和含有乙酰氨基酚的镇痛药。同时，医生还需避免使用通过肝脏代谢的药物如红霉素等，或减少药物剂量使血药浓度低于毒性水平。

C 肾损伤／肾透析。肾脏在代谢很多药物方面具有重要作用，如果患者肾功能受损，则药物不能通过肾脏排泄，或药物需改变剂量以保证血药浓度不要太高。肾小球滤过率（glomerular filtration rate，GFR）是评估肾功能的一个试验，可用于检测肾滤过液体的速度。如果肾功能严重受损（GFR≤30U；GFR＜10ml/min），应避免使用具有肾毒性的药物如对乙酰氨基酚，也不能使用通过肾脏代谢的青霉素/阿莫西林等抗生素，或者需降低 25%～50% 的药物剂量。例如，若 GFR＞50ml/min，则每 8 小时服用一次药物；若 10ml/min＜GFR＜50ml/min，则每 8～12 小时服用一次药物；若 GFR＜10ml/min，则每 24 小时服用一次药物。

如果患者因为肾衰竭正在做透析，牙科治疗应在透析后一天进行（透析往往隔天做一次），因为此时患者的血液生化是最正常的。透析患者抗生素用药量可与其他患者一样，因为透析会排出抗生素。

D 心脏疾病及安装支架问题。这些话题在第一章讨论。

E 化疗和细胞毒性药物。化疗是一个广义名词，包含常用于癌症治疗的很多不同药物。细胞毒性药物是一类常用于消灭癌细胞的药物。并非所有化疗药物都有细胞毒性。口腔医生需与内科医生沟通，了解所用药物的种类、程序，最重要的是药物对生理和免疫功能的影响。

用细胞毒性药物对恶性肿瘤进行化疗可显著影响患者的免疫系统和抗感染能力。这些药物快速杀死生长细胞。存在于血液中的免疫功能细胞生长较快，因而可被迅速杀死。其他快速生长的细胞包括胃肠道和口腔的内层细胞。损伤这些细胞会导致肠胃问题和口腔黏膜炎。

评价患者免疫功能最好的办法是整理或回顾最近（见 A 关于"最近"的概念）的全血细胞计数（complete blood count，CBC）。这个试验能确定血液成分并提供白细胞和血小板计数。如果白细胞少于 2000，治疗应延迟，直到白细胞超过 2000；如果血小板低于 6000，治疗也要延迟，因为有出血危险。

在化疗期间，白细胞和血小板什么时候会降低是可以预测的。在癌症化疗期间，任何可选择性的牙科治疗都要在白细胞达到能够提供足够免疫反应后进行，并需有足够血小板防止过度出血。通常是在化疗药物服用期间或刚刚在下次药物服用之前进行。

正在使用双磷酸盐类等其他类型化疗药物的患者有一些特殊注意事项（参见第 54 章）。

患者感觉患病严重不适合进行牙科治疗（常在化疗头 2 周和化疗快结束时），应把治疗时间调整到他们感觉好一些的时候（常在下次化疗前

2 周），或者如果需要的话，化疗结束后 4～6 周。

有时候牙科问题/感染的控制是无法选择的，而是必需的。由于癌症化疗引起的免疫缺陷的患者可死于口腔感染。对这类感染最好的治疗方法是避免在最初发作过的位置复发。若有可能，患者应在化疗开始前接受牙科治疗。

如果患者在化疗期间出现感染症状，则应做积极治疗。积极治疗指的是感染症状一出现，马上应用合适的、足量的抗生素，并要持续到症状和体征解决之后的 3～5 天。同时需要做细菌培养和敏感试验以确保使用合适的抗生素。如果感染形成脓肿，应进行适当的切开排脓以控制感染。进行化疗期间，发生真菌感染的免疫抑制患者应用抗真菌药物进行治疗。

患者在使用能杀死黏膜细胞的化疗药物后还会得黏膜炎。这种黏膜炎往往与真菌感染不能区别或并发于真菌感染。黏膜炎可通过抗真菌和黏性利多卡因漱洗控制，后者能缓和并减轻疼痛。

有些"神奇的漱口液"可以应用，应用这些漱口液并没有统一的用法，最常见的是混合使用有麻醉作用的黏性利多卡因、用于可以表面涂层的白陶土和果胶制剂（水杨酸亚铋）、制霉菌素等抗真菌药或四环素等抗菌药。这样的成分组成有各种药理和安慰剂作用——至少患者觉得做了一些事情。

F 慢性阻塞性肺疾病（chronic obstructive pulmonary disease，COPD）。这类疾病有很多不同类别，常见的特征是患者得到足够氧气的能力受损，严重的患者可能需要辅助供氧才能生存。如果患者需要辅助供氧来维持有效的血氧饱和度，不要用一氧化二氮，因为氧气过饱和会引起呼吸抑制。具有正常生理的健康患者，启动呼吸的机制依赖于血液中的二氧化碳。重度呼吸抑制的患者，对启动呼吸的二氧化碳不敏感，身体转而对血液中的氧气敏感。血氧气浓度太低时，大脑命令呼吸肌进行呼吸。如果吸入的氧气浓度高了，像用于牙科治疗的一氧化二氮，是含 60%～80% 的纯氧（正常空气含 20% 氧气），则身体的氧感应器会认为机体已经得到充足的氧气，就会命令呼吸肌停止行使功能。

很多控制疼痛的麻醉剂和控制焦虑的镇静催眠药物会造成呼吸抑制，该类药物不能用于有重度呼吸问题的患者。

G 脑血管意外（cerebral vascular accident，CVA）。CVA（脑卒中）是指血液不能通过大脑中的某个区域，导致组织因缺氧而坏死。87% 的情况是因为血凝块/障碍物阻塞血管，13% 是血管破裂损伤了周围组织引起。有血凝块/障碍物阻塞血管的患者一定要给予抗凝剂。然而，若患者表示自己有 CVA，则医生必须警惕出血危险。制定牙周治疗计划前医生要评价患者的出血状况，并且不能给患者使用任何引起出血的药物。在牙科，最常见的是阿司匹林和其他非甾体类抗炎药物（nonsteroidal anti-inflammatory agents，NSAIDs）。

H 天然的/互补的/全身的保健品。大部分患者使用天然的/互补的/全身保健品来治疗已经确诊的问题、治疗他们认为存在的全身不适、或仅仅为了维持健康。

　　医生需询问患者服用这些产品的原因以确定一些未经诊断的疾病。同时应查明患者正在使用的产品，因为这些保健品可能会干扰牙周治疗。

　　维生素 E、银杏、人参、大蒜、姜、圣约翰草、当归、甘草、硒等天然保健品具有抗凝作用，因而会增加出血倾向。如果使用血管收缩剂，卡瓦提取物和麻黄/麻黄属植物（FDA 禁用）能加快心率或焦虑。缬草属植物对术前使用的抗焦虑药有累加效应。

　　医生需让患者在牙周治疗前约 7～10 天停止服用以上任何保健品以减少出现危险。

扩展阅读

Little JW, Falace DA, Miller CS, Rhodus NL. *Dental Management of the Medically Compromised Patient.* 8th ed. St. Louis, MO: Elsevier Mosby; 2013.

Physicians' Desk Reference for Nonprescription Drugs, Dietary Supplements, and Herbs™. Montvale, NJ: Thomson PDR; 2011.

Protocols for the Dental Management of Medically Complex Patients. Available at http://www.dental.pacific.edu/Documents/dental_prof/Medically_Complex.pdf Updated July 2011. Accessed September5, 2012.

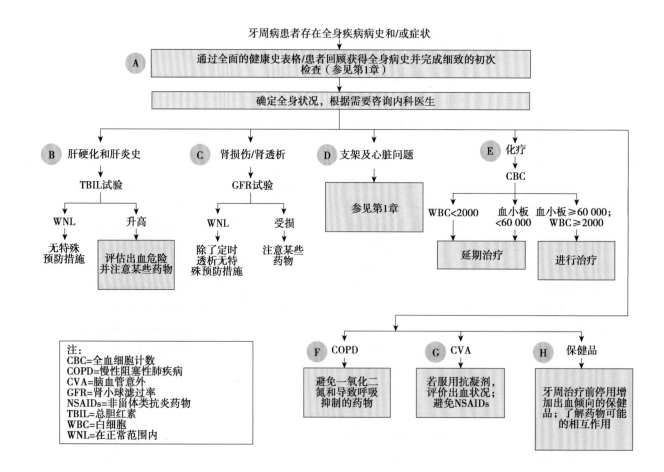

外源性因素：修复考虑

Richard T. Kao and Donald A. Curtis

46

牙周医生和修复医生存在信任和有效沟通时，可提高口腔情况复杂的患者的牙科治疗疗效。随着团队成员之间彼此熟悉并友好相处时，合作关系会逐渐成熟。随着这种关系的发展，两个科室的医生建立一致的预后判断成为关键。

"预后"是指通过不同的治疗手段或没有治疗，在预期的时间内使牙列保留功能的状况。预后判断是不精确的科学，并依赖多种因素，在第 34 章有所描述。简而言之，决定预后的因素可以分为以下几类：

患者因素：包括年龄、全身健康状况、口腔卫生和患者牙科治疗积极性、经济、负面的社会 / 行为习惯（吸烟、酗酒、精神压力等）、身体缺陷、牙周状况恶化速度以及宿主反应。这些因素影响个别牙齿的预后，但同样重要的是，他们影响上下牙弓的预后。

局部因素：包括骨骼、牙弓、牙齿 / 牙周解剖、咬合问题、治疗 / 病情恶化的范围、每个牙弓内余留牙的数目 / 分布。这些因素主要影响牙齿的预后。

医生能力因素：包括每个团队成员的专业技术（范围和限制）、协作医疗的工作时间、技术发展的机会、资源、治疗经验。这些因素影响提供服务的协调和最终质量。

技术发展：联合使用牙科种植体、应用生长因子和生物制剂的再生性治疗、计算机指导的 X 线断层摄影诊断和手术治疗计划、新的修复材料可显著提高治疗效果并提供新的治疗方法。和过去有限的治疗方法相比，这些新的发展将改善个别牙齿和牙弓的预后。

不同医生对疾病的预后判断以及对各种影响因子的相对权重有所不同。虽然在最初检查时会有暂时性的预后判断，但一般建议在实施基础治疗和（或）确定的牙周治疗后再判断预后。研究表明牙周预后判断往往对预后极佳 -

好或预后无望的牙齿是精确的，其他所有的预后判断（较好、慎重、较差）往往是不精确的。

A 对任何新患者的评估，首先需明确患者是否有疼痛或不适。患者在进行确定的牙周治疗前应先行急症处理来消除不适。

B 需要进行全面的牙周和牙体评估，随后完成基础治疗以及评估患者口腔卫生需求和依从性。对每个牙齿和牙弓进行最初的和试验性的预后判断。预后无望的牙齿应考虑拔除，进行手术和非手术治疗。一旦完成牙周治疗，患者就需进行治疗后评估，判断每颗牙齿的预后，进而形成对整个牙列的预后判断。

C 预后好 - 较好的牙列，每颗牙齿根据各自的预后进行处理。对于预后好 - 较好的牙齿而言，可以进行确定的保存治疗计划和牙周 / 修复维持治疗；对于预后慎重的牙齿而言，牙周和修复医生共同明确哪些局部因素使牙齿受到损害是非常必要的。目前存在的问题（牙髓治疗不当、深 II 度根分叉病变、中度附着丧失合并松动等）和预期的牙齿存留时间应告知患者。很多医生常常提出什么措施是合理的或牙齿保留成功的要素。只有通过讨论，医生才能知道患者期望什么。如果患者的期望值能够得到满足或治疗计划能应急调整适应患者要求，则可以进行确定性的治疗。若患者的期望不合理或不可能达到，则应中断治疗。预后无望的牙齿应策略性拔除，然后对余留牙列进行修复治疗。治疗计划既要考虑患者又要考虑局部因素，同时应提供牙周和修复治疗可变化的范围，其目标在于达到患者期望值。

D 对于预后慎重的牙弓而言，决定是否有足够的基牙以及设计种植体支持的修复体以获得稳定的牙列是非常重要的。余留牙行使功能的时间应满足或超过患者的期望值。若建议的计划能满足以上所有的条件，则应进行策略性拔牙和任何其他治疗。同时应注意上颌和下颌对于基牙 / 种植体支持的修复体的要求是不同的。

E　预后无望的牙弓，很可能需要策略性拔牙。随着牙科种植体应用增多，全牙弓修复设计方案已经改变。关于解剖区域是否适合植入种植体、使用多少种植体、前牙 - 后牙种植体的分布、悬臂式牙齿的长度、修复体是黏膜还是种植体支持式的决定将在本书的其他章节进行讨论。

　　多学科病例最佳治疗的合作需要了解影响牙齿和牙列预后的各种因素。医生互相合作为患者提供最好的治疗是一门需要磨炼的艺术和技能。

扩展阅读

American Academy of Periodontology. Parameter on chronic periodontitis with advanced loss of periodontal support. *J Periodontol.* 2000;71(5 Suppl):856-858.

American Academy of Periodontology. Comprehensive periodontal therapy: a statement by the American Academy of Periodontology. *J Periodontol.* 2011;82(7):943-949.

Badersten A, Nilvéus R, Egelberg J. Scores of plaque, bleeding, suppuration and probing depth to predict probing attachment loss. 5 years of observation following nonsurgical periodontal therapy. *J Clin Periodontol.* 1990;17(2):102-107.

McGuire MK, Nunn ME. Prognosis versus actual outcome. II. The effectiveness of clinical parameters in developing an accurate prognosis. *J Periodontol.* 1996;67(7):658-665.

McGuire MK, Nunn ME. Prognosis versus actual outcome. III. The effectiveness of clinical parameters in accurately predicting tooth survival. *J Periodontol.* 1996;67(7):666-674.

Schluger S, Yuodelis R, Page RC, Johnson RH, eds. Periodontal prognosis. In: *Periodontal Diseases: Basic Phenomena, Clinical Management, and Occlusal and Restorative Interrelationships.* 2nd ed. Philadelphia, PA: Lea & Febiger; 1990:341-348.

Schwartz M, Lamster IB, Fine JB. Prognosis. *Clinical Guide to Periodontics.* Philadelphia, PA; 1995:81-84.

Wang HL, Burgett FG, Shyr Y, Ramfjord S. The influence of molar furcation involvement and mobility on future clinical periodontal attachment loss. *J Periodontol.* 1994;65(1):25-29.

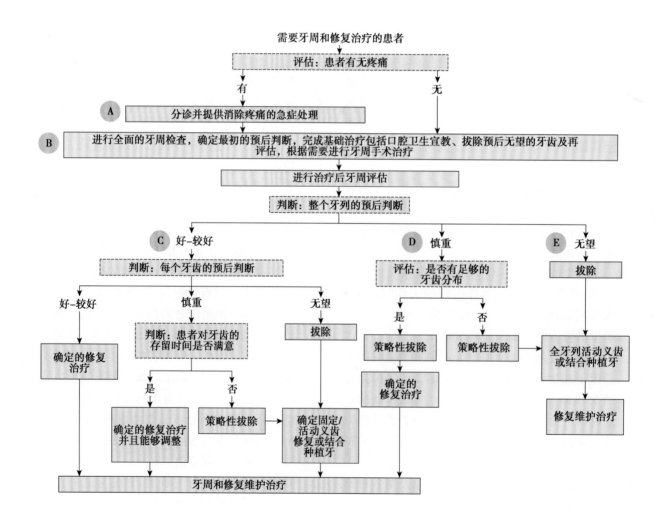

牙龈退缩的治疗

Walter B. Hall

当医生发现牙齿附着龈很窄或缺如，在进行附着龈增量前，需确定牙龈退缩状况是稳定性的还是进行性的。如果退缩后的牙龈处于稳定状态，则不需要移植；反过来，如果发生进行性退缩，则需要移植。

A 缺乏足够的附着龈而有牙龈退缩倾向的牙齿若不存在牙根暴露，则情况是稳定的。有修复或正畸治疗需求的牙齿在治疗前应考虑预防性的软组织移植术，因治疗可导致牙龈退缩。若没有此类治疗计划，则医生应把这些问题告知患者，并定期评估牙齿症状和变化。医生和患者可能会决定在不做预防性移植治疗的情况下进行修复或正畸治疗。若牙龈退缩发生或进展，则通常选择游离龈或结缔组织移植术（connective tissue graft，CTG）修复牙龈退缩或用附着龈覆盖部分牙根预防进一步的牙龈退缩。此外，已有报道提出可选择重组人血小板衍生生长因子（recombinant human platelet-derived growth factor，rhPDGF）及磷酸三钙进行组织再生。

B 如果存在牙根暴露，早期记录有助于确定退缩是进行性的还是稳定的。若有早期记录并表明情况稳定，则医生应继续观察该区域，除非修复或正畸治疗而需要牙龈增量。若与早期记录对照发生了牙龈退缩，则应考虑结缔组织移植术，因其与游离龈移植术相比是更有预见性的根面覆盖方法。

C 如果没有早期记录，则只能通过患者的印象来帮助决定是否进行移植。若患者认为牙龈退缩是进行性的，应考虑结缔组织移植术；若患者认为牙根暴露是早期发生的而目前处于稳定状态，则医生需记录有问题的区域并定期观察其变化，除非修复或正畸治疗需要增加附着龈。如果没有早期记录，患者也不能确切指出牙根暴露区域是否处于稳定状态，则有必要定期记录并观察该区域的变化，直到其他治疗需要增加附着龈。若现在或将来需要治疗，可选择CTG。

扩展阅读

Gartrell JR, Mathews DP. Gingival recession. The condition, process, and treatment. *Dent Clin North Am.* 1976;20(1):199-213.

Hall WB. *Pure Mucogingival Problems: Etiology, Treatment, and Prevention.* Chicago, IL: Quintessence; 1984:178.

Rateitschak KH, Egli U, Fringeli G. Recession: a 4-year longitudinal study after free gingival grafts. *J Clin Periodontol.* 1979;6(3):158-164.

Takei HH, Scheyer ET, Azzi RR, Allen EP, Han TJ. Periodontal plastic and esthetic surgery. In: Newman MG, Takei HH, Klokkevold PR, Carranza FA Jr, eds. *Carranza's Clinical Periodontology.* 11th ed. St. Louis, MO: Elsevier Saunders; 2012:595-600.

Wennström JL, Zucchelli G, Pini Prato GP. Mucogingival therapy – periodontal plastic surgery. In: Lang NP, Lindhe J. *Clinical Periodontology and Implant Dentistry.* 5th ed. Oxford, UK: Blackwell Munksgaard; 2008:955-1028.

Wilson RD. Marginal tissue recession in general practice: a preliminary study. *Int J Periodontol Res Dent.* 1983;3(1):40-53.

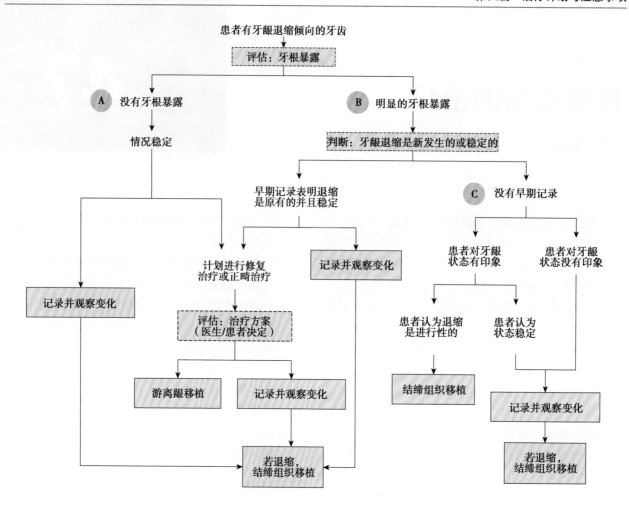

焦虑患者的治疗

Richard J. Nagy

恐惧和焦虑会影响牙周治疗，因而应意识到恐惧和焦虑是患者整体治疗的一个重要组成部分。此外，焦虑患者的治疗较难进行且充满压力，因此临床医生必须掌握适当的减压方法。这些方法包括非药物治疗手段或某种形式的镇静。焦虑患者成功减压后，必需的牙周治疗得以在平静、专心、压力较小的方式下有效完成。

A 在进行牙周治疗之前，评估每个患者的焦虑水平是很重要的。对于预期的治疗计划或仅仅只是因为在牙科诊室里和（或）坐上牙椅，多数患者都会有一定程度的焦虑和恐惧。医生与患者谈话时要注视患者的眼睛、留意患者扭动的身体、湿透的手和汗水，从而了解患者的焦虑水平。肢体语言将提供线索，帮助临床医生指导患者减轻焦虑。实施镇静前进行风险评估也很重要。美国麻醉医师协会（American Society of Anesthesiologists，ASA）体质状况分类的知识对评估围术期风险至关重要，也是对全身病史、牙科病史、以往镇静史的一个详尽回顾。临床医生在治疗之前应该评估中枢神经系统（central nervous system，CNS）、呼吸系统和循环系统，并根据需要进行医疗会诊。

B 为患者提供一个安全、轻松的环境有助于焦虑的治疗。对于想了解谁是临床医生的患者而言，牙科诊室应该能反映主治医生的状态，从而建立信任，这可通过有效的诊室设计、音乐、艺术和工作人员而实现。大多数患者更喜欢开放、自由出入的诊室；然而，一个封闭的空间对希望保留个人隐私的患者是最好的。平静而令人开心的音乐轻轻在整个诊室播放有助于焦虑患者放松，这在创建熟悉、促进放松并建立信任方面是有效的，诊室的艺术选择也有同样的效果。最后，有风度的、友好的、有同情心的以及赞美医生人格的工作人员有助于建立患者治疗时所必需的信任。

C 研究表明，信任、沟通和融洽的关系是减少患者焦虑的关键，而控制和贬低与增加焦虑有关。因此，制定减压协议与个别患者需求相匹配并提高信任是最理想的。协议包括提供一个合适的环境（如 B）、控制疼痛、候诊时间最小化、并与患者约定一天中焦虑情绪最少的时候。约定的时间因人而异，多数喜欢上午。

D 恐惧往往是即时的、短暂的现象，危险来源过去之后就会消失。另一方面，焦虑是一种从个人经验获得的情感的、内在的、后天的反应，不容易快速意识到或消除。轻度焦虑可能表现为轻微紧张，可有轻度心血管变化和可观察到的呼吸变化，患者通常会用言语表达他们的感受和忧虑。轻度焦虑的治疗包括通过口头方式、椅旁宣教和肢体接触来创建信任（所有镇静技术的基础）。在局部麻醉等产生焦虑的过程中，轻轻拍打手臂或肩膀能有效减少患者忧虑。另外，一些患者可借助催眠、一氧化二氮镇静和（或）术前口服用药等方法。有些病人可能需要通过口腔或中度的镇静来达到更深程度的镇静。

E 中度 - 重度焦虑可能表现为牙科恐惧症和（或）无端恐惧症。患者无法安静地坐着，其心血管和呼吸的变化更加明显，包括心悸、心动过速、出汗、颤抖、苍白、气短、窒息的感觉、头晕、胸痛和恶心。通常，患者在这种情况下将难以表达他们的感受。治疗这些患者除了中度镇静或深镇静 / 全身麻醉等更高层次的镇静外，还需要和治疗轻度焦虑患者同样的技术。

F 镇静是否有效可通过评价身体和 CNS 反应来确定。通过对心率、血压、呼吸速率、血氧饱和度和呼吸的评价来监视心血管反应。评估生命体征必要的设备包括脉搏血氧饱和度测量仪、血压计、气管前听诊器、心电图和潮气末 CO_2 监测仪。临床医生必须确定镇静的终点，而这会影响 CNS 和意识水平，如 Verrill's 指征，该指征是反应镇静水平的标志。

G　患者 CNS 抑制在适当水平时，血流动力学稳定。在口腔和中度镇静过程中，患者对口头和身体的刺激应该会有适当反应。患者和最初的表现相比会更加轻松，因为他们可能会舒展四肢、双手放松、对问题的反应时间可能会延长、讲话可能会含糊不清以及上睑下垂（睑下垂）。呼吸应该是稳定的，呼吸频率与基线相比略有减少。

H　有时候，患者可能抵抗镇静，导致镇静药物用量增加或快速引入，这通常会导致有效镇静出现轻微过度镇静的情况。大多数这种情况不需要使用逆转剂或进行急诊处理。困难在于该类镇静可能延长，使得术后监测时间延长。通常情况下，"什么时候让患者安全出院？"取决于患者完成自主活动的能力，如喝水后无并发症或能起床小便。在这点上，恢复自主控制表示患者可以在看护的陪同下出院。

I　无效的镇静反应表现为患者血流动力学稳定，但焦虑水平从最低到显著升高。这种情况通常可以通过联合运用镇静方法来处理，包括口头指导和催眠放松技术、一氧化二氮和静脉镇静。

J　I 中也可能存在有效的反应；然而，患者可能出现血流动力学不稳定。患者也可能经历超过轻微过度镇静的并发症，表现为易怒和好斗性增加。随着 CNS 抑制水平增加，患者会感觉呼吸困难，这可能会导致患者意识不清和心血管并发症，需要立即进行急症医疗干预。同时，部分患者可能会有过敏反应或局部 / 全身性毒性作用等药物副作用。

扩展阅读

American Dental Association. Managing emergencies: what dentists and staff need to know to save lives. *J Am Dent Assoc.* 2010;141(Suppl 1): 3S-24S.

Boynes SG. *Dental Anesthesiology: A Guide to the Rules and Regulations of the United States of America.* Published in cooperation with the American Society of Dental Anesthesiologists; 2008. http://www.ada.org/sections/educationAndCareers/pdfs/anes_apdx15.pdf. Accessed September 7, 2012.

Kvale G, Milgrom P, Getz T, Weinstein P, Johnsen TB. Beliefs about professional ethics, dentist-patient communication, control and trust among fearful dental patients: The factor structure of the revised Dental Beliefs Survey. *Acta Odontol Scand.* 2004;62(1):21-29.

Little JW, Falace DA, Miller CS, Rhodus NL. Patient evaluation and risk assessment. In: *Dental Management of the Medically Compromised Patient.* 8th ed. St. Louis, MO: Elsevier Mosby; 2013:1-18.

Malamed SF. *Sedation: A Guide to Patient Management.* 6th ed. St Louis, MO: Elsevier Mosby; 2013.

Mellor A. Management of the anxious patient: what treatments are available? *Dent Update.* 2007;34(2):108-110, 113-114.

Patel AM, Richards PS, Wang HL, Inglehart MR. Surgical or non-surgical periodontal treatment: factors affecting patient decision making. *J Periodontol.* 2006;77(4):678-683.

焦虑患者的牙周治疗

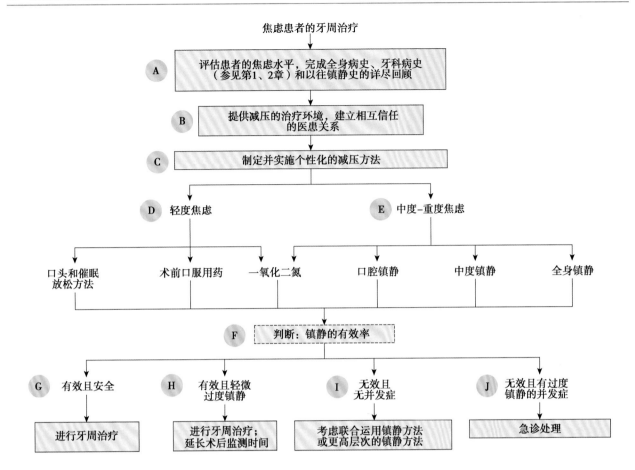

A 评估患者的焦虑水平，完成全身病史、牙科病史（参见第1、2章）和以往镇静史的详尽回顾

B 提供减压的治疗环境，建立相互信任的医患关系

C 制定并实施个性化的减压方法

D 轻度焦虑 | **E** 中度-重度焦虑

口头和催眠放松方法 | 术前口服用药 | 一氧化二氮 | 口腔镇静 | 中度镇静 | 全身镇静

F 判断：镇静的有效率

G 有效且安全

H 有效且轻微过度镇静

I 无效且无并发症

J 无效且有过度镇静的并发症

进行牙周治疗

进行牙周治疗；延长术后监测时间

考虑联合运用镇静方法或更高层次的镇静方法

急诊处理

49 老年患者的治疗

Peter Y. Kawamura

老年牙科患者的治疗任务日益艰巨，医生需决定什么治疗适合高龄的患者。我们如何选择修复和手术治疗？治疗的有效时间是多久——我们期望这些治疗能够持续多久？我为我自己的父母做这些治疗吗？这个老年患者能否负担得起这个治疗选择？经常被提出的问题与实际的牙科病理学关系小一些，而与我们所理解的伦理道德问题以及我们认为的"适龄"治疗策略关系更大一些。这种主要基于年龄的选择性决策偏见被称为"年龄歧视"。由于注意力偏离了临床问题，以及个人、文化或社会对年龄的偏见/歧视重于对临床表现的关注，所以年龄歧视使决策过程复杂化。最终结果是，老年患者接受被认为是符合"老人"的治疗策略，而不是符合生物力学的最合理、最有效的治疗，也不是适合患者的认知和功能能力的决策。

A 医生治疗老年患者的决策过程中第一步、也可能是最重要的一步，就是有意识地控制或摒弃自己对老年患者的歧视或偏见。

B 第二步是收集关于患者的资料，更多地关注全面或非牙科问题。医生常规在他们的病历表上记录关于医疗问题、药物和过敏史的信息。除了这些表格，以下将有助于获得患者不会提供的重要信息：

- 向内科医生索取最近的病史和体检报告
- 除了处方药，询问以下内容：
  - 非处方药物
  - 借来的药物
  - 草药/自然疗法或其他家庭或文化的补救措施
- 要求患者把所有药物都带来，以便记录所有的标签
- 明确药物的不良反应
- 把药物的不良反应，例如便秘或恶心，和真正的过敏反应分开

除上述内容外，其它两个方面对老年患者变得越来越重要：精神状态和功能状态。精神状态是重要的，是因为患者必须知情同意接受治疗、是所有信息的来源、必须配合治疗、治疗后必须遵循家庭护理。医生应该评估患者的警觉性和定位程度。定位是指认知能力的四个方面：①患者知道他们自己是谁吗？（人物）；②他们在哪里？（地点）；③日、月、季和（或）年？（时间）；④他们此行的目的是什么？（情形）。医生应该评估患者遵循指示的程度和记忆事件的完整程度，包括最近的和很久以前的事件。最后，评估患者所回答问题的恰当性是重要的，并要避免回答"是和否"的问题。询问需要解释或描述的问题，可以更深入地了解患者的精神状态。

患者的功能状态可能受到脑卒中后遗症、退行性关节疾病、进行性神经系统疾病如帕金森病的影响。这些后遗症对患者进行有效家庭护理具有负面影响。灾难性的疾病或损伤可以急剧改变患者当前的功能状态，将功能健康的老年患者从独立自我护理转至完全需要照顾。此外，吞咽功能可能受损（吞咽困难，隐匿吸入），导致无保护的气道和吸入危险的增加。因为病人的功能能力恶化，家庭支持系统和护理人员变得越来越重要。护理人员可弥合维持健康的预期护理水平和患者能够做什么之间的差距。因此，成功的长期的治疗需要包括护理人员的配合。护理人员需要为不能独立行使功能的患者提供熟练的、有效的口腔护理。

患者状态可突然改变，故医生应对患者定期做全面评估。这些全身问题可影响每个阶段的治疗和决策，并且需纳入患者的局限性内。

C 为了安全有效的治疗，医生应该确定具体的全面策略。人们应该注意防止当前的情况恶化，确保患者尽可能达到病情稳定（功能健康）。相互交流要与患者的理解/困惑水平一致。"告诉-演示-谨慎去做"的方法可能需要重复使用

以及频繁的再次巩固。预约时间（持续时间和每天的时间点）应与患者的最佳功能时期一致，将有利于治疗。放慢动作、通道清洁、良好的照明、亲密的伴随可最大程度上减少治疗期间的掉落东西和伤害。半坐卧姿势、良好的吸唾、使用铺巾／洞巾可减少吸入和窒息。好的间接照明、没有背景噪音／干扰、缓慢而明显的清晰发音、面对面的座谈有利于交流。医生也应该考虑使用合适的口腔卫生设备和电动牙刷。最后，当授予护理人员"执照"或"权威"来协助和提供口腔护理，患者常常更愿意接受要给他们做的护理工作。

D　牙科病史、检查结果和问题——除了通常收集的各种数据，还应检查以下内容：

- 口腔卫生状况——取决于患者是否有足够的活动范围、灵巧性、有效进行口腔护理的合适的清洁工具
- 唾液——检测唾液稠度和流量；触诊腺体看唾液能不能分泌并询问患者是否口干（主观报告）
- 咽反射——确定患者在治疗期间是否有受保护的气道
- 有接触的功能牙数量——当未戴或者只是偶尔戴局部假牙时，能咬合的上下颌牙齿可能是患者咀嚼的唯一手段
- 种植体的存在和地位——现在越来越多的老年人对种植修复感兴趣或已经接受了种植体作为一种治疗方式

牙科问题的识别和文件证明将使临床医生能够优先考虑治疗并满足法医学的义务。可将这些问题披露给患者／护理人员包括让他们参与治疗计划的制定过程。

E　牙科策略——治疗老年牙科患者至少有三大策略：

E1　第一个策略是治疗病理和感染。软组织病损活检、清创术、刮治／根面平整、辅助药物治疗（牙周感染）、龋齿、牙髓治疗（牙髓感染）、拔除预后无望的牙齿／牙根应该在第一个程序完成。

E2　第二个策略是保持／提高口腔功能的能力。目标应该是使患者能没有问题地咀嚼和吞咽他们所期待的食物。"战略性"牙齿——患者认为最重要的牙齿——需要确定，临床医生应该尽最大努力保留和维护这些牙齿。这些将包括：

- 牙周稳定的牙齿
- 功能性牙齿——是有功能的牙齿，无论患者有没有戴假牙
- 每侧牙弓上至少有一颗牙齿——这些都是未来局部义齿的基牙，或者他们可能将患者过渡到全口义齿
- 一颗单独的磨牙和做过牙髓治疗的牙根可以作为局部义齿的基牙／咬合止点

　　应该寻找后牙至少是前磨牙的支持（缩短的牙弓）。使用义齿取决于患者是否能把假牙固位以及患者／护理人员是否能容易地取出、戴入和清洁假牙。种植修复体可以使义齿的"硬件"数量／体积最小。目前种植体的手术和修复治疗可实现无创、效率高。直径小的种植体可以植入水平宽度不足的牙槽骨。另外，5～6mm 的短种植体可植入在垂直型骨吸收的区域。如果有拔牙，临床医生应考虑位点保存和（或）即刻种植。对于有大量缺失牙的高危患者，种植体定位在两侧第一磨牙和尖牙位置，如果所有的牙齿都最终缺失，可选择种植体支持的修复体。

E3　第三个策略是长期治疗。患者应彻底明白他们的牙科护理和定期维护是控制感染的措施，而不仅仅是消除缓解疼痛和微笑疗法。可能需要每隔 3 个月进行牙周清创、牙齿涂氟、并强化口腔家庭护理。

　　临床医生必须在每次复诊时观察患者心理状态和功能状态的变化，简化／修改家庭护理以匹配患者／护理人员的技能，强化即使在灾难性事件后也要坚持口腔卫生的重要性。

　　患者错过预约的复诊需要立即随访，如果有灾难性的事件限制了患者的能力，患者治疗目标是防止在康复阶段发生口腔／牙科病情恶化。可以转诊给做便携式／移动牙科保健的从业人员。有些地方已经许可不受医生监督，独立接诊患者。这些保健专家可在住所、家庭护理机构、养老院或其他地点接诊患者。

扩展阅读

Lamster IB, Northridge ME. *Improving Oral Health for the Elderly: An Interdisciplinary Approach*. New York, NY; Springer: 2008.

Mulligan R. Geriatrics: contemporary and future concerns. *Dent Clin North Am.* 2005;49(2):xi-xiii.

Rutkauskas JS. Clinical decision-making in geriatric dentistry. *Dent Clin North Am.* 1997;41(4):633-649.

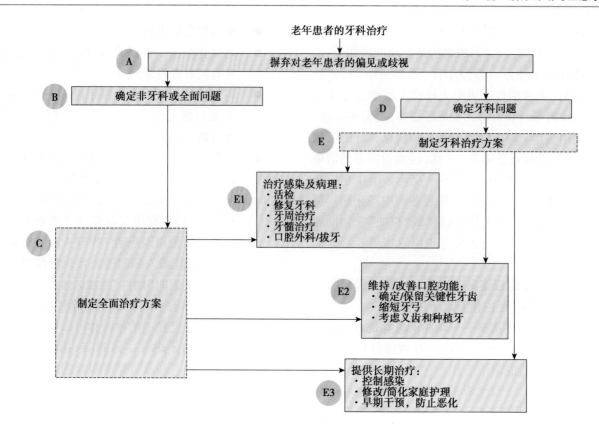

服用抗血栓类药物患者的牙周治疗

50

David J. Lasho

越来越多的患者在寻求口腔治疗的同时服用抗血栓类药物，以防止发生严重的或潜在威胁生命的医学并发症。抗凝血药物（华法林等）以及抗血小板药物（阿司匹林等）可降低血凝块及血栓形成的风险，从而减少脑卒中、冠状动脉栓塞、深静脉血栓、肺栓塞等疾病的发生。这些药物适用于多种疾病，最常用于患有心房颤动、深静脉血栓、脑血管病、做过心脏机械瓣膜置换术和冠状动脉支架植入术的患者。然而服用这些阻碍血凝块形成的药物会增加侵入性牙科治疗后出血的可能性，因此牙科医生需采取局部止血措施，并告知患者需严格遵循术后医嘱。

A 进行口腔治疗前，牙科医生需详细询问病史，明确患者现病史、营养补给状况，以及之前手术和创伤后大量出血的经历。同时需考虑以下因素：①牙科操作类型：刮治加根面平整、牙周翻瓣术、软组织移植、牙齿拔除、种植修复；②治疗范围：一次法或两次法、分区治疗或全口治疗、拔除单颗牙还是多颗牙、种植体植入的数目；③患者机体状况和相关的血栓栓塞事件发生风险。例如，心脏机械瓣膜置换术后的患者血栓栓塞的风险会增加，需进行高强度的华法林治疗；④牙科患者治疗期间，抗凝血和血小板抑制水平，即患者是否遵循医嘱服药，是否需要在牙科治疗前进行实验室检查以明确血液状况；⑤患者是否存在其他影响凝血功能的疾病，如肝脏疾病、酗酒或血小板减少症。在牙周治疗过程中及治疗后，牙科医生通常需与内科医生沟通，以权衡患者出血和血栓栓塞的风险。

B 华法林（Coumadin®）是一种常见的口服抗凝血药物，其治疗量由凝血酶原时间（prothrombin time, PT）推算出的国际标准化比率（international normalized ratio, INR）值来评估。对于大多数疾病（如，房颤和深静脉血栓），目前指南推荐INR值为2.0～3.0，属低强度华法林治疗。而

患有心脏机械瓣膜置换后的患者INR为2.5～3.5，属高强度华法林治疗。华法林可与许多食物和药物相互影响，而且其抗凝作用存在日常波动，因此大约1/3的患者未能有效进行华法林治疗。牙科医生强烈建议患者在手术当天进行INR值的检测。此外，华法林的半衰期较长，其剂量调整产生的效应往往需要几天来影响其抗血栓形成作用。牙科医生需与内科医生密切合作，决定是否在进行口腔治疗前减少或者停止华法林的使用。目前关于服用抗凝剂或抗血小板药物的患者的口腔治疗方案尚缺乏证据支持。多数证据依赖专家意见或者病例报告，随机对照试验较少。文献结果显示，在INR小于或等于3.5的情况下，刮治加根面平整、小范围的手术治疗（如分区手术治疗）、拔牙和种植治疗是安全的。牙科医生需考虑到出血量增加和时间延长的可能性，可通过使用含血管收缩剂的局部麻醉药物、直接压迫、缝合、牙周塞治、局部的凝血剂（如氧化纤维素、明胶海绵和凝血酶）等进行止血。局部漱口液，如氨基己酸（Amicar®）和氨甲环酸，可抑制纤维蛋白溶解，也可用于减少术后出血。对于服用华法林的患者，详细了解和严格遵循术后宣教是至关重要的。该类患者不能服用阿司匹林和非甾体类抗炎药物（如布洛芬）等会干扰血小板凝集的药物。同时需注意华法林可与牙科医生开的处方药如对乙酰氨基酚、甲硝唑和广谱抗生素等相互影响。全身应用抗生素可影响华法林疗效，使得PT/INR值处于治疗范围外。但是，牙科治疗前预防性单次服用抗生素（如阿莫西林），不会显著影响患者的抗凝水平。临床研究表明服用华法林的患者联合使用对乙酰氨基酚（1300mg/d，7天）可显著提高INR值，使其高于治疗范围。该类患者需在内科医生处就诊，密切监测INR水平。

C 肝素是一种用于治疗住院患者的持续静脉内注射药物。服用肝素的患者通过活化部分凝血活酶时间（activated partial thromboplastin time, APTT）值来监测其抗凝水平。APTT 值的正常参考范围是 25～35 秒。服用肝素的患者的 APTT 可延长至正常对照的 1.5～2.5 倍。依诺肝素（Lovenox®）是一种次级抗凝血药物，可用于门诊患者。它是一种低分子量肝素（low-molecular-weight heparin, LMWH），可用于皮下注射，用量为 1mg/kg，1～2 次/天。其他 LMWH 药物有达肝素钠（Fragmin®）和亭扎肝素钠（Innohep®）。通常情况下，依诺肝素的抗凝效应不是通过常规实验室检查来检测，而是通过抗 Xa 因子活性测定来评估。然而，目前该种检测方法仅适用于特定情况。依诺肝素可用于治疗深静脉血栓、肺栓塞或大型关节置换术后的治疗。在停用华法林准备手术的情况下，LMWH 可作为过渡治疗用于抗凝血。患者通常在手术前一天晚上服用 LMWH，从而在手术当天早上维持一定的药物浓度。依诺肝素和华法林的治疗计划可在手术当天晚上或手术后一天再制订。LMWH 需在手术后持续服用 3 天直到华法林达到合适的抗血栓药效应。再次强调，欲达到较好的治疗效果，牙科医生与内科医生的合作是至关重要的。综合考虑牙科操作的类型和范围，停用 LMWH 后血栓形成的风险，内科医生会提出建议，明确是否在进行牙科治疗前继续还是短期停用抗凝药物。

D 直接凝血酶抑制剂。达比加群酯（Pradaxa®）是一种新型的近期被美国食品药品监督局认可的抗凝药物。常用剂量为 150mg/次，2 次/天，适用于预防经过大型关节置换术、非瓣膜性房颤和其他治疗后的血栓栓塞。目前一部分用华法林治疗的房颤患者逐渐使用这种新型药物。与华法林不同，该类药物不会与食物、药物相作用。近期临床研究表明，这种药物在降低房颤患者的脑卒中和全身性栓塞疗效上与华法林相当。与华法林相比，该类药物可降低出血的风险，因其仅抑制凝血因子 II，而华法林可降低一系列的凝血因子（II，VII，IX 和 X）。目前没有实验室检测方法可评估其抗凝水平。服用该类药物的患者需定期咨询内科医生。权衡利弊后，内科医生可能会建议在进行特定的牙科手术治疗前，一般在术前 24～48 小时，停用 Pradaxa®。

E 凝血 Xa 因子抑制剂。另一种近期被美国食品药品监督局认可的抗凝药物为利伐沙班（Xaraelto®），适用于非瓣膜性房颤。常用剂量为 10～20mg，1 次/天。服用该类药物的患者需咨询内科医生，权衡停用药物的利弊。内科医师可能建议在手术治疗前 24～48 小时停用药物。

F 抗血小板药物。阿司匹林、氯吡格雷（Plavix®）和噻氯匹啶（Ticlid®）可影响血小板凝集，妨碍血栓（血凝块）形成。阿司匹林可单独（通常小剂量，81mg）或者与另一种抗凝药物联合使用以防止心血管疾病或脑血管意外并发症。使用抗凝药物可增加手术出血的可能性。而停用药物可显著增加血栓栓塞的可能性。如何对服用该类药物的患者进行口腔治疗尚缺乏证据支持。现有的证据多推荐服用一种或多种抗凝药的患者在进行口腔操作时继续服用药物。牙科医生在进行治疗时应尽量减少牙周非手术治疗、手术治疗、牙齿拔除和种植治疗的范围，以减少出血并发症。抗血小板药物的临床疗效可通过皮肤出血试验（如 Ivy 法测量出血时间）来评估，但不推荐常规用这种检测方法来评估术中出血的风险。该类检测方法技术敏感，昂贵，而且其得出的出血时间延长的结论不一定与手术中出血状况相关。服用该类药物的患者出血风险较高，可通过直接压迫、缝合、氧化纤维素和明胶海绵等措施进行局部止血。对于服用大剂量阿司匹林（每天剂量 1g 或更多）用于镇痛和抗感染治疗的患者如何控制其停药后血栓形成风险的方法目前尚不明了。牙科医生可能考虑停用阿司匹林，但有研究表明，阿司匹林在手术期间可继续服用。

扩展阅读

Brennan MT, Wynn RL, Miller CS. Aspirin and bleeding in dentistry: an update and recommendations. *Oral Surg Oral Med Oral Pathol Oral Radiol Endod*. 2007;104(3):316-323.

Henry, RG. Dental management of patients taking antiplatelet medications. *Tex Dent J*. 2009;126(7):608-616.

Little JW, Falace DA, Miller CS, Rhodus NL. Acquired bleeding and hypercoagulable disorders. In: *Dental Management of the Medically Compromised Patient*. 8th ed. St. Louis, MO: Elsevier Mosby; 2013:409-436.

Nematullah A, Alabousi A, Blanas N, Douketis JD, Sutherland SE. Dental surgery for patients on anticoagulant therapy with warfarin: a systematic review and meta-analysis. *Tex Dent J*. 2009;126(12):1183-1193.

Rees, TD, Mealey BL. Periodontal treatment of the medically compromised patient. In: Rose LF, Mealey BL, Genco RJ, Cohen DW, eds. *Periodontics: Medicine, Surgery and Implants*. St. Louis: Elsevier Mosby; 2004:921-966.

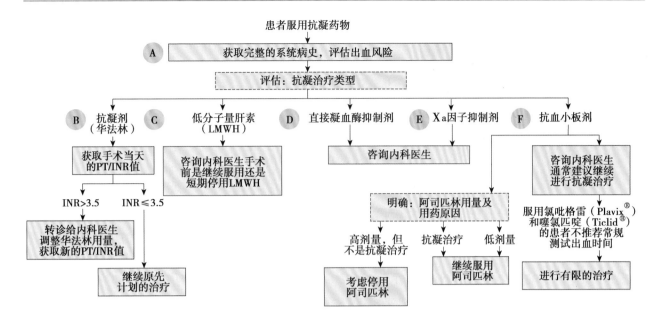

51

女性患者的牙周治疗

Lisa A. Harpenau

女性的生命阶段极大程度上受生育周期影响。生育周期从青春期的月经来潮开始到绝经，即生育能力和月经停止结束。女性停经时间存在个体差异，受遗传、环境、机体健康状况等影响，大多在40～50岁之间出现。在这期间，由于激素水平的变化，女性牙周疾病的风险会增大。同时患者需承受与生育周期相伴的来自妊娠、家庭抚养、赡养老人、家庭事务、或许还有职业方面的压力。职业压力是存在的，因为现代家庭多依赖双份收入。牙周疾病的水平和治疗方法可因患者年龄或职责不同而有所差异。

A 青春期是性激素产生，如黄体酮和雌激素增多的时期。由于不稳定的激素水平的波动，机体对菌斑和局部刺激因素的反应性增强。局部刺激因素，如软垢、牙石、充填物悬突、牙齿拥挤、正畸矫治器、牙齿装饰物等可加重炎症反应，导致分叶状、可消退的牙龈肥大。卵巢激素是维生素K生长因子的基质，其水平增高会导致中间普氏菌数目增加从而导致青春期龈炎。噬二氧化碳菌增多会导致青春期龈炎出血增加。在围青春期（10～14岁），患者性激素水平逐渐趋于平稳，回复到正常状态，进而导致炎症减少、牙龈角化及成熟程度提高。

在此期间，临床医生还需关注局限型侵袭性牙周炎（参见第20章）、糖尿病（参见第53章）和贪食症等饮食紊乱症状。贪食症的临床表现为甲状腺增大和上颌牙齿腭侧面的牙冠硬组织破坏。牙冠硬组织破坏是指牙齿暴露与酸接触（呕吐）导致的一种光滑的牙釉质和牙本质的酸蚀。牙齿破坏程度受胃酸与牙齿接触时间影响。许多贪食症患者高度意识到牙齿酸蚀破坏的潜在可能，往往过度积极地刷牙。对于该类患者的治疗多强调采取严格的家庭预防措施，包括抗菌含漱液和含氟制剂的应用、恰当的营养供给、规范的牙周治疗和定期的牙周维护治疗。

B 月经期指青春期后的生育阶段。在这段期间，不稳定的激素波动得到了较好的恢复。如果个体采取足够的预防措施，那么与青春期相关的炎症反应会减轻。月经性龈炎可在月经来临前发生，在月经周期开始后消退。其临床表现为炎症反应、牙龈出血、红斑、水肿、并发阿弗他溃疡或复发性单纯疱疹。牙龈的炎症性改变可通过仔细的口腔护理、使用抗菌含漱制剂和持续的牙周复查来减轻。对于考虑妊娠期的患者，医生需教会患者进行合适的家庭护理方法，治疗现有的所有可能影响胎儿发育（导致早产低出生体重儿）的口腔感染。

围绝经期是指妇女绝经前后的一段时期，多从40岁左右开始。此期间排卵和月经周期多不规律，激素波动可能导致牙龈的炎症性改变。停经后会出现牙龈退缩和附着丧失。

C 妊娠对牙周疾病的影响在第52章节单独阐述。

D 绝经是指连续12个月无月经，围绝经期结束，生育能力丧失。其通常出现于40或50多岁的女性（平均年龄约为51岁）。就人均预期寿命超过80岁而言，女性在停经后有很长的一段生活期。绝经后女性可出现炎症增加（红斑、水肿、牙龈出血）、口腔黏膜变薄、味觉改变（咸、酸、辣或金属异味感）、疼痛或灼热感（灼口综合征）、口干症、口臭和附着丧失增加等改变。更年期龈炎表现为牙龈干燥、发亮、易于出血，颜色改变可为异常的苍白色或暗红色。

绝经后雌激素缺乏会导致骨质疏松、骨量减少、骨形成和骨吸收平衡失调，从而导致骨质脱钙和骨质疏松症（低骨量和骨脆化）。目前有研究致力于探讨骨质疏松症和牙槽骨丧失之间的相关性，以及激素替代治疗（hormone replacement therapy，HRT）和雌激素替代疗法（estrogen replacement therapy，ERT）提高骨矿物质密度（bone mineral density，BMD）的疗效。

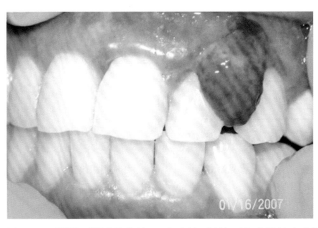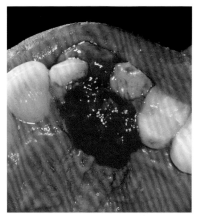

图 51-1 服用口服避孕药的 38 岁女性，活检证实为脓性肉芽肿，唇侧（左）和舌侧观（右）

对于该类患者，牙科医生需制定精细的口腔护理方案，提供必要的牙周治疗，确定合适的牙周复诊间隔时间。一些医生认为口服雌激素（在内科医生的指导下）可通过提高牙龈的角化程度和成熟度来减轻与绝经相关的口腔症状。此外，局部使用雌激素也可帮助减轻与牙龈缺乏角化相关的口腔疼痛或灼热感。

E 女性在育龄期间口服避孕药对牙龈有严重影响。避孕药可提高激素水平，抑制排卵，从而模拟妊娠过程。服用该类合成激素的女性可患有许多妊娠期间出现的疾病，如化脓性肉芽肿（图 51-1）。由于激素作用时间长，出现的疾病往往是慢性的，而这些病情在停用避孕药后会消退。对于合并服用抗生素和避孕药的患者，医生需了解其现病史和既往史，因为抗生素可影响避孕药的效用。慎重起见，在进行抗生素治疗时，患者应服用其他非激素类避孕药。同时在患者的就诊信息里应有所记录。

由激素诱发的牙龈炎症的治疗方案包括细致的家庭护理措施、必要的牙周治疗、减少局部促进因素以及定期的牙周复查。如果牙龈炎症未能消退，患者应与内科医生就避孕药的使用剂量及类型进行沟通。

F 服用抗骨吸收药物的患者需采取预防性措施。该部分在第 54 章会详细阐述。

G 在女性的整个人生阶段，牙科医生需教会患者细致的保持口腔卫生的方法，并告知其持续牙周维护期治疗的必要性。推荐的口腔卫生护理方案因人而异。依具体情况，辅助菌斑去除措施（参见第 68 章）和抗菌漱口液（含香精油，氯己定以及氧化剂漱口液）是有效的。含氟制剂也是有效的家庭护理产品，尤其适用于患有口干症或龋齿易患者（中性氟化钠凝胶、牙膏或含漱液）。山梨醇和羧甲基纤维素钠溶液等唾液替代品，和增加水摄入可姑息性缓解口腔干燥症状。

扩展阅读

American Dental Association's Council on Access, Prevention and Interprofessional Relations (CAPIR). Women's oral health issues. *Oral Health Care Series.* Vol. 1, 2006. http://www.ada.org/sections/professionalResources/pdfs/healthcare_womens.pdf. Accessed September 2, 2012.
Otomo-Corgel J. Periodontal therapy in the female patient. In: Newman MG, Takei HH, Klokkevold PR, Carranza FA Jr, eds. *Carranza's Clinical Periodontology.* 11th ed. St. Louis, MO: Elsevier Saunders; 2012:412-421.

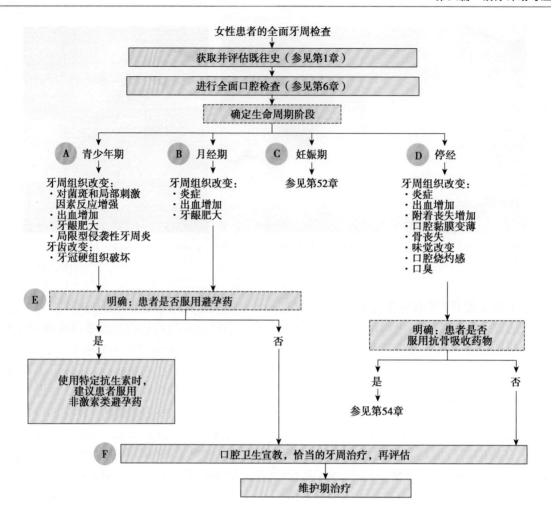

女性患者的全面牙周检查

获取并评估既往史（参见第1章）

进行全面口腔检查（参见第6章）

确定生命周期阶段

A 青少年期　　**B** 月经期　　**C** 妊娠期　　**D** 停经

牙周组织改变：
・对菌斑和局部刺激
　因素反应增强
・出血增加
・牙龈肥大
・局限型侵袭性牙周炎
牙齿改变：
・牙冠硬组织破坏

牙周组织改变：
・炎症
・出血增加
・牙龈肥大

参见第52章

牙周组织改变：
・炎症
・出血增加
・附着丧失增加
・口腔黏膜变薄
・骨丧失
・味觉改变
・口腔烧灼感
・口臭

E 明确：患者是否服用避孕药

是　　　　　　　　　　否

使用特定抗生素时，
建议患者服用
非激素类避孕药

明确：患者是否
服用抗骨吸收药物

是　　　　　　　　　　否

参见第54章

F 口腔卫生宣教，恰当的牙周治疗，再评估

维护期治疗

妊娠期患者的牙周治疗

Joan Otomo-Corgel

52

月经期和妊娠期体内激素水平的变化使得处于育龄期的女性易患牙周疾病。妊娠期间类固醇激素的快速波动是患者口腔护理的一大挑战。现有研究表明牙周疾病可改变患者的全身健康状况，同时影响胎儿状况使得低出生体重儿和早产儿比例增加。

妊娠期间女性的性激素水平大幅提高。黄体酮水平可达 100ng/ml，是月经黄体期激素水平的 10 倍。血浆中的雌二醇可达经期激素水平的 30 多倍。在妊娠早期以及正常的卵巢周期中，黄体酮和雌激素主要由黄体产生。在妊娠期间，胎盘开始产生雌激素和黄体酮。雌激素调节细胞增殖、分化和角化过程，而黄体酮影响微血管通透性，改变胶原产生的速率和形式，加快叶酸的代谢降解。叶酸代谢降解是机体行使正常功能的必要条件。牙龈组织、唾液、血清和龈沟液（gingival crevicular fluid，GCF）中高浓度的性激素可加重牙龈反应。

在妊娠期间，母体的免疫功能被抑制，使得胎儿可以作为同种异基因移植物的形式存在。孕妇的免疫抑制可体现在单核细胞数目显著增加（大量的单核细胞可抑制有丝分裂原、同种异体细胞和可溶性抗原的体外增殖反应）、妊娠特异性 β1 糖蛋白产生（使得机体对有丝分裂原和抗原的淋巴细胞反应减轻）、前列腺素尤其是 PGE1 和 PGE2 产生增多、外周 T 辅助细胞 / 抑制 T 细胞比例（CD4/CD8）降低。这种母体免疫抑制表现可诱发牙龈炎症的发生。

A 作为系统病史回顾的一部分（参见第 1 章），牙科医生需要判断患者孕期，明确其是否接受产前护理。病历需记录内科医生的名字和联系方式，以备牙科医生与内科医生就患者牙科或牙周治疗需求和机体状况进行沟通。如果患者未进行产前护理，牙科医生应建议患者进行及时的内科治疗，有必要的话转诊治疗。

所有妊娠期患者均需监测血压、脉搏和呼吸等生命体征，这有助于发现异常状况。高血压的妊娠期患者应立即转诊给内科医生进行病因诊断，治疗先兆子痫和妊娠高血压等疾病。

B 对于妊娠期患者需进行系统的牙周检查（参见第 6 章）。必要时可选择性拍摄 X 线片用于辅助诊断和治疗。多数情况下只能拍摄殆翼片、全景片和根尖片。采用快速暴露方式（如快速拍摄和数字显像）、X 线滤过、位置准确、穿戴铅裙等方式，孕妇拍摄口腔 X 线片是安全的。研究表明现有的牙科 X 线摄影在采取铅防护措施的情况下，性腺和胎儿所受的辐射剂量可忽略不计。

C 妊娠期龈炎较常见，发病率高达 30%～100%。表现为牙龈红斑、水肿、增生、出血增加（图 52-1）。妊娠前的牙周状况可随着激素水平的波动影响疾病进程及其严重程度。妊娠末三个月出现的妊娠性鼻炎可导致口呼吸习惯，进而加重前牙区的牙龈炎症。牙龈是最常受影响的组织（约占 70% 病例），其次为舌、唇、颊黏膜和腭部。附着丧失增加可作为妊娠期牙周炎症活动期的指标。

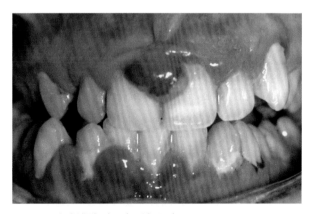

图 52-1 妊娠期龈炎，有牙龈肥大

D 化脓性肉芽肿（"妊娠期肿瘤"或妊娠期龈瘤）可见于 0.2%～9.6% 的孕妇，多发生于妊娠期的第 2 或第 3 个月，其临床表现和组织病理改变与非妊娠的女性或男性出现的化脓性肉芽肿无差异。病损常见于存在牙石的区域、患有牙龈炎以及口腔卫生较差的患者（图52-2）。如果孕妇患有妊娠性肉芽肿，牙科医生需排除中心性巨细胞肉芽肿或潜在的全身疾病。对于妊娠期患者来说，选择性的口腔或牙周手术可待分娩后进行。但是对于疼痛、影响咀嚼功能、持续出血或化脓的病损应在分娩前手术，宜在妊娠期第4～6个月进行切除活组织检查。同时牙科医生需告知患者病情复发的可能性，尽管复发率可随孕期第9个月和分娩后激素水平下降而降低。

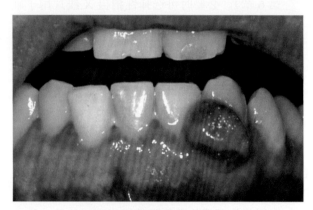

图52-2　化脓性肉芽肿，因口腔卫生差加重

E　妊娠期患者可出现全身和口腔症状，治疗这些疾病往往需要内科医生和其他口腔专科医生的通力合作。妊娠期患者往往免疫低下，可出现妊娠糖尿病、白血病等疾病，牙科医生需关注其全身状况。对于非牙周并发症的治疗，牙科医生需将患者转诊到相应科室，并确保其得到恰当的治疗。

　　妊娠期间女性可出现牙冠硬组织破坏（牙齿酸蚀）和口腔干燥症状。严重的孕期恶心呕吐、食管反流、胃内容物的反复呕吐可导致牙齿酸蚀。严重的食物反流可导致食管括约肌产生瘢痕，从而使得患者易发胃食管反流疾病（gastric esophageal reflux disorder，GERD）。口腔干燥症是一种常见的孕期并发症。研究表明44%的女性自觉持续性口腔干燥。局部含氟制剂的使用可保护牙齿结构，有效缓解上述症状。

F　牙科医生需教会牙龈有炎症及肥大的患者控制菌斑的方法。对于严重的病例，间隔2～3个月的定期龈上洁治可缓解牙龈炎症。分娩后一个月，随着激素水平的下降，患者牙龈状况会有所恢复，可进行常规牙周治疗。但在哺乳期用药需谨慎，因为药物可进入乳汁，影响婴儿。但目前尚缺乏药物进入乳汁的剂量及其效应的总结，仅有回顾性临床研究，经验观察和已知的药物途径可提供一定的信息。进入乳汁的药物量一般不超过母体药物浓度的1%～2%，大部分药物对婴儿影响较小。哺乳期女性宜在母乳喂养后服药，服药后4小时内不宜哺乳，需待乳汁中药物浓度下降。

　　在孕期前三个月和末三个月应尽量避免牙科治疗。孕期中间三个月是进行常规牙科治疗的安全期，可控制疾病发展、消除妊娠后期可能出现的疾病。孕期头三个月是器官形成期，胎儿易受环境影响。孕期末三个月，子宫易受外界刺激影响导致早产。此期间应避免长时间的治疗以免引起患者不适。此外，可发生仰卧位低血压综合征。孕妇处于半侧卧和仰卧体位时，大血管尤其是下腔静脉可被妊娠子宫压迫，导致静脉回流受阻，从而使得母体血压降低，心输出量降低，最终导致意识丧失。该综合征可通过使患者处于左侧体位，减轻腔静脉压力，使血液回流到下肢和盆腔区得到缓解。

扩展阅读

American Academy of Periodontology statement regarding periodontal management of the pregnant patient. 2004;75(3):495.

American Academy of Periodontology. Periodontal disease as a potential risk factor for systemic disease. (position paper). Research, Science and Therapy Committee of the American Academy of Periodontology. J Periodontol. 1998;69(7):841-850.

California Dental Association Foundation; American College of Obstetricians and Gynecologists, District IX. Oral health during pregnancy and early childhood: evidence-based guidelines for health professionals. J Calif Dent Assoc. 2010;38(6):391-403, 405-440.

Little JW, Falace DA, Miller CS, Rhodus NL. Pregnancy and breast feeding. In: Dental Management of the Medically Compromised Patient. 8th ed. St. Louis, MO: Elsevier Mosby; 2013:271-282.

Otomo-Corgel J. Periodontal therapy in the female patient. In: Newman MG, Takei HH, Klokkevold PR, Carranza FA Jr, eds. Carranza's Clinical Periodontology. 11th ed. St. Louis, MO: Elsevier Saunders; 2012:412-421.

Perinatal oral health. J Calif Dent Assoc. 2010;38(9).

Wimmer G, Pihlstrom BL. A critical assessment of adverse pregnancy outcome and periodontal disease. J Clin Periodontol. 2008;35(8 Suppl):380-397.

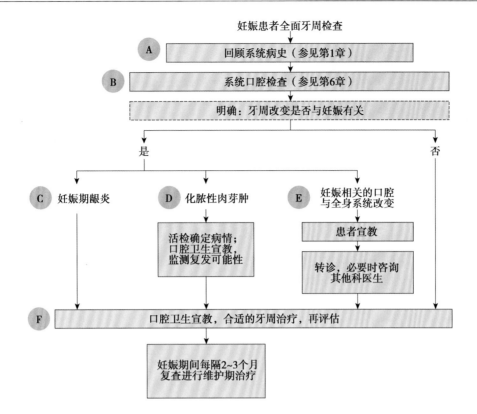

53 糖尿病患者的牙周治疗

Brian L. Mealey

糖尿病对牙周组织影响较大。此外，牙周炎症性疾病可影响糖尿病患者的血糖控制。牙科医生往往可发现未确诊糖尿病患者的早期病症。对于确诊为糖尿病的患者而言，牙科医生可首先发现其血糖控制不佳的情况。

对于糖尿病患者，评估血糖控制水平是口腔治疗计划的重要部分。糖尿病患者，尤其是血糖控制不佳者，牙龈炎和牙周炎的发病率高，病情严重。血糖控制不佳会导致牙周疾病恶化，改变患者的治疗反应，增加种植失败的风险。

A 医生进行首次口腔评估时，需关注患者是否存在未确诊或控制不佳的糖尿病在牙周组织的表现。这些表征包括大量的牙龈出血，局限的或广泛的牙龈肥大，与菌斑、牙石等因素不一致的快速的骨丧失和附着丧失，同一位置牙周脓肿反复发作，以及牙周治疗后愈合不佳。

B 如果患者存在上述症状，医生需了解其潜在疾病，其中包括糖尿病。首先医生需了解患者的既往史和个人史，明确其是否已确诊为糖尿病。如果患者否认，医生询问其直系亲属（父母、兄弟姐妹）是否患有糖尿病。家族直系亲属中有糖尿病患者则个体患有糖尿病的风险会增加。女性患者需询问其是否怀孕，或怀孕期间是否有妊娠糖尿病。曾患有妊娠糖尿病的个体患 2 型糖尿病的几率会增加。

进一步询问患者是否有多尿症（尿频）、多渴症（过度饥渴感）、多食症（过度饥饿感和进食后无饱腹感）。糖尿病症状还包括近期视觉改变和快速的体重降低。如果患者自诉无上述症状，医生需考虑是否存在其他潜在疾病，但也不能排除糖尿病的可能性。牙科医生需与内科医生就患者的年龄、性别、种族、口腔表现和可能的糖尿病表征进行沟通，并告知其患者的治疗需求。例如，牙科医生与内科医生沟通如下："XX，54 岁，女，患有牙周炎，存在与局部

刺激因素不一致的严重牙龈和骨组织感染。患者自诉有多尿症和多渴症，其有一姐姐患有 2 型糖尿病。请协助诊断患者是否患有糖尿病。"实验室检查结果空腹血糖≥126mg/dl 和（或）餐后 2 小时血糖≥200mg/dl 提示患者可能患有糖尿病。

C 若患者自述患有糖尿病，则医生需明确其所患糖尿病的类型，因为 1 型和 2 型糖尿病的病理改变和治疗方法均不同。所有 1 型糖尿病患者需注射胰岛素，而 2 型糖尿病患者可通过口服药物或口服药物和胰岛素注射联合治疗。某些用于糖尿病治疗的药物，特别是胰岛素和胰岛素制剂，可导致患者出现低血糖症（血糖过低）、癫痫发作或意识丧失等紧急情况，牙科医生需慎重选择患者用药。胰岛素和胰岛素制剂较其他药物相比导致低血糖症的概率较高。低血糖症还可出现于服用某些可提高内源性胰岛素数量和活性从而降低血糖水平的药物，比如磺酰脲类药物。许多糖尿病患者可合并高胆固醇血症、高血压等其他疾病，往往同时服用多种药物，牙科医生需评估每种药物导致低血糖症的风险。

D 不管患者糖尿病状态是否已明确，其急性口腔病损均需立即处理。感染存在是糖尿病患者血糖控制不佳的重要原因。炎症和感染可使机体产生胰岛素抵抗。不管对是否患有糖尿病还是血糖是否得到控制的患者，急性感染应立即处理，不宜待内科就诊后再控制。

E 如果患者患有糖尿病且已控制急性口腔病损，牙科医生需向内科医生咨询患者血糖控制水平。患者往往不清楚自己的血糖控制情况。大多数患者认为自己血糖控制良好。评估血糖控制水平的唯一客观方法为糖化血红蛋白（HbA1c）检测，其可反映过去 2～3 个月血糖控制的平均水平。多数糖尿病患者每年需进行 1～4 次

HbA1c 检测。牙科医生应从内科医生处获得患者长期的血糖控制水平，而不是最后一次 HbA1c 检测数据。举个例子，牙科医生与内科医生沟通如下："XX，55 岁，男，患有 2 型糖尿病 13 年，存在严重牙龈和骨组织感染。现在我要为其制定治疗计划，您能提供该患者过去 2 年的 HbA1c 数据吗？"这种获得的数据有助于牙科医生了解患者长期血糖控制水平，如患者血糖是否得到良好的控制，是否经常出现血糖反弹？正常 HbA1c 水平应小于 6%。糖尿病患者 HbA1c 水平小于 7% 则可认为其血糖控制理想，HbA1c 水平 7%～8% 为血糖控制一般，HbA1c 水平大于 8% 则为血糖控制不佳。

F 血糖控制良好、有牙周治疗需求的患者应及时处理病情。研究表明血糖控制良好的患者对牙周治疗的反应类似于无糖尿病的患者。牙科医生可对糖尿病患者进行刮治加根面平整（scaling and root planing，SRP）、再评估、手术治疗和维护期治疗。牙科医生需获得糖尿病患者每次血糖检测结果，从而对其血糖控制水平有长期、客观的检测。

G 若 HbA1c 检测显示患者血糖控制不佳，则牙科医生需慎重考虑患者的治疗方案。SRP 可用于去除导致炎症性疾病的局部刺激因素。多数研究表明 SRP 合并全身性四环素类药物的使用有助于控制糖尿病患者的病情。四环素类药物可降低糖尿病患者升高的基质金属蛋白酶等组织破坏酶的水平。牙科医生推荐糖尿病患者服用多西环素：100mg/d，口服，7～14 天。糖尿病患者应尽量在服用多西环素期间完成 SRP。患者可在 1 个星期中选择 2 天完成半口 SRP，在第一次 SRP 后立即进行为期 14 天的多西环素治疗。

H SRP 治疗后需进行牙周再评估。对于糖尿病患者，尤其是牙周治疗前血糖控制不佳者，牙周复诊时间间隔应为 3 个月，而不是常规的 4～6 个月。复查内容不仅应包括口腔卫生、牙周状况等内容，还应包括 HbA1c 水平的新数据。这有助于牙科医生和内科医生了解患者 SRP 治疗后口腔炎症减轻是否引起血糖控制水平的变化。研究表明牙周治疗有助于患者的血糖控制，尽管这存在个体差异。HbA1c 检测可反映过去 2～3 个月血糖控制的平均水平，因此牙科医生需在 SRP 治疗后至少 3 个月后进行 HbA1c 检测。牙科医生在牙周基础治疗后进行 HbA1c 检测的目的类似于外科医生或足科医师在清创脚部创口后 3 个月进行 HbA1c 检测，是为了判断清创治疗以及后续的炎症减轻是否会影响血糖的控制。

I 经过 SRP 和再评估的患者，若其 HbA1c 水平提示血糖控制不佳，那么应推迟可选择性的手术治疗。血糖控制不佳的患者手术治疗效果与血糖控制良好或无糖尿病的患者相比较差。血糖控制不佳的患者宜缩短复查周期，每年进行 2～3 次的机械治疗，以及加强口腔卫生维护。复查时牙科医生需要评估患者的牙周状况和血糖控制情况，依据其牙周治疗需求、血糖控制、口腔卫生维护情况等因素制定治疗计划。

扩展阅读

Lamster IB, Lalla E, Borgnakke WS, Taylor GW. The relationship between oral health and diabetes mellitus. *J Am Dent Assoc.* 2008;139 Suppl: 19S-24S.

Mealey BL. Managing patients with diabetes: first, do no harm. *J Periodontol.* 2007;78(11):2072-2076.

Mealey BL, Oates TW. Diabetes mellitus and periodontal diseases. *J Periodontol.* 2006;77(8):1289-1303.

Mealey BL, Rose LF. Diabetes mellitus and inflammatory periodontal diseases. *Compend Contin Educ Dent.* 2008;29(7):402-413.

Mealey BL, Rose LF, Rees T, Grossi S. Systemic factors impacting the periodontium. In: Rose LF, Mealey BL, Genco RJ, Cohen DW, eds. *Periodontics: Medicine, Surgery and Implants.* St. Louis, MO: Elsevier Mosby; 2004: 790-843.

Rees, TD, Mealey BL. Periodontal treatment of the medically compromised patient. In: Rose LF, Mealey BL, Genco RJ, Cohen DW, eds. *Periodontics: Medicine, Surgery and Implants.* St. Louis, MO: Elsevier Mosby; 2004: 921-966.

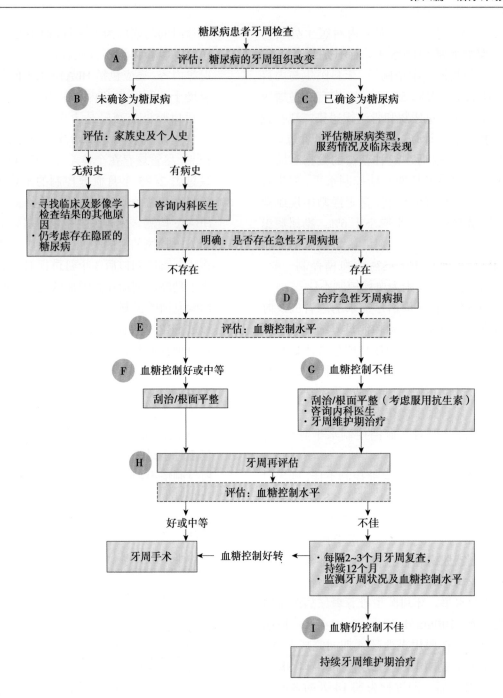

糖尿病患者牙周检查

A 评估：糖尿病的牙周组织改变

B 未确诊为糖尿病

评估：家族史及个人史

无病史　　　　有病史

· 寻找临床及影像学
检查结果的其他原
因
· 仍考虑存在隐匿的
糖尿病

咨询内科医生

明确：是否存在急性牙周病损

不存在　　　　存在

D 治疗急性牙周病损

E 评估：血糖控制水平

F 血糖控制好或中等　　　**G** 血糖控制不佳

刮治/根面平整

· 刮治/根面平整（考虑服用抗生素）
· 咨询内科医生
· 牙周维护期治疗

H 牙周再评估

评估：血糖控制水平

好或中等　　　　不佳

牙周手术　←　血糖控制好转　←　· 每隔2~3个月牙周复查，
持续12个月
· 监测牙周状况及血糖控制水平

C 已确诊为糖尿病

评估糖尿病类型，
服药情况及临床表现

I 血糖仍控制不佳

持续牙周维护期治疗

服用抗骨吸收药物患者的牙周治疗

54

Peter L. Jacobsen and Cesar A. Migliorati

如何为服用双磷酸酯等抗骨吸收药物的患者提供安全的牙科治疗方案，目前尚不明了。双磷酸酯和其他可抑制破骨细胞功能的新型药物可导致颌骨坏死，曾称为双磷酸盐相关颌骨骨坏死，多发生于侵入性牙科治疗后。并不是所有服用抗骨吸收药物的患者均可发生颌骨坏死，约 6%～13% 的静脉内注射药物患者和少于 1% 的口服药物患者可发生颌骨坏死。目前尚缺乏判断服用抗骨吸收药物患者是否会产生颌骨坏死的方法。目前对于该类患者的治疗方法多依赖专家意见。本文后面会介绍对服用抗骨吸收药物导致的颌骨坏死患者进行侵入性牙科治疗时需注意的要点。

A 口服抗骨吸收药物治疗骨质疏松和防止骨质减少的患者，应了解口服双磷酸酯和其他抑制破骨细胞功能的药物可增加骨坏死的概率（感染和后续的骨坏死）。骨坏死多发生于牙拔除术等将骨暴露于口腔环境的牙科治疗，但也可见于根面平整和牙周手术治疗等情况。骨坏死发病率约为 1:1000～1:10 000，其准确病因和发病率尚需进一步研究。任何降低患者对病菌抵抗力的疾病或药物均可增加骨坏死的概率。

　　知晓使用抗骨吸收药物可能导致骨坏死的同意书可从美国牙科协会（www.ada.org）处获取。

　　目前尚无研究表明 C 末端肽的检测方法可用于评估个体出现颌骨坏死的风险，没有足够的数据能明确指出提示骨坏死风险增加或减少的 C 末端肽量。医生可通过该检测方法了解自己及患者的信息。治疗效果及患者相关的 C 末端肽量可增加该方面的数据。

　　患者签署知情同意书后，牙周治疗需尽量减少创伤，包括以下内容：①尽可能闭合创口，但不推荐翻开或松弛创口附近组织用于闭合创口（可增加组织创面）；②放置足够的到位的塞治剂促进游离组织早期附着；③治疗后用 0.12% 氯己定含漱 5～7 天。创口越小，口腔越清洁，机体就能越快形成用于阻挡细菌的上皮屏障。

　　同时，种植手术患者也可口服抗骨吸收药物，尚无研究表明服用药物可影响种植成功率。

B 转移性癌（多数为乳腺癌或前列腺癌）或多发性骨髓瘤患者可静脉注射双磷酸酯或其他抗骨吸收药物进行治疗。该类患者需被告知服药后骨坏死的风险较高，可达 1:15、1:25 或 1:85，不同研究结果有所不同。所有削弱机体抗细菌感染的疾病或药物均可增加患者骨坏死的风险。应该指出的是一些每年注射一次双磷酸酯用于骨质疏松症的患者发生骨坏死的风险介于口服和静脉注射药物之间。

　　从美国牙科协会（www.ada.org）处获取的抗骨吸收药物导致骨坏死的知情同意书可改进而使用于静脉注射双磷酸脂的患者。

　　静脉注射双磷酸脂的患者需采取的手术 / 程序防护措施可见 A。

C 考虑到患者的机体状况和骨坏死发生的风险，患者或医生可能会取消一些原本需进行的牙周手术治疗。

D 患者需了解骨坏死的风险，考虑是否进行一些必要的牙周治疗。牙科医生需确保采取 A 中提出的预防措施以减小骨坏死的风险。

对于服用抗骨吸收药物可能导致骨坏死的患者，应考虑不进行牙周治疗，因为可能会出现口腔感染、骨丧失或牙齿脱落等严重并发症的风险。

扩展阅读

Patel V, McLeod NM, Rogers SN, Brennan PA. Bisphosphonate osteonecrosis of the jaw—a literature review of UK policies versus international policies on bisphosphonates, risk factors and prevention. *Br J Oral Maxillofac Surg.* 2011;49(4):251-257.

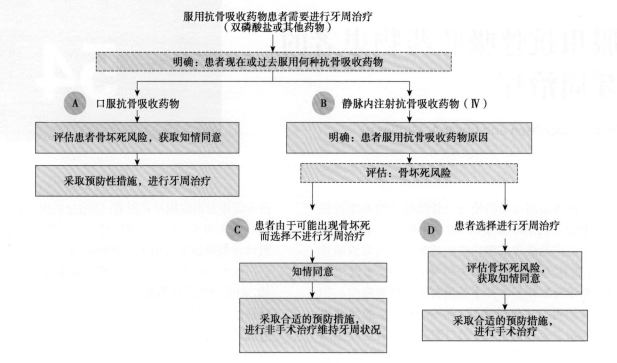

吸烟患者的牙周治疗

55

Mark I. Ryder

大量的流行病学证据表明使用烟草,尤其是吸烟,是许多牙周疾病发生和进展的重要的可预防的因素。美国和少数其他发展中国家采取公共健康宣教和限制吸烟的措施,使得吸烟率和牙周疾病发生率有所下降。尽管如此,吸烟患者仍是口腔治疗的一大挑战。吸雪茄者和吸烟斗者牙周组织破坏类型相似,而使用无烟烟草产品的患者多在烟草放置区域出现局限的牙周破坏。

吸烟患者发生牙周疾病的几率较未吸烟者高。此外,吸烟患者对龈下清创、翻瓣清创、再生性治疗、牙周美学手术和牙齿种植等治疗的反应性较差。20多年以前,医生将吸烟者牙周炎发生率高和治疗反应性不佳归因于其菌斑控制差。但目前一些研究发现吸烟者和非吸烟者口腔菌群不同,尤其是在较浅的牙周袋。菌斑控制良好的吸烟患者与非吸烟者相比仍发生较多的牙周组织丧失。尽管吸烟患者牙龈红肿、探诊出血等牙龈炎性症状较轻,但其存在显著的骨丧失。大量研究表明吸烟患者机体抵抗感染的能力下降,破坏性炎症反应增加,故吸烟者牙周破坏几率高,治疗反应性差。

戒烟存在许多立刻显效的和长期的好处。研究表明戒烟者和从未吸烟者对牙周治疗的反应性相当。长远来看,戒烟有助于减少牙齿脱落。鉴于戒烟后牙周治疗效果增强,口腔从业者是帮助患者戒烟的重要环节。口腔从业者需掌握相关的知识、通过采取三层面措施帮助患者戒烟:①建议患者使用其他烟草产品;②让吸烟者戒烟;③针对不想戒烟或复吸的患者,尽量减少烟草对牙周组织的破坏。

A 建议患者使用其他烟草产品。发达国家和发展中国家存在大量诱发患者吸烟的因素。烟草制造商采取的政策多针对年轻人,使其认为吸烟是荣耀、时尚的象征。这些针对年轻人的直接营销策略令人困扰。对在年纪较小时就开始吸烟的患者而言,戒烟或停用其他烟草产品更为困难。这可部分归因于所有烟草产品均含有可

影响中枢神经系统发育的尼古丁,使得大脑中尼古丁受体显著增多,进而导致年轻患者长期尼古丁成瘾。

上述问题可通过个体口腔从业者的努力和公共卫生宣教,告知年轻患者吸烟的潜在危险而得到解决。少数国家现将患有严重牙周炎的吸烟者照片放置于烟草包装盒里进行宣教。该类策略主要针对年轻患者,能有效提高长期戒烟的有效率。

B 让吸烟者戒烟。大部分患者到口腔科就诊次数多于内科就诊,因而牙科医生在患者戒烟过程中起到了重要作用。最好的戒烟策略是循序渐进的5A方法联合一些尼古丁替代疗法,全身使用温和的抗抑郁剂或尼古丁受体抑制剂。5A方法包括以下措施,能在每次口腔就诊时进行:
ASK: 每次系统地评估烟草使用者的状况。
ADVISE: 强烈建议所有烟草使用者戒烟。
ASSESS: 确定患者下个月戒烟的意愿。
ASSIST: 辅助患者戒烟。
ARRANGE: 安排复查随访。

尽管5A方法联合尼古丁或其他药物替代疗法受到广泛关注,可实现长期的(6~12个月)戒烟。但该策略仅对一部分患者,而不是大部分患者有效。通过反复的戒烟尝试并告知患者烟草使用的副作用可有效提高戒烟率。牙科医生可向患者展示吸烟对牙列及其周围组织的影响,如牙龈退缩、牙齿着色、X线片上的骨吸收或其他可见的表现。

C 针对不想戒烟或复吸的患者,尽量减少烟草对牙周组织的破坏。尽管对吸烟者理想的治疗方法是长期的戒烟,但由于患者尼古丁成瘾和其他因素的存在,现在长期戒烟率并不理想。对于持续吸烟的患者,牙科医生应尽量减少烟草使用对患者造成的伤害。导论部分已提到烟草烟雾多通过影响炎症反应而导致牙周组织破

坏。这类破坏性炎症可产生胶原酶和弹性蛋白酶等水解酶，导致白细胞介素 -1、活性氧迸发产物等炎性介质水平分泌增加、活性增强。这些增加的炎性产物可通过局部或全身使用抗感染药物而得到抑制。研究最多的抗菌制剂为四环素类药物，包括四环素、米诺环素和多西环素。局部使用米诺环素或多西环素，或长期低剂量使用多西环素可增强吸烟患者的牙周治疗水平。

尽管少数发达国家人群吸烟率和烟草制品使用有所减少，但是烟草使用还是牙周疾病发生、发展的主要危险因素。口腔从业者在治疗吸烟者牙周疾病和戒烟咨询方面起重要作用，需掌握烟草使用对牙周组织的影响、戒烟对于牙周组织健康和牙周治疗的好处等知识，以及减少吸烟对口腔不良影响的措施。这些知识有助于吸烟患者恢复口腔和全身健康。

扩展阅读

American Academy of Periodontology. *Periodontal Literature Reviews. A Summary of Current Knowledge.* Chicago, IL: American Academy of Periodontology; 1996:93-95.

Fiore MC, Jaén CR, Baker TB, et al. *Treating Tobacco Use and Dependence*: 2008 Update. Clinical Practice Guideline. Rockville, MD: U.S. Department of Health and Human Services. Public Health Service. May 2008. http://www.ncbi.nlm.nih.gov/books/NBK63952/ Accessed August 25, 2012.

Novak MJ, Novak KF, Preshaw PM. Smoking and periodontal disease. In: Newman MG, Takei HH, Klokkevold PR, Carranza FA Jr, eds. *Carranza's Clinical Periodontology.* 11th ed. St. Louis, MO: Elsevier Saunders; 2012:294-301.

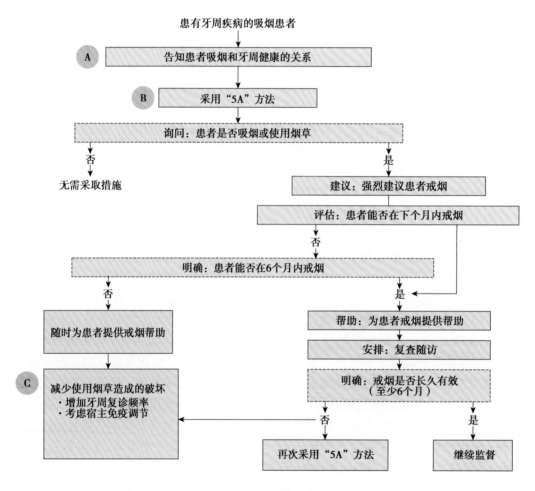

"5A"方法："询问、建议、评估、帮助、安排"患者戒烟

56

儿童患者的牙周治疗

A. Jeffrey Wood and Rinku S. Saini

牙龈炎是儿童和青少年常见的疾病，其严重程度受个体因素，如全身健康状况、口腔健康状况、菌斑控制措施、父母监督、辅助口腔卫生控制等情况影响。牙龈炎经过合适的治疗可完全消退。但导致附着丧失和牙槽骨吸收的更为严重的牙周疾病造成的破坏是不可逆的，可通过早期检查和积极的治疗得到控制。该类疾病较少发生于儿童，其发生率在儿童进入青春期后会有所增加。对儿童患者进行持续的全面的牙周评估是牙周检查的重要部分，在儿童至青少年期每次复诊时均需进行。

A 牙周检查。牙周评估内容包括牙龈临床表现（炎症以及色泽、形态、质地的改变）、牙周探诊水平及 X 线片的牙槽骨水平评估。儿童的健康史及口腔卫生情况，如是否进行足够运动，其父母控制菌斑的水平等因素可有助于评估患者牙周疾病的发生率。

除了临床观察到的危险因素，患者的社会风险和行为性风险也会影响其牙周状况。大多数患者的龋病致病因素可反映其牙周疾病的危险因素。在提出治疗方案和进行治疗时牙科医生需考虑这些危险因素。

干预措施包括改变家庭口腔护理行为，加强菌斑控制、家长监督。牙科医生在进行牙周健康评估时需考虑增加牙周复诊或转诊次数等专业的干预措施。

B 口腔卫生评估。从患者临床表现、其父母或监护者处获取患者口腔卫生控制情况是预防儿童牙周疾病的重要部分。对于口腔卫生不佳的患者而言，行为改善和牙周状况再评估是其控制口腔卫生、保持口腔健康的必要操作。行为改善包括患者口腔卫生控制、家庭协作、医生治疗方法等方面的改进。

儿童及其家人开始和持续采取保持口腔卫生的措施可有效改善牙龈和牙周健康状况。每天必须细致地刷两次牙，睡前一次刷牙尤为重要。儿童患者刷牙时手灵巧度不足，需选择大小合适的牙刷，适合儿童年龄的牙线以辅助口腔清洁。计时器有助于确保每次刷牙时间达到推荐的 2 分钟。儿童患者需在成人辅助、监督下合理使用牙线清理牙间隙内的菌斑，而不至于影响牙间乳头。辅助使用牙线可有效提高大多数患者的口腔清洁效率。

家人积极的鼓励和支持是儿童患者维持口腔卫生的重要动力。牙科医生可依据患者具体情况，推荐使用菌斑显示药片或含漱液等用于评估菌斑控制水平。好的家庭护理、父母模范作用、有效的家庭口腔卫生控制措施可保证儿童口腔健康。

专业的牙周状况评估可从了解患者完整病史开始，其中包括该家庭的牙周炎发生率。牙冠抛光和洁治治疗可增强患者牙周检查的可视性，同时可作为儿童与其父母讨论口腔卫生情况的起点。对儿童患者及其家人进行个性化的口腔卫生宣教有助于利用家庭资源解决个体存在的问题。家庭护理措施不到位的患者宜缩短复查间隔，患者口腔卫生持续控制良好的情况下可延长复查间隔。

C 牙周探诊及评估。牙龈炎的标志性症状为炎症及其伴随的软组织肿胀。儿童患者的牙龈炎不一定都会发展为牙周炎，但仍需仔细评估和监测其牙龈炎症状况。临床上导致牙龈肥大和牙周探诊深度增加的情况，除了慢性牙龈炎导致的炎症，还包括青春期开始时牙齿萌出等发育性问题。出现萌出性牙龈炎的患者常可出现 4～6mm 的假性牙周袋，该症状可在恒牙列完全萌出后自动消退，不需要进行治疗。青少年发生附着丧失和骨吸收的几率较儿童高，其出现的炎症和牙龈肿胀也是暂时性的。针对无法确定是否存在潜在组织破坏的患者，牙科医生需对可能发病部位进行牙周探诊和 X 线片检查。

牙科医生需注意筛查儿童患者中易被忽视的侵袭性牙周炎。侵袭性牙周炎相对少见，可发生于年纪小的患者。这类疾病曾被归类为局限型或广泛型青少年牙周炎，表现为外观正常的牙周组织快速的附着丧失和牙槽骨吸收。侵袭性牙周炎疾病进展速度远远超过慢性牙周炎，存在家族聚集性。某些病例可有自限性。侵袭性牙周炎的发病率在非裔美国人中约为0.1%~2.9%，在高加索人群中约为0.2%，在加勒比黑人、拉丁美洲人、亚洲人群中约为0.8%。侵袭性牙周炎患者牙龈外形多正常，加上医生多依赖临床检查以及粗略的殆翼片进行诊断，因而该类疾病易被漏诊。而该类患者成年后进行系统牙周检查时往往已发生广泛的垂直型骨吸收，需要进一步的手术治疗或牙齿拔除。

若儿童患者无附着丧失，患者及其家人需改变控制口腔卫生的方式。若牙周探诊或其他临床检查提示患者存在附着丧失，牙科医生应及时诊断病情，进行牙周治疗。

D　X线片评估。X线片检查是诊断和监测儿童患者牙周健康状况的重要手段。儿童尚处于发育期，故很难确定适用于每位患者的X线片检查间隔。牙科医生可依据患者的发育状况及其他指示可能出现牙周疾病的临床表现来确定患者需要X线片检查。进行X线片检查时牙科医生需细致了解患者牙槽骨水平及其他牙周状况。如果怀疑患者存在牙周疾病，则需进一步进行可清楚显示牙槽骨水平及釉牙骨质界（cementoenamel junction, CEJ）的X线片检查。若牙槽嵴顶与釉牙骨质界距离大于2mm，则可诊断患者有牙周疾病，需转诊进行牙周治疗。对怀疑存在骨丧失的位点可拍摄全口平行投照片或诊断性的曲面断层片进一步分析。

E　牙周诊断。尽管可能存在附着丧失或骨吸收的患者可转诊进行牙周治疗，但细致检查以及医生与患者就病情进行沟通有利于治疗患者早期出现的牙周破坏，减轻牙周组织的病理性破坏。所有现在的或既往的临床表现均有助于早期诊断病情，判断疾病进展速度。早期转诊是治疗侵袭性牙周炎的关键。侵袭性牙周炎可通过微生物采样分析、刮治加根面平整联合全身使用抗生素、微生物种群的重采样、手术治疗等方法得到解决。

扩展阅读

American Academy of Pediatric Dentistry. Guideline on adolescent oral health care. *Pediatr Dent.* 2011;33(special issue):129-136.

American Academy of Pediatric Dentistry. Endorsement on periodontal diseases of children and adolescents. *Pediatr Dent.* 2011;33(special issue):294-301.

American Academy of Pediatric Dentistry. Endorsement on guideline for periodontal therapy. *Pediatr Dent.* 2011;33(special issue):302-306.

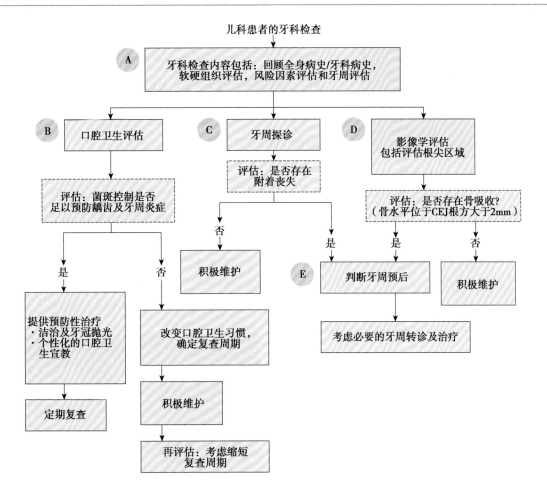

儿科患者的牙科检查

A 牙科检查内容包括：回顾全身病史/牙科病史，软硬组织评估，风险因素评估和牙周评估

B 口腔卫生评估

评估：菌斑控制是否足以预防龋齿及牙周炎症

是

提供预防性治疗
·洁治及牙冠抛光
·个性化的口腔卫生宣教

定期复查

否

改变口腔卫生习惯，确定复查周期

积极维护

再评估：考虑缩短复查周期

C 牙周探诊

评估：是否存在附着丧失

否

积极维护

是

D 影像学评估包括评估根尖区域

评估：是否存在骨吸收?
（骨水平位于CEJ根方大于2mm）

是

E 判断牙周预后

考虑必要的牙周转诊及治疗

是

否

积极维护

57

艾滋病患者的牙周治疗

Tamer Alpagot

A HIV 病毒血清反应阳性、进行积极抗逆转录病毒治疗（highly active antiretroviral therapy, HAART）或患有严重的未加控制的糖尿病等免疫系统疾病的患者可发生牙周疾病。HIV 阳性患者可出现牙龈弥散的边缘性红肿，即线型牙龈红斑（linear gingival erythema, LGE）。这些病损表现与龈上菌斑堆积量不一致，对常规牙周治疗反应差。尽管如此，线型牙龈红斑仍需通过刮治加根面平整、口腔卫生宣教（oral hygiene instructions, OHI）和使用氯己定含漱液等进行治疗。

坏死性溃疡性牙龈炎（necrotizing ulcerative gingivitis, NUG）是一种导致牙龈乳头发生急性炎症，而不伴随附着丧失的疾病。临床表现为灰色假膜形成、牙龈出血、口腔金属味或口臭。坏死性溃疡性牙周炎（necrotizing ulcerative periodontitis, NUP）可由 NUG 影响深层牙周组织发展而来，临床表现为剧烈疼痛、牙龈出血、广泛的牙周组织坏死、严重附着丧失、骨暴露及死骨形成（图 57-1 和图 57-2）、下颌深部疼痛以及口臭。如果未进行恰当的治疗，NUP 可进一步发展为坏死性口炎（necrotizing stomatitis, NS），导致广泛的破坏或溃疡性感染，病损可超过膜龈联合直达腭咽部或黏膜组织。NUG/NUP

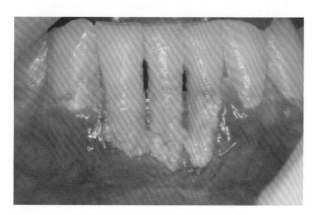

图 57-1　HIV 阳性患者的坏死性溃疡性牙周炎

的发生可受多因素影响，包括特定类型的细菌如小杆菌属、梭杆菌属、新月形单胞菌属、消化链球菌属、韦荣菌属等，以及某些诱发因素如口腔卫生不佳、之前存在牙龈炎、精神压力、激素改变、吸烟以及社会经济状态。

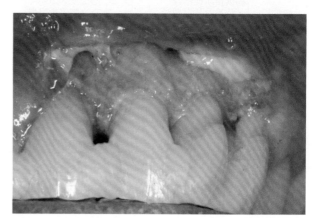

图 57-2　HIV 阳性患者的坏死性溃疡性牙周炎，治疗后一周评估。初诊时，上颌牙齿夹板固定，口服甲硝唑并用 0.12% 氯己定含漱

实验室检查结果可协助 HIV 阳性患者的诊断和治疗：外周 $CD4^+$ 淋巴细胞（正常范围：$544\sim1663/mm^3$），$CD4^+/CD8^+$ 比值（正常范围：$0.93\sim4.5$），白细胞（正常范围：$4500\sim10\,000/mm^3$），血小板（正常范围：$150\,000\sim450\,000/mm^3$），出血时间（正常范围：$2\sim7$ 分钟），国际化标准比率（INR）值（正常范围：<2）。若患者血小板少于 $60\,000/mm^3$，需采取措施防止大量出血，可能需要输入血小板。INR 值 >3 则提示治疗过程中可出现大量出血。

B HIV 阳性患者发生 NUG/NUP 的治疗方法包括：刮治，感染区域用 10% 聚维酮碘进行冲洗，再全身进行甲硝唑治疗（250mg/ 次，4 次 / 天，连续 5 天）。加强口腔卫生宣教，并辅助使用温水稀释后的 3% 高碘化液和 0.12% 氯己定含漱液，2 次 / 天。患者往往疼痛剧烈，使得疾病早期的刮治加根面平整难以进行。在急性炎症得到控制后,可分几次对患者进行细致的刮治加根面平整。

　　牙周治疗完成后,该类患者需进行长期的治疗,包括采取减少牙周袋深度的措施。

C　免疫力低下的 HIV 阳性患者原先存在的牙周炎可恶化,因此 HIV 感染可影响慢性牙周炎。HIV 阳性患者慢性牙周炎的治疗方法包括积极的刮治加根面平整,再评估以及采取减少牙周袋深度的措施。

扩展阅读

Aas JA, Barbuto SM, Alpagot T, Olsen I, Dewhirst FE, Paster BJ. Subgingival plaque microbiota in HIV positive patients. *J Clin Periodontol.* 2007;34(3):189-195.

Alpagot T, Düzgünes N, Wolff LF, Lee A. Risk factors for periodontitis in HIV patients. *J Periodontal Res.* 2004;39(3):149-157.

Greenspan JS, Greenspan D. *Oral Manifestations of HIV Infection.* Chicago, IL: Quintessence; 1995.

Holmstrup P, Westergaard J. Necrotizing periodontal disease. In: Lindhe J, Lang NP, Karring T, eds. *Clinical Periodontology and Implant Dentistry.* 5th ed. Oxford, UK: Blackwell Munksgaard; 2008:459-474.

Murray PA. Periodontal disease in patients infected by human immunodeficiency virus. *Periodontol 2000.* 1994;6:50-67.

Paster BJ, Russell MK, Alpagot T, et al. Bacterial diversity in necrotizing ulcerative periodontitis in HIV-positive subjects. *Ann Periodontol.* 2002(1);7:8-16.

Rees TD. Pathology and management of periodontal problems in patients with HIV infection. In: Newman MG, Takei HH, Klokkevold PR, Carranza FA Jr, eds. *Carranza's Clinical Periodontology.* 11th ed. St. Louis, MO: Elsevier Saunders; 2012:174-183.

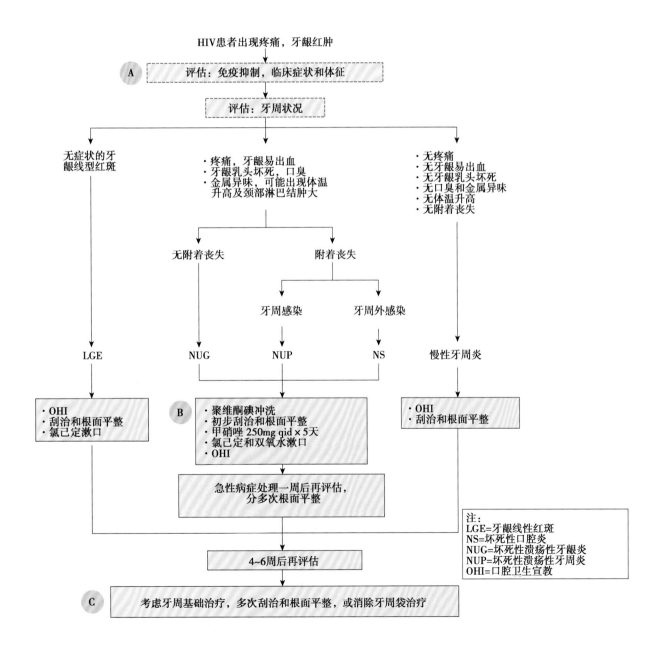

58

癌症患者的口腔治疗

Sol Silverman

癌症患者的治疗方法包括三个环节：①治疗前口腔状况评估及护理；②癌症治疗中处理口腔疾病；③治疗后恢复。癌症治疗较为复杂。癌症患者的口腔处理需谨慎，其治疗方案需由牙科医生与患者及其内科医生沟通后制定。

A 治疗前护理包括：获取完整病史，包括肿瘤的类型及部位、机体健康状况、服药史、个人习惯、口腔／牙齿状况、肿瘤治疗计划。牙科医生需通过全面的临床和 X 线片检查来评估患者口腔状况。口腔卫生状况可通过患者进行家庭护理的积极性和能力来评估。口腔护理计划的重要部分是了解患者的治疗需求、控制感染。患者进行癌症治疗前需控制龋病、完成牙体治疗。同时需积极处理骨内缺损、深牙周袋、甚至膜龈异常等病损，癌症治疗期间或治疗后应避免牙周手术，从而减少放射性骨坏死或创口愈合不良等并发症的发生。临床上由于患者依从性差或急于治疗癌症，往往难以完成所有必须的口腔护理。但医生需告知患者好的口腔卫生状况可减少癌症治疗的并发症。患者的配合是治疗成功的关键。

B 治疗注意事项包括处理手术、放疗、化疗或靶向治疗导致的口腔并发症。这些治疗有助于控制肿瘤，提高生存率和治愈率。手术对功能及美观的影响，可通过颌面部赝复体减轻症状、提高生活质量。多达 70% 的癌症患者需进行头颈部放疗，治疗疗程为 5～7 周。强调放疗可用于肿瘤组织剂量最大化的照射，减少射线对唾液腺等正常组织或器官的影响。治疗前医生需计算放射剂量、确定放射位置。放射治疗最常见的并发症是口腔黏膜炎，可因疼痛或吞咽困难导致患者营养不足。此外，患者还可出现味觉异常，大唾液腺放射受损导致唾液过少而出现口干症。同时，患者可出现念珠菌属过度生长。上述症状的患者可进一步出现体重减轻和抑郁等状况，使病情复杂化。患者可通过使用抗菌含漱液、皮质类固醇激素、止痛制、饮食调整以及心理鼓励等方法完成治疗。

单单化疗及靶向治疗（直接针对特定的细胞标记物）不足以治疗所有的头颈部癌症，通常需联合手术治疗以及放疗来提高患者生存率及治愈率。这些治疗可导致放射相关的并发症，增加恶心、出血、感染和全身不适的风险。

C 癌症治疗第一阶段的牙科或口腔护理可提高患者口腔舒适度、言语和咀嚼功能、生活质量。总的来说，患者癌症治疗后口腔处理方案如下：①加强口腔卫生，防止黏膜、口腔、牙周感染和出血；②大量摄入热量和水分，减少全身不适、大量体重丧失和感染的发生；③局部使用涂抹药物、止痛剂、皮质类固醇激素等抗感染药物来控制口腔黏膜炎；④必要时使用抗真菌药物（氟康唑等）和抗病毒药物（阿昔洛韦等）；⑤口腔消毒含漱液（不含酒精）；⑥减少下颌运动或肌肉松弛导致的牙关紧闭症的发生；⑦积极的鼓励和导向。

射线照射可导致组织血管改变和纤维化，因而癌症患者治疗后进行牙周护理／治疗时需预防性使用抗生素。继续进行化疗的患者需及时进行口腔护理，防止免疫抑制以及感染的发生。医生与患者进行沟通以及定期的复诊是癌症患者治疗的必要措施。

扩展阅读

American Academy of Periodontology. Periodontal considerations in the management of the cancer patient. (position paper). *J Periodontol.* 1997;68(8):791-801.

Silverman S, Kramer A. Drugs for neoplastic disorders. In: Ciancio S, ed. *ADA/PDR Guide to Dental Therapeutics.* Montvale, NJ: Physicians' Desk Reference Inc; 2009:897-960.

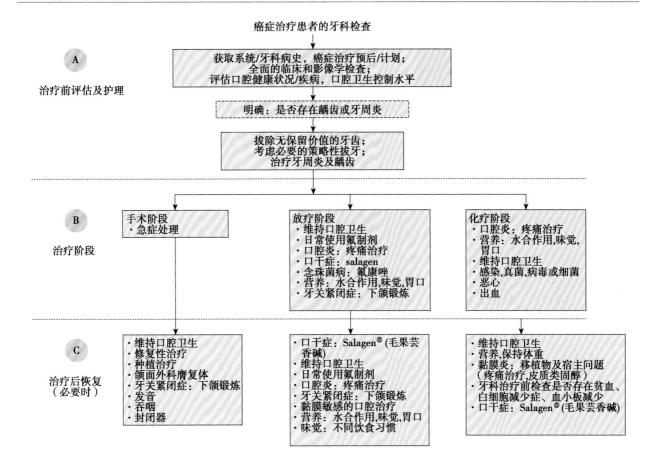

癌症治疗患者的牙科检查

A

治疗前评估及护理

获取系统/牙科病史，癌症治疗预后/计划；
全面的临床和影像学检查；
评估口腔健康状况/疾病，口腔卫生控制水平

明确：是否存在龋齿或牙周炎

拔除无保留价值的牙齿；
考虑必要的策略性拔牙；
治疗牙周炎及龋齿

B

治疗阶段

手术阶段
·急症处理

放疗阶段
·维持口腔卫生
·日常使用氟制剂
·口腔炎：疼痛治疗
·口干症：salagen
·念珠菌病：氟康唑
·营养：水合作用,味觉,胃口
·牙关紧闭症：下颌锻炼

化疗阶段
·口腔炎：疼痛治疗
·营养：水合作用,味觉,胃口
·维持口腔卫生
·感染,真菌,病毒或细菌
·恶心
·出血

C

治疗后恢复
（必要时）

·维持口腔卫生
·修复性治疗
·种植治疗
·颌面外科膺复体
·牙关紧闭症：下颌锻炼
·发音
·吞咽
·封闭器

·口干症：Salagen® (毛果芸香碱)
·维持口腔卫生
·日常使用氟制剂
·口腔炎：疼痛治疗
·牙关紧闭症：下颌锻炼
·黏膜敏感的口腔治疗
·营养：水合作用,味觉,胃口
·味觉：不同饮食习惯

·维持口腔卫生
·营养,保持体重
·黏膜炎：移植物及宿主问题
（疼痛治疗,皮质类固醇）
·牙科治疗前检查是否存在贫血、
白细胞减少症、血小板减少
·口干症：Salagen® (毛果芸香碱)

59 有特殊护理需求患者的口腔治疗

Allen Wong and Paul E. Subar

越来越多的患者有特殊护理需求（special health care needs，SHCN），其发生牙周疾病及龋齿的风险日益增加。患有糖尿病、终末器官衰竭、免疫力低下的患者、发育性疾病患者以及老年人均需 SHCN。对该类人群的治疗和护理需考虑以下因素：控制菌斑生物膜是减少牙周损伤及口腔护理的关键。患者年轻时控制良好的牙周状况可因老龄化或药物使用发生巨大改变。口腔生物膜影响宿主反应是近数十年来牙周病学领域的重要成果。研究表明特定的病菌可引起炎症反应导致牙周组织破坏。长期的口腔健康保持从了解患者功能缺陷开始。制定治疗计划时，医生需评估患者的牙周疾病及龋齿发生风险。残疾人不会漱口、吐痰，更不能理解"不要吞下"等要求。身体功能受损患者和残疾人往往需要接受过训练的看护者帮其进行口腔护理。看护者需关注患者生理限制、情感障碍、社会支持体系的缺乏、药物治疗的不良反应。生理限制包括身体灵活性不足以及存在吐舌、口呼吸、磨牙、紧咬牙、肌肉控制或脑卒中等不良口腔习惯。存在情感障碍的患者需采取心理疗法以及服用抗焦虑药等医疗辅助措施。缺乏社会支持体系的患者可由看护者为其提供持续的护理，是其治疗有效和长期维护口腔健康的关键。药物治疗可出现口腔干燥症、口腔黏膜炎、唾液偏酸性以及反流性胃炎等不良反应。

A 有特殊护理需求患者的全身评估。评估患者局限性有助于设计有效、经济实用的治疗方案。医生首先需明确患者和（或）其法定监护人有保留牙齿的意愿。其次，医生需判断患者机体是否能配合日常的治疗。能配合治疗的患者可依据惯例的 X 线片检查、牙周探诊、牙齿松动度以及软组织检查结果制定方案。身体功能受损患者可存在口腔干燥症导致的软组织改变、唾液流速及成分的改变或出现龋齿。

患者的配合程度是其整个治疗计划的关键部分。能接受基础的刮治加根面平整治疗的患者，其牙列可维持更长时间，而不能接受该类治疗的患者可能要拔除更多的牙齿以避免感染。

B 能配合治疗的患者需进行常规的评估，包括：整套 X 线片检查、牙周探诊、牙齿松动度以及软硬组织检查。口腔卫生宣教后可开始刮治加根面平整等基础阶段的牙周治疗。服用药物或不良口腔习惯导致的牙龈肥大可使用刀片、电刀或激光等牙龈切除术方法得到治疗。若牙龈肥大明显或者手术后频繁复发，牙科医生需与内科医生沟通，以排除患者存在其他疾病的可能。

C 部分情绪不稳定和（或）存在发育性病废的患者难以配合口腔治疗。使用抗焦虑药（苯二氮䓬类药物或一氧化二氮）或机体功能受限（需执行身体约束法）的患者在日常生活中多需他人辅助。并不是所有患者均能配合口腔治疗或对治疗反应好。患者、护理人员以及临床医生的安全是最终的决定因素。如果患者较为健康，可配合治疗，则可选择室内静脉给药镇静的治疗方式。

D 牙科医生需评估患者健康状况是否能承受治疗。身体虚弱或存在心脏病、出血或身体缺陷风险的患者不能进行常规的牙科治疗。该类病人需住院处理口腔疾病，麻醉科医师可监测患者进行复杂牙科治疗时的安全性以及机体的健康状况。

一旦患者实施了全身麻醉或监控下的麻醉护理（非插管法），软硬组织情况的记录及评估即可完成。口腔护理策略的调整和疾病诊断、预后评估同样重要。

戴呼吸机或呼吸辅助设备，以及实施气管切开术的患者存在特殊的口腔环境。呼吸机获得性肺炎可影响口腔健康。越来越多的研究发现老年人群中厌氧菌牙周生物膜与呼吸性肺炎相关。在口腔卫生差的患者中，牙周疾病可影响机体功能障碍患者的肺部感染风险。控制口腔卫生可降低长期护理患者发生肺炎的概率。

对于所有患者而言，采取预防性策略和治疗是获得长期口腔健康的关键。对于机体或精神受损的患者而言，个性化的宣教和口腔护理方案有助于获得最好的治疗效果。同时医生需依据药物对唾液流量、黏稠度、pH 的影响进行药物用法和用量的调整。

扩展阅读

Armitage GC, Robertson PB. The biology, prevention, diagnosis and treatment of periodontal disease: scientific advances in the United States. *J Am Dent Assoc.* 2009;140(Suppl 1):36S-43S.

Cobb CM. Microbes, inflammation, scaling and root planing, and the periodontal condition. *J Dent Hyg.* 2008;82(Suppl 3):4-9.

Kinane DF, Hajishengallis G. Polymicrobial infections, biofilms, and beyond. *J Clin Periodontol.* 2009;36(5):404-405.

Okuda K, Kimizuka R, Abe S, Kato T, Ishihara K. Involvement of periodontopathic anaerobes in aspiration pneumonia. *J Periodontol.* 2005;76(1 Suppl):2154-2160.

Raghavendran K, Mylotte JM, Scannapieco FA. Nursing home-associated pneumonia, hospital-acquired pneumonia and ventilator-associated pneumonia: the contribution of dental biofilms and periodontal inflammation. *Periodontol 2000.* 2007;44:164-177.

White PH. Transition: a future promise for children and adolescents with special health care needs and disabilities. *Rheum Dis Clin North Am.* 2002;28(3):687-703, viii.

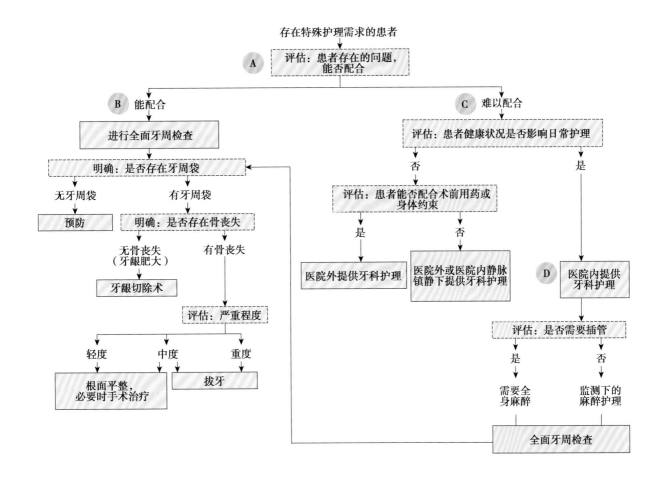

60

将患者转诊给牙周医生

Frank Martinez

有牙周治疗需求的患者，不管其治疗复杂程度如何，转诊至牙周医生时需考虑以下卫生法律方面的问题：执业范围、医疗标准、知情同意以及"如何对病人最有利"。该准则同样适用于转诊至其他科室。

A 若患者没有明显的牙周疾病，则没有必要转诊至牙周科。

B 若牙周治疗是患者治疗计划的重要组成部分，则全科医生需评估自己的执业范围、训练和技能水平是否足够完成必需的治疗。首先，患者需了解疾病的程度和严重范围，以及不接受治疗可导致的后果。大部分全科医生可以处理仅需牙周基础治疗的特定牙龈炎或轻度牙周炎患者。即便如此，全科医生需判断将患者转诊至牙周科是否是最好的治疗方法。

全科医生仅仅建议患者到专科医生处就诊是不够的，需对每次转诊进行恰当的随访。全科和专科医生均有义务告知患者其诊断、预后、治疗计划，以及未完成治疗的不良后果。患者牙周疾病的护理和治疗需要全科和专科医生恰当的转诊和维护治疗。完成牙周治疗后，患者可继续接受全科医生的治疗和维护。全科医生或牙周科医生可拒绝处理不愿转诊或接受牙周治疗的患者。

对于有自信完成牙周治疗并愿意承担风险责任的全科医生而言，下一步需考虑的问题为医疗标准。万一患者不管手术治疗效果如何，因全科医生进行牙周治疗而对其提出起诉，则全科医生可能会受到法院的严格审查。法院会判断该全科医生的训练和技能水平是否达到专科牙周医生而不是全科牙医的要求（执业范围）。法院会依据"一个谨慎的牙周科医生在同样或类似的情况下会采取什么措施"来判断全

科医生对该患者进行的治疗是否恰当。

C 若患者存在复杂的牙周治疗需求，全科医生有责任将患者转诊至牙周科进行评估和治疗。如果患者病情涉及多个专科，则需将其转诊至相应的科室，否则全科医生存在失职行为。

若全科医生欲对患者进行治疗，需告知患者病情严重程度、诊断、预后以及治疗计划等牙周状况。同时还需告知患者治疗或未进行治疗的风险，其他种植等可选择的治疗方案，以及治疗的预期效果。此外，医生还应告知患者需配合治疗进行口腔护理。患者需明了该医生并不是经过专科训练的牙周医生，但其技能水平足以进行必要的牙周治疗。若患者同意由全科医生进行牙周治疗，则需在有见证人的情况下由患者、医生签署知情同意书。

可由具备一定技能的全科医生进行的牙周治疗包括牙冠延长术、拔牙后的牙槽嵴保存术、软组织移植术以及种植治疗。其他更为复杂的牙周治疗则超出全科医生的执业范围，需转诊给牙周专科医生。

扩展阅读

Bressman JK. Risk management for the '90s. *J Am Dent Assoc.* 1993;124(3): 63-67.

Graskemper JP. A new perspective on dental malpractice: practice enhancement through risk management. *J Am Dent Assoc.* 2002;133(6):752-757.

Head GL, Horn S. *Essentials of Risk Management.* 3rd ed. Vol. 1. Malvern, PA: Insurance Institute of America, 1997.

Krebs KA, Clem DS, American Academy of Periodontology. Guidelines for the management of patients with periodontal diseases. *J Periodontol.* 2006;77(9):1607-1611.

Morris, WO. *The Dentist's Legal Advisor.* St. Louis, MO: Mosby; 1995.

O'Hara DJ, Conrad DA, Milgrom P, Fiset L, Whitney C. Dental malpractice liability insurance market: surveys of insurers and insurance commissioners. *J Am Dent Assoc.* 1994;125(10):1385-1390.

Pollack BR. *Law and Risk Management in the Dental Practice.* Carol Stream, IL: Quintessence; 2002.

Tonner JJ. *Malpractice: What They Don't Teach You in Dental School.* Tulsa, OK: Pennwell; 1995.

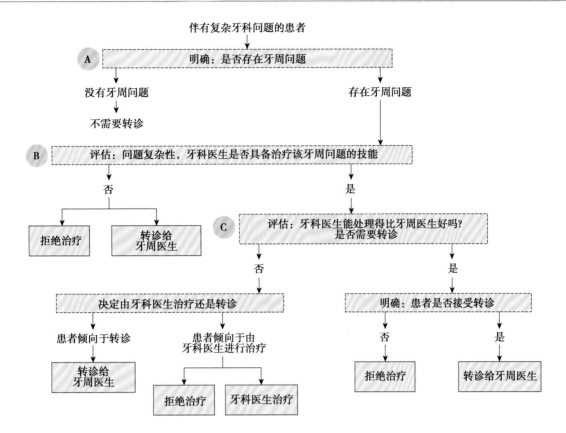

61

患者知情同意和拒绝

Michael Kowalski

知情同意是指实施每项具体的医疗行为之前医生与患者进行沟通，帮助其自我决定。具体是指医生与患者之间进行对话，有利于患者做出明智的治疗选择、采取合理的护理措施。知情同意同样对医生有利。接受知情同意的患者会信任医生，能更好地接受医生的建议。同时，出现治疗并发症或未能预期到的不良情况时，医生可受法律的保护。

从风险管理的角度来看，医生必须理解适当和足够的知情同意只能提供部分保护，而不能完全规避风险。患者不能接受治疗疏忽。即使患者被告知可能会出现损伤，如永久性损伤舌神经，但由于不规范治疗而导致的损伤，知情同意也不能保护医生。

缺乏知情同意、未经患者同意即进行治疗是职责疏忽、违反规范的表现。医生未能告知患者与患者受到损伤之间必然存在因果关系。换句话说，在这种未能知情同意的情况下，若患者被告知治疗的风险，则其不会同意进行手术。事实上，令人惊讶的是患者不会承认若其被告知治疗风险，则会拒绝治疗。一个客观适用的标准为：若一个理性、谨慎的患者在充分了解所有重大危险后仍同意手术治疗，则医生未能将特定的手术风险告知患者不算职责疏忽。Cobbs 法院的原则为："患者可能会有事后的认识，但我们怀疑，正义能否使医生体会到患者的痛苦和失望。因而，客观的测试标准为：谨慎的患者在知晓所有风险后会做出什么决定？"

A　医生至少需交代患者可预料的、近期可能出现的严重风险、治疗可能的预期效果、其他治疗方案，以及不治疗可能出现的后果。

尽管知情同意有特定的规范，但是医生需依据患者个体情况以及具体情形决定医生与患者对话包含的内容，确定是以口头还是书面形式取得知情同意。首先应考虑的是，建议患者进行的治疗是必要的还是可选择的。例如，医生会考虑拔除存在 12mm 深牙周袋的部分萌出的下颌第三磨牙，以避免可能出现的感染或颌

骨骨折，该治疗方案并没有太大的争议。然而，完全骨阻生的无症状的下颌第三磨牙的治疗方案则需更多的考虑，医生需告知患者治疗风险、治疗效果以及除了拔牙外的其他治疗方案。

B　知情同意过程中医生必须考虑患者具体情况。例如，评估患者对牙科治疗的态度。有些患者担心甚至恐惧牙科治疗，而其他患者较随意。再则，需评估患者依从性：患者家庭口腔护理水平、患者是否能遵从医生的指导意见和建议。同时需评估患者理解英语的能力，理解能力不足的患者，必须为其安排翻译，即使翻译者是其家庭成员。还需考虑患者的年龄和性别。患者职业也是需要考虑的重要因素，举例来说，相对于艺术家或卡车司机而言，麻木的舌头或嘴唇可毁灭学校老师或歌手的职业生涯。医生需交代患者磨牙远中楔形瓣切除术中可能出现的神经损伤的风险，并进行更详细的说明。

C　医生就特定治疗方案需交代患者的内容有客观的标准。医生有责任告知患者所有相关信息，便于其做出合理的专业的治疗选择。内容包括治疗过程中可能出现的严重损伤或死亡的风险，以及其他可能的治疗方案。知情同意谈话过程不需要包括所有几率小的或远期可能出现的风险。Cobbs 制定的准则如下："首先，不需要告知患者所有可能出现的并发症；不需要对患者进行医学的微型课程的教育；患者多关注死亡风险、身体可能出现的伤害、康复等等问题。其次，医生没有义务与患者讨论常见操作中可能出现的相对较小的风险，因该类风险发生率较低。"

D　知情同意谈话及记录涉及的一个重要内容为机体受到严重损伤或死亡的风险。例如，牙科预防机体受到严重损伤的风险较低。而清醒镇静或全身麻醉过程风险较大，一些地方法律规定在进行该类操作时需取得书面知情同意，但使

用一氧化二氮进行镇静或口服药物镇静可以除外。

E 医生对疾病往往持有不同的治疗理念及方法。选择治疗方法时首先需考虑所选择的方法必须经过批准和认可。医生必须进行最佳的临床判断。若医生进行了标准治疗，但结果不成功，则不属于医疗事故。医生在治疗过程中需从整体考虑问题，而且并不存在适用于所有从业者的、专门的或通用的治疗方法。相关美国加州陪审团指令指出："一个内科医生或牙科医生并不存在疏忽，如果其选择了医学上公认的治疗方法或诊断，而事实证明另一种医疗方法会是一个更好的选择。"医生没有义务将其不认同的治疗方法或理念告知患者。尽管如此，谨慎起见，医生最好还是告知患者其他治疗方法和理念，特别是有进行非常规治疗或对治疗方案有争议的患者。在此基础上，牙科医生可建议患者选择更传统的、更主流的治疗方案以规避风险。

F 若患者拒绝进行医生推荐的治疗方案，则知情同意谈话中必须包括患者拒绝治疗以及不治疗可出现的风险等内容。牙科医生有义务用患者能理解的语言解释拒绝治疗可能出现的风险，并对决定拒绝治疗的理性患者提供尽可能多应知晓的信息。谈话内容包括出现死亡、严重伤害及其他并发症的可能，但不需要涉及所有轻微或远期出现的风险。"牙科医生有义务用患者能理解的语言解释拒绝治疗可能出现的风险，并提供尽可能多信息以利于患者做出明智的选择。谈话内容包括拒绝治疗后所有可能出现的风险。患者需明白拒绝治疗可能会出现死亡、严重损伤及其他严重的潜在并发症，但不需要涉及不大可能出现的风险。"若医生未告知患者拒绝治疗可导致的风险，使其未进行治疗而受到损伤，则患者可控告医生存在职责疏忽。陪审团会指出："原告控诉被告（牙科医生存在职责疏忽，因其未告知原告拒绝特定治疗可能导致的风险），为了使得上诉控诉成立，原告需提出以下证据：

1. 被告[牙科医生]未对原告采取治疗措施；

2. 被告[牙科医生]未能告知原告拒绝特定治疗可能导致的风险；

3. 理性的原告在充分了解这些风险的情况下会同意进行特定的治疗；

4. 原告因未能采取特定的治疗措施而受到损伤。

G 在理想情况下，知情同意应进行书面记录。针对各种治疗的印刷的知情同意书是有利的。然而，该类同意书总是因信息漏洞和内容疏忽而受到指责。知情同意谈话需针对患者提出个体化的治疗方案。即使没有使用书面的知情同意书，知情同意谈话内容，包括治疗风险、效果以及其他治疗方案等内容也应在图表中有所记录。知情同意过程中可以是口头的，根据法律，除了清醒镇静或全身麻醉等特殊情况外，不需要书面知情同意书。

随着科技的进步，目前可使用视频或 CD/DVD 等方式记录知情同意谈话内容。该类信息可被记录在患者病史中，使得其不能被否认。

扩展阅读

Kamel BP, Lieberman MB. Legal principles: jurisprudence. In: Newman MG, Takei HH, Klokkevold PR, Carranza FA Jr, eds. *Carranza's Clinical Periodontology*. 11th ed. St. Louis, MO: Elsevier Saunders; 2012:768.e36-e41.

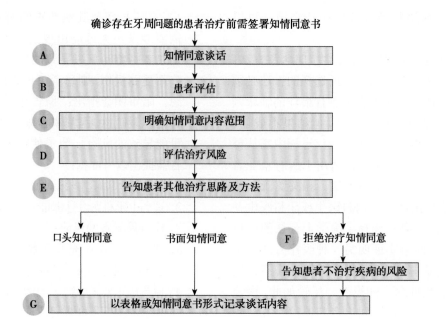

确诊存在牙周问题的患者治疗前需签署知情同意书

A 知情同意谈话

B 患者评估

C 明确知情同意内容范围

D 评估治疗风险

E 告知患者其他治疗思路及方法

口头知情同意   书面知情同意   F 拒绝治疗知情同意

告知患者不治疗疾病的风险

G 以表格或知情同意书形式记录谈话内容

（曹金芳 骆 凯）

基础治疗与辅助措施

牙周治疗的局部麻醉要点

62

Alan W. Budenz

在决定何种局部麻醉药物适用于特定的牙周手术时,医生需评估患者健康状况,以明确该类麻醉剂能否安全用于患者。同时医生需考虑使用麻醉药物可使全身健康状况恶化的可能性,以及麻醉药物与患者服用的非处方药、中草药营养补充品等药物的相互影响。例如,由于肝硬化或与肝炎感染导致的肝功能受损患者难以从循环系统以正常的速度清除局部麻醉药,从而使该类患者发生药物毒性(过量)反应。许多药物可与局部麻醉剂相互作用。例如,患者使用 α1- 阻滞剂(进行血管舒张药物治疗)可减少麻醉剂的有效持续时间。而使用 β- 阻滞剂,特别是非选择性 β- 阻滞剂的患者恰恰相反,其麻醉药物的有效持续时间可延长,而且外周血循环阻力可增加。另一个例子是使用麻醉药物可诱导高铁血红蛋白血症的发生,使得血循环系统中的红细胞携氧能力下降。该情况最多发生于使用丙胺卡因局部麻醉剂并同时服用硝酸甘油、对乙酰氨基酚或磺酰胺类等氧化性药物的患者,尤其多见于肺气肿、慢性阻塞性肺疾病等呼吸功能不全患者,或贫血患者。每次复查时需更新每个患者的健康史。

牙周治疗使用局部麻醉药物多出于以下两方面考虑:①患者术中、术后可有疼痛感;②治疗中可存在出血情况。

A 治疗过程导致的不适感或出血较轻微的患者没有必要使用任何麻醉药物。控制患者疼痛及出血的首要方法是进行精细的组织操作。

B 治疗操作可导致轻微不适的患者可使用局部麻醉药物。多数局部麻醉剂是酯类的,与酰胺类药物相比能更好地通过黏膜吸收。虽然酯类药物更易于发生过敏反应,但局部使用时过敏反应风险较小。麻醉药物穿透黏膜的平均深度仅为 2~3mm,不足以到达多数牙周袋袋底。然而,一些更新型的局部麻醉制剂可置于牙周袋袋底进行作用。

C 对治疗中或治疗后出现中、重度不适感的患者

局部注射麻醉药物可暂时性显著麻醉治疗区域的软组织及牙髓,增加患者舒适度,利于器械彻底到达牙周缺损底部的所有表面。治疗时间短的患者可使用不含血管收缩剂的麻醉药物。通常使用的药物有甲哌卡因或普鲁卡因,麻醉牙髓可持续 30~45 分钟,软组织麻醉可达 3~5 小时。应当指出的是,丙胺卡因只有在阻滞注射时能持续麻醉 45 分钟,而浸润麻醉的效果仅能维持 10 分钟。

D 在明确牙周治疗需要注射麻醉药物以利于增加患者舒适度后,医生需考虑麻醉牙的数目:一个或两个或几个牙齿。在一般情况下,浸润麻醉适用于一个或两个牙齿等小范围治疗区域或要求的麻醉持续时间相对较短的疗程。大多数麻醉剂需浸润注射颊、腭或舌侧进行软组织和牙髓麻醉。值得注意的是,颊侧使用阿替卡因后不需要额外的腭或舌侧注射。然而,腭侧或舌侧同时注射麻醉药物可确保整个区域在治疗过程中达到足够的麻醉效果。浸润注射含有血管收缩剂的麻醉药物可保证牙髓麻醉时间维持平均 1 小时,软组织麻醉长达 2 小时或更久。浸润麻醉的药物量通常是 1/2~3/4 支麻醉剂。如果预期需要的麻醉时间超出这个时间范围则需考虑更为有效的阻滞注射技术。

E 治疗多颗牙齿或整个象限牙齿的情况可考虑多个位点浸润麻醉,但阻滞麻醉是通常更有效的技术。阻滞麻醉可麻醉牙髓 1.5~2 小时,而麻醉软组织的时间约为牙髓麻醉的两倍。阻滞麻醉的药物量通常是 3/4~1 支麻醉剂。对于导致患者术后几个小时内长期不适的治疗操作,可考虑使用长效局部麻醉剂以减轻患者的不适,从而减少术后镇痛治疗的需求。目前,布比卡因是唯一长效的局部麻醉商品。值得注意的是,布比卡因只有在阻滞麻醉时才能发挥长效作用。

F 易出现明显出血的位点推荐使用含血管收缩剂的麻醉药物进行局部浸润麻醉,有利于止血。没有药物禁忌证的患者,在防止血管内注射的情况下可推荐使用 2% 利多卡因混合 1:50 000 肾上腺素治疗。肾上腺素浓度越高,止血效果越好。然而,阻滞麻醉的有效维持时间并不比含血管收缩剂的麻醉药物进行局部浸润麻醉的有效时间长。使用时需评估使用高浓度肾上腺素的利弊。

扩展阅读

Little JW, Falace DA, Miller CS, Rhodus NL. *Dental Management of the Medically Compromised Patient*. 8th ed. St. Louis, MO: Elsevier Mosby; 2013.

Malamed SF. *Handbook of Local Anesthesia*. 6th ed. St. Louis, MO: Elsevier Mosby; 2013.

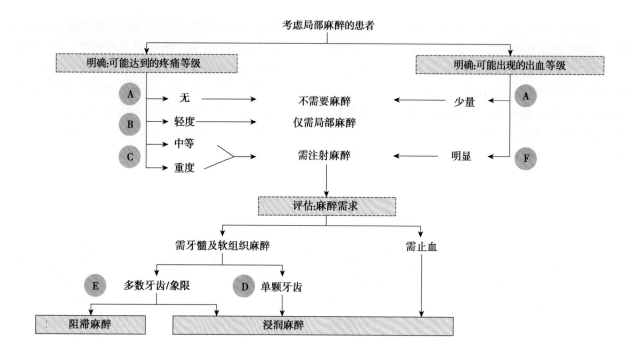

63

预防性治疗、牙周清创以及根面平整

Deborah J. Horlak

牙周治疗计划的制定较为复杂，需依据患者个体口腔情况进行。牙周治疗涉及许多方面的内容，其目的在于减少致病菌、调节宿主免疫系统促进愈合。制定治疗计划的重要考虑因素为临床附着水平（clinical attachment level，CAL）。

A 临床附着水平是指牙周袋底至釉牙骨质界（cementoenamel junction，CEJ）的距离。若结合上皮（上皮性附着）接近 CEJ 或位于其冠方，则不存在附着丧失。牙龈退缩表现在结合上皮附着根方移位，此时附着丧失水平需将牙龈退缩量计算入内。

B 不存在附着丧失的患者仅需进行口腔预防性治疗，可采取龈上洁治，必要时联合龈下刮治去除牙石和菌斑。超声波洁牙机可有效去除牙石，尤其适用于牙龈炎。

C 存在附着丧失的患者治疗方案较为复杂。医生需评估整个牙列临床附着水平，判断附着丧失是局限的还是广泛的，评估附着丧失量及牙槽骨吸收量，判断附着丧失是轻度、中度，还是重度。

D 存在附着丧失、探诊深度为 1～3mm、且无炎症的患者处于健康或疾病缓解状态，可通过家庭护理维持牙周健康。该类患者多存在少量龈上和龈下牙石，局部存在探诊较深的位点，且多已经过根面清创治疗。在某些病例中，患者出现附着丧失并不是由菌斑炎症性因素诱发的，而是由于不良习惯、不良正畸矫治器、牙间隙刷使用不当或全身性因素导致的。该类患者牙周炎易复发，需定期接受牙周维护期治疗。牙周维护期治疗的目的是去除所有菌斑微生物以及牙石，也包括局部根面清创术。

E 存在附着丧失、牙周炎症、广泛的等于或大于 4mm 牙周探诊深度、中重度牙石沉积的患者需进行根面清创术以恢复牙周健康。超声洁治联合手工刮治治疗可取得较好的治疗效果。现在牙周治疗的目标并不在于全口根面平整并去除牙骨质，而是使不规则牙根面变得平滑。根面清创后 4～8 周需再评估牙周炎症是否已消除，牙周探诊深度是否有所减少。疗效不佳区域需再次行清创治疗。

F 患者牙周炎症消除后，探诊深度会有所减轻、探诊出血可减少，此时可确定牙周维护期间隔。牙周维护是所有牙周治疗必不可少的环节，通常复诊间隔时间为 3 个月。复查内容首先包括评估牙周炎症情况、探诊深度、探诊出血、口腔家庭护理效果。其次，在去除软垢、菌斑、牙石等沉积物后可考虑选择性牙冠抛光。最后，医生需决定牙周维护期复查间隔。

G 如果症状持续存在，患者需再次进行全口或局部根面清创术。病情严重或存在难治性牙周疾病的患者需考虑手术治疗，减少牙周袋深度或进行再生性治疗。同时医生还需考虑患者潜在的全身疾病、局部或全身使用抗生素、控制咬合力过大等额外的因素。

扩展阅读

American Academy of Periodontology. Guidelines for periodontal therapy. (position paper). *J Periodontol.* 2001;72(11):1624-1628.

American Academy of Periodontology. Treatment of plaque-induced gingivitis, chronic periodontitis, and other clinical conditions. (position paper). *J Periodontol.* 2001;72(12):1790-1800.

American Academy of Periodontology. Diagnosis of periodontal diseases. (position paper). *J Periodontol.* 2003;74(8):1237-1247.

American Academy of Periodontology. Periodontal maintenance. (position paper). *J Periodontol.* 2003;74(9):1395-1401.

Daniel SJ, Harfst, SA Wilder, RS. *Dental Hygiene: Concepts, Cases and Competencies.* 2nd ed. St. Louis, MO: Mosby Elsevier; 2008:7, 317, 572-574, 600.

Nield-Gehrig JS, Willmann DE. *Foundations of Periodontics for the Dental Hygienist.* 3rd ed. Baltimore, MD: Lippincott, Williams & Wilkins; 2011:393-402.

Pattison AM, Pattison GL. Scaling and root planing. In: Newman MG, Takei HH, Klokkevold PR, Carranza FA Jr, eds. *Carranza's Clinical Periodontology.* 11th ed. St. Louis, MO: Elsevier Saunders; 2012:461-473.

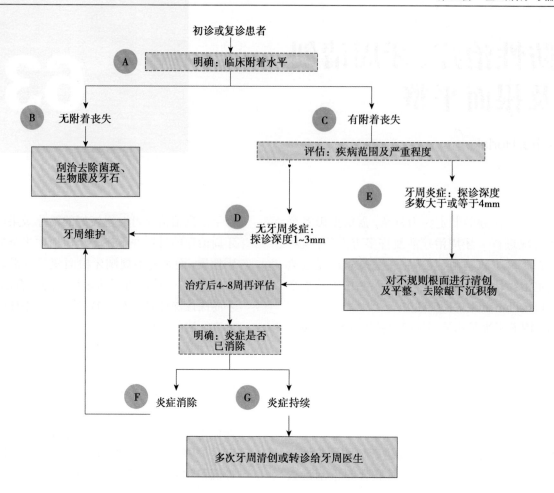

超声或手工器械用于刮治以及根面平整

64

William P. Lundergan and Gwen Essex

　　牙周清创是治疗牙周病首要的也是必要的措施,可单独用于治疗疾病或在进行牙周手术前完成。过去通常使用手工刮匙及刮治器等器械进行清创。现有研究表明超声器械用于牙周清创时,具有更易于进入根分叉和窄牙周袋等区域、便于冲洗牙周袋以及减少工作时间等优势,在某些情况下较手工器械更有效。但超声器械存在产生细菌性气雾、形成磁场干扰心脏起搏器、对牙齿造成冷刺激、医师缺乏手感等缺点。医生可根据具体情况选择超声或者手工器械进行治疗。

A 临床研究表明手工及超声器械各有优劣,在减少牙周探诊深度、增加临床附着水平、减少探诊出血等方面疗效相当。医生选择器械时需考虑患者偏好。

B 偏好使用超声器械的患者可仅使用超声器械完成治疗,只要有足够的时间用于彻底清除暴露根面的牙石。超声器械禁用于置有心脏起搏器、可能存在呼吸道感染的患者、年龄小的患儿或存在种植体的患者(除非有用于清洁种植体的特殊工作尖,该类患者只能使用手工器械)。使用超声器械和高速牙科手机均存在产

生细菌性气雾的风险,可通过治疗前含漱抗菌液、治疗时使用强力吸引器等方法减少细菌性气雾导致的不良反应。

C 无器械偏好(占多数)、不存在超声使用禁忌证的患者可同时使用超声器械和手工器械。与手工器械相比,超声器械工作尖更小、工作柄更长,更适用于窄而深的牙周袋以及一些 II / III 度根分叉区域。使用手工器械时,手触觉更敏感,易于检查龋洞。使用超声器械时,医生手触觉敏感性不足,操作后需仔细检查清创情况。

D 牙齿对冷刺激敏感、不能忍受超声器械带来的震动及声音的患者偏好使用手工器械。该类患者需使用手工器械治疗多数区域,仅在窄而深的牙周袋,以及 I / III 度根分叉病变区域使用超声器械。

扩展阅读

American Academy of Periodontology. Sonic and ultrasonic scalers in periodontics. (position paper). *J Periodontol*. 2000;71(11):1792-1801.

Nield-Gehrig, JS. *Fundamentals of Periodontal Instrumentation and Advanced Root Instrumentation*. 7th ed. Philadelphia, PA: Lippincott, Williams and Wilkins; 2012:631-691.

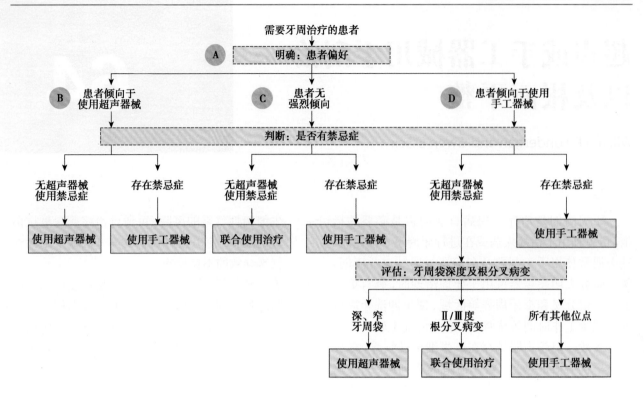

牙根间距小、存在牙周疾病的上颌磨牙

65

Francisco Rivera-Hidalgo

　　牙间距或牙根间距小的患牙牙周治疗更为复杂。牙槽骨吸收程度、邻间骨组织量及牙齿的自我修复能力可决定其预后及治疗方案。同时医生需考虑患者时间、精力的投入以及费用支出。

A 对牙根间距小的患牙而言，治疗时需考虑器械是否易于进入。牙齿邻间距过小，将妨碍口腔卫生的控制及治疗，即使小号刮匙等器械也难以进入治疗区域的牙齿可考虑拔除。治疗前，医生需通过详尽的临床和X线片检查了解患牙是否存在牙间距或牙根间距过小的情况（图65-1）。

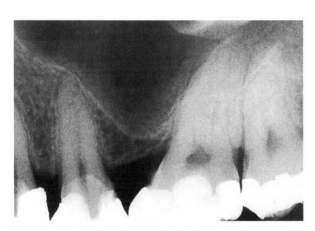

图65-1　第二和第三磨牙之间牙根间距小，使进入及治疗困难。图片源于 Hall WB, Roberts WE, LaBarre EE. Decision Making in Dental Treatment Planning, St. Louis, MO: Mosby; 1994.

B 患有牙周炎、牙间距或牙根间距过小的牙齿若同时存在牙体治疗需求，则应先进行牙体治疗、再进行牙周治疗、最后考虑修复治疗。可考虑拔除牙体治疗和（或）修复治疗临床效果不佳的患牙，再进行牙槽嵴保存术和种植治疗（具体见D）。

C 对进行牙体及修复治疗的患牙而言，评估牙槽骨吸收程度有助于设计牙周治疗方案。轻度骨吸收仅需进行基础阶段的治疗，而中重度骨吸收可能需要微创手术（minimally invasive surgery,

MIS）、植骨术等手术治疗。MIS 是尽可能减少手术创口暴露范围的手术，可减少牙龈退缩、促进组织愈合（参见第88章）。微创手术联合釉基质蛋白应用可有效促进牙周组织再生。截根术可将多根牙中破坏最严重的一或两个牙根切除，保留其余尚有较多牙槽骨支持的牙根。截根术术后牙齿周围应有充分的牙槽骨支持，牙无明显松动。该类手术利于保持患牙的卫生，有助于控制疾病进展。治疗可影响邻近牙齿的患牙可考虑拔除，防止牙槽骨进一步吸收。

　　牙周疾病得到控制后，医生可采取正畸、预防性牙体预备等措施增大牙间距或牙根间距。正畸联合修复治疗可建立和维持功能性牙根间距。正畸力可定向移动牙齿，使得牙根间形成骨，从而增大牙根间距、利于保持口腔卫生、改善疾病预后。欲获得良好的牙冠外形，必要时需在修复治疗前预防性进行牙体治疗。医生需慎重考虑每个治疗策略，因该类治疗可大幅增加患者支出。

D 医生可考虑拔除无法进行牙周治疗、家庭护理以及修复治疗的患牙，拔除后需做位点保存，尤其是可进行种植治疗的位点。

扩展阅读

Artun J, Kokich VG, Osterberg SK. Long-term effect of root proximity on periodontal health after orthodontic treatment. *Am J Orthod Dentofacial Orthop.* 1987;91(2):125-130.

Heins PJ, Thomas RG, Newton JW. The relationship of interradicular width and alveolar bone loss. A radiometric study of a periodontitis population. *J Periodontol.* 1988;59(2):73-79.

Heins PJ, Wieder SM. A histologic study of the width and nature of interradicular spaces in human adult pre-molars and molars. *J Dent Res.* 1986;65(6):948-951.

Rose LF, Mealey BL, Genco RJ, Cohen DW, eds. *Periodontics: Medicine, Surgery and Implants.* St. Louis, MO: Elsevier Mosby; 2004:123-124.

Tal H. Relationship between the interproximal distance of roots and the prevalence of intrabony pockets. *J Periodontol.* 1984;55(10):604-607.

Vermylen K, De Quincey GN, Wolffe GN, van't Hof MA, Renggli HH. Root proximity as a risk marker for periodontal disease: A case-control study. *J Clin Periodontol.* 2005;32(3):260-265.

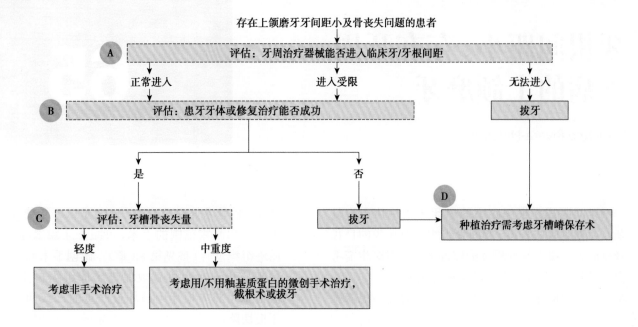

根分叉病变的清创、治疗及护理

66

William P. Lundergan and Gwen Essex

　　根分叉病变的评估和分类是系统牙周检查的重要组成部分，有助于判断特定牙齿的预后（参见第10章）。本章阐述根分叉病变治疗策略。

A Ⅰ度根分叉病变（病变早期）仅需基础治疗。清创、家庭护理宣教以及病情监测等方式可有效治疗该类病变。清创可采取手工、超声或两者联合的方式。家庭护理宣教内容依病变位置而定。牙间隙刷适用于清洁牙间根分叉区域，而末端单束牙刷、橡皮尖按摩器或牙签适用于清洁唇舌面根分叉区域。治疗策略还包括去除菌斑、牙石、不良修复体等局部促进因素。Ⅰ度根分叉病变多由釉珠诱发，其治疗内容应包括磨除釉珠。

B Ⅱ度根分叉病变（病变确立）治疗方案除了基础治疗及家庭护理宣教外，还包括手术治疗。医生需了解根分叉水平及垂直病变情况。浅的根分叉病变可通过根向复位瓣手术或根向复位瓣联合骨切除手术进行治疗，其治疗目标为了形成利于医生及患者长期维持卫生的结构。而对于存在深的垂直或水平根分叉病变的患牙而言，医生需考虑其保留价值。对治疗效果无意义的患牙可考虑拔除。存在中度垂直或水平根分叉病变的患牙可考虑翻瓣手术、切除性手术或再生性手术进行治疗。颊舌向存在深的垂直骨吸收的患牙再生疗效最佳。牙周复查时医生需评估根分叉病变复发的可能，同时强调使用牙签或橡皮尖按摩器清洁根分叉区域的必要性。口腔卫生控制不佳的患者牙龈可向冠方增生。

C 存在Ⅲ度（贯通型）根分叉病变的患牙首先需考虑其保留价值。拔除无保留意义的患牙进行种植治疗是维持长期疗效最有效的方式。存在贯通性根分叉病变的有保留价值的上下颌磨牙治疗方式不同。下颌磨牙可采取半牙切除术（将牙齿分割成两半，去除其中毁坏严重的部分）或分牙术（将牙齿分割成两半，两部分同时保留），（图66-1A～G）。医生还可考虑采取根向复位瓣术联合骨切除术或正畸治疗建立利于牙间隙刷使用的通道。手术治疗的目的在于使Ⅲ度根分叉病变变成Ⅳ度根分叉病变，利于口腔卫生控制。通常用 Waterpik® 冲牙器控制口腔卫生。

　　存在Ⅲ度根分叉病变的上颌磨牙可进行截根术。若病变侵犯颊侧至远中根分叉，而不侵犯近中根分叉，且牙根间隔远，则可考虑切除远中根。若病变侵犯颊侧至近中根分叉，而不侵犯远中根分叉，且牙根间隔远，则可考虑切除近中根（图66-2A～D）。该类病变还可通过根向复位瓣术联合骨切除术进行治疗，但并不适合应用于多数患者。

扩展阅读

Sims T, Takei HH, Ammons WF Jr, Harrington GW. Furcation: involvement and treatment. In: Newman MG, Takei HH, Klokkevold PR, Carranza FA Jr, eds. *Carranza's Clinical Periodontology*. 11th ed. St Louis, MO: Elsevier Saunders; 2012:589-594.

Cohen ES. *Atlas of Cosmetic and Reconstructive Surgery*. 3rd ed. Shelton, CT: PMPH-USA; 2007:197-215.

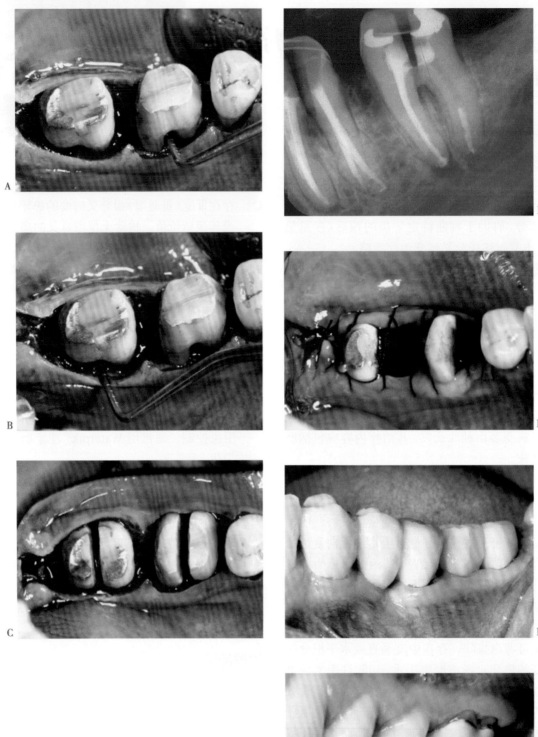

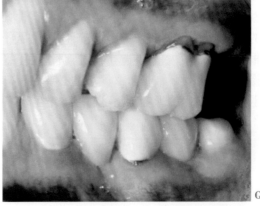

图 66-1A~G （A,B）治疗前评估左下第一、第二磨牙根分叉区；（C）半切牙齿的粭面观和（D）X 线片显示第一磨牙牙根间仍有部分未分开；（E）拔除近中根，牙体制备包括分叉区牙槽骨成形术、根方复位翻瓣术、缝合；（F,G）术后 5 年评估

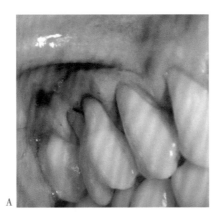

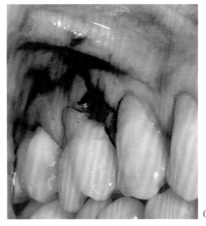

图 66-2A~D　上颌截根术（A）术前；
（B）近颊根切开；（C）拔除近颊根；
（D）近颊根成形

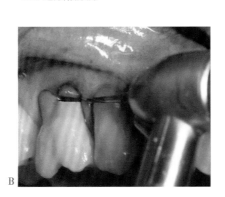

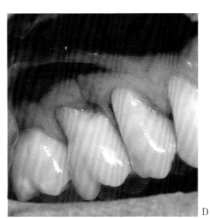

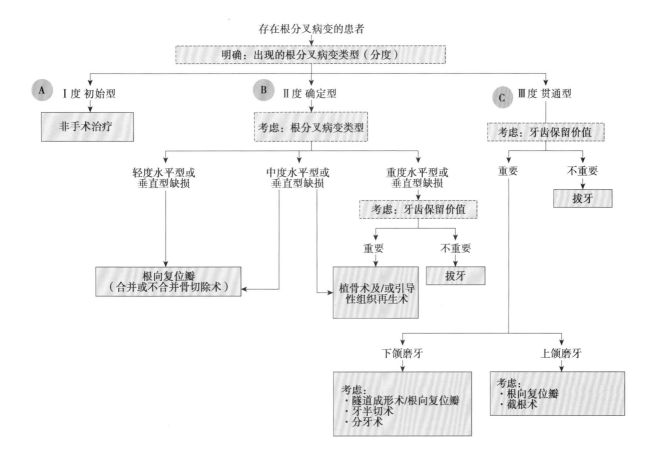

存在根分叉病变的患者

明确：出现的根分叉病变类型（分度）

A　Ⅰ度 初始型
非手术治疗

B　Ⅱ度 确定型
考虑：根分叉病变类型

轻度水平型或垂直型缺损

中度水平型或垂直型缺损

重度水平型或垂直型缺损
考虑：牙齿保留价值
重要 / 不重要
拔牙

根向复位瓣（合并或不合并骨切除术）

植骨术及/或引导性组织再生术

C　Ⅲ度 贯通型
考虑：牙齿保留价值
重要 / 不重要
拔牙

下颌磨牙
考虑：
·隧道成形术/根向复位瓣
·牙半切术
·分牙术

上颌磨牙
考虑：
·根向复位瓣
·截根术

67

电动牙刷与手动牙刷

Lisa A. Harpenau

医生需依据患者牙周健康状况、手的灵活性、患者兴趣、费用等因素选择牙刷类型。不同类型的牙刷各有优劣，需依据患者具体情况进行选择。

A 身体受损或心智障碍患者存在许多缺陷，包括患有神经肌肉障碍、关节炎等使人衰弱的疾病、身体健康状况欠佳以及依赖看护者的患者，还包括缺乏口腔卫生控制能力的患儿。

B 不具备手动刷牙能力的身体受损或心智障碍患者及患儿宜使用电动牙刷。

C 医生需评估身体残疾或心智障碍、但仍具备手动刷牙能力的患者其控制口腔卫生的能力。

D 能手动刷牙控制口腔卫生的患者可选择使用电动牙刷或手动牙刷。

E 菌斑控制不佳的患者推荐使用电动牙刷。

扩展阅读

Newman MG, Takei HH, Klokkevold PR, Carranza FA Jr. *Carranza's Clinical Periodontology*. 11th ed. St. Louis, MO: Elsevier Saunders; 2012:452-456.

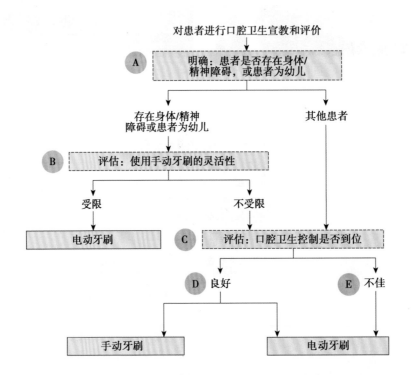

辅助菌斑控制工具

Lisa A. Harpenau and Deborah J. Horlak

对于多数患者而言，手动牙刷及牙线已足够用于家庭口腔护理。而由于患者手灵活性不足、依从性不好、牙周组织破坏严重等因素，邻面的菌斑控制往往被忽略。使用辅助菌斑控制工具可实际、有效地控制邻面菌斑，并适用于个性化菌斑控制。

A 首先，需考虑患者的手灵活性。身体受损或心智障碍患者存在许多缺陷，包括患有神经肌肉障碍、关节炎等使人衰弱的疾病、身体健康状况欠佳、依赖看护者的患者，还包括缺乏口腔卫生控制能力的患儿。除了电动牙刷外，易于使用的辅助菌斑控制工具还包括牙线架、电动牙线器、冲牙器。电动牙线器是放入龈外展隙的细丝线或刷尖，适用于手灵活性不足以及未使用牙线的患者。

B 其次，需考虑以下局部情况：①是否存在固定修复桥、种植体、固定夹板、正畸矫正器、医源性因素（修复体外形不良、边缘不密合、充填体存在悬突等）；②龈外展隙类型；③根分叉病变；④根间距；⑤器械是否易于进入；⑥促使菌斑堆积的不良软组织形态。

C 存在固定修复桥、固定夹板或正畸矫正器的患者可使用牙线、牙线束、专用牙线（如进行弓丝下清洁的 Platypus™）、冲牙器、软塑料牙签（Soft-pick®）、末端单束牙刷、牙间隙刷等有效清洁牙间隙菌斑。牙线、冲牙器、软塑料牙签、末端单束牙刷以及尼龙线包绕塑料线圈形成的牙间隙刷等工具可防止刮伤种植体，因而适用于口内存在种植体的患者。对于存在医源性问题的患者而言，上述辅助清洁工具均有效，但最好的解决方法为拆除不良修复体。

牙间隙刷存在不同外形（圆柱形的或锥形的）及尺寸，多从唇颊面进入牙间隙，轻柔地里外运动进行清洁（必要时可从舌侧进入）。使用蘸0.12%洗必泰或香精油（李斯特林漱口液）等抗菌漱口液的牙间隙刷清洁更为有效。一些商品化的牙间隙刷现已配合洗必泰漱口液使用。

D 需考虑龈外展隙类型。龈外展隙存在 3 种类型：Ⅰ类：无牙间乳头丧失；Ⅱ类：牙间乳头部分丧失；Ⅲ类：牙间乳头完全丧失。仅用牙线或牙线架就足以清洁存在 Ⅰ 类龈外展隙的牙齿邻面。而 Ⅱ 和 Ⅲ 类龈外展隙需使用牙间隙刷、末端单束牙刷、牙签、木楔子、橡皮尖或电动牙线等加强菌斑控制。存在 Ⅱ、Ⅲ 类龈外展隙或中重度牙龈退缩的患牙可暴露根面凹陷，如上颌第一前磨牙近中面，该类情况使用牙间隙刷比牙线更为有效（图 68-1）。

E 根分叉病变区域解剖结构复杂、器械难以进入，使得菌斑易于堆积、牙周治疗及家庭口腔护理措施变得困难。牙间隙刷及末端单束牙刷能有

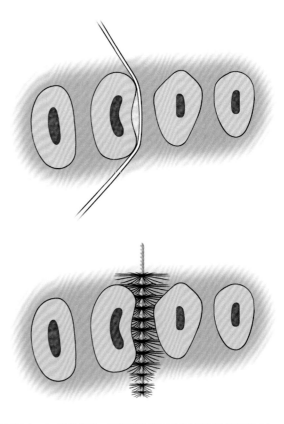

图 68-1　与牙线相比，牙间隙刷更利于清洁牙根凹陷区

效清洁Ⅰ、Ⅲ、Ⅳ度根分叉病变（Glickman 分类，参见第 10 章），并可在Ⅱ、Ⅲ、Ⅳ度根分叉病变等易于龋坏区域使用含氟制剂或抗菌漱口液。

F 牙根间距小的区域宜用牙签、木楔子、牙间隙刷等工具进行清洁，应注意使用方法，防止损伤软组织。牙签、木楔子等清洁工具使用前宜通过热水烫或插入坚硬的物体表面等方法使工作尖变钝。上述木质工具能有效清洁根面凹陷处、根分叉病变、牙周袋及牙龈缘的菌斑。

G 磨牙远中面及下前牙舌侧面等难以用器械进入的区域清洁效率低。末端单束牙刷可通过弯曲工作柄使得刷毛易于进入上述区域进行清洁。末端单束牙刷还适用于清洁桥体、种植体桥基

台、错位的牙齿、正畸矫正器、暴露的根分叉病变、部分萌出的第三磨牙以及根面凹陷等区域。

H 牙周手术可导致凹陷等不良软组织形态形成。橡皮尖按摩器可改善邻间组织形态纠正不良软组织外形。橡皮尖可适应牙龈外形进入牙间隙，通过轻柔的"里外"或旋转等方式进行清洁。橡皮尖还能有效清洁根面凹陷、根分叉病变以及龈缘处的菌斑。

扩展阅读

Perry DA. Plaque control for the periodontal patient. In: Newman MG, Takei HH, Klokkevold PR, Carranza FA Jr, eds. *Carranza's Clinical Periodontology*. 11th ed. St. Louis, MO: Elsevier Saunders; 2012: 452–460.

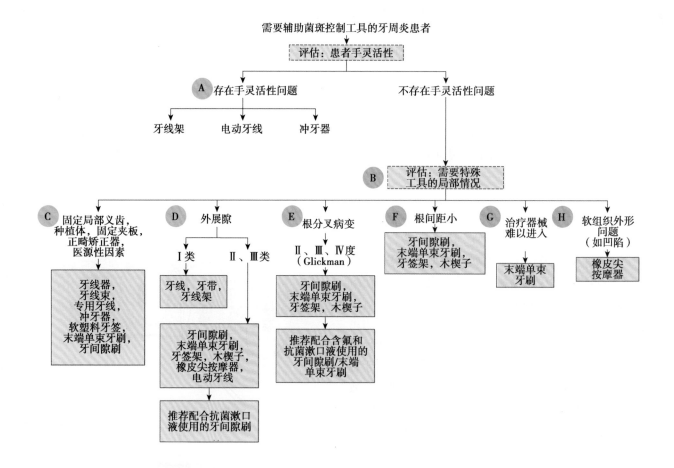

局部缓释化学药物的使用（通用药物）

69

Michael G. Jorgensen and Jørgen Slots

辅助应用化学药物可提高机械治疗牙周炎的临床疗效。牙周病发生及进展的主要致病因素是菌斑。多数牙龈炎、慢性牙周炎是由非特异性菌斑或微生物膜导致的，而侵袭性牙周炎和一些严重或顽固性的慢性牙周炎的致病菌是特异性的。特异性牙周致病菌可通过全身应用抗生素（参见第 32 章和第 71 章）和局部使用抗菌药物进行清除。局部使用抗菌药物是治疗菌斑诱发的牙龈炎、慢性和侵袭性牙周炎、脓肿或坏死性牙龈炎 / 牙周炎等急性病损的有效辅助手段。

局部使用的抗菌剂包括抗生素和杀菌剂。药物治疗前需去干净龈下菌斑及牙石，否则会影响药物疗效。

抗生素通常是通过装置缓慢释放几天至几周。盐酸四环素、盐酸多西环素、盐酸米诺环素已有编织线、凝胶和微粒形式等商品存在。目前局部使用抗生素治疗牙周病的疗效尚有争议。大多数临床研究监测控释药物对牙龈炎的影响，较少关注短期或长期抗生素治疗对牙周疾病的疗效。局部使用抗生素可存在选择性抗菌作用、产生耐药菌以及不良宿主反应等潜在问题，因而牙周治疗宜选用便宜、广谱、副作用较少的抗菌制剂进行治疗。

抗菌制剂进入组织可导致毒性反应，因而宜做局部冲洗使用。用于牙周病治疗的常用抗菌制剂包括聚维酮碘、稀释的次氯酸钠（NaOCl）和葡萄糖酸氯己定（也有商品化的缓释片）。与抗生素不同，抗菌制剂可破坏致病菌的几个组成部分，因而临床上不存在对抗菌制剂的耐药性。由于进入龈下的抗菌制剂量是非常少的，而且炎性牙周袋内容物每隔 90 秒就会排入口腔内，所以抗菌制剂几乎不会进入牙龈组织造成组织损伤。此外，用于牙周病治疗的抗菌制剂可显著抑制细菌、酵母菌和病毒，从而从根本上消除了超感染致病菌过度生长的可能性。

A 碘伏（"碘载体"）于 20 世纪 60 年代开始应用，已成为医院用于皮肤、黏膜消毒最常用的药物之一，可用于手术前消毒、清洁开放性创口、辅助烧伤创面的治疗、控制手术创口感染以及阴道炎的治疗，还可潜在预防龋坏的发生。碘伏无毒、无刺激性，可有效抑制细菌、病毒、酵母菌以及原生动物，机体不会对其产生抗药性。最常见和广泛使用的碘制剂是聚维酮碘。临床上可用 10% 的聚维酮碘作为龈下冲洗液，可使用带钝头套管的注射器，如使用消毒过的容积为 3ml 的 Monoject® 根管内注射器配套 23 号侧方开口的金属套管进行 5 分钟的冲洗。操作时，轻柔地将套管插入牙周袋底以确保最强的抗菌效果。龈下冲洗可在刮治加根面平整后立即进行，或在机械治疗前进行以减少细菌，尤其适用于机体功能受损或牙龈炎症严重的患者。对碘过敏、甲状腺功能紊乱、妊娠或哺乳女性不宜使用聚维酮碘。

氯化物是常见的抗菌药物，可普遍抑制大量细菌、酵母菌和病毒的活性。用于家庭漂白的次氯酸钠是牙周治疗中最常用的氯化物。次氯酸钠是一种便宜、使用方便的强氧化制剂，可快速杀菌、广泛抑制细菌、病毒、酵母菌等活性。次氯酸钠在中性粒细胞和其他哺乳动物细胞体内自然存在，因而机体不会对其过敏。次氯酸钠存在高浓度使用时刺激黏膜、有机物存在时疗效显著下降、腐蚀金属、漂白纤维等缺点。临床上用于龈下冲洗的次氯酸钠浓度为 0.5%。

B 临床上可依据患者味觉耐受性使用 0.1% 或略高浓度的次氯酸钠进行口腔冲洗。冲洗时，将冲洗器连接的锥形橡皮头伸入龈下 1mm 可有效冲洗深度 ≤6mm 的牙周袋 90% 的范围。口腔冲洗用的次氯酸钠溶液可通过以 25 份水稀释 1 份 6% 家用漂白剂得到。推荐每周龈下冲洗 2 次或 3 次。稀释的次氯酸钠溶液可逐渐失效，故建议现配现用。使用前应先用普通水清洁口腔冲洗器。

洗必泰是一种联苯化合物，主要是抑制细菌，对病毒作用较弱。一些牙周致病菌仅对洗必泰中度敏感。氯己定对牙齿表面和口腔黏膜染色，通常刺激性较小。该药物是阳离子性的制剂。牙膏中阴离子成分的化合物可与其中和，故而不能兼容。洗必泰的疗效在碱性条件下显著优于酸性条件，而有机物的存在可大大降低其疗效。0.12%～0.2% 洗必泰可作为漱口液，用法用量：30 秒 / 次，2 次 / 日，持续 2 周。该药物可提供持续的抗菌活性，但可导致牙齿染色且成本较高，故不推荐长期使用。洗必泰在血清蛋白存在的情况下疗效降低，难以有效抑制牙周致病菌和微生物，故该药物不宜在龈下使用。

扩展阅读

American Academy of Periodontology. The role of supra- and subgingival irrigation in the treatment of periodontal diseases. (position paper). *J Periodontol*. 2005;76(11):2015-2027.

Bonito AJ, Lux L, Lohr KN. Impact of local adjuncts to scaling and root planing in periodontal disease therapy: a systematic review. *J Periodontol*. 2005;76(8):1227-1236.

Hanes PJ, Purvis JP. Local anti-infective therapy: pharmacological agents. A systematic review. *Ann Periodontol*. 2003;8(1):79-98.

Jolkovsky DL, Ciancio S. Chemotherapeutic agents. In: Newman MG, Takei HH, Klokkevold PR, Carranza FA Jr, eds. *Carranza's Clinical Periodontology*. 10th ed. Philadelphia, PA: Saunders; 2006:798-812.

Newman MG, Takei HH, Klokkevold PR, Carranza FA Jr, eds. *Carranza's Clinical Periodontology*. 11th ed. St. Louis, MO: Elsevier Saunders; 2012: 488-491.

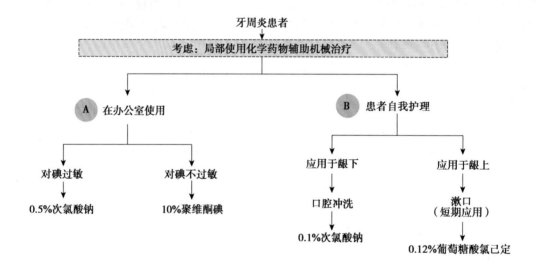

局部缓释化学药物的使用（专用药物）

70

William P. Lundergan

菌斑是炎症性牙周疾病发生和进展的首要致病因素。使用抗生素和（或）抗菌剂通常为常规机械清创治疗的辅助措施。现有的抗菌剂有漱口水和局部缓释药物（Periochip®）。抗生素可全身使用或作为局部缓释制剂（Arestin®和Atridox®）使用。本章节阐释抗生素和抗菌剂作为局部缓释制剂的使用。药物局部使用与全身使用相比存在以下优势：牙周袋内药物浓度高、副作用少、患者依从性好。医生需全面了解药物使用的适应症、禁忌证以及潜在的副作用。

A 局部使用缓释抗菌药物可用于患者后续护理治疗。但牙周疾病控制良好的患者不需使用该类药物。合适的护理措施包括预防性护理以及后续的牙周维护期治疗。医生需对炎症未得到控制的患者进行全身健康状况再评估，宜在合适的抗生素治疗后进行微生物分析。但使用抗生素仅仅是机械清创治疗的辅助措施。可考虑全身性宿主调节治疗（Periostat®）（参见第40章，宿主调节治疗）。存在未得到控制的炎症性牙周疾病的患者可使用局部缓释药物作为机械清创和家庭护理的辅助治疗措施（包括牙周手术治疗后顽固性发作位点）。现有的产品有Arestin®（1mg盐酸米诺环素微粒）、Atridox®（10%盐酸多西环素凝胶）和Periochip®（2.5mg葡萄糖酸洗必泰明胶片）。上述药物均可吸收，可早期释放高浓度药物，后期维持最低抑菌浓度数日。上述药物各有优势，Periochip®不存在抗生素耐药的风险，Atridox®单次注射可治疗多个位点，Arestin®易于放入牙周袋内。

B 牙周疾病诊断可在系统牙周检查和患者风险评估后得出。牙周组织健康的牙齿仅需合适的预防性护理。存在牙周炎症的患者则需个性化的治疗方案，包括口腔卫生宣教、恰当的牙周治疗以及危险因素控制。患者对牙周治疗的反应可在基础治疗后4～8周进行再评估。若疾病得到控制，患者可进入维护期。若经过治疗病情未能控制，则医生需再次评估患者全身机体状况，排除糖尿病、IL-1基因型等未确诊的促进因素。若经过基础和（或）手术治疗后牙周疾病顽固存在，则医生需考虑对患者进行微生物分析，针对特定微生物进行有效的抗生素治疗（若疾病诊断为侵袭性牙周炎，则医生在牙周基础治疗阶段就需考虑微生物检测以及全身使用抗生素）。全身使用抗生素可同时治疗多个位点，减少邻近组织再感染的几率（局部控释产品难以渗入牙周袋邻近组织）。同时可考虑进行宿主调节治疗（Periostat®）。全身使用抗生素或宿主调节治疗是牙周治疗的辅助措施。若患者局部位点病情未能得到控制，则医生在进行口腔宣教、牙周治疗后还需使用局部控释抗生素药物。

扩展阅读

ADA/PDR Guide to Dental Therapeutics. 5th ed. Montvale, NJ: Physicians' Desk Reference Inc; 2009:198–199, 232, 308.

Newman MG, Takei HH, Klokkevold PR, Carranza FA Jr, eds. *Carranza's Clinical Periodontology.* 11th ed. St. Louis, MO: Elsevier Saunders; 2012: 488-491.

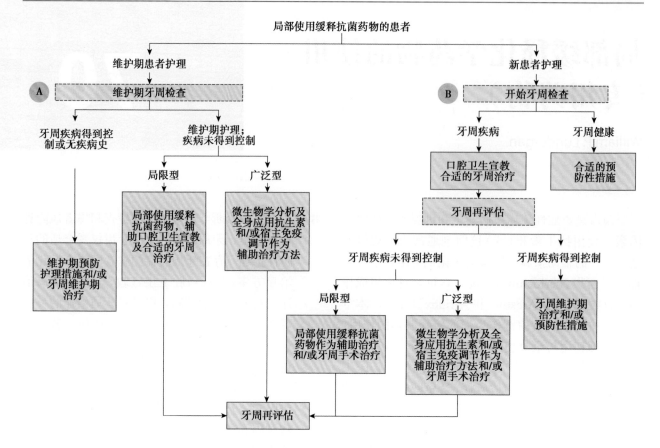

全身使用抗生素

Michael G. Jorgensen and Jørgen Slots

71

牙周炎的全身抗生素应用旨在控制或消除特定致病菌，在杀灭牙龈组织内及深牙周袋内的致病菌方面，较局部使用抗生素更有效。已有的研究表明恰当的抗生素治疗可促进患者近期或已有的牙周组织破坏的愈合。

抗生素治疗适用于处于牙周炎活动期，或机械治疗、手术治疗后牙周炎反复发作的患者。由于牙周炎的致病菌为多种存在不同耐药性的微生物，因此抗生素制剂的选择需考虑微生物诊断及敏感性检测，以及患者的机体状况。仅依据临床表现或 X 线片检查确定抗生素治疗方案可导致致病菌控制不良或出现新的致病菌过度生长。

菌斑生物膜是牙周疾病发生、发展的主要致病因素。大部分牙龈炎及慢性牙周炎的致病菌可能是非特异性的，而对侵袭性牙周炎和一些严重的或者反复发作的慢性牙周炎来说，占主导地位的致病菌可能是特异性的。机械清创难以清除存在于牙周上皮和结缔组织内，以及根分叉、根面凹陷等器械难以进入的解剖区域的致病菌。全身使用的抗生素可通过血液途径进入牙周组织和牙周袋内，能够影响机械治疗或局部抗菌化学疗法难以清除的致病菌，并减少一部分患者的手术需求。同时，全身使用的抗生素可潜在抑制存在于舌以及其他口腔组织表面的牙周致病菌，从而抑制龈下菌斑的再定植。

牙周全身抗生素治疗有口服阿莫西林、甲硝唑、克林霉素、环丙沙星、阿奇霉素等抗生素。有时需联合用药来抑制当前的整个致病菌谱，比如甲硝唑联合阿莫西林抑制伴放线聚集杆菌及其他厌氧菌引起的牙周感染。甲硝唑和环丙沙星联合应用可抑制牙周厌氧菌和肠道杆菌 / 假单胞菌属引起的混合感染。该两种药物能够起协同杀菌作用，使得低浓度药物即可产生显著的抗菌作用。应避免联合使用阿莫西林等抗菌药与四环素等抑菌药，因两者起拮抗作用。表 71-1 简要描述了用于牙周治疗中的抗生素的具体使用方法。

表 71-1　牙周治疗常用抗生素

甲硝唑	500mg, TID, 8 天
克林霉素	300mg, TID, 8 天
多西环素	100～200mg, QD, 21 天
环丙沙星	500mg, BID, 8 天
阿奇霉素	250～500mg, QD, 4～7 天
甲硝唑 + 阿莫西林	250mg, TID, 8 天一疗程
甲硝唑 + 环丙沙星	500mg, BID, 8 天一疗程
氟康唑（酵母菌）	100mg, QD, 14 天
伐昔洛韦（疱疹病毒）	500mg, BID, 10 天

QD, 每天一次；BID, 每天二次；TID, 每天三次

凭经验使用抗生素可出现细菌耐药或二重感染等风险，故应谨慎或避免使用。微生物采样和测试可用于明确适合个体的抗生素治疗方案，第 32 章详细阐述了其在微生物采集、实验理论和实践方面的内容。开抗生素处方时，医生需评估患者的药物过敏风险、药物敏感试验以及抗生素与其他药物的相互作用。

全身性使用抗生素多适用于侵袭性牙周炎、严重的或顽固性慢性牙周炎或存在全身症状的急性牙周感染（发烧和 / 或淋巴结肿大）。牙龈炎或慢性牙周炎（非顽固性）不需要全身使用抗生素。以下是对在牙周治疗中使用的特异性抗生素的简要描述。

在没有其他显著致病菌存在时，单独使用甲硝唑可治疗牙龈卟啉单胞菌和（或）中间普氏菌感染导致的顽固性牙周炎患者。甲硝唑在牙龈组织和龈沟液中可达有效抗菌浓度，对于大多数病人，可在 6～14 小时的半衰期内从肝脏途径得到代谢。但甲硝唑使用需谨慎，因其可延长华法林的抗凝作用，并且与酒精饮料共同服用时可诱发戒酒硫样反应。

克林霉素是青霉素过敏患者的替代药物，可有效控制复发性牙周炎、消化链球菌属、β- 溶血链球菌属和其他口腔革兰阴性厌氧杆菌导致的牙周感染。由于肠内难辨梭状芽孢杆菌对克林霉素耐药，

长期使用克林霉素可导致潜在致死性的假膜性肠炎，但该情况少见于少量使用克林霉素控制牙周感染的情况。

对于混合感染的牙周炎患者，单独使用四环素难以抑制龈下菌斑，进而难以控制疾病进展。尽管存在明显的个体差异，全身使用抗生素后龈沟液四环素浓度低于血浆的药物浓度。

四环素类药物可抑制牙龈胶原酶作用，减少牙周组织破坏，但其可影响牙齿和骨组织，因而妊娠患者以及小于8岁的患儿不宜使用该类药物。

氟喹诺酮类药物（环丙沙星）能有效对抗肠道杆菌、假单胞菌属、葡萄球菌、伴放线聚集杆菌和其他种类的牙周致病菌。氟喹诺酮类药物在牙龈龈沟液内的药物浓度超过了其在血液内的药物浓度。已有报道患者在氟喹诺酮类药物治疗期间，剧烈运动后出现肌腱病。动物实验已经证明了氟喹诺酮类药物对软骨生长有抑制作用，因此对于成人选择该种药物治疗应该谨慎。

单独使用阿莫西林可用于控制脓肿等急性牙周感染，但对于侵袭性牙周炎或严重的慢性牙周炎而言，阿莫西林联合甲硝唑治疗更为有效。青霉素过敏患者可用阿奇霉素联合甲硝唑治疗。阿莫西林是少数能用于妊娠患者以及年幼患儿的药物。

除了全身使用抗生素外，常规牙周治疗还可进行局部抗生素治疗（参见第69章）。局部和全身的抗生素治疗并不能替代机械清创，而是辅助治疗。抗生素治疗前需采取机械或化学手段去除菌斑生物膜。牙石孔隙内的细菌难以通过抗生素治疗消除。对于粘附性菌斑或龈下牙石较少的侵袭性（青少年）牙周炎患者而言，单独全身性使用抗生素即可防止进一步的牙周破坏，促进组织修复。

扩展阅读

Addy M, Martin MV. Systemic antimicrobials in the treatment of chronic periodontal diseases: a dilemma. *Oral Dis*. 2003;9(Suppl 1):38-44.

Jolkovsky DL, Ciancio S. Chemotherapeutic agents. In: Newman MG, Takei HH, Klokkevold PR, Carranza FA Jr, eds. *Carranza's Clinical Periodontology*. 10th ed. Philadelphia, PA: Saunders; 2006:798-812.

Newman MG, Takei HH, Klokkevold PR, Carranza FA Jr, eds. *Carranza's Clinical Periodontology*. 11th ed. St. Louis, MO: Elsevier Saunders; 2012: 483-486.

Slots J. Research, Science and Therapy Committee: American Academy of Periodontology. Systemic antibiotics in periodontics. (position paper). *J Periodontol*. 2004;75(11):153-165.

Slots J, Ting M. Systemic antibiotics in the treatment of periodontal disease. *Periodontol 2000*. 2002;28:106-176.

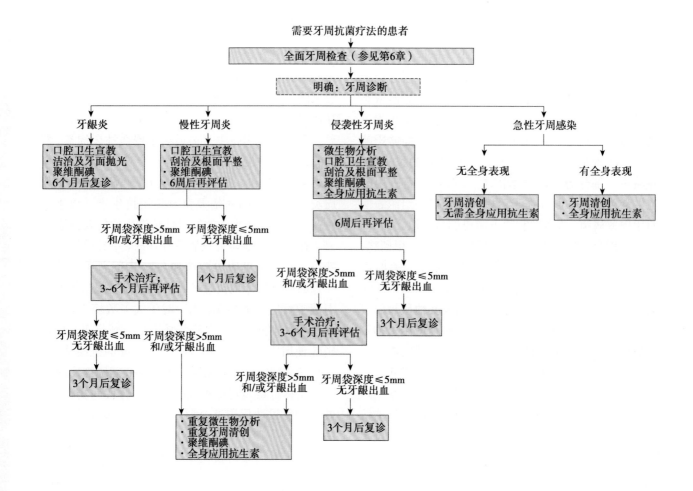

尖牙保护𬌗与组牙功能𬌗

Donald A. Curtis, Jonathan Wiens and Octavia Plesh

侧方运动可形成尖牙保护𬌗（工作侧仅尖牙接触）和组牙功能𬌗（工作侧多数牙齿接触）。获得满意的咬合关系的调整方法包括：口腔及颌面部手术、正畸治疗、修复治疗、选择性牙齿调整以及联合上述治疗。对于很少或没有新修复计划的患者而言，医生可通过选择性牙列调整实现尖牙保护𬌗或组牙功能𬌗。尽管目前尚缺乏随机对照试验证明咬合调整可减少牙齿丧失，但有证据表明咬合调整后临床附着水平及探诊深度有所改善，后牙牙尖折断概率下降。

A 牙周状况良好、无修复治疗需求的患者通常不需要处理咬合，除非咬合调整存在明确的好处并且微创。

B 牙周状况良好、有大量修复治疗需求的患者选择尖牙保护𬌗还是组牙功能𬌗受许多因素影响。尖牙保护𬌗存在增强本体感受反馈、代偿咬合记录和咬合关系中的错误、减少后方牙列的侧方𬌗干扰、减少后牙牙尖折断的概率、保护后牙种植体不受侧方𬌗力影响、操作方便等优势。尽管病例交叉设计研究表明实现组牙功能𬌗可提高咀嚼效率，从生物力学角度来看，尖牙保护𬌗也可提高咀嚼效率。尖牙保护𬌗也适用于需进行正畸治疗的患者。

C 后牙牙周组织损伤但尖牙存在足够骨支持组织的患者可选择性调磨后牙，减轻后牙侧方咬合承载，此类患者实现尖牙保护𬌗后临床附着水平和牙周探诊深度可有所改善。对于后牙区存在多个种植体的患者，尖牙保护𬌗可降低种植修复体崩瓷的风险。若尖牙及后牙均有种植修复体，可考虑使用组牙功能𬌗、金属𬌗面、可卸除的修复体以及夜磨牙𬌗垫。

D 若尖牙骨支持组织不足，则可考虑固定松动的后牙。松牙固定最好用玻璃纤维带。

E 若尖牙骨支持组织不足，但后牙不松动的患者可考虑组牙功能𬌗。

扩展阅读

Burgett FG, Ramfjord SP, Nissle RR, Morrison EC, Charbeneau TD, Caffesse RG. A randomized trial of occlusal adjustment in the treatment of periodontitis patients. *J Clin Periodontol.* 1992;19(6):381-387.

Jemt T, Lundquist S, Hedegard B. Group function or canine protection. *J Prosthet Dent.* 1982;48(6):719-724.

Pokorny PH, Wiens JP, Litvak H. Occlusion for fixed prosthodontics: a historical perspective of the gnathological influence. *J Prosthet Dent.* 2008;99(4):299-313.

Ratcliff S, Becker IM, Quinn L. Type and incidence of cracks in posterior teeth. *J Prosthet Dent.* 2001;86(2):168-172.

Weston P, Yaziz YA, Moles DR, Needelman I. Occlusal interventions for periodontitis in adults. *Cochrane Database Syst Rev.* 2008;16(3):CD004968.

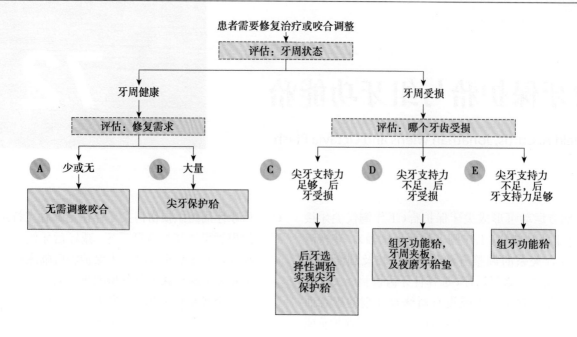

73

选择性调磨与松牙固定术

Graig A. Pettengill

减轻咬合负担是牙科治疗的重要组成部分。过度咬合承载对健康牙周组织或受损牙周组织均可产生破坏。本章阐述如何合理使用选择性调磨和松牙固定术减轻咬合负担。

长期以来，选择性调磨可用于减轻特定牙齿的咬合负担，使得殆力均匀分散。有时反复的咬合刺激可导致承受功能性咀嚼力的牙齿牙周组织损伤。机能紊乱、磨牙症或其他不良习惯等导致的非功能性咬合力可加速牙周组织破坏，并出现以下部分或全部症状：炎症、切导丧失、过度咬合承载、咬合干扰等。单纯咬合力不会对牙周组织造成很大破坏，但咬合干扰合并炎症发生是牙周疾病的持续促进因素，因而选择性调磨是牙周治疗计划的重要组成部分，可用于消除牙齿早接触以实现最大咬合接触、使牙齿咬合均匀。

牙周夹板可用于固定松动牙齿。理想的牙周夹板应易于加工、易于清洁、经济实用、可长期使用。牙周夹板类型包括暂时性（牙周或修复治疗时短期固定牙齿）、临时性（使用几个月，用于诊断）、永久性（长期固定松动牙）。暂时性牙周夹板可以是固定的或者可活动的（Hawley 式或夜间保持器）。牙周夹板除了使患者舒适外，还可防止正畸治疗或急性外伤后牙齿的移位。

A　原发性殆创伤可导致牙齿松动，最常见于近期修复治疗后牙齿出现松动、不适，此时并不存在牙周附着丧失。了解牙科治疗史和咬合分析有助于明确近期完成的修复体存在的咬合高点。若存在，可通过咬合调整消除咬合高点和干扰，可立即减轻牙齿松动和疼痛。

B　若牙齿存在附着丧失，则其松动多由继发性殆创伤导致。继而医生需评估该牙齿治疗价值（第38章），是否存在牙周炎症。

C　存在继发性殆创伤、难以进行有效牙周治疗，或者因缺乏牙槽骨支持、牙髓治疗失败、存在龋坏、许多大的修复体等因素而无治疗价值的牙齿可考虑拔除。

D　若牙齿存在治疗价值且有炎症，则可通过刮治、根面平整、口腔卫生宣教及再评估等方法消除炎症。一些手术治疗也可以被采用。若牙周炎症已消除，则可进入 E 步骤。

E　牙周附着丧失反映以往牙周疾病状况。即使没有牙周炎症，咬合创伤的程度也应该被清楚判断，医生需评估患者咬合情况、进行详细咬合分析并记录是否存在局部或者广泛性的殆创伤（上殆架模型来精确记录咬合分析）。通过研究模型的复制品，可以实现模拟的咬合调整。咬合调整包括选择性调殆，或依据牙弓咬合状况平均分配咬合力，其目的在于将咬合力分配到牙周组织健康的牙齿。

F　咬合力分配到牙周组织健康的牙齿后，可通过选择性调殆提高咬合稳定性。选择性调殆仅需小范围的咬合调整选择性消除咬合干扰。同时需关注扭转、过度萌出或错位的牙齿，但这些牙齿不在选择性调殆的治疗范围内。咬合稳定性提高可加快牙周非手术和手术治疗的创口愈合。

G　牙周治疗已达到稳定效果的患者若存在牙齿缺失或牙周组织健康的牙齿分布不佳等情况，则可通过牙周夹板固定治疗。冠内夹板包括固定杆、固定桥或永久性的固定冠。冠外夹板包括纤维类或树脂类材料、活动性"夜磨牙殆垫"。牙周夹板可用于暂时性固定需进行牙周治疗的牙齿或过渡性修复治疗。但是牙周夹板拆除后，牙齿可恢复到原来的松动度。

H　有磨牙症、紧咬牙或者其他功能异常习惯的患者承受的咬合力可超出牙周组织适应范围，导致牙齿松动。该类牙齿可通过树脂类夹板或者殆间保持器进行治疗。功能异常的习惯可导致多方面的、不能挽回的破坏，需尽早消除。

复查时医生需评估患者是否存在牙齿松动度加重和牙周炎症。若存在，患者需进行牙周治疗和选择性调磨。

扩展阅读

Bhola M, Cabanill L, Kolhatkar S. Dental occlusion and periodontal disease: what is the real relationship? *J Calif Dent Assoc.* 2008;36(12):924-930.

Harrel SK, Nunn ME. The effect of occlusal discrepancies on periodontitis. II. Relationship of occlusal treatment to the progression of periodontal disease. *J Periodontol.* 2001;72(4):495-505.

Harrell SK, Nunn ME, Hallmon WW. Is there an association between occlusion and periodontal destruction?: Yes—occlusal forces can contribute to periodontal destruction. *J Am Dent Assoc.* 2006;137(10): 1380-1384.

Nunn NE, Harrel SK. The effect of occlusal discrepancies on periodontitis. I. Relationship of initial occlusal discrepancies to initial clinical parameters. *J Periodontol.* 2001;72(4):485-494.

Ramfjord SP, Ash MM Jr. Significance of occlusion in the etiology and treatment of early, moderate, and advanced periodontitis. *J Periodontol.* 1981;52(9):511-517.

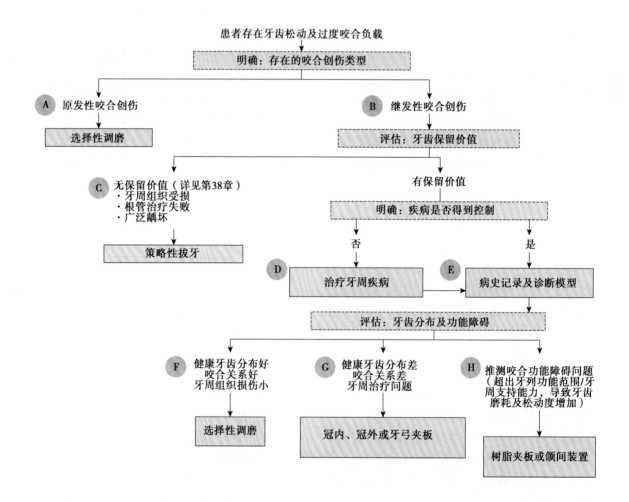

选择性调磨和使用殆垫

74

Chi D. Tran

牙周疾病可加重紧咬牙或磨牙症患者的牙齿松动度。牙科医生需决定患者是否需要进行选择性调磨或使用夜磨牙殆垫。选择性调磨可改善患者咬合情况,消除早接触点导致的不适。咬合平衡利于咬合力分布来减轻创伤。使用殆垫可控制磨牙导致的创伤(功能异常的紧咬牙或夜磨牙)(图74-1)。通常情况下,患者可通过白天使用殆垫减轻紧咬牙或磨牙导致的损伤。选择性调磨对于心理因素导致的紧咬牙或磨牙症是无效的。殆垫可用于上颌、下颌或同时用于上下颌。牙医对覆盖部分牙弓的殆垫的使用应该十分谨慎,其没有科学依据,并且存在未覆盖牙列伸长、影响吞咽或呼吸的风险。对于大多数患者,我们依然推荐使用上颌全牙弓覆盖式殆垫。

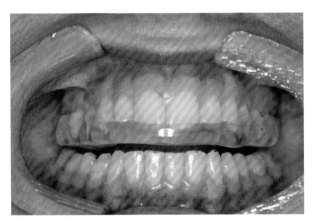

图74-1 上颌殆面夹板

A 殆垫适用于咬合关系尚可,但存在牙齿松动、牙齿不适等症状的患者。殆垫的使用并不能阻止患者紧咬牙、磨牙等症状,但佩戴后确实能将牙齿磨耗造成的损伤降到最小。该类患者多有心理因素导致紧咬牙和磨牙。然而并不是所有患者均能适应殆垫。患者决定使用殆垫前,牙科医生需告知其使用殆垫可导致唾液分泌增加,晚上睡觉时需戴殆垫等事项。也有一些患者对殆垫非常依赖,不戴殆垫则无法入睡。

B 殆垫还适用于一些牙齿数目不足、咬合关系不能通过选择性调磨改善或难以承受调殆所需修复费用的患者。

C 选择性调殆适用于存在牙齿松动或牙齿不适的患者。如果患者拒绝调殆,可考虑殆垫治疗。同意调殆治疗、其紧咬牙和磨牙症存在心理性因素的患者可同时考虑选择性调磨和使用殆垫。对于心理因素影响很小或不存在的患者,若医生能检查到引起不适的"关键牙",则单独进行选择性调磨就足以控制牙齿紧咬牙和磨耗症状、减少不适感。

扩展阅读

Bernhardt O, Gesch D, Look JO, et al. The influence of dynamic occlusal interferences on probing depth and attachment level: results of the Study of Health in Pomerania (SHIP). *J Periodontol.* 2006;77(3):506-516.

Bhola M, Cabanilla L, Kolhatkar S. Dental occlusion and periodontal disease: what is the real relationship? *J Calif Dent Assoc.* 2008;36(12):924-930.

Clark GT, Minakuchi, H. Oral appliances. In: Laskin D, Greene C, Hylander W, eds. *Temporomandibular Disorders an Evidence-based Approach to Diagnosis and Treatment.* Chicago, IL: Quintessence; 2006:377-390.

Deas DE, Mealey BL. Is there an association between occlusion and periodontal destruction?: Only in limited circumstances does occlusal force contribute to periodontal disease progression. *J Am Dent Assoc.* 2006;137(10):1381-1385.

Harrel SK, Nunn ME, Hallmon WW. Is there an association between occlusion and periodontal destruction?: Yes—occlusal forces can contribute to periodontal destruction. *J Am Dent Assoc.* 2006;137(10):1380-1389.

Kao RT, Chu R, Curtis D. Occlusal considerations in determining treatment prognosis. *J Calif Dent Assoc.* 2000;28(10):760-769.

McDevitt MJ. Occlusal evaluation and therapy. In: Newman MG, Takei HH, Klokkevold PR, Carranza FA Jr, eds. *Carranza's Clinical Periodontology.* 11th ed. St. Louis, MO: Elsevier Saunders; 2012:502-504.

Okeson J. Occlusal appliance therapy. In: Okeson J, ed. *Management of Temporomandibular Disorders and Occlusion.* 6th ed. St. Louis, MO: Elsevier Mosby; 2008:468-480.

Okeson J. Selective grinding. In: Okeson J, ed. *Management of Temporomandibular Disorders and Occlusion.* 6th ed. St. Louis, MO: Elsevier Mosby; 2008:544-561.

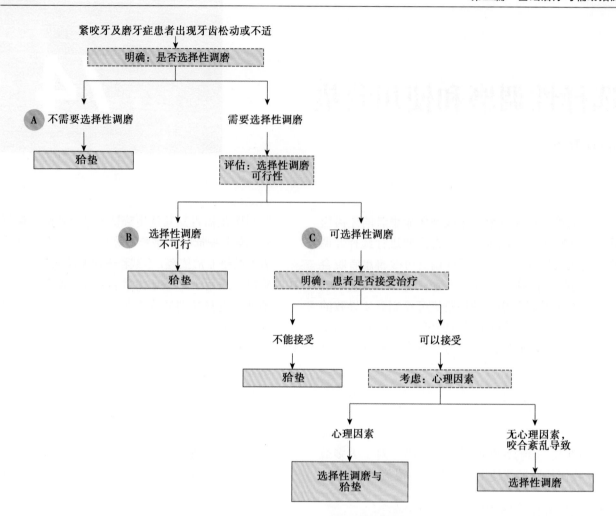

75

牙周再评估

Lisa A. Harpenau

牙周再评估是基础治疗（刮治／根面平整）4～8周后对牙周组织再次进行检查，其目的在于评估基础非手术治疗效果以及菌斑控制情况、制定后续治疗计划。医生需考虑后续的治疗方案：①牙周维护期治疗，确定复查间隔；②再次刮治／根面平整（4～8周后再次评估）；③牙周手术治疗（转诊至牙周专科医师）。上述所有检查结果以及治疗建议均需告知患者。

每个患者均需进行全面的牙周检查和近期全口X线片检查，用于记录基线情况。初次就诊患者的系统检查包括：回顾既往史和口腔治疗史，口外和口内软组织检查，牙周组织检查（菌斑指数、探诊深度、探诊出血、溢脓情况、牙周附着水平、牙齿松动度／震颤、根分叉情况、膜龈异常、局部促进因素等），牙龈组织的炎症情况（色、形、质改变），以及根面牙石量。同时，医生需对患者进行个性化的口腔卫生宣教。医生可依据上述信息对患者进行病情诊断、预后判断，并确定治疗计划。

A 牙周再评估的合适时间为基础治疗后4～8周，此时组织愈合已完成。基础治疗后结合上皮在2周内重新形成，结缔组织在4～8周内得到修复。致病菌可在2个月后重新定植于清创术后未得到良好菌斑控制的牙周袋内。因此，最佳的再评估时期为组织愈合完成而致病菌未定植时。

与基线记录一致，再评估检查内容包括回顾既往史和口腔治疗史，口外和口内软组织检查，以及牙周组织检查（菌斑指数、探诊深度、探诊出血、溢脓情况、牙周附着水平、牙齿松动度／震颤、根分叉情况、膜龈异常、局部促进因素等）。同时还需关注组织炎症表现，残留的牙石及根面粗糙度。同时需注意探诊深度的精确性可受组织炎症（导致牙周探针穿过结合上皮到达结缔组织）以及牙石沉积情况（影响探针进入）等因素影响。一般来说，再评估时牙周探诊深度减少的原因为组织收缩和（或）长结合上皮形成（极少由于形成新的结缔组织附着）。

B 牙龈炎患者再评估时可出现探诊深度减少、探诊出血减轻、牙龈炎症减轻。医生需加强口腔卫生宣教，并确定后续治疗计划。炎症已消除的患者可4～6个月后复诊。若炎症持续存在，患者需再次进行基础治疗，治疗后4～8周复诊。

C 轻度牙周炎患者再评估时可出现探诊深度减少、探诊出血减轻、牙龈炎症减轻。医生需加强口腔卫生宣教，并确定后续治疗计划。炎症已消除的患者可3～4个月后复诊。研究表明致病菌可在龈下治疗后2～3个月再次定植，因而大部分牙周炎患者的复查间隔应为3～4个月。若炎症持续存在，患者需再次进行基础治疗，治疗后4～8周复诊。如果存在膜龈异常（附着龈量过少或牙龈退缩），或需进行牙冠延长手术的患者需转诊至牙周专科医生处进行治疗。

D 中重度牙周炎患者再评估时可出现探诊深度减少、探诊出血减轻、牙龈炎症减轻。同时牙齿松动度应明显减轻。持续松动的牙齿需通过咬合调整或牙周夹板进行治疗。医生需加强口腔卫生宣教，并确定后续治疗计划。炎症已消除、牙周袋探诊深度少于5mm、不存在膜龈异常或不需进行牙冠延长手术的患者可3月后复诊。若炎症持续存在，患者需再次进行基础治疗，治疗后4～8周复诊。牙周袋探诊深度持续大于或等于5mm的患者，或存在膜龈异常的患者需转诊至牙周专科医生处进行可能包括牙周手术在内的进一步治疗。医生需告知患者所有检查结果。

扩展阅读

American Academy of Periodontology. Parameters of Care. *J Periodontol.* 2000;71(5 Suppl):i–ii, 847–883.

Carranza FA, Takei HH. Rationale for periodontal treatment. In: Newman MG, Takei HH, Klokkevold PR, Carranza FA Jr, eds. *Carranza's Clinical Periodontology.* 11th ed. St. Louis, MO: Elsevier Saunders; 2012:387–391.

Schwartz M, Lamster IB, Fine JB. *Clinical Guide to Periodontics*. Philadelphia, PA: Saunders; 1995:162–165.

Segelnick SL, Weinberg MA. Reevaluation of initial therapy: when is the appropriate time? *J Periodontol.* 2006;77(9):1598–1601.

Townsend CH. Guidelines for supportive periodontal therapy intervals and for referral to a periodontist. *Periodontal Insights.* 1994;1(4):9-10.

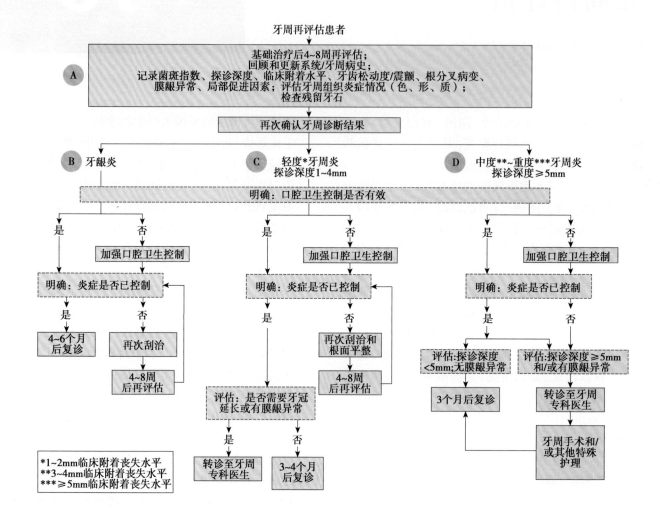

牙周维护期治疗

Thomas G. Wilson, Jr.

76

牙周治疗的主要目的是保持牙列的功能及美观，消除慢性炎症。牙周治疗的重要内容之一是牙周维护期治疗，也称为牙周支持治疗（supportive periodontal therapy，SPT），可在口腔不良行为纠正、龈下刮治/根面平整以及牙周手术等治疗完成后开始。牙周疾病往往是慢性的，因而牙周维护期治疗非常关键。

牙周基础治疗完成后，患者进入维护期治疗还是手术期治疗取决于许多因素。本章节阐明了以下这些应该被考虑到的因素。

A 导致患者进入维护期治疗的原因有很多。机体健康状况、年龄、经济状况不适于进行手术治疗的患者可进入维护期治疗。当患者机体健康和经济状况有所改变时，应提醒患者维护期治疗不是理想方案，可再次考虑手术治疗。

B 在没有手术禁忌证、菌斑控制良好的情况下可进行手术治疗。

C 许多研究表明：菌斑控制不佳的患者对牙周手术反应性差。当患者龈下菌斑控制状况不能令人满意时，有必要对其重新进行口腔卫生宣教，直到患者菌斑控制做好了，才考虑手术治疗。菌斑控制不良的患者，手术取得的效果只是暂时性的，该类患者不建议进行手术治疗。对这类患者，医生需对其反复进行口腔卫生宣教，告知其保持口腔卫生的重要性以及控制不佳的不良后果。牙周SPT治疗需持续进行直到患者能进行良好的菌斑控制。

D 口腔卫生控制良好的患者需检查其牙周组织的炎症状况。

E 口腔卫生控制良好，但存在深牙周袋的患者可进行手术治疗。探诊出血或牙周溢脓可提示龈下菌斑和牙石的存在。牙周手术应有助于菌斑控制，而不影响牙齿支持组织或美观。对于根间距过小、未经矫正的缺损或其他可影响美观

的情况而言，维护期治疗是比较合适的治疗方案。不存在这些问题的患者也需明了手术治疗的优势以及风险。

F 对于没有探诊出血或牙周溢脓的病例，SPT治疗是比较合适的治疗方案，尤其适用于相对于之前的检查，牙周袋探诊深度稳定、X线片检查提示无进行性破坏的情况。而对于需要后续修复或正畸治疗的患者而言，手术治疗是必要的，可协助菌斑控制、维护牙周组织健康。

进入SPT治疗的患者需明了该治疗阶段的目标、重要性，配合该阶段的治疗。标准的SPT复查内容包括：了解患者既往史、口腔治疗史，个人口腔卫生控制情况，牙周组织检查，牙列及咬合关系检查，软硬组织异常筛查，去除龈上、龈下菌斑和牙石，以及纠正行为习惯。

复查间隔可依据疾病类型及阶段、患者自我口腔卫生控制情况、临床炎症程度以及探诊深度改变等情况而定。疾病类型可决定初期复查间隔。经过积极治疗后的慢性牙龈炎患者初期可在6个月后复查，慢性牙周炎患者在3个月后复查，而侵袭性牙周炎患者则需要在1～2个月后复查。此后复查间隔依患者牙周健康状况和依从性而定。

但大部分患者未能遵循医生提供的针对包括牙周炎在内的慢性疾病的专业指导意见。总的来说，依从性较好的患者比依从性差的患者复查次数要少，治疗创伤要小。可依具体情况为牙周炎患者制定复查间隔。

扩展阅读

American Academy of Periodontology. Parameter on periodontal maintenance. *J Periodontol*. 2000;71:849-850.

McGuire MK, Nunn ME. Prognosis versus actual outcome II. The effectiveness of clinical parameters in developing an accurate prognosis. *J Periodontol*. 1996;67(7):658-665.

Wilson TG. Periodontal maintenance. In: Wilson TG, Kornman KS, eds. *Fundamentals of Periodontics*. 2nd ed. Carol Stream, IL: Quintessence; 2003:471-476.

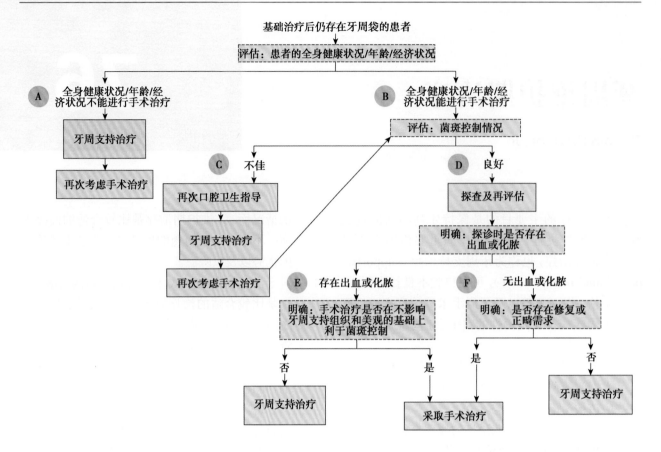

（曹金芳　骆　凯）

第六篇

牙周切除性手术

牙周手术的病例选择

77

Richard T. Kao, Debra S. Finney, Joseph A. Zingale and Lisa A. Harpenau

　　牙周病治疗的成功常常并不取决于我们采用何种治疗方法，而在于我们能否根据患者的病情选择最适合的治疗手段。临床医生应该选择最适当的治疗手段，且保证治疗效果稳定持久。尽管大量研究显示，手术和非手术治疗的长远疗效是相似的。但也有大量研究表明手术治疗具有更多优势，两者治疗效果的不同关键在于对于临床病例的选择，以下原则将帮助医生筛选适合手术的患者。

A 　需进行手术治疗的牙周病大致分两类，第一类是局部因素导致的牙周病变，牙列中其他牙齿的牙周条件较好。第二类是牙周病变广泛，需要持续护理和定期监控。

　　　局部因素包括龋病、牙折、继发于乳牙滞留和被动萌出异常导致的"短牙综合征"、磨牙牙根折裂、牙髓治疗失败、发育不良和医源性因素所致的局限性牙龈退缩。手术方法常包括功能性或美容性牙冠延长术，半牙切除术，牙龈移植术等。一旦手术解决了这些问题，病情的监控应交由相应的临床医生负责。

　　　广泛性牙周病常为涉及多区域的中到重度牙周炎和薄型牙龈生物型牙列所致的广泛性牙龈退缩。对此类患者，手术方法包括消除牙周袋，骨再生性手术和膜龈移植手术。鉴于牙周病变广泛，此类患者治疗的成功往往取决于定期的监测，有效的菌斑控制，定期的维护治疗以及必要的手术治疗。

　　　临床医生一旦选择了合适的治疗方案，需对患者的全身健康状况和口腔卫生状况做出评估，以确定该患者是否适合手术治疗。

B 　首先，病例筛查内容包括评估患者的全身健康情况，以及患者对口腔健康问题的态度。牙周手术禁忌证包括 ASA Ⅲ～Ⅳ级患者，包括患有慢性或不稳定性心脏病，未控制或控制不良的糖尿病，长期使用糖皮质激素和抗骨质疏松药物（如二磷酸盐），骨髓炎，HIV 感染，放射线治疗，妊娠和恶性肿瘤的患者。牙周手术前，口腔医生需和内科医生以及医药专家共同商讨确定患者否适合手术治疗，并制定治疗方案，控制患者全身疾病（包括妊娠期患者和已经控制的糖尿病患者）。若患者有长期慢性疾病，则应选择其他治疗手段。若患者患有帕金森病和类风湿关节炎，则应重新评估患者菌斑控制的能力。若患者不能有效地维持术后效果，则需要专业护理人员提供辅助的支持治疗。

　　　手术前需评估患者的行为和态度。患者依从性差，不能配合，精神紧张等易导致牙周组织破坏和手术失败。尽管多数医生并没有经过专业的心理学训练，若患者并不急于手术治疗，谨慎起见，可建议先行牙周支持治疗，以便较好地了解患者及其依从性，有助于医生预期治疗效果。

C 　不良行为习惯会影响牙周组织的愈合和手术效果。大量研究显示，口腔卫生的维护情况可影响手术后组织的愈合以及手术效果的长期稳定。若患者能改正不良习惯，则可手术治疗。但仍需关注患者的口腔卫生习惯，改善口腔卫生。局部牙周手术如牙冠延长术和膜龈手术，可以改善牙齿解剖形态，有利于保持良好的口腔卫生。如果口腔卫生情况不佳，牙周袋变浅及再生性手术治疗的长期效果将不能实现。因此，牙周手术中，要始终让患者明白如何维持口腔卫生状况。定期的牙周支持治疗也同样重要。研究显示，牙周手术后 70% 患者未能及时复诊。即使患者有依从性不良的记录，也应鼓励他们，并强调依从性的重要性。

　　　吸烟是主要的危险因素，它不仅能加重疾病的进展，并且不利于维持疗效。吸烟不仅危害手术后牙周组织的愈合，还与再生性手术后组织愈合不良有关。因此应鼓励患者戒烟（详见第 55 章）。

其他不良习惯包括酗酒、吸毒、强迫症（obsessive-compulsive disorder，OCD）等，也易导致患者依从性差，不易管理。

D 　一旦确定患者的全身健康状况和行为习惯适合手术治疗，还应评估手术的利弊，不进行手术治疗的后果，以及其他的治疗方法的可能。此外，还要告知患者手术治疗可能影响美观，手术的预期效果，以及必要的术后护理对手术效果非常重要。随着与牙齿美学相关的牙周手术的日益增多，临床医生有必要评估术后的预期效果。对强迫症患者而言，达到他们满意的治疗效果很困难。若患者已理解手术的目标和预期效果，那么下一步是与患者讨论手术费用问题。

要达到理想的术后疗效，关键因素并不在于手术治疗本身，而在于临床医生对于合适病例的选择。虽然前面提到的手术影响因素可供参考，但有些影响因素仅与临床经验有关。随着临床经验的丰富和

持续不断的学习，我们可以针对不同治疗时期出现的问题选择恰当的治疗措施。

扩展阅读

Ah MK, Johnson GK, Kaldahl WB, Patil KD, Kalkwarf KL. The effect of smoking on the response to periodontal therapy. *J Clin Periodontol.* 1994;21(2):91-97.

Cortellini P, Pini-Prato G, Tonetti M. Periodontal regeneration of human infrabony defects (V). Effect of oral hygiene on long-term stability. *J Clin Periodontol.* 1994;21(9):606-610.

Harrel SK, Nunn ME. Longitudinal comparisons of the periodontal status of patients with moderate to severe periodontal disease receiving no treatment, non-surgical treatment, and surgical treatment utilizing individual sites for analysis. *J Periodontol.* 2001;72(11):1509-1519.

Ilgenli T, Atilla G, and Baylas H. Effectiveness of periodontal therapy in patients with drug-induced gingival overgrowth. Long-term results. *J Periodontol.* 1999;7(9):967–972.

Machtei EE, Cho MI, Dunford R, Norderyd J, Zambon JJ, Genco RJ. Clinical, microbiological, and histological factors which influence the success of regenerative periodontal therapy. *J Periodontol.* 1994;65(2):154-161.

Tonetti MS, Pini-Prato G, Cortellini P. Effect of cigarette smoking on periodontal healing following GTR in infrabony defects. *J Clin Periodontol.* 1995;22(3):229-234.

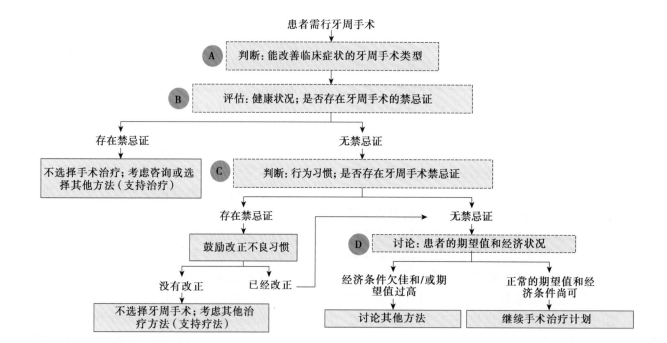

术中瓣的设计

78

Leonard S. Tibbetts

牙周手术治疗是牙周总体治疗计划的一部分，医生需要根据病因，解剖结构，诊断，长远的预期效果和患者的愿望等综合因素制定治疗计划，以满足患者的需要，并保证口腔健康。牙周软组织手术前，临床医生应了解组织类型，并确定手术是否累及牙周软组织或骨组织，或者二者均会累及。

A 许多牙周软组织手术涉及牙龈增量。在游离龈移植术（free gingival graft，FGG）中，常常采用信封翻瓣术联合牙龈成形术。结缔组织移植术（connective tissue graft，CTG）涉及半厚信封瓣或沿侧向、根向或冠向做垂直切口。供体区可以从第一磨牙的远中一直延伸到至第一前磨牙，避开皱襞。带蒂瓣采用半厚瓣以及侧向转位瓣。双乳头移植术采用两个半厚瓣以及侧向转位瓣。结缔组织/AlloDerm®移植术常常在龈乳头下做隧道切口。

B 牙槽骨形态异常包括水平型骨吸收伴或不伴有少量骨缺损，或合并轻到中度骨形态异常，还包括为满足修复需要而进行的牙冠延长术。这些手术需要做扇贝状切口和内斜切口，以达到变薄牙龈和根向复位牙龈组织的目的。

C 对于骨下缺损，则应考虑再生性手术，可采用沟内切口联合内斜切口，以期达到牙周手术的关键目的，即实现初期闭合。若有骨下缺损不适合再生性手术，则在骨切除术和骨成形术后采用改良根向复位瓣术。

D 对于根分叉病变，常常采用全厚和半厚信封瓣，并在近中和远中做垂直切口，有利于根向的翻瓣和复位，并改善牙龈生理外形，便于维护口腔卫生。

E/F 上颌结节区和下颌磨牙后垫区常出现牙周软硬组织的问题。这两个部位的手术需要同时翻起颊侧瓣和舌/腭侧瓣，便于去除过多软组织，达到牙齿及其深层组织，利于对术区进行彻底清创和实施骨手术。术前必须了解结节区和磨牙后垫区的解剖结构，组织差异和神经分布情况。手术中保留角化龈是非常重要的。可通过楔形瓣（梯形瓣和三角瓣）和外斜切口（trapdoor）来减少上颌和下颌术区面积，并保证术后有足够的角化龈封闭术区。在下颌磨牙后垫区进行翻瓣和切口设计时，要注意神经的分布和走行。因此，医生在此区大多采用三角形楔形瓣手术。翻起腭侧瓣时，临床医生应避免作根向扩大切口，以免损伤神经而导致各种并发症的发生。

术中龈瓣的设计是牙周手术成功的关键，因为它关系到术后能否实现牙周治疗的目标，即建立健康而稳定的牙周组织，便于患者行使有效的每日口腔保健措施和定期的牙周护理。

扩展阅读

Tibbetts LS, Ammons WF Jr. Resective periodontal therapy. In: Rose LF, Mealey BL, Genco RJ, Cohen DW, eds. *Periodontics: Medicine, Surgery and Implants.* St. Louis, MO: Elsevier Mosby; 2004:502-552.

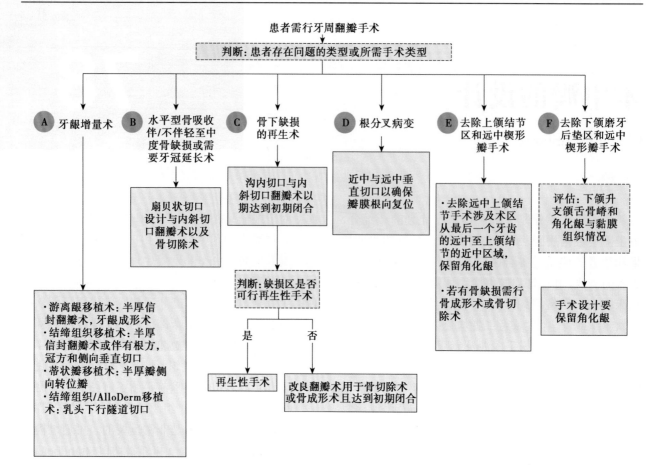

骨 手 术

Leonard S .Tibbetts

牙周骨手术前，需要详细了解牙周病的病因和疾病的进展情况以及牙周组织的解剖结构。与深牙周袋定期的刮治和根面平整相比，骨手术能够更加方便有效获得浅的龈沟形态。

骨手术（骨切除术或骨成形术）的手术目的包括：①牙周袋变浅，形成有利于患者和医生保持的浅的龈沟形态；②修整牙槽骨，以建立术前预期的牙龈形态；③创建符合根尖形态的牙槽骨外形，利于模拟和支持其上的牙龈形态，防止牙周袋复发；④重塑前牙区牙间乳头圆锥形形态和后牙区牙间乳头宽广扁平的形态，以符合釉牙骨质界的外形。

A 切除性骨手术治疗计划包括明确牙周组织生物型（薄、中、厚），使用环行探诊法测量牙周袋深度是少于还是大于 5mm。以上信息结合 X 线片检查和临床骨探查，确定牙周骨缺损类型。

　　大多数骨缺损发生于中厚和厚型牙周组织。若牙周袋深度等于或大于 5mm，存在牙槽骨水平型吸收，不伴有牙槽骨缺损的情况，应采用牙龈翻瓣术联合骨成形术。若邻面存在浅的凹坑状吸收（二壁骨袋），需行骨切除术或骨成形术，并在上颌腭侧面和下颌舌侧面形成斜坡状以符合正常的解剖外形。纠正深的二壁骨缺损需行再生性手术；然而，很难判断术后组织愈合情况。若为 2～4mm 深的三壁骨缺损，需在翻瓣术基础上行骨成形术和骨切除术。若为大于 4mm 的骨缺损则应采用再生性手术，维护治疗或是拔除患牙。若为环形骨缺损（一壁骨袋），需要评估骨袋深度，若为 2～4mm，适合

做骨切除术和骨成形术；若大于 4mm，需采取维护治疗或拔除患牙。对于外生骨疣、骨隆突、骨平台状合并大于或等于 5mm 的牙周袋且妨碍口腔卫生维护时，需通过骨切除术和骨成形术纠正骨形态异常。

B 骨手术治疗程序包括：①通过牙周探诊和 X 线片评估骨形态异常或骨缺损的部位和性质；②制定治疗计划，包括如何处理骨形态异常，手术切口设计以及如何获得龈瓣初期闭合；③用于牙龈翻瓣、牙龈变薄、去除软组织手术的一期和二期切口设计；④翻瓣后视察和探察，确定骨缺陷的性质和位置；⑤刮治和根面平整术，去除过多软组织和炎症肉芽组织；⑥去除增厚的颊侧和腭 / 舌侧骨壁（骨成形术）；⑦消除邻面骨缺损（骨切除术）；⑧使用手用器械和机用球钻修整牙槽骨形态；⑨必要时可行骨成形术；⑩评估骨成形术和骨切除术，重建骨外形；⑪采用根向复位瓣关闭术区，并通过恰当的缝合方法与其深层骨组织建立合适的邻接关系。

扩展阅读

Manson JD, Nicholson K. The distribution of bone defects in chronic periodontitis. *J Periodontol.* 1974;45(2):88-92.

Ochsenbein C. A primer for osseous surgery. *Int J Periodontics Restorative Dent.* 1986;6(1):8-47.

Ochsenbein C, Bohannan HM. The palatal approach to osseous surgery: I. Rationale. *J Periodontol.* 1963;34:60-68.

Ochsenbein C, Bohannan HM. The palatal approach to osseous surgery: II. Clinical application. *J Periodontol.* 1964;34:54-68.

Tibbetts LS, Ammons WF Jr. Resective periodontal therapy. In: Rose LF, Mealey BL, Genco RJ, Cohen DW, eds. *Periodontics: Medicine, Surgery and Implants.* St. Louis, MO: Elsevier Mosby; 2004:502-552.

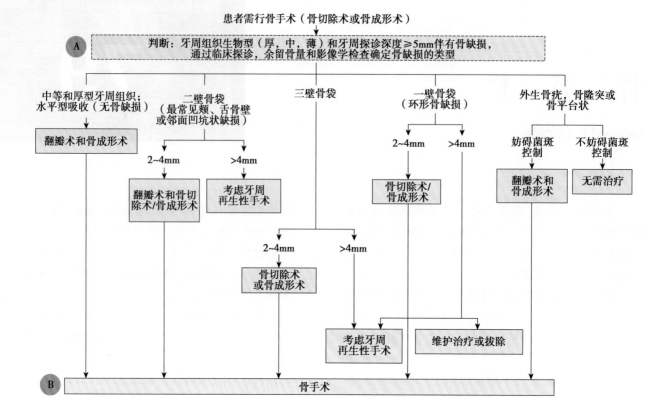

切除性手术

Leonard S. Tibbetts

不良的治疗计划会导致治疗失败。有效的治疗依赖于正确的诊断，通过完整的牙周检查、系统的 X 线片检查和其他临床知识，来制定准确的治疗计划。

切除性牙周手术的目标包括：①改变牙周组织异常形态，建立正常的牙周组织生理外形，以利于修复治疗、美学治疗、修复/种植治疗和维护治疗；②建立合适的牙周软组织外形及探诊深度，使之与其上面的牙龈外形相一致，改善美学要求，利于菌斑控制；③到达深层组织，增加视野，明确诊断，有效的去除牙石和菌斑，减少组织创伤。切除性牙周手术的禁忌证包括：①菌斑控制不良；②患者拒绝接受手术治疗计划；③牙周袋较浅；④有软硬组织缺陷（适合再生性手术治疗）；⑤重度进展性牙周病；⑥患者不接受术后的美学效果；⑦未控制的系统性疾病（如糖尿病）或生活习惯（如吸烟等）。

A 采用切除性手术，临床医生需考虑：牙周组织生物型，牙周探诊深度代表牙周袋深度还是骨形态异常，牙根的长度和外形，磨牙根柱的分类，牙周支持骨的量，X 线片检查，以及患者生活习惯是否影响手术效果。

B 吸烟者能否进行手术，取决于患者是否愿意戒烟达 6 个月，同时应考虑宿主调节治疗。若患者拒绝戒烟，鉴于手术成功率较低，不建议患者进行手术治疗。医生可通过 5A 方法（详见 55 章）来帮助患者戒烟，并增加维护治疗的次数，以降低烟草所致的牙周损害。

C 当龈缘高点位于釉牙骨质界（cementoenamel junction，CEJ）的冠方，没有骨缺损，需采用牙龈切除术/牙龈成形术或复位瓣术（取决于附着龈的宽度），无需行骨切除术，反之，轻至中度骨缺损，需在翻瓣术基础上行骨切除术。

D 当牙龈高点位于 CEJ 附近或根方时，鉴于美学要求，前牙与后牙会有不同的治疗手段。若前牙区不伴有骨缺损，则应选择在唇侧行牙龈成形术，在舌侧做内斜切口的牙龈切除术。若存在骨缺损，可采用常规刮治和根面平整术，改良 Widman 翻瓣术，唇侧牙龈成形术联合舌侧垂帘状翻瓣术，骨手术或考虑拔除患牙。

在后牙区，首先确定骨下袋是 ≤3mm 还是 >3mm。对于浅的骨下袋，需行扇形切口的骨切除术或骨成形术。深的骨下袋则需行再生性手术、维护治疗或是拔除患牙。

E 临床附着水平丧失超过根长的 1/2 时，则应考虑拔除患牙。

已经证实切除性牙周治疗技术适合于轻度和中度牙周炎，能获得长期稳定的治疗效果。当对病例做出准确的诊断，选择了适当的治疗手段后，那么治疗疗效由专业指导和患者本人共同维持。

扩展阅读

Goldman HM. Gingivectomy indications, contraindications, and method. *Am J Ortho Oral Surg.* 1946;32:323-326.

Ochsenbein C. A primer for osseous surgery. *Int J Periodontics Restorative Dent.* 1986;6(1):8-47.

Ochsenbein C, Bohannan HM. The palatal approach to osseous surgery: I. Rationale. *J Periodontol.* 1963;34:60-68.

Ochsenbein C, Bohannan HM. The palatal approach to osseous surgery: II. Clinical application. *J Periodontol.* 1964;34:54-68.

Ramfjord S. Gingivectomy—its place in periodontal therapy. *J Periodontol.* 1952;23:30-35.

Schluger S. Osseous resection: a basic principle in periodontal surgery. *Oral Surg Oral Med Oral Path.* 1949;2(3):316-325.

Tibbetts LS, Ammons WF Jr. Resective periodontal therapy. In: Rose LF, Mealey BL, Genco RJ, Cohen DW, eds. *Periodontics: Medicine, Surgery and Implants.* 1st ed. St. Louis, MO: Elsevier Mosby; 2004:502-552.

Tibbetts LS, Ochsenbein C, Loughlin DM. Rationale for the lingual approach to mandibular osseous surgery. *Dent Clin North Am.* 1976;20(1):61-78.

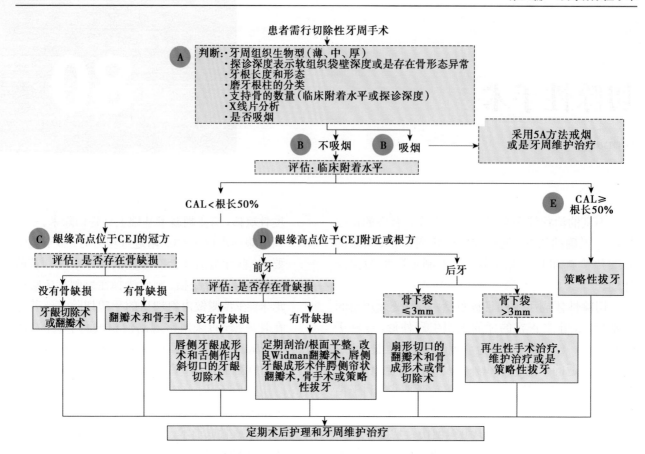

患者需行切除性牙周手术

A 判断：·牙周组织生物型（薄、中、厚）
·探诊深度表示软组织袋壁深度或是存在骨形态异常
·牙根长度和形态
·磨牙根柱的分类
·支持骨的数量（临床附着水平或探诊深度）
·X线片分析
·是否吸烟

B 不吸烟　　**B** 吸烟　　　采用5A方法戒烟或是牙周维护治疗

评估：临床附着水平

CAL<根长50%　　　　　　　　　　　　　　　　　　　　**E** CAL≥根长50%

C 龈缘高点位于CEJ的冠方　　　　　　**D** 龈缘高点位于CEJ附近或根方

评估：是否存在骨缺损

没有骨缺损　　有骨缺损

牙龈切除术或翻瓣术　　翻瓣术和骨手术

前牙　　　　　　　　　　　　　　　　后牙

评估：是否存在骨缺损

没有骨缺损　　有骨缺损

唇侧牙龈成形术和舌侧作内斜切口的牙龈切除术

定期刮治/根面平整，改良Widman翻瓣术，唇侧牙龈成形术伴腭侧帘状翻瓣术，骨手术或策略性拔牙

骨下袋≤3mm　　骨下袋>3mm

扇形切口的翻瓣术和骨成形术或骨切除术

再生性手术治疗，维护治疗或是策略性拔牙

策略性拔牙

定期术后护理和牙周维护治疗

磨牙后区缺损的治疗

Richard T. Kao

81

磨牙后区缺损常发生于上下颌第二磨牙远中部分；有时也会发生于部分阻生或近中阻生的第三磨牙区；有时是拔除第三磨牙后组织愈合所引起的。磨牙后区缺损常最终归结于不良的口腔卫生情况。这些缺损的处理可能是复杂矫正治疗的一部分，也可能就是简单的局部治疗。然而，很难预测这些区域术后的组织愈合情况。因此，有必要仔细分析临床和X线片检查结果以确保矫正手术的进行。

A 选择合适的手术方法应正确评估以下情况：①牙龈组织的高度与釉牙骨质界（cementoenamel junction，CEJ）之间的关系以及牙槽骨形态；②骨下缺损的宽度和深度；③是否存在第三磨牙；④角化龈或附着龈的宽度。临床检查确定牙周袋深度，CEJ位置，软组织体积，附着龈宽度。X线根尖片能较精确显示牙槽骨的形态。

B 术区中若存在第三磨牙，首先要拔除第三磨牙。组织愈合期间，应对第二磨牙远中面进行刮治和根面平整，以确保实现良好的愈合。进一步的治疗需延期至3～6个月后，以使术区有骨组织充填。若组织愈合良好（这种情况较罕见），则无需进一步治疗。多数情况下，组织愈合后常遗留有骨缺损并伴有牙周袋，需通过消除牙周袋手术或再生性手术进行治疗，详见D和E。

C 磨牙后区缺损常出现软组织增生且不伴有骨质吸收。此种缺损仅仅是由软组织增生引起。若牙周袋深度＜4mm，可能无需手术治疗。若牙周袋深度≥4mm，应进行牙龈切除术，颊舌侧水平切口的牙龈切除术或远中楔形瓣术（图81-1）。手术前需考虑附着龈的宽度：上颌磨牙区一般没有附着龈的问题，除非牙齿太靠近腭侧软组织；然而在下颌磨牙区，临床医生既要考虑附着龈和牙槽黏膜的宽度，又要考虑与下颌升支之间的距离。若第二磨牙远中有黏膜和（或）快速上升的下颌升支，手术方法很难消除牙周袋。此时应采用远中楔形瓣术，有时对快速上升的

下颌升支行骨成形术也有利于软组织的愈合。

D 磨牙远中有水平型骨缺损和/或2～3mm的骨下缺损，则应考虑骨缺损向近中累及的范围，累及根分叉区的水平距离以及近中骨的形态。这些解剖形态的变化可能提示不同的瓣膜设计和不同的处理方法。翻瓣常应扩展到缺损区近中至少2颗牙齿。临床常规采用楔形瓣手术消除牙周袋，可以处理远中增厚龈组织，达到治疗骨缺损的目的。当骨下缺损≤3mm，可以修整远中骨缺损区，并同时处理根分叉区和近中区域的骨缺损。颊侧（不是舌侧）2～3mm的垂直松弛切口能松弛软组织瓣，便于术中操作，且能促进组织愈合（图81-2）。在下颌，应避免在牙槽嵴舌侧做切口，已有研究报道，舌神经有9%的几率走行在舌侧骨膜内。

E 若骨下缺损≥4mm，则应考虑再生性手术。这种骨下缺损在临床上最常见且预后较好。再生性手术的成功取决于术中三个关键因素：第一，术前确定在原发性骨下缺损远中是否存在

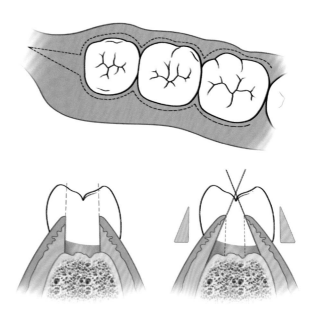

图81-1 此种手术方法适用于远中缺损≥4mm

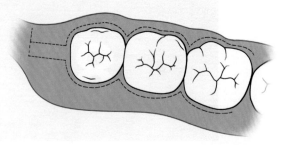

图81-2   少量骨下缺损并发骨形态异常,颊侧垂直向松弛切口有利于增加视野,便于骨修整,并同时有利于更好的缝合远中组织。在下颌,应避免在舌隆突做切口,以免损伤舌侧神经

广泛的斜坡状骨缺损区。这种情况常发生于缓慢上行的下颌升支区,应采用骨成形术去除部分骨缺损,有利于骨的再生。第二,确保术后软组织覆盖骨再生区。术区保留附着龈和用trapdoor方法处理龈瓣有利于达到骨再生目的(图81-3A~C)。第三,仔细清创,去除和减少不利于组织愈合的异常骨组织(根分叉区根面纵沟,釉质突起)。若不能纠正远中骨缺损区或是难以维持治疗效果,可考虑拔除患牙。

磨牙后区骨缺损是临床最常出现的牙周问题之一。虽然手术方法有时很简单,但某些情况下需要更加复杂的方法纠正骨缺损,保证术后长期稳定的疗效。临床医生应准确评估磨牙后区软硬组织的形态,以选择合适的手术方法。

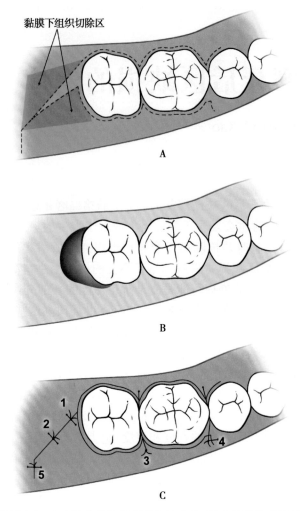

图81-3   (A)远中骨缺损的再生性手术,远中瓣的处理以及缝合技术。(B)去除残留的肉芽组织,行再生性手术。(C)按如图方式,缝合术区

扩展阅读

Kao RT. Periodontal regeneration and reconstructive surgery. In: Rose LF, Mealey BL, Genco RJ, Cohen DW, eds. *Periodontics: Medicine, Surgery and Implants*. St. Louis, MO: Elsevier Mosby; 2004:572-609.

Tibbetts LS, Ammons WF. Resective periodontal surgery. In: Rose LF, Mealey BL, Genco RJ, Cohen DW, eds. *Periodontics: Medicine, Surgery and Implants*. St. Louis, MO: Elsevier Mosby; 2004:502-552.

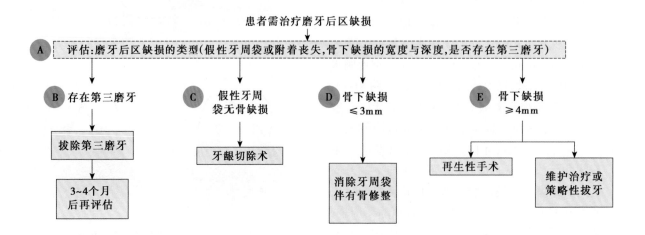

82

牙冠延长术

Gretchen J. Bruce

修复治疗面临的挑战之一就是修复龈上牙冠高度不足的牙齿。下列情况有助于帮助临床医生决定是修复还是拔除患牙：①临床冠短；②根面龋；③龈下侧穿；④牙齿折裂；⑤倒充填；⑥异常被动萌出者有美学要求或功能需要。如果不按照生物学原则对牙齿进行修复，会导致临床探诊深度加深，菌斑控制不良，或是不稳定的龈边缘所引发的牙龈退缩或牙龈水肿，牙龈呈青紫色的表现。

生物学宽度是指结合上皮和牙槽嵴顶冠方的结缔组织附着所占据的空间。这一距离近似 2.04mm。龈沟深度数毫米加上生物学宽度，有助于保证修复体边缘建立在龈沟内。因此，如果修复体或冠折边缘接近牙槽嵴顶时，健康的牙体组织在牙槽骨上方至少应保留 3mm。另外在牙折断面下方至少保留 1～2mm 的牙齿或者金属环，有利于修复牙冠的就位。侵犯生物学宽度会导致牙龈炎症和牙槽骨吸收。手术的方法，如牙龈切除术、伴 / 不伴骨手术的根向复位瓣术，可以用来增加临床牙冠的高度。理想的临床冠根比应不少于 1：1。

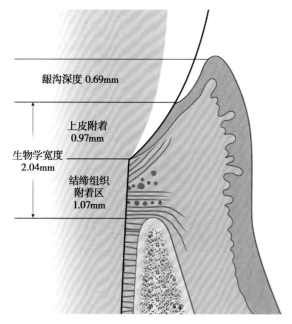

图 82-1　生物学宽度

A　如果牙周健康或只有牙龈炎，在牙龈增生的情况下，可行牙龈切除术增加临床牙冠的高度。这一方法需要有足够宽度的附着龈，同时牙槽骨嵴顶冠方健康牙体组织至少有 3mm。如果可能出现膜龈问题，可采用根向复位瓣术来保留牙龈并延长牙冠。在附着龈不足的病例中，可采用软组织转移术。

电刀或激光手术，作为牙龈切除术的替代方法，可以快速去除增厚的牙龈组织，并帮助减少术中出血。但术中注意避免接触骨组织，即使与牙槽骨最小量的接触也会导致骨坏死，骨吸收以及牙龈退缩。

B　如果骨水平正常且无根折，则可通过膜龈 - 骨手术暴露距修复体边缘 3mm 牙根，保证修复体边缘的正常放置。如果折断延伸至根部，临床医生需在手术前，评估预后、可操作性、牙周生物型或软组织的厚度以及美学效果。如果折断涉及根分叉，可考虑行截根术或是拔除。如果折断延伸至根中 1/3 或危害邻牙的骨支持，则考虑拔除。在这些情况，也可考虑其他替代疗法，如种植体修复和固定局部义齿修复。如果折断在更有利的位置（牙根的冠方 1/3），临床医生可通过牙龈翻瓣术结合骨手术暴露折断区域，并创建适当的生物学宽度。

维持美观是前牙区和前磨牙区冠延长需要重点考虑的问题。正畸牵引萌出也是一种治疗选择，可将折断的牙齿牵出，保留牙槽骨并维持美观效果，但不排除仍需牙周手术的可能。牙齿牵出后可能需要进行小范围的牙冠延长术以改善骨的形态。

C　如果需要冠延长的牙齿存在牙周袋，则根据 B 中所列出标准评估牙周支持组织的余量、牙齿保留价值以及预后。在牙冠延长术前，先进行基础治疗以消除牙龈炎症并改善出血情况。通过膜龈 - 骨手术来消除牙周袋并延长临床牙冠。

扩展阅读

Becker W, Ochsenbein C, Becker BE. Crown lengthening: the periodontal-restorative connection. *Compend Cont Educ Dent*. 1998;19(3):239-246.

Hempton TJ, Dominici JT. Contemporary crown-lengthening therapy: a review. *J Am Dent Assoc*. 2010;141(6):647-655.

Johnson RH. Lengthening clinical crowns. *J Am Dent Assoc*. 1990;121(4): 473-476.

Kao RT, Pasquinelli K. Thin vs. thick gingival tissue: a key determinant in tissue response to disease and restorative treatment. *J Calif Dent Assoc*. 2002;30(7):521-526.

Pruthi VK. Surgical crown lengthening in periodontics. *J Can Dent Assoc*. 1987;53(12):911-915.

Sivers JE, Johnson GK. Periodontal and restorative considerations for crown lengthening. *Quintessence Int*. 1985;16(12):833-836.

Wagenberg BD, Eskow RN, Langer B. Exposing adequate tooth structure for restorative dentistry. *Int J Periodontics Restorative Dent*. 1989;9(5): 322-331.

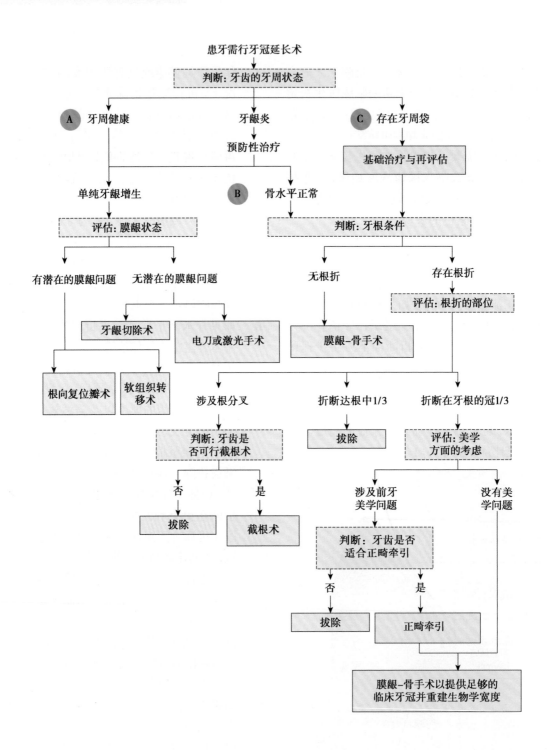

正畸快速牵出牙齿有利于修复治疗

John P. Ducar

83

龋坏、外吸收、牙齿冠折会影响牙齿的修复治疗。虽然首先考虑牙冠延长术，但是作为替代方法，正畸快速牵引也可延长牙冠，且能更好解决美观问题，保留软组织的附着水平，保留邻牙的骨组织。选择手术方法还是正畸快速牵引法来延长牙冠取决于许多因素，包括牙齿破坏的位置和范围，牙根的长度和形态，美学要求，患牙与邻牙的牙周状况等。

A 保留或重建生物学宽度有助于牙周组织的健康；侵犯生物学宽度会导致牙龈炎症，临床附着丧失，和（或）牙龈退缩。为避免以上问题，符合生物学要求，需要暴露部分健康牙齿组织，以使修复体边缘具有抗力形和固位形。

B 保留患牙首先要考虑的因素包括：龋损或牙折累及到根方的范围，牙根长度，牙根形态，牙齿的牙周状况。去尽龋坏组织，以对余留牙齿的结构做出正确的评估。总之，牙齿破坏仅限于冠 1/3 并有健康的牙周组织支持，可以选择手术方法和快速正畸牵引法延长牙冠。相反，如果牙折或牙根吸收累及根方 2/3 或牙根较短都不适合牙冠延长术，应考虑拔除患牙。

C 通过微笑来评价牙龈的形态，必要时，要考虑牙髓治疗的可行性。侧面平坦的长牙根比短牙根和（或）凹陷形牙根预后要好。牵引短牙根或凹陷形牙根可能导致术后松动度增加，或牙齿龈缘处近远中径减少，严重影响美观。牙冠延长术延长临床牙冠可能产生术后美学问题（如牙间乳头缺失，牙龈外形不对称）以及功能上的缺陷（如口齿不清），尤其是在前牙区。还可能导致牙龈形态部队称，或邻面修复体边缘或种植体的肩台的暴露。此外牙冠延长术还可

能会导致邻牙根分叉区的暴露，从而产生不利于牙周健康的潜在后果。

D 牙冠延长术可以暴露健康的牙体组织，利于牙齿的修复治疗；可以根据软组织与牙齿附着关系设计修复体的边缘位置。典型的牙冠延长术包括去除牙龈和骨组织，且应根据邻牙修复情况改变牙龈的位置以改善美观。

E 嵴顶上方环形纤维切断术联合正畸快速牵引术（每 1～2 周）可以减少牙槽嵴顶和牙龈的冠方附着，暴露患牙的牙齿结构以利于修复治疗。快速牵引与缓慢牵引相比，可以减少牙周组织缺损，改变牙龈边缘的高度。需要足够的保持期（8～12 周）以防止患牙出现复发反弹情况（干扰）。在牙齿牵引过程的活跃期中，由于纤维切断术和频繁的牵引刺激，减少了牙齿牵出后局限性牙龈切除术和骨成形术的需要。

快速正畸牵引联合纤维切断术为医生提供了一种治疗手段，以改善由于修复空间不足所导致的牙齿美观问题。此外，在相同的情况下如果邻牙根分叉区根距较近或是存在种植体附件，此时正畸牵引与牙冠延长术相比，更有利于保留邻牙的牙周组织和邻牙的种植体附件。

扩展阅读

Carvalho CV, Bauer FP, Romito GA, Pannuti CM, De Micheli G. Orthodontic extrusion with or without circumferential supracrestal fiberotomy and root planing. *Int J Periodontics Restorative Dent*. 2006;26(1):87-93.

Kozlovsky A, Tal H, Lieberman M. Forced eruption combined with gingival fiberotomy. A technique for clinical crown lengthening. *J Clin Perio*. 1988;15(9):534-538.

Pontoriero R, Celenza F, Ricci G, Carnevale G. Rapid extrusion with fiber resection: a combined orthodontic-periodontic treatment modality. *Int J Periodontics Restorative Dent*. 1987;7(5):30-43.

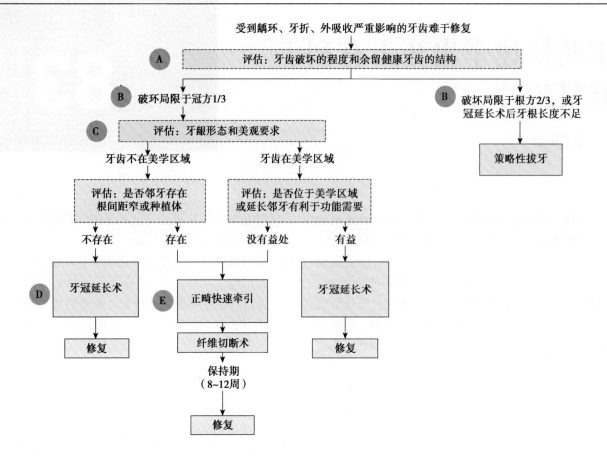

被动萌出的处理

J. J. Salehien, Ellery A. Stoll, Kenneth Frangadakis and Richard T. Kao

过去 15 年里，患者对口腔的认识和态度发生了巨大转变，特别是在美学领域。三种驱动力点燃了患者对于美学微笑的热情：①媒体；②互联网；③由牙医组成的中间市场。日益增加的口腔美学的独特魅力鼓励着人们对完美微笑的持续追求。一口匀称的、唇龈协调的洁白牙齿，是人们的普遍追求。恢复前牙的美观不仅仅需要选择匹配的牙齿色泽和纠正近远中比例失调，更重要的是需要花费大量的时间来确保牙龈外形和高度与牙齿相匹配。相比对侧牙和（或）邻牙，患牙较小的现象常有发生，称之作"短牙综合征"。

A 临床上诊断"短牙综合征"，首先要评估患者的美学微笑。其中，首要的评估方法包括：拍摄当前全口 X 线片（full set of radiographs，FMX），灌取牙齿研究模型，拍摄患者面部、牙齿及其相邻组织的照片进行研究。探查患牙周围健康的骨量情况。当搜集了所有这些信息，医生应对信息进行分析，评价患者的要求和愿望，然后制定合适的治疗计划。治疗包括单纯刮治术／再评价等简单治疗和正畸治疗联合 LeFort 型骨切除术和（或）下颌切除术等复杂治疗。

　　美学微笑评估中最关键的因素是上唇的位置，对治疗计划起决定性作用。上唇位置分为低、中、高位。低位唇线的治疗方法相对最简单，此时患者常常暴露牙齿的切 1/3。低位唇线有助于减少牙龈的差异而呈现临床外观。因此，治疗方法的选择可能局限于关注牙齿的形状和色泽，或是关注于整个牙列的复杂治疗措施。因此，低位唇线的治疗计划主要取决于患者实现完美的微笑的需要和愿望，而较少取决于临床医生对牙龈／牙齿比例的精确判断。

B 大多数患者都属于中位唇线。典型特征是上唇线接近牙龈最高点或位于龈最高点根方 2mm。牙冠短的牙齿明显改变了唇与牙龈的协调比例，影响了美观，呈现出不令人满意的美学微

笑。为明确的诊断和有效的纠正"短牙综合征"，医生需要决定"短牙"特征是因为牙槽骨形态异常还是因为牙齿形态异常。需要研究 X 线片、模型、临床彩色照片、头影测量片等进行评估，通过正畸和手术方法来解决牙龈高度的不协调。

　　为确定手术类型，医生需要在初始检查中探查患牙周围的健康骨量。若釉牙骨质界（cementoenamel junction，CEJ）与健康骨之间距离≥3mm，而临床牙冠明显较短，则仅通过牙龈切除术就能恢复期望的美学微笑（图 84-1）。若 CEJ 到健康骨之间距离＜3mm，则需行牙冠延长术或骨切除术。根据患牙冠根比例、CEJ 的位置（或预期修复体边缘的位置）和期望的美学效果确定需去除的骨量。如果冠根比例不理想，需行

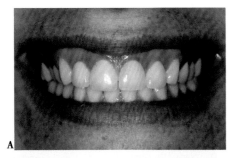

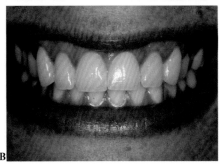

图 84-1　（A）术前照片显示由于牙齿被动萌出异常，使牙龈暴露过多。行软组织牙冠延长术（牙龈切除术）。由于釉牙骨质界与骨嵴顶之间距离≥3mm，因此无需修整牙槽骨。（B）全冠和贴面修复后显露出更加和谐的微笑面容

正畸牵引联合牙周手术（如牙龈切除术或骨切除术）。

C 采用正畸方法解决"短牙综合征"，不仅需要纠正殆关系，排齐近远中邻牙，而且需调整牙龈组织的高度。恢复适当的牙龈外观，有助于术后牙齿的修复。如果通过矫正可以解决牙冠较短的问题，则可简化临床修复治疗计划（图84-2）。过去，对于正畸治疗效果持有怀疑态度。戴用正畸矫治器所引发的美观问题和正畸矫正的时间过长使患者不愿选择正畸治疗。使用 Invisalign 隐形矫治的新技术有助于解决复杂的矫治问题。此技术有助于减轻患者对正畸治疗的抵触情绪。虽然并不是所有患者都能受益于隐形矫治，但它的确增加了患者选择正畸矫治的可能性，进而驱使患者易于接受综合治疗方法解决"短牙综合征"。

D 目前面临的最大挑战是高位唇线的治疗。高位唇线为唇部距离牙龈最高点根方超过 3mm 的

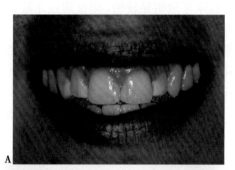

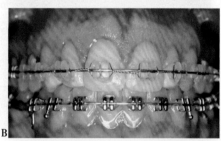

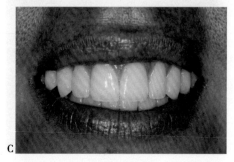

图 84-2 （A）患者对牙齿颜色不满意，术前检查显示牙龈暴露较多并有咬合异常。（B）先行正畸治疗，然后行牙冠延长术（修整软硬组织）。（C）全冠和贴面修复后显露更加对称，更加自然的笑容

距离，导致牙龈组织过多暴露。诊断高位唇线并不容易，因为患者因意识到高位唇线而常常呈现出不充分或呆板的笑容。这种行为习惯被称为"获得性微笑"。所有治疗的目标都应该是使患者的微笑和面部表情更加自然。通过分析临床照片、数字图像和头影测量片，医生能够准确选择必要的治疗方法以解决患者的美观问题。拍摄面部照片有助于医生快速判断高位唇线是因上颌牙齿过大还是因上唇过短所致。头影测量片有助于医生判断高位唇线是否由骨骼异常所致。任何决定前都需要检查以下两个部位：①鼻下至口唇中点距离与口唇中点至颏下点距离的临床比例应为 1：2；②鼻下至唇红最低处距离与唇红最低处至颏下点距离的临床比例为 1：0.9。面下部鼻下至口唇中点的距离与口唇中点至颏下点距离的临床比例增加，提示上颌牙齿过大，偶尔也提示着上唇较短。高位唇线患者上下唇间可视距离变大，更容易暴露牙冠较短的特征。对于高位唇线患者，最简单的治疗方法是牙龈切除术。手术可以改善美学微笑，弥补牙龈暴露过多，且不会侵犯生物学宽度。然而，正畸治疗和正颌外科手术治疗可以实现理想的美学微笑。术前正畸治疗联合 LeFort Ⅰ型正颌手术约需 12～24 个月。在正颌外科手术中，上颌口内使用 LeFort Ⅰ型分割线：上颌下方出现骨折，并根据治疗计划复位骨折区。上颌的位置常取决于上颌中切牙的切端位置及其静止时的位置。中切牙理想临床外观是唇下显露 2～3mm。组织完全愈合后（一般需 2～3 个月），通过正畸调整咬合关系需 6～12 个月。正畸治疗结束后，完成必要的修复治疗有助于达到期望的美学微笑。

E 成功完成牙龈纠正手术后，医生需和患者共同商讨有关牙齿形态、位置、色泽的方面的要求，使之能最好的体现患者的面部特征。患者常常渴望有年轻的、活力、丰满的笑容（需有足够的唇部支撑）。数码照片、模型、甚至计算机模拟系统能够帮助医生和患者共同制定理想可行的治疗计划。而且，这些信息容易以数码形式传递给烤瓷技师，进而使患者和医生能够通过计算机模拟系统所呈现的美学微笑看到预期的效果。

　　几乎所有微笑的设计都倾向于集中在中切牙上，它能决定患者对美学微笑的认可。"黄

金比例"常用于六颗前牙的修复设计，使尖牙成为微笑设计的基础，为后牙的修复治疗做准备。创造这种流畅的转变有利于省去微笑设计的一个步骤。进行美学修复时，患者和医生共同关注的是牙齿的色彩。"好莱坞微笑"典型特征是更加洁白、更加明亮的牙齿外观。近年来，对于理想微笑的理解正在逐渐转变。因为受教育程度的提高和对牙齿功能的认识，患者倾向于要求洁白但却更加自然的微笑。在治疗设计的早期，选择合适的色彩是必要的。这就需要患者和医生清晰的认识到期望的治疗效果。医生的作用是引导患者对微笑设计做出正确的选择。患者全面的各项信息是治疗过程中的一个完整因素。若想在微笑时显露更加洁白的牙齿，首先对牙齿进行漂白。对美学区域的牙齿进行抛光，以使漂白剂更加快速、更加有效的渗透入牙釉质内。漂白方法众多，包括诊室内激光漂白、家庭装的漂白托盘和非处方的其他产品。每种方法都能有效的漂白牙齿。这些方法在治疗效果、应用步骤、患者接受程度和花费上都有所不同。当患者对牙齿的洁白度满意后，可以用蜡或更好的模型进行修复设计，使一个仿真的修复模型呈现在诊室内。

牙列美观的本质是唇部、牙齿、牙龈共同呈现自然的流线形态。如果诊断不正确，"短牙综合征"可影响修复治疗的美观效果。认识和治疗这种缺陷可以使患者呈现出自然、完美的微笑，同时可以增加患者的白信心。重要的是要告知患者治疗这类缺陷的优点。医生可以通过展示临床病例、清楚地解释"短牙综合征"所引发的问题，以及以呈现临床治疗后的彩色图片等方法使患者更好理解治疗这类缺陷的重要性。

扩展阅读

Chu SJ, Karabin S, Mistry S. Short tooth syndrome: diagnosis, etiology, and treatment management. *J Calif Dent Assoc*. 2004;32(2):143-152.

Robbins JW. Sequencing crown lengthening and orthodontic treatment. *Inside Dentistry*. 2010:5:54-57.

Salehieh JJ, Little R, Frangadakis K. Prerestorative considerations for cosmetic dentistry. *J Calif Dent Assoc*. 2002;30(7):535-541.

Snow SR. Esthetic smile analysis of maxillary anterior tooth width: the golden percentage. *J Esthet Dent*. 1999;11(4):177-184.

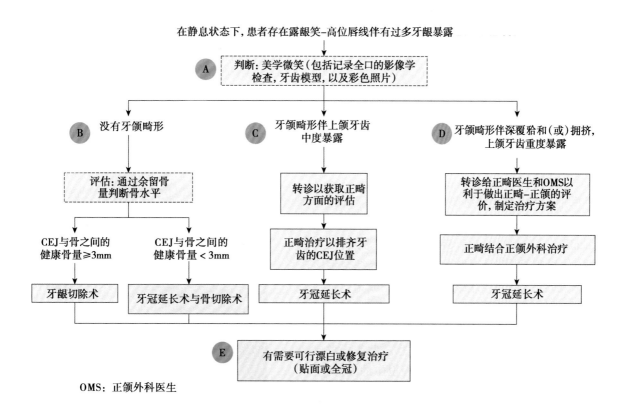

85

侵袭性牙周炎的治疗程序

Simon R. Macneill and Charles M. Cobb

侵袭性牙周炎可以表现为局限性（图85-1）或广泛性（图85-2A和B）的牙周附着丧失。由于病变时间长，牙周破坏较严重，以及对传统治疗疗效欠佳，侵袭性牙周炎需要反复多次就诊以监控疾病的进展。无论何种临床表现，侵袭性牙周炎与中到重度慢性牙周炎相比，治疗效果是很难预测的。因此有种说法："要像侵袭性疾病侵犯患者的强度一样去积极治疗侵袭性疾病"。

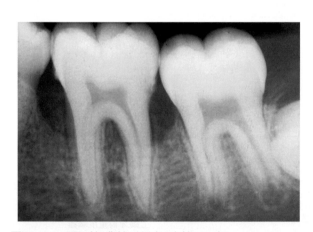

图85-1 局限型侵袭性牙周炎（女性，13岁）

A 手术前，需将炎症和感染降至最低，通常通过良好的口腔卫生维护、牙周刮治和根面平整术（scaling and root planing，SRP）、氯己定含漱、戒烟（如果吸烟）和全身抗生素的应用等综合治疗来实现。首先要考虑在短时间内完成第一阶段的治疗。若患者对口腔卫生维护认识不足，或患者没有能力保持良好的口腔卫生状况，均不适合进行进一步的牙周手术治疗。此类患者应采用非手术治疗，反复强化口腔卫生的维护，直至菌斑控制良好并能予以长期保持。

B 近年来有关治疗侵袭性牙周炎的文献显示，全身抗生素的应用作为SRP的辅助治疗，以及在一些病例的手术治疗期间使用抗生素已取得了令人满意的治疗效果。遗憾的是，抗生素的选

择比较困难，且可能产生药物依赖。细菌学检查有助于抗生素的选择。据报道抗生素如多西环素、氯林可霉素、阿莫西林/克拉维酸、甲硝唑以及阿莫西林和甲硝唑联合用药，已经取得良好的治疗效果。侵袭性牙周炎的主要致病菌

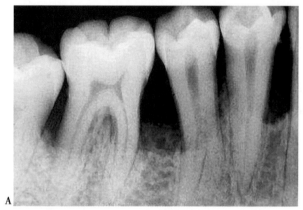

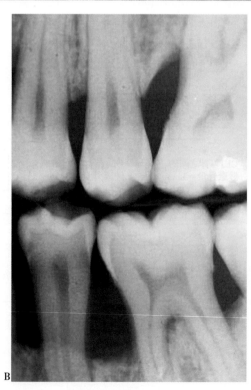

图85-2 （A，B）广泛型侵袭性牙周炎（男性，18岁）

为伴放线聚集杆菌和中间普氏菌,以及红色微生物复合体如牙龈卟啉单胞菌、福赛坦氏菌、齿垢密螺旋体。

C 当侵袭性牙周炎治疗效果欠佳时,应考虑作细菌学检查。细菌学检查应遵循以下两点原则中的一点:①根据传统的细菌培养和细菌敏感性试验结果选择最适合的抗生素;②龈下菌斑DNA探针分析。在侵袭性牙周炎中,由于微生物的一些特殊性质,细菌的培养和敏感性试验较难和昂贵。如果在医院内的实验室做检查,检查的侧重点除了放在致病菌本身之外,还应关注细菌鉴定的特殊媒介和技术。更为普遍的技术是使用DNA探针鉴定和计数特殊的龈下微生物,这种方法花费较少,鉴定的时间较短,能够为选择合适的抗生素提供有用的信息。当采集龈下菌斑样本时,医生要区分浮游细菌和附着于牙根表面及软组织上的细菌。如果抽样前附着性菌斑生物膜已经清除,则抽样的结果通常能精确地反映目前龈下菌群的情况。

D 侵袭性牙周炎手术治疗的主要目的是获得骨再生,恢复牙周组织的健康和功能,并能长期保持疗效(图85-3A~C)。最终预后不良或无望的牙齿应考虑拔除。由于存在着进展性骨缺损,所以在侵袭性牙周炎手术治疗中,切除性手术应用有限。另外,对预后较好的牙齿,可以考虑行骨移植的再生性手术。研究显示,对多数侵袭性牙周炎而言,手术干预可以获得令人满意的治疗效果,包括探诊深度减少、探诊出血减轻、临床附着水平的获得、X线片显示骨再生。然而需要指出的是,通常侵袭性牙周炎的整体预后并不如慢性牙周炎。侵袭性牙周炎患者的预后取决于:①是局限型还是广泛型;②最初确诊时牙周组织的破坏程度;③医生和患者控制疾病复发和进展的能力。

E 侵袭性牙周炎患者通常需要持续的评价和间隔期较短的牙周维护治疗。第一年,牙周复查间隔时间通常是2个月。告知患者,疾病容易复发,特殊位点的再治疗也是必要的。如果需要再治疗,临床医生可以考虑应用免疫调节药物,如小剂量的抗菌剂多西环素,作为辅助治疗。

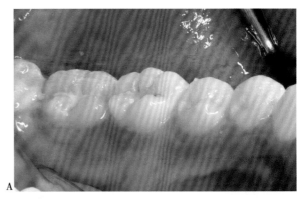
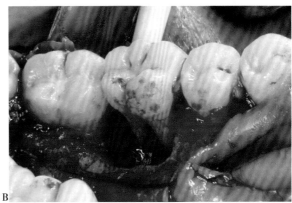
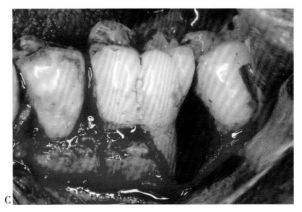

图85-3 侵袭性牙周炎(男性,15岁);(A)临床图片,(B)舌侧观,(C)颊侧观

扩展阅读

Armitage GC. Comparison of the microbiological features of chronic and aggressive periodontitis. *Periodontol 2000.* 2010;53:70-88.

Armitage GC, Cullinan MP. Comparison of the clinical features of chronic and aggressive periodontitis. *Periodontol 2000.* 2010;53:12-27.

Buchmann R, Nunn ME, Van Dyke TE, Lange DE. Aggressive periodontitis: 5-year follow-up of treatment. *J Periodontol.* 2002;73(6):675-683.

Deas DE, Mealey BL. Response of chronic and aggressive periodontitis to treatment. *Periodontol 2000.* 2010;53:154-166.

Stabholz A, Soskolne WA, Shapira L. Genetic and environmental risk factors for chronic periodontitis and aggressive periodontitis. *Periodontol 2000.* 2010;53:138-153.

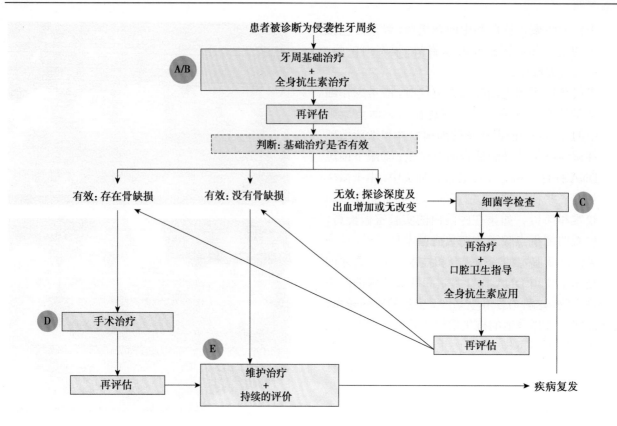

牙龈增生的处理

Mariano Sanz

治疗牙龈增生需要区分增生的性质（炎症性、纤维性、瘤性）和相关致病因素（炎症性、药物诱导性）。治疗炎症性或纤维性牙龈增生通常需要先去除局部刺激因素、然后手术切除依然增生的组织。牙龈增生严重者会影响美观，干扰发音及咀嚼，需手术切除。对于药物性牙龈增生，其高发生率与长期服用某些药物以及存在着其他危险因素有关，治疗此类复杂病例成为牙周医生面临的挑战。如果怀疑是瘤性增生，需要做活检以明确诊断并为治疗提供必要的依据。治疗计划可简单分为手术性和非手术性治疗。

A   非手术治疗的主要目的是减轻牙龈的炎症和减少手术治疗的必要性。治疗慢性炎症性牙龈增生需要强调日常菌斑控制和消除局部刺激因素，如牙石、不良修复体、龋齿、接触点不佳（食物嵌塞）、口呼吸、正畸托槽、固位不佳的活动义齿。并明确是否存在全身因素，包括维生素 C 缺乏、白血病、妊娠期、青春期以及口服避孕药等有关的激素改变（若疑为维生素 C 缺乏或白血病者，需咨询内科医生）。日常菌斑控制和专业的刮治与根面平整术可能消除牙龈增生，因为炎症是造成牙龈增生的一个主要因素。辅助性化学含漱剂（0.12% 氯己定、植物精油）也可用于治疗牙龈增生。虽然长期使用氯己定会产生副作用而限制它的临床使用，但是牙周手术后常规使用氯己定含漱可能会减少术后复发率。

B   治疗药物性牙龈增生的主要方法是更换药物。新型的免疫抑制剂，他克莫司可明显减轻器官移植患者牙龈增生的程度和手术治疗必要性。卡马西平、乙琥胺作为苯妥英钠的替代品，不会引起牙龈增生。对于钙通道阻断剂，有大量可替代药物，既可治疗全身疾病又不会引起牙龈增生。

C   虽然牙周非手术治疗可以减轻牙龈增生，但是手术治疗仍然是消除牙龈增生的主要方式。牙

龈增生明显者，需考虑牙周手术治疗。多数情况下，患者附着龈足够且较少伴发术后膜龈问题，常选择牙龈切除术。牙龈切除术时，需采用长内斜切口去除袋内壁，特别是邻间区，以保证去除增生的牙龈组织（图 86-1）。对于中到重度牙龈增生伴有骨吸收和附着丧失者，则需牙龈翻瓣术。然而，对于儿童、有先天性缺陷个体、凝血系统有缺陷者，采用传统的牙周手术治疗（手术刀），手术既难实施，又不切实际。因此在这些情况下，选择电刀更具优势。电刀可以减少术中出血，但缺点是产热会引起组织坏死，影响组织愈合。激光是传统牙龈切除术的另一种替代方法，可用于去除增生牙龈组织。

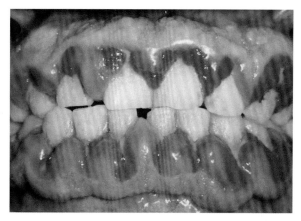

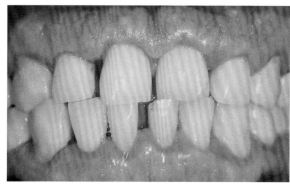

图 86-1　苯妥英钠导致的牙龈增生，术前照片（上图）。经过牙周基础治疗和牙龈切除术后组织愈合情况（下图）

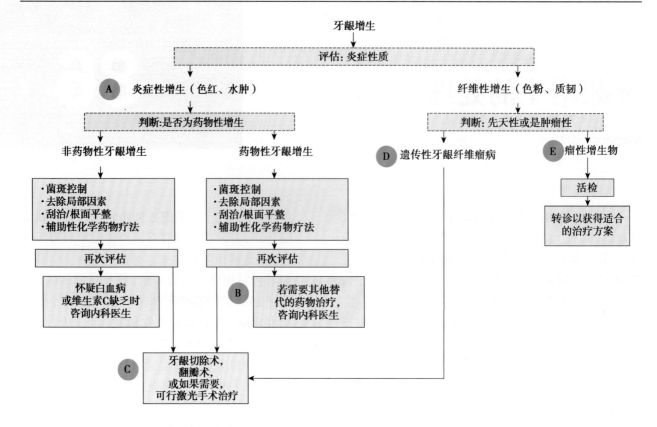

激光有优越的切割性能，且在切割同时可产生凝血组织覆盖术区，利于组织愈合。激光的其他优势包括减少术中和术后出血、消毒手术区域、减少术后肿胀和疤痕、减轻术后疼痛。基于上述原因，激光治疗，特别是对于需抗凝治疗和止血功能异常者具有明显优势。但是，激光治疗的费用昂贵，且长期疗效还有待进一步确定。

D　如果遗传性牙龈纤维瘤病影响美观、咀嚼或菌斑控制则需手术治疗（牙龈切除术或翻瓣术）。拔牙后牙龈增生通常会消退。

E　若怀疑是瘤性增生物需行活检以明确诊断。治疗方法因增生物的性质不同而各异，常需转诊给专科医生。

扩展阅读

Camargo PM, Carranza FA, Takei HH. Treatment of gingival enlargement. In: Newman MG, Takei HH, Klokkevold PR, Carranza FA Jr, eds. *Carranza's Clinical Periodontology.* 11th ed. St. Louis, MO: Elsevier Saunders; 2012:556-561.

Hernández G, Arriba L, Frías MC, et al. Conversion from cyclosporin A to tacrolimus as a non-surgical alternative to reduce gingival enlargement: a preliminary case series. *J Periodontol.* 2003;74(12):1816-1823.

Mavrogiannis M, Ellis JS, Thomason JM, Seymour RA. The management of drug-induced gingival overgrowth. *J Clin Periodontol.* 2006;33(6):434-439.

Pick RM, Pecaro BC, Silberman CJ. The laser gingivectomy. The use of the CO2 laser for the removal of phenytoin hyperplasia. *J Periodontol.* 1985;56(8):492-496.

Pilloni A, Camargo PM, Carere M, Carranza FA Jr. Surgical treatment of cyclosporine A- and nifedipine-induced gingival enlargement: gingivectomy versus periodontal flap. *J Periodontol.* 1998;69(7):791-797.

Seymour RA, Ellis JS, Thomason JM. Risk factors for drug-induced gingival overgrowth. *J Clin Periodontol.* 2000;27(4):217-223.

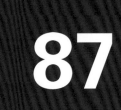

截根术的指征

Shannon Wong

截根术是指去除多根牙的某个牙根,而保留其他牙根的方法。去除牙根的同时,要对牙根断面进行修整以利于牙周组织的健康。当磨牙的某个牙根存在进展性牙周疾病,或某个牙根有不可修复的牙折、穿孔、龋坏、牙根吸收,则常采用截根术。

虽然种植牙成为一种可行的治疗手段,截根术仍然是一种治疗选择,因为患者要求保留患牙,对于已行根管治疗和修复治疗的患牙,患者想要获得更长的使用寿命,或者是有重要保留价值的牙齿。需要谨慎对待截根术,术前要仔细检查以确定患牙是否适合行截根术。对各种因素如𬌗力、修复治疗和牙齿的保留价值等作出判断,根据患者的需要和预后制定治疗计划。修整利于牙周组织愈合的牙根断面以及调整牙齿咬合关系,是利于长远预后的重要因素。医生不能修复牙根外形就会导致预后不良。

纵向回顾性研究显示,截根术失败的一个主要原因是牙髓治疗失败、牙周治疗失败和修复治疗失败共同作用的结果。解剖学因素如牙根长度、余留牙根的凹陷程度、邻牙的外形和大小、骨密度和患者口腔卫生情况都将影响截根术的效果。不利于组织愈合的牙周状况要通过治疗得以纠正,并要求能维持长远疗效。牙齿的修复设计应该将咬合功能和总体治疗计划结合加以考虑。研究显示,如果病例选择合适,近一半的截根术能延长5~10年的牙齿寿命。

截根术最好在牙髓治疗后进行。然而,若手术中发现牙周病情比术前评估的情况更严重时,需要在牙髓有活力的情况下行截根术。这种情况下,截除了牙根后应尽早对牙齿行根管治疗。

A 多数情况下,原发性牙髓病变表现出牙髓坏死,而后继发表现出牙周炎症,探诊发现有附着丧失。这种情况下则高度怀疑牙周症状有原发性牙髓病因引起,应先行牙髓治疗,复查时判断牙周袋是否消失。若牙周袋消失,则不用行截根术。若牙髓治疗后存在牙周袋,需评估牙根形态来决定是否行截根术。

B 截根术的禁忌证包括融合根和无法行牙髓治疗的牙根。某些致病因素导致根管钙化,截除一个牙根导致患牙长期愈后欠佳,可拔除患牙。具有融合根的多根牙不是截根术的适应证,可考虑拔除患牙。

C 多根牙仅一个牙根有严重垂直型骨吸收或者涉及严重的根分叉病变可考虑行截根术。此外,邻牙的根间距较小不利于保持口腔卫生、严重骨开裂、单个牙根根折或严重龋坏均是截根术的适应证。截根前需对患牙行根管治疗,并保证术中完整断离患牙牙根。

D 如果对于需行截根术的活髓牙,能够成功地进行根管治疗,医生必须明确选择需要切除的牙根。如果存在疑虑,可先行截根术以增加对患牙的可视度,术后立即完成后续牙髓治疗。对于保留牙根,若根管治疗效果欠佳,将会危及牙齿长远预后。

扩展阅读

Eastman JR, Backmeyer J. A review of the periodontal, endodontic, and prosthetic considerations in odontogenous resection procedures. *Int J Perio Rest Dent.* 1986;6(2):34-51.

Langer B, Stein SD, Wagenberg B. An evaluation of root resections. A ten-year study. *J Periodontol.* 1981;52(12):719-722.

Rotstein I, Simon JH. Diagnosis, prognosis and decision-making in the treatment of combined periodontal-endodontic lesions. *Periodontol 2000.* 2004;34:165-203.

Rotstein I, Simon JH. The endo-perio lesion: a critical appraisal of the disease condition. *Endo Topics.* 2006;13:34-56.

Simon JH, Glick DH, Frank AL. The relationship of endodontic-periodontic lesions. *J Periodontol.* 1972;43(4):202-208.

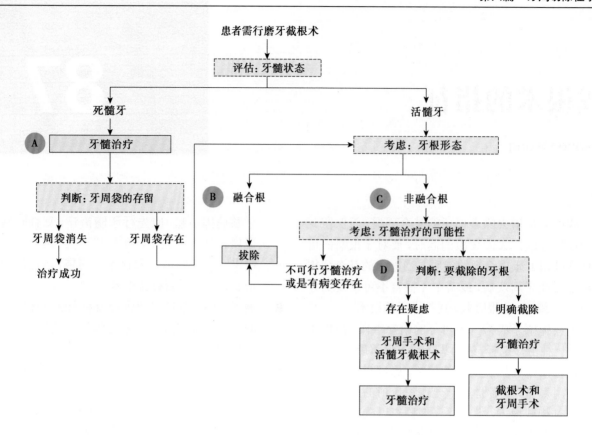

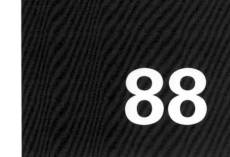

88

微创手术治疗

Stephen K. Harrel

微创手术治疗（minimally invasive surgery，MIS）是在翻瓣的基础上进行的，翻瓣范围远小于传统的牙周再生性手术。MIS 手术局限于单个区域骨缺损。若累及多个区域骨缺损，应采用多区域小范围的手术。根据骨缺损的部位，选择在颊侧或舌侧进行手术（图 88-1，图 88-2）。手术选择半厚瓣（锐分离）翻起龈瓣。手术禁止翻起全厚瓣。翻开龈瓣后只去除肉芽组织和进行根面清创，避免像传统手术那样为充分暴露术区而广泛翻起龈瓣。微创手术需要标准的手术灯、小镜子、小刮治器、小手术刀。借助带高强度头灯的外科放大镜和光纤探头能增加可视度。专业视频播放器有利于记录手术过程。术区使用内窥镜有利于进行微创手术（图 88-3，图 88-4）。

微创手术时，龈瓣仅翻至膜龈联合处，无需做垂直切口。注意龈瓣复位时应无皱褶，而且要避免损伤软组织。所有这些操作的目的是尽量减小对软组织血供的影响。通过仔细操作，可以保留所有或大部分软组织高度（龈乳头），改善术后美观效果。术中保持充分的血供能促进再生，避免牙龈退缩。为了保留软组织血供和减少软组织损伤，可采用垂直褥式缝合牙间龈瓣（图 88-5）。即使缝线非常细，也应避免过多使用缝线。

微创手术可用于翻瓣清创术，但更常用于独立病损区的再生性手术。微创再生性手术中最常见是植入釉基质衍生物或（和）脱钙冻干骨后，用羟基乳酸聚合物 910（Vicryl）膜覆盖固定植入材料，效果优于其他再生性手术。而且很少或几乎不会发生牙龈退缩，且可维持 6 年或更长时间的疗效。此外，小切口几乎不会对患者造成不适感。由于微创手术操作范围小，因此不适用于骨手术。

A 患者接受非手术治疗以减少或消除牙周袋，术后经过一段时间稳定，应再评估牙周状况。如果独立病损牙周袋仍≥5mm，应考虑行微创手术。

B 如果存在独立的病损如一个牙齿的近中和远中邻面存在病损，应考虑微创手术。如果病损连续累及多颗牙或累及一颗牙的三个面（例如近中、颊侧/舌侧、远中），则可能需要比 MIS 的切口范围大的手术切口。

C 在 MIS 手术中，切口应仅限于骨缺损区，不要超过邻面牙间乳头。仅仅用锐分离来获得 MIS 瓣。仔细去除肉芽组织，以增加骨缺损区的视野。术中小心操作，尽可能保留术区软组织血供（尽可能小范围翻瓣，保留牙周软组织附着关系）。

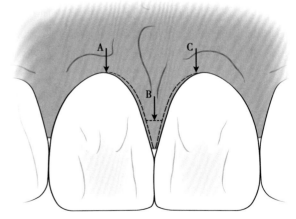

图 88-1　MIS 术理想的手术切口。切口 A 和 C 是沟内切口。根据骨缺损的位置和美观要求，切口 B 的位置通常在颊侧或舌侧连接切口 A 和 C

图 88-2　在上颌前牙的腭侧作切口与 88-1 图中显示的切口一致，如果骨缺损仅在腭侧，所有的切口限于腭侧瓣，不必延伸至颊侧瓣

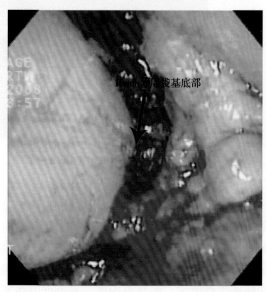

图 88-3　清创前,内窥镜显示右上中切牙的近中腭侧存在深为 10mm 的牙周袋。手术中切口长度小于 6mm,仅局限于腭侧瓣

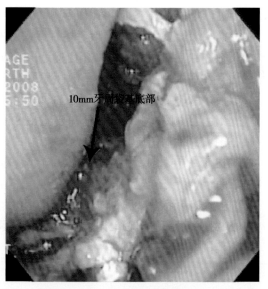

图 88-4　骨缺损区和根面清创后,内窥镜可见图 88-3 中显示的骨缺损区。在骨缺损区植入脱钙冻干骨,垂直褥式缝合关闭术区。术后一年探诊显示牙周袋约 3mm,没有牙龈退缩

D　如果骨缺损区没有垂直型骨吸收,则进行清创后,采用垂直褥式缝合将软组织复位至术前水平。

E　如果有垂直型骨吸收缺损,常需要采用再生性手术。术中使用骨移植材料合并 VicryL 网状编织膜,或者使用生长因子(釉基质蛋白、重组骨形成蛋白),或者两者联合使用。采用垂直褥式缝合关闭 MIS 术区。

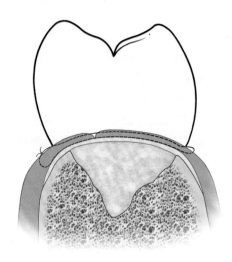

图 88-5　术区进行骨移植,采用垂直褥式关闭术区,切口 B 如图 88-1 和图 88-2 所示

扩展阅读

Cortellini P, Tonetti MS. A minimally invasive surgical technique with an enamel matrix derivative in the regenerative treatment of intra-bony defects: a novel approach to limit morbidity. *J Clin Periodontol.* 2007;34(1):87-93.

Harrel SK. A minimally invasive surgical approach for periodontal bone grafting. *Int J Periodontics Restorative Dent.* 1998;18(2):161-169.

Harrel SK. A minimally invasive surgical approach for periodontal regeneration: surgical technique and observations. *J Periodontol.* 1999;70(12):1547-1557.

Harrel SK, Nunn ME, Belling CM. Long-term results of minimally invasive surgical approach for bone grafting. *J Periodontol.* 1999;70(12):1558-1563.

Harrel SK, Wilson TG, Nunn ME. Prospective assessment of the use of enamel matrix proteins with minimally invasive surgery. *J Periodontol.* 2005;76(3):380-384.

Harrel SK, Wilson TG, Nunn ME. Prospective assessment of the use of enamel matrix proteins with minimally invasive surgery: 6-year results. *J Periodontol.* 2010;81(3):435-441.

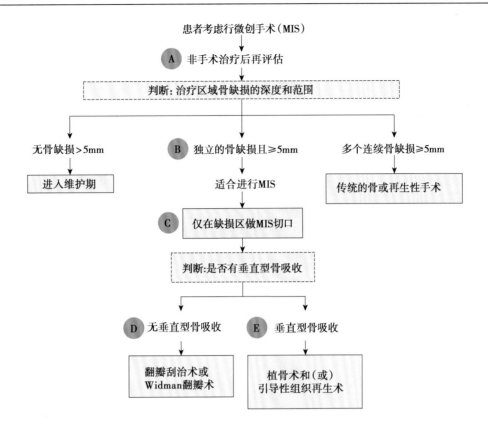

（王惠宁　孙晓瑜　郑宝玉）

牙周再生性手术

再生材料的选择

Flavia Q. Pirih and Paulo M. Camargo

89

选择最适合临床病例的再生材料，必须要明确手术干预所能达到的理想效果。与临床效果相关的生物学指标可以作为选择材料和手术方法的指导，从而促进手术创口愈合。因此，已选择的再生材料和手术方法应该能增加牙周细胞的迁移、增生、分化，达到期望的再生效果。选择再生材料时，还需要考虑的其他因素包括能够保持再生的空间和提供支架以利于组织的再生。目前还没有理想的移植材料适用于所有牙周组织再生；且在一些病例中，没有或很少有资料比较不同的治疗方式。本章主要阐述临床上牙周再生和空间维持（假牙区）。

A 需要再生性治疗的骨缺损分为两大类：根分叉区骨缺损和骨下缺损。

B 根分叉区骨缺损治疗方法的选择应该考虑根分叉区骨破坏的程度，根分叉的外形（上颌或下颌）和其他的促进因素如特殊的解剖形态（根间距、根面凹陷、釉质突起和釉珠、根柱、副根管）、医源性因素、根折和𬌗创伤。最有利于牙周再生性治疗的根分叉区缺损为下颌磨牙的Ⅱ度根分叉病变。上颌磨牙的根分叉区骨缺损对牙周再生性治疗的反应欠佳。任何类型的Ⅲ度根分叉病变，无论是上颌还是下颌，对牙周再生性治疗的反应均不良。在欧洲，很难获得可以使用的骨移植材料，Lindhe 和 Cortellini 的研究显示，引导性组织再生术（guided tissue regeneration，GTR）能够纠正根分叉区骨缺损。在美国，根分叉区骨缺损的治疗主要采用 GTR 联合植骨术。将可吸收膜与不可吸收膜对比研究发现，可吸收膜的优势在于不必二次手术将膜取出。将不同的骨移植材料联合 GTR 治疗根分叉骨缺损的对比研究资料有限，因此，无法判定哪一种材料是最好的（图89-1~图89-3）。

C 牙周骨下缺损分为狭窄型和宽广型。早期的临床研究集中在 GTR 和 GTR 联合脱钙或矿化冻干异体骨。近年来，已开始使用生物制剂如重

组血小板衍化生长因子（recombinant platelet-derived growth factor-BB，rhPDGF-BB）和釉基质蛋白（enamel matrix derivative，EMD）来修复骨下缺损。与翻瓣清创术相比，应用 rhPDGF-BB 骨再生术后 6 个月拍 X 线片就可见有明显的骨再生和骨形成，术后 12 个月实现了最大量的骨组织形成。长达 24 个月的一项多中心研究发现，与对照组翻瓣清创术相比，EMD 能明

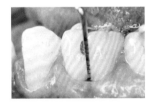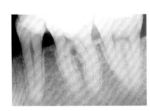

图89-1　术前探查显示，左下第一磨牙颊侧存在Ⅱ度根分叉病变以及术前 X 线片情况

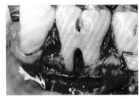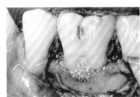
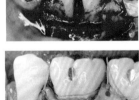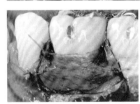

图89-2　（顺时针，从左上开始）术中显示左下第一磨牙存在Ⅱ度根分叉病变；骨移植材料植入根分叉区；生物膜覆盖在根分叉区骨移植材料表面；术后立即进行缝合

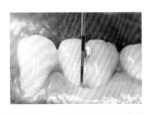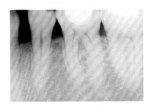

图89-3　术后 12 个月临床探诊情况和 X 线片结果

显促进牙周组织再生，表现为探诊深度明显减少和 X 线片呈现的骨密度增加影像。另外，与对照组相比，EMD 组在 12 和 24 个月临床附着水平有明显改善（有统计学意义）。关于骨移植材料，患者更愿意接受生物制剂骨材料，因为它不需要增加额外的手术供区，不需要使用人类和动物衍生材料。然而，生物制剂昂贵的价格限制了它的使用。治疗广泛性骨缺损需要保持利于骨再生的空间，这样，骨移植材料（如自体、异体、异种）可以作为支架材料，保持骨再生的空间，若联合使用 rhPDGF-BB 和 EMD，可明显提高骨再生能力。因此，采用联合方法是治疗广泛性骨下缺损较好的方法。

D 最佳空间保持方法的选择取决于骨缺损的范围，且此缺损并不适合进行种植修复。在这种情况下，手术的目的是改善美观，提供有利于清洁的牙槽嵴形态。牙槽嵴的修整与否取决于手术后组织恢复的状况，而不是组织再生需要。按范围划分，小范围骨缺损区如假牙下方缺乏少量牙槽骨，可进行再生性手术；但是若进行结缔组织移植术，则更加方便，费用也更低。对于广泛性骨缺损，结缔组织移植术并不能产生足够的骨组织，应用可吸收膜与异种骨是比较理想的，因为与自体骨和异体骨相比，异种

骨不易被组织快速完全地吸收，从而可以更长时间保持骨再生的空间。

扩展阅读

Camargo PM, Lekovic V, Weinlaender M, Vasilic N, Kenney EB, Madzarevic M. The effectiveness of enamel matrix proteins used in combination with bovine porous bone mineral in the treatment of intrabony defects in humans. *J Clin Periodontol.* 2001;28(11):1016-1022.

Cury PR, Sallum EA, Nociti FH Jr, Sallum AW, Jeffcoat MK. Long-term results of guided tissue regeneration therapy in the treatment of class II furcation defects: a randomized clinical trial. *J Periodontol.* 2003;74(1):3-9.

Francetti L, Trombelli L, Lombardo G, et al. Evaluation of efficacy of enamel matrix derivative in the treatment of intrabony defects: a 24-month multi-center study. *Int J Periodontics Restorative Dent.* 2005;25(5):461-473.

Froum SJ, Weinberg MA, Rosenberg E, Tarnow D. A comparative study utilizing open flap debridement with and without enamel matrix derivative in the treatment of periodontal intrabony defects: a 12-month re-entry study. *J Periodontol.* 2001;72(1):25-34.

Gurinsky BS, Mills MP, Mellonig JT. Clinical evaluation of demineralized freeze-dried bone allograft and enamel matrix derivative versus enamel matrix derivative alone for the treatment of periodontal osseous defects in humans. *J Periodontol.* 2004;75(10):1309-1318.

Kao RT, Murakami S, Beirne OR. The use of biologic mediators and tissue engineering in dentistry. *Periodontol 2000.* 2009;50:127-153.

Miller PD Jr. Ridge augmentation under existing fixed prosthesis. Simplified technique. *J Periodontol.* 1986;57(12):742-745.

Nevins M, Camelo M, Nevins ML, Schenk RK, Lynch SE. Periodontal regeneration in humans using recombinant human platelet-derived growth factor-BB (rhPDGF-BB) and allogenic bone. *J Periodontol.* 2003;74(9):1282-1292.

Nevins M, Giannobile WV, McGuire MK, et al. Platelet-derived growth factor stimulates bone fill and rate of attachment level gain: results of a large multicenter randomized controlled trial. *J Periodontol.* 2005;76(12):2205-2015.

Reynolds MA, Aichelmann-Reidy ME, Branch-Mays GL, Gunsolley JC. The efficacy of bone replacement grafts in the treatment of periodontal osseous defects. A systematic review. *Ann Periodontol.* 2003;8(1):227-265.

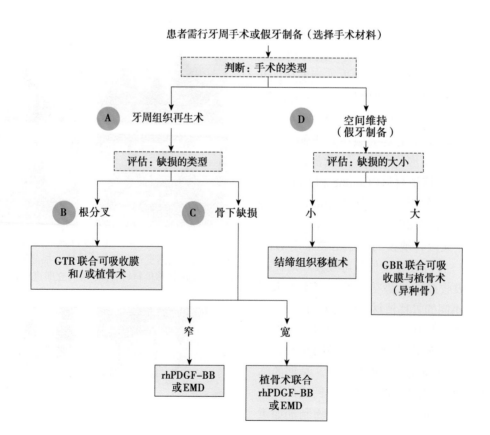

利用引导性组织再生术获得理想的美观效果

Pierpaolo Cortellini, Giovan Paolo Pini-Prato and Maurizio Tonetti

90

在美学敏感区进行引导性组织再生术（guided tissue regeneration，GTR）的目的包括完全充填缺损区和保存软组织。选择合适的再生性手术的目的为克服 GTR 的一些常见不足，如骨缺损区充盈不完全和软组织开裂，两者均会影响美观。

GTR 对深的骨下缺损疗效较好。GTR 适应证中解剖结构的先决条件包括足够宽的附着龈、术区无系带附着。GTR 前必须完成牙周基础治疗。

A 医生只有在明确牙间隙宽度和相关牙间组织厚度后才能考虑进行手术。若牙间隙近远中距离 > 2mm，为宽的牙间隙；< 2mm 则为窄的牙间隙。

B 若牙间隙宽，则选择改良式牙龈乳头保留术（modified papilla preservation technique，MPPT）。在龈乳头颊侧基底部水平切开，腭侧翻起全厚瓣。放置屏障膜后，龈乳头通过牙间隙复位，重新覆盖屏障膜，并将其缝合至颊侧瓣以达到初期关闭创口的目的（图 90-1～图 90-8）。若牙间隙较窄，则行简化牙龈乳头保留术（simplified papilla preservation technique，SPPT）。斜行切开牙间乳头，以增大结缔组织的表面，利于覆盖在屏障膜上的龈瓣达到初期闭合。

C 伴有牙周袋的骨缺损区，可能是一个单纯的骨下缺损，其剩余的邻面牙槽嵴顶在釉牙骨质界（cementoenamel junction，CEJ）附近，或在骨下缺损的冠方有水平型骨缺损。而后者邻面牙槽嵴顶常与 CEJ 有一定距离。区分这两种骨缺损有助于屏障膜的选择。

D 若是伴有水平型骨吸收的骨下缺损，且缺损较宽，则选择使用聚四氟乙烯（expanded polytetra-

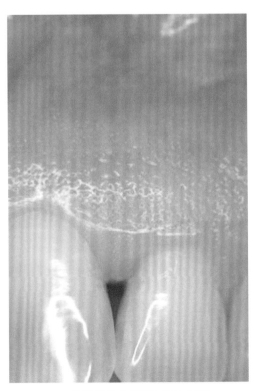

图 90-1　深骨缺损的上颌侧切牙（术前）

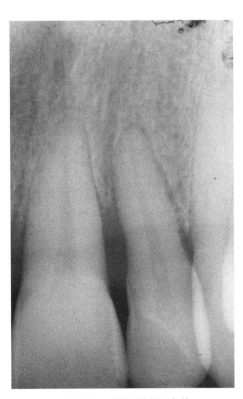

图 90-2　X 线片显示骨下缺损（术前）

fluoroethylene，ePTFE）钛加强膜。此种情况下，
具有自我支撑作用的膜可放置并保持在 CEJ 附
近，龈瓣缝合关闭后，膜不会塌陷入宽大的缺
损区。

E　若使用不可吸收聚四氟乙烯 - 钛膜，则需要在
术后 6 周取出此膜。那时覆盖在膜表面的组织

或许保留完整，或许已开裂。若保留完整，新
形成的牙龈组织（newly-formed gingival tissue，
NFGT）可能被复位的龈瓣完全覆盖。如果牙
龈出现裂隙，新形成的牙龈组织很难被完全覆
盖。可以在牙间隙处行鞍形的游离龈瓣移植术
来保护再生的组织。

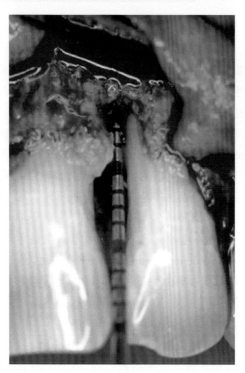

图 90-3　骨缺损为一壁到三壁混合骨缺损

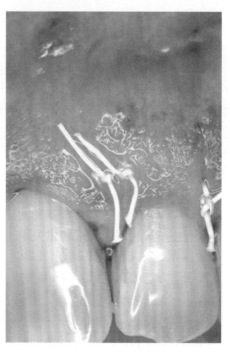

图 90-5　改良式保留龈乳头瓣覆盖膜后缝合

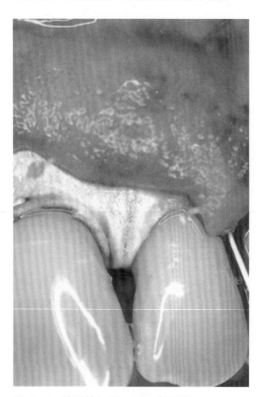

图 90-4　放置钛加强 ePTFE 邻面膜

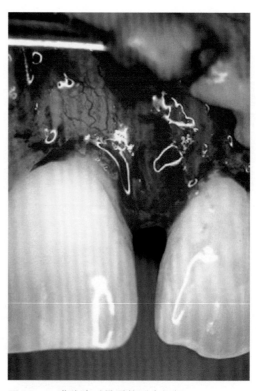

图 90-6　膜移除后暴露的再生组织

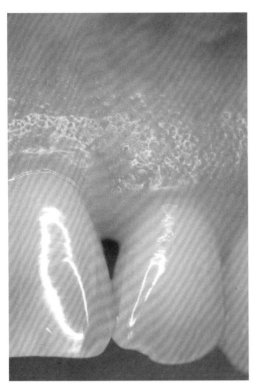

图90-7 术后10年愈合后效果

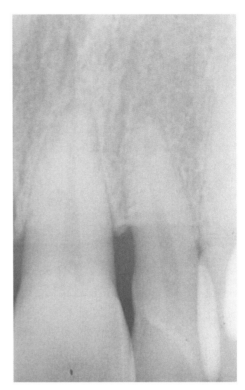

图90-8 术后10年X线片显示缺损区有完全的骨再生

F 若为窄而独立的骨下缺损，则优先选择可吸收膜。缺损处的解剖结构应能将膜放置在近CEJ处，并可防止膜塌陷入缺损区。

　　若使用可吸收膜，出现牙龈开裂，不能在愈合的早期阶段进行治疗。后期软组织缺损的解剖结构复原应在组织愈合完全后，即再生性手术9～12个月后再进行。

扩展阅读

Cortellini P, Nieri M, Prato GP, Tonetti MS. Single minimally invasive surgical technique with an enamel matrix derivative to treat multiple adjacent intra-bony defects: clinical outcomes and patient morbidity. *J Clin Periodontol.* 2008;35(7):605-613.

Cortellini P, Prato GP, Tonetti MS. The modified papilla preservation technique. A new surgical approach for interproximal regenerative procedures. *J Periodontol.* 1995;66(4):261–266.

Cortellini P, Pini Prato G, Tonetti MS. Periodontal regeneration of human infrabony defects with titanium reinforced membranes. A controlled clinical trial. *J Periodontol.* 1995;66(9):797-803.

Cortellini P, Pini-Prato G, Tonetti MS. Interproximal free gingival grafts after membrane removal in guided tissue regeneration treatment of infrabony defects. A randomized controlled clinical trial. *J Periodontol.* 1995;66(6):488-493.

Cortellini P, Pini-Prato G, Tonetti MS. The modified papilla preservation technique with bioresorbable barrier membranes in the treatment of infrabony defects. Case reports. *Int J Periodontics Restorative Dent.* 1996;16(6):546-559.

Cortellini P, Prato GP, Tonetti MS. The simplified papilla preservation flap. A novel surgical approach for the management of soft tissues in regenerative procedures. *Int J Periodontics Restorative Dent.* 1999;19(6):589-599.

Cortellini P, Tonetti MS. Improved wound stability with a modified minimally invasive surgical technique in the regenerative treatment of isolated interdental infrabony defects. *J Clin Periodontol.* 2009;36(2):157-163.

Cortellini P, Tonetti MS. A minimally invasive surgical technique with an enamel matrix derivative in the regenerative treatment of intrabony defects: a novel approach to limit morbidity. *J Clin Periodontol.* 2007;34(1):87-93.

Cortellini P, Tonetti MS. Clinical performance of a regenerative strategy for infrabony defects: scientific evidence and clinical experience. *J Periodontol.* 2005;76(3):341-350.

Cortellini P, Tonetti MS. Long-term tooth survival following regenerative treatment of infrabony defects. *J Periodontol.* 2004;75(5):672-678.

Cortellini P, Tonetti MS. Microsurgical approach to periodontal regeneration. Initial evaluation in a case cohort. *J Periodontol.* 2001;72(4):559-569.

Tonetti MS, Cortellini P, Lang NP, et al. Clinical outcomes following treatment of human infrabony defects with GTR/bone replacement material or access flap alone. A multicenter randomized controlled clinical trial. *J Clin Periodontol.* 2004;31(9):770-776.

Tonetti MS, Fourmousis I, Suvan J, Cortellini P, Brägger U, Lang NP; European Research Group on Periodontology (ERGOPERIO). Healing, post-operative morbidity and patient perception of outcomes following regenerative therapy of deep infrabony defects. *J Clin Periodontol.* 2004;31(12):1092-1098.

Tonetti M, Pini Prato G, Cortellini P. Periodontal regeneration of human infrabony defects. IV. Determinants of the healing response. *J Periodontol.* 1993;64(10):934-940.

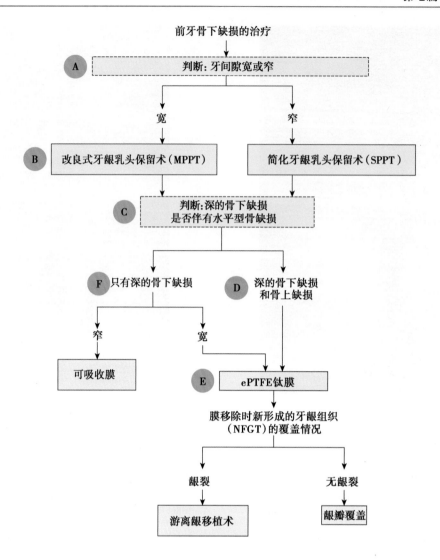

前牙骨下缺损的治疗

A 判断: 牙间隙宽或窄

宽   窄

B 改良式牙龈乳头保留术 (MPPT)   简化牙龈乳头保留术 (SPPT)

C 判断: 深的骨下缺损
是否伴有水平型骨缺损

F 只有深的骨下缺损   D 深的骨下缺损
和骨上缺损

窄   宽

可吸收膜   E ePTFE钛膜

膜移除时新形成的牙龈组织
(NFGT)的覆盖情况

龈裂   无龈裂

游离龈移植术   龈瓣覆盖

硫酸钙在引导性组织再生术中的应用

David B. Anson and John Sottosanti

91

引导性组织再生术（guided tissue regeneration，GTR），是一种有利于牙周组织再生的手术，用于牙周骨下缺损的治疗。从理论上讲，GTR 的设计是阻止牙龈上皮向根面生长，允许来源于牙周膜（periodontal ligament，PDL）和牙槽骨的细胞向术区增殖生长。最终，这些细胞在根面上分化形成新生牙骨质、牙周膜和牙槽骨。真正的再生需要通过组织学进行评价。然而，医生只能检查到"临床牙周组织再生"，包括牙周探诊和 X 线片检查，必要时可再次手术探查骨缺损区以评估骨组织再生情况。在 GTR 手术中，用可吸收膜代替不可吸收膜是目前治疗趋势，因为不需要二次手术取出不可吸收膜。而且，可吸收膜可以改善组织相容性。

虽然硫酸钙首次用于 GTR 手术是在 20 世纪 80 年代早期，但是硫酸钙在医药和口腔医学中已有悠久的安全使用历史。Sottosanti 报道，硫酸钙在 GTR 手术中有两种不同的使用方法。第一种方法是将硫酸钙与骨移植物（同种异体骨、异种移植骨、异质移植骨等）按 1∶4 比例进行混合形成复合移植材料。在移植材料中加入硫酸钙，可以改善材料操作特性、促进血管再生（GTR 中关键步骤），有助于减少移植术中的失误。第二种方法是作为可吸收屏障，将潮湿的硫酸钙放置于骨移植材料上方且接触根面。这样，材料的与牙根形态相符合，且附着于牙根表面。硫酸钙附着于牙根表面有利于形成有效的屏障膜，阻止上皮细胞向根面生长，此特性是 GTR 手术中其他材料无法比拟的。硫酸钙 2～4 周内吸收，但是屏障膜阻止上皮细胞生长的确切时间目前未知。硫酸钙屏障膜另外一个明显的优势是牙周软组织对硫酸钙有良好耐受性，并能迁移至材料表面。

A　根据根分叉病变和残留骨壁数，骨缺损可分为四种类型。当未涉及根分叉时，可根据残留骨壁数进行分类。（例如缺损区周围有四个面，其中一个面是无血管的根面，因此最大骨壁数是 3）。

骨壁的数目对于植骨材料的放置和血供非常重要。临床骨再生的最佳骨下袋是三壁骨袋，其次是二壁骨袋。一壁骨袋 GTR 手术效果很难预料。骨缺损的第四种类型涉及根分叉病变。

根分叉病变时，缺损区至少有两个壁是无血管的根面。因此，根分叉病变最多是二壁骨袋（即骨缺损区有 2 个明显骨壁）。根分叉病变的治疗相对较困难，因为存在牙根特异性解剖形态（如牙根纵沟、根面凹陷、根分叉位置），同时术区可视性较差，器械进入比较困难（根分叉入口处宽度时常比刮匙的宽度狭窄）。唯一适合 GTR 手术的根分叉病变是：3mm 以上的垂直型骨吸收有完整的颊侧和舌侧壁，骨缺损顶部和牙根表面没有深纵沟，且所有根面和骨面都能进行彻底清创。这明显限制了 GTR 手术用于根分叉病变，尤其是上颌磨牙根分叉病变的治疗。

因此，大多数根分叉病变必须通过其他方法治疗，达到利于清洁工具进入以保持口腔卫生和疗效的目的。包括修整根分叉区以减少根面纵沟，骨成形术以开放根分叉区利于口腔卫生的维持和（或）行骨手术以减少术后探诊深度。

B　如前所述，二壁骨缺损是指残留两个骨壁的骨下缺损。如果骨下缺损深度≥3mm 且器械可以进入分叉区，则采用硫酸钙联合 GTR。如果骨缺损 <3mm，则采用骨切除术减少术后探诊深度。

C　三壁骨下缺损是治疗预后最好的类型。环形骨缺损是指围绕牙根周围三壁骨袋和由三壁和二壁骨袋组成。两种骨缺损都有利于植骨材料的放置，利于术区从骨内得到足够血供。如果骨下缺损深度≥3mm，采用 GTR 手术治疗，其预后较好（图 91-1）。如果 <3mm，则如前面所述，可采用骨切除术减少术后探诊深度。

　　我们需了解硫酸钙作为屏障膜的一些特性（具体操作方法见扩展阅读）。复合移植物（硫酸钙和骨材料）无需固定，使用方法和其他移植材料相似。硫酸钙屏障膜凝固后贴附于牙根表面，但是在没有催化剂的情况下需要很长时间才能凝固（图91-2～图91-4）。没有催化剂，硫酸钙在凝固前会逐渐被冲刷溶解掉。市场上硫酸钙产品有两种催化剂，速效和常规催化剂。理想的情况是，硫酸钙完全凝固前应缝合组织瓣使其覆盖于硫酸钙屏障膜上，以防止屏障膜破损。但如果屏障膜缝合太早，硫酸钙也有可能被冲洗掉。术中良好的止血也很关键，过多的出血会减慢硫酸钙凝固。临床医生常会误认为缝合之前硫酸钙已经初步固化。强烈推荐使用可吸收丝线缝合，以避免细菌进入再生组织区。如果有足够的邻间隙，可以使用牙周塞治剂（但并不是绝对需要）。另一种选择是在邻面使用氰丙烯酸酯口腔材料保护移植材料区。

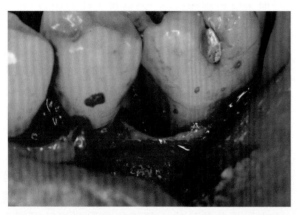

图91-1　左下第一磨牙近中存在三壁骨下缺损

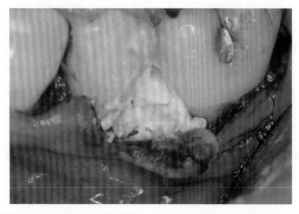

图91-2　将硫酸钙屏障膜置于左下第一磨牙近中缺损区，理想的屏障膜厚度至少为2mm

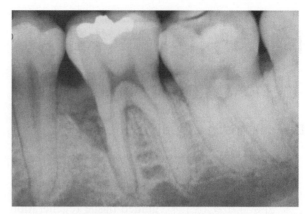

图91-3　术后立即拍摄X线片，显示复合移植物和硫酸钙屏障膜。复合移植物X线片表现为部分透射影像

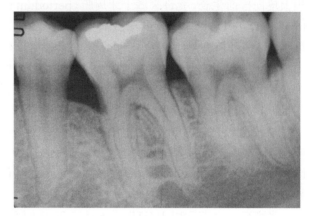

图91-4　术后14个月，X线片显示左下第一磨牙近中有良好骨充盈影像

扩展阅读

Anson D. Saving periodontally "hopeless teeth" using calcium sulfate and demineralized freeze-dried bone allograft. *Compend Contin Educ Dent.* 1998;19(3):284-288.

Anson D. Using calcium sulfate in guided tissue regeneration: a recipe for success. *Compend Contin Educ Dent.* 2000;21(5):365-376.

Sottosanti J. Calcium sulfate: a biodegradable and biocompatible barrier for guided tissue regeneration. *Compend Contin Educ Dent.* 1992;13(3):226-234.

Thomas MV, Puleo DA. Calcium sulfate: properties and clinical applications. *J Biomed Mater Res B Appl Biomater.* 2009;88(2):597-610.

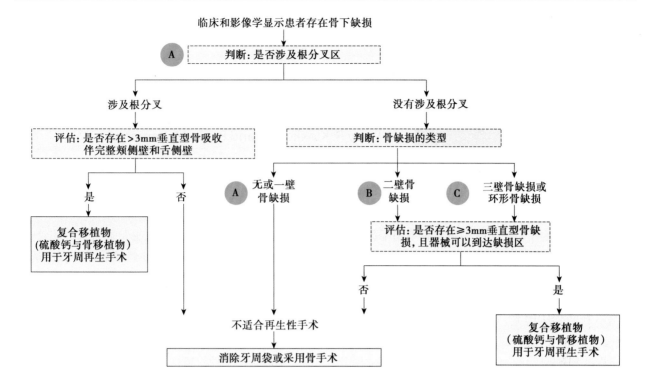

92

再生性植骨术

Perry R. Klokkevold and Paulo M. Camargo

再生性植骨术可以有效地改善骨下缺损和根分叉病变。基础治疗后≥5mm的牙周袋不利于患者的口腔卫生维护，牙周袋深度可能会进一步增加。因此，需要评估这些位点，考虑是否需行减少袋深的手术（如切除术和骨再生性手术）。术前应考虑如何控制不利的临床因素，确定最有效的治疗方式，以够获得良好的预后。评估内容包括菌斑控制、骨吸收的程度和类型、缺损区解剖形态、牙齿动度、根分叉病变的程度，及牙根形态等重要因素。

A 术前应该进行基础治疗以控制、减少炎症和感染。菌斑控制是决定所有牙周手术成败最重要的因素。菌斑控制不佳的患者应先行非手术治疗和口腔卫生指导（oral hygiene instruction, OHI），直至菌斑控制效果达到可接受水平。

B 深牙周袋不伴垂直骨吸收（骨内缺损）的患者，应选择可直接消除骨上袋的手术方法，如翻瓣刮治术或牙龈切除术。在前牙区，若手术治疗会导致牙龈退缩而产生美观问题，则应尽量避免手术治疗而选择非手术治疗。

C 重度骨缺损的牙齿在牙周手术后会变得更加松动，可能导致该牙早失。对于预后差的患牙，仅采用非手术治疗维持疗效是最佳选择。除了刮治和根面平整外，咬合调整和夹板固定有助于减轻咬合创伤和固定松动牙，这些非手术治疗都有利于维持疗效。

D 基础治疗后，如果患牙已经失去了大量支持骨（80%或以上），并出现显著松动（Ⅱ度以上），即便行再生性手术也不会成功。应当考虑拔除这些保留无望的牙齿，并权衡拔除后的修复方式，是传统修复还是种植修复。

E 水平型骨缺损不适合进行再生性植骨术，最好选择消除牙周袋的手术，如翻瓣术或翻瓣术联合骨切除术。

F 浅（<3mm）的骨下缺损和宽广的凹坑状骨缺损最好采用非再生性手术方法，如骨切除术和根端软组织转移手术。特别深的凹坑状骨缺损不适宜完全去除骨壁，可以去除冠方部分的骨壁，然后对底部骨缺损行再生性植骨术。深凹坑状缺损的根方常常是典型的窄三壁骨袋，对再生性植骨术反应良好。

G 垂直型骨丧失伴有骨下缺损（≥3mm），尤其是二壁、三壁骨袋对再生性植骨术反应良好。联合或不联合使用骨移植材料（如自体骨、脱钙冻干骨、羟磷灰石、牛骨）的引导性组织再生术（guided tissue regeneration, GTR）治疗骨缺损已经取得了良好效果。近来研究显示，植骨材料联合生物制剂（如血小板浓缩液、生长因子、釉基质诱导剂）治疗骨下缺损，尤其对于窄的骨下缺损有更好的效果。

H 早期Ⅱ度根分叉区骨缺损（≤3mm）可采用骨手术联合根向复位瓣术治疗。术后根分叉区牙龈呈乳头状，探诊深度明显减少。再生性骨手术对早期Ⅱ度根分叉病变和骨丧失量极少的Ⅰ度根分叉病变没有明显的治疗优势。

I 曾有大量报道，GTR、骨移植术，或二者联合的再生性手术都能成功治疗Ⅱ度根分叉病变。骨移植术联合冠向复位瓣术的GTR比单独采用其中一种式的治疗效果更好。

J 再生性植骨术治疗Ⅲ度根分叉病变往往预后差。若解剖条件良好，如根分叉大、根柱短、能进行根管治疗且有足量牙槽骨包绕根面，下颌磨牙可采用牙半切除术保留一个或两个牙根，上颌则可采用截根术。

若磨牙分根术预后不良或伴有Ⅲ度根分叉病变，往往只能进行翻瓣清创术，或联合有利于术后口腔卫生维护的根分叉暴露手术（隧道成形术）。伴有Ⅲ度根分叉病变的牙齿，无论手术或非手术治疗，都应谨慎观察其预后。手术将增加根面暴露和患龋风险，尤其在根分叉区。

K 任何牙周手术（再生性或非再生性）治疗骨缺损都必须强调菌斑控制，以巩固手术效果。一般来说，患者在术后 1 年内应定期复查（每 2～3 个月），进行维护治疗，包括洁治、抛光和口腔卫生指导。此后，定期维护间隔可以根据患者口腔卫生维护的情况进行调整。

L 不管采用何种治疗方法，所有患者都应该在维护期内接受再评估。运用相同方法，正确评估和治疗牙周袋深度≥5mm 的部位。定期检查暴露的牙根表面（尤其是根分叉区）是否发生龋坏。

扩展阅读

Gantes B, Martin M, Garrett S, Egelberg J. Treatment of periodontal furcation defects. (II). Bone regeneration in mandibular class II defects. *J Clin Periodontol.* 1988;15(4):232-239.

Gantes BG, Synowski BN, Garrett S, Egelberg JH. Treatment of periodontal furcation defects. Mandibular class III defects. *J Periodontol.* 1991;62(6):361-365.

Garrett S. Periodontal regeneration around natural teeth. *Ann Periodontol.* 1996;1(1):621-666.

Garrett S, Bogle G. Periodontal regeneration with bone grafts. *Curr Opin Periodontol.* 1994:168-177.

Hamp SE, Nyman S, Lindhe J. Periodontal treatment of multirooted teeth. Results after 5 years. *J Clin Periodontol.* 1975;2(3):126-135.

Hanes PJ. Bone replacement grafts for the treatment of periodontal intrabony defects. *Oral Maxillofac Surg Clin North Am.* 2007;19(4):499-512.

Mellonig JT. Autogenous and allogeneic bone grafts in periodontal therapy. *Crit Rev Oral Biol Med.* 1992;3(4):333-352.

Reynolds MA, Aichelmann-Reidy ME, Branch-Mays GL, Gunsolley JC. The efficacy of bone replacement grafts in the treatment of periodontal osseous defects. A systematic review. *Ann Periodontol.* 2003;8(1):227-265.

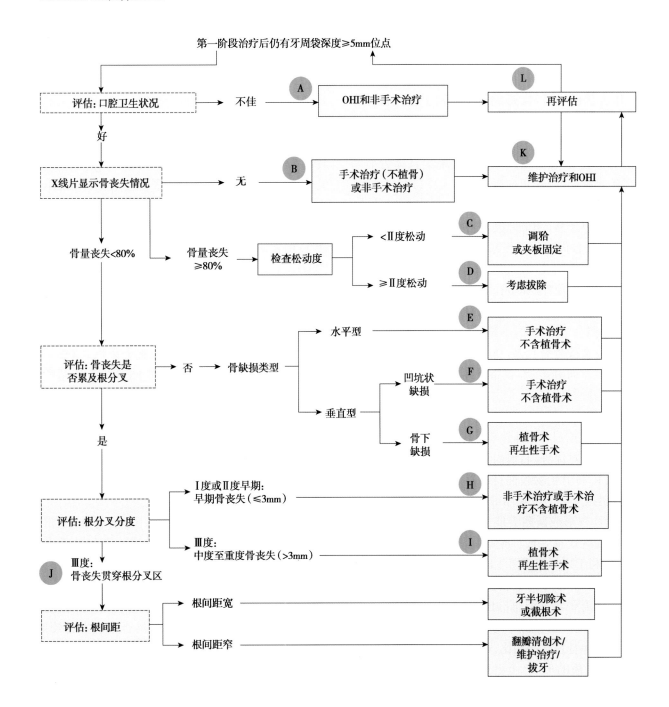

93 再生性植骨术的应用

Paulo M. Camargo and Perry R. Klokkevold

目前广泛用于治疗骨下缺损和根分叉病变的材料和技术主要有三类:(A)骨和骨替代品;(B)引导性组织再生术(guided tissue regeneration, GTR);(C)生物制剂(biological agents, BAs)。以上两种或多种材料/技术的联合应用都被称为牙周组织再生术。

骨或骨替代品常用于充填根分叉病变和骨下缺损,作为骨引导材料,形成支架以利于患区自体骨的生长。一些骨替代品也被认为具有少量骨诱导功能。将骨和骨替代品分为五类:(A1)口外自体骨,如髂骨。由于需要在口外其他处采集自体骨而增加了手术复杂性,所以应用有限;(A2)口内自体骨。主要由皮质骨和松质骨组成,可来源于上颌结节、愈合后的拔牙窝、下颌隆突、下颌外生骨疣;(A3)异体骨,如来自健康尸骨的冻干骨和脱钙冻干骨。由人类组织库严格筛选,经过脱钙和(或)冻干处理而得;(A4)异种骨,如多孔牛骨矿物(bovine porous bone mineral, BPBM)。是来源于牛骨蛋白提取物的移植材料,呈矿化的小梁结构,类似于人的松质骨;(A5)合成骨替代品,如多孔羟基磷灰石和生物活性玻璃。研究显示,仅将上述材料置于骨缺损区即可促进硬组织形成,但并不能诱导真正的牙周组织再生[新生牙槽骨、牙骨质、和牙周膜(periodontal ligament, PDL)]。哪种骨和骨替代品在牙周组织再生中具有绝对优势,目前尚无定论。

GTR 利用生物膜性材料置于龈瓣与骨缺损之间,以阻挡牙龈上皮和结缔组织向缺损区生长。从而引导具有形成新附着能力的牙周膜细胞和骨细胞向缺损区迁移生长。屏障膜需要在患区保持 6~8 周,以利于牙周组织再生。用于 GTR 的膜性材料分为两类:(B1)不可吸收膜如聚四氟乙烯膜,需要在组织愈合中将其取出;(B2)可吸收膜,包括聚乳酸膜、胶原膜、乙交酯-丙交酯聚合物膜和硫酸钙膜。与骨和骨替代品相比,GTR 在诱导牙组织再生(如牙骨质的形成)上更具有优势。GTR 与骨或骨替代代品联合应用于骨缺损,骨再生能力优于单独使用 GTR。

生物制剂是含多种成分的提取物,包含许多生长因子,大部分生长因子能够有效参与和促进组织愈合,从而有利于骨组织、牙骨质和牙周膜的再生。大多数生长因子具有成骨性,可能也有诱导牙骨质的作用,表明他们有能力诱导干细胞分化为成骨细胞和成牙骨质细胞。目前用于牙周再生的生物制剂可分为四类:(C1)自体来源的富血小板血浆(platelet-rich plasma, PRP),取自患者自身血液,含有高浓度转化生长因子 β(transforming growth factor beta, TGF-β)、血小板衍化生长因子(platelet-derived growth factor, PDGF)和其他生长因子。TGF-β 和 PDGF 在体外能促进牙周膜细胞的增殖和分化。(C2)釉基质蛋白衍生物(enamel matrix derivative, EMD),是含有高浓度猪源牙釉质蛋白的一种物质。牙釉质蛋白在牙齿发育过程中起着重要的作用,包括促进牙骨质、牙周膜和牙槽骨的形成。(C3)血小板衍化生长因子(PDGF),有商品化成品,包括转基因 PDGF,可以与载体相结合置于牙周骨缺损区。(C4)PePgen15,是人工合成的 15 个序列氨基酸位点。可复制胶原蛋白的细胞结合区,P15 能增加细胞的结合能力从而促进新骨的形成。在生物制剂与载体结合应用于骨缺损能明显促进骨的再生。常用的载体为骨或骨的替代品。有关生物制剂应用于根分叉病变的报道较少,绝大多数都关于骨下缺损治疗的报道。

上述材料和技术的联合应用确实有效,通常优于单独使用其中一种材料或技术。再生性手术中两种以上材料和技术联合应用的研究表明,联合应用 GTR 和(或)生物制剂及骨移植材料(骨替代品)可达到术后最佳效果;三种再生材料和技术的联合应用,如 BPBM、GTR 和 PRP 结合术的术后效果,并不优于两种因素的联合应用,如 BPBM、GTR 结合。

A 治疗根分叉病变和骨下缺损需要不同方法，同样需要评估缺损的性质。

临床上利用弯曲的牙周探诊（Nabers 探针）和 X 线片检查根分叉病变。X 线片能显示骨下缺损的存在，但最终需要借助残留骨壁数和翻瓣清创术做最后判定。

B 早期Ⅱ度根分叉病变（≤3mm 水平型骨吸收）可进行骨切除术联合软组织根向复位瓣术。中度或重度颊或舌侧Ⅱ度根分叉病变（>3mm 水平型骨吸收）可采用植骨术或是骨替代品联合 GTR（图 93-1）。

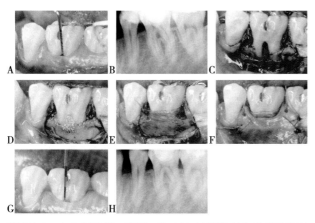

图 93-1 （A）左下第一磨牙：临床检查颊侧存在Ⅱ度根分叉病变，牙周袋深度 5mm，探诊后出血。（B）X 线片显示左下第一磨牙根分叉区有透射影像。（C）临床图片显示左下第一磨牙颊侧存在广泛性附着丧失和牙槽骨破坏，但并未形成"贯通性"损害。（D）经过软组织清创以及刮治和根面平整术后，在根分叉区行 BPBM 移植术。（E）将猪衍生的可吸收膜作为屏障，覆盖并缝合于根分叉区移植材料表面，用于引导组织再生。（F）将瓣复位，缝合并覆盖生物膜。（G）术后 12 个月，左下第一磨牙临床检查显示，牙周袋 2mm，探诊后未出血。（H）X 线片显示，术后 12 个月与术前（B）图相比，可见骨密度增高影像

总之，中度至重度Ⅱ度根分叉病变（>3mm 水平型吸收），若发生于上颌磨牙的邻面，再生性手术效果欠佳。而且，Ⅲ度根分叉病变也难以进行再生性植骨术治疗。此时，应该考虑隧道成形术、牙半切术、截除根术和拔除患牙。

C 浅的骨下缺损（<3mm）可采用骨切除术联合软组织根向复位瓣术。只要不涉及根分叉处的去骨，也不会因为过多去骨而导致牙齿松动或美观问题，就可以采用切除性治疗方法。

再生性植骨术能否用于深骨下缺损（≥3mm）取决于缺损的性质。一般而言，再生性植骨术的成功与包绕缺损的骨表面有关，与暴露于缺损区的牙根表面占比呈负相关。同样，窄的骨下缺损更适合骨或骨替代品联合或不联合生物制剂的使用。治疗宽的骨下缺损时，联合应用 GTR 和骨或骨替代品，因为屏障膜的放置有助于宽的骨下缺损处保留骨移植材料或骨替代品。

D 在临床诊疗中，评价牙周组织再生的指标包括探诊深度减少，牙周附着增加，X 线片显示骨缺损区有骨密度增加的影像学表现。上述指标中，没有一种能真正证实有牙周组织的再生，除非对患区进行组织学评价，但此种方法无法用于临床。因此，临床上治疗成功的病例，可能也没有真正地获得牙周组织的再生，只是在牙根表面和新骨之间出现长结合上皮的愈合方式。

牙周再生性手术术后 12 个月，通过与术前探诊深度和附着水平比较来评估手术效果，通过探诊后出血评估患区是否存在感染，进行术后和术前 X 线片比较。通过上述评估，医生做出判断，确定该患者是进入维护期还是需要行切除性骨手术以消除骨下缺损或是重新进行再生性手术治疗。

如果术后牙周袋深度≤4mm，可进入维护期。如果术后牙周袋深度＞4mm，且患区有探诊后出血的炎症表现，应考虑骨切除术改善疗效。如果牙周袋深度与治疗前相比变化不大，患区有探诊后出血和 X 线片显示改善不明显，可以考虑重新进行牙周再生性手术。

扩展阅读

Bosshardt DD. Biologic mediators and periodontal regeneration: a review of enamel matrix proteins at the cellular and molecular levels. *J Clin Periodontol.* 2008;35(8 Suppl):87-105.

Palmer RM, Cortellini P, Group B of European Workshop on Periodontology. Periodontal tissue engineering and regeneration: Consensus Report of the Sixth European Workshop on Periodontology. *J Clin Periodontol.* 2008;35(8 Suppl):83-86.

Sculean A, Nikolidakis D, Schwarz F. Regeneration of periodontal tissues: combinations of barrier membranes and grafting materials – biological foundation and preclinical evidence: a systematic review. *J Clin Periodontol.* 2008;35(8 Suppl):106-116.

Trombelli L, Farina R. Clinical outcomes with bioactive agents alone or in combination with grafting or guided tissue regeneration. *J Clin Periodontol.* 2008;35(8 Suppl):117-135.

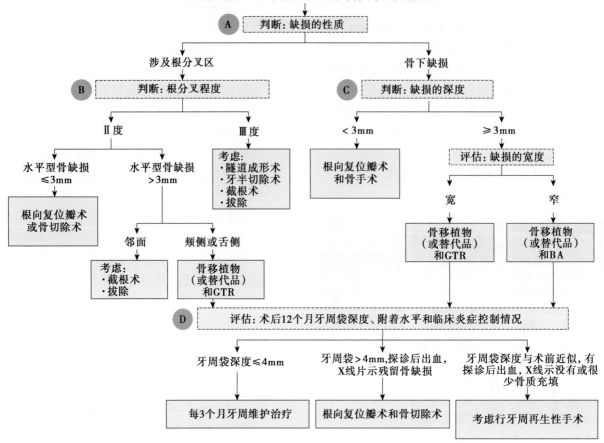

患者经过基础治疗后，伴有垂直型骨缺损或缺损涉及根分叉区
且牙周袋深度≥5mm，探诊后出血，影像学支持临床表现

A 判断：缺损的性质

涉及根分叉区　　　　　　　　　　　骨下缺损

B 判断：根分叉程度　　　**C** 判断：缺损的深度

Ⅱ度　　　　　Ⅲ度　　　　　<3mm　　　　≥3mm

水平型骨缺损　　水平型骨缺损　考虑：　　　根向复位瓣术　评估：缺损的宽度
≤3mm　　　　>3mm　　·隧道成形术　和骨手术
　　　　　　　　　　　　·牙半切除术　　　　　　　宽　　　　窄
根向复位瓣术　　　　　·截根术
或骨切除术　　　　　　·拔除

邻面　　颊侧或舌侧　　　　　骨移植物　　骨移植物
　　　　　　　　　　　　　　（或替代品）（或替代品）
考虑：　　骨移植物　　　　　和GTR　　和BA
·截根术　（或替代品）
·拔除　　和GTR

D 评估：术后12个月牙周袋深度、附着水平和临床炎症控制情况

牙周袋深度≤4mm　　牙周袋>4mm，探诊后出血，　牙周袋深度与术前近似，有
　　　　　　　　　　X线片示残留骨缺损　　　探诊后出血，X线示没有或很
　　　　　　　　　　　　　　　　　　　少骨质充填

每3个月牙周维护治疗　根向复位瓣术和骨切除术　考虑行牙周再生性手术

智齿拔除后的引导性组织再生术

94

Anders Nattestad

拔除阻生或萌出的智齿（third molar，M3）后会导致软硬组织愈合不良，临床常见在第二磨牙（second molar，M2）远中存在骨下缺损。看似简单的智齿拔除会带来许多问题：①如果智齿没有症状，并且没有临床病变，是否将智齿保留会更好些？②是否存在临床指标，预示着智齿拔出后可引发骨下缺损等问题？③在拔除智齿的同时行引导性组织再生术（guided tissue regeneration，GTR），能否阻止术后组织缺损的发生？④未预料的组织缺损在拔除智齿后确实出现，再行 GTR 术是否有效？⑤何时行 GTR 更加有效，在智齿拔除的同时还是之后。本章将简要阐述这些问题及其处理原则。

A 一致认为，如果出现以下不可逆的病变，如龋坏、复发性冠周炎、囊肿形成等，应拔除完全阻生或部分阻生的智齿。然而，国际上对预防性拔除无症状的智齿没有达成明确的共识。美国推荐早期预防性拔除智齿，大多数欧洲国家比较保守，仅当智齿引发不可逆性病理损害时才予以拔除。然而，这可能导致在拔除智齿时患者年龄增大，从而增加了并发症的可能。相反，若拔除智齿后造成第二磨牙远中骨质缺损较多，则建议不拔除智齿以避免其发生。

B 有研究证明存在一些因素，与智齿拔除后第二磨牙远中组织缺损的风险增加有关。这些因素包括：年龄（>25 岁）、深牙周袋提示已有组织缺损存在、第三磨牙的牙冠与第二磨牙牙根距离较近。然而，对于已存在的牙周疾病是否可作为危险因素还存在着一些争论，因为研究显示，牙周健康的大龄患者（>25 岁）也会出现明显第二磨牙远中组织缺损。因此，年龄成为评估风险的一个重要标准。下面有三种情况需考虑危险因素的存在：(a)无牙周组织丧失的年轻患者（<25 岁）预防性拔除智齿时，需要考虑上述危险因素；(b)无附着丧失的大龄患者（<25 岁），需要拔除智齿时；(c)存在附着丧失的大龄患者（>25 岁）需要拔除智齿时。情况 a 并不复杂，年轻患者通常组织愈合好，不出现明显骨质缺损。情况 b 则建议若智齿存在着不可逆性病变时才予以拔除，因为拔除智齿后将导致骨质丧失，从而导致牙周愈合状态不稳定。情况 c 最复杂，因为文献表明，待智齿拔除后，牙周状态将得到改善（NNT* 是 3~10），但也存在着牙周状况会变得更糟的危险（NNH* 是 2）。

C 若患者存在上述危险因素，但确实需要拔除智齿时，有证据显示拔牙前适当的治疗有助于减少智齿拔出后引发的组织缺损。智齿的治疗已经成为众多研究的内容，但由于研究设计的不同出现了相互矛盾的研究结果。一些研究关注 GTR 联合应用可吸收或不可吸收膜。其他研究则关注移植材料方面，例如联合使用膜性材料和脱钙骨的效果明显优于单独使用膜性材料，但仅适用于年龄大于 25 岁，存在明显牙周病的患者。另外的研究显示，富血小板血浆（platelet rich plasma，PRP）治疗同等危险程度的牙周缺损后，与对照组相比，PRP 组从临床上和统计学上均有明显疗效。最近一项研究中，使用牛骨（异种移植物）联合或不联合可吸收胶原膜治疗，其结果都较对照组好，但是两组之间没有统计学差异。目前，大多数手术是应用脱钙骨或异种骨进行植骨，术中用或不用可吸收膜。但是目前没有证据证实，在没有前文所述危险因素的情况下使用移植材料、PRP、GTR 方法是必要的。另外有研究显示，拔除智

---

* 注：治疗所需病例数量（number needed to treat，NNT）和造成伤害的数目（number needed to harm，NNH）是药理学上常常使用的术语。NNT 是一种有效指标，应用某一疗程需要治疗的病人数。因此，NNT 数值越低，表明治疗越有效。在这个病例中，NNT 数值是 3~10 之间是有问题的，因为它不能显示高有效性。NNH 指应用某一疗程中出现不利后果的患者数目。因此，安全治疗应该有高 NNH 值。但是，在这个病例中，数值是低的，因此是不安全的。

齿时对第二磨牙进行根面清创和拔除智齿时采用不同的手术切口，并不会减少第二磨牙远中并发症发生的可能。

D　研究显示，如果术前并未预计到，但是术后的确发生组织缺损，后续第二磨牙远中深骨下缺损的治疗能明显改善牙周探诊深度和临床附着水平等牙周健康状况。另一个问题是：智齿拔除后，第二磨牙远中骨缺损的再生治疗中，哪一种治疗方法是最有效的？Cochrane 口腔卫生组织对比了 GTR 和翻瓣清创术（open flap debridement，OFD），结果显示与 OFD 相比，GTR 治疗骨下缺损能明显减少牙周探诊深度。选择再生性治疗的原则见 C 中讨论。

扩展阅读

Bagheri SC, Khan HA. Extraction versus nonextraction management of third molars. *Oral Maxillofac Surg Clin North Am*. 2007;19(1):15-21, v.

Dodson TB. Management of mandibular third molar extraction sites to prevent periodontal defects. *J Oral Maxillofac Surg*. 2004;62(10):1213-1224.

Dodson TB. Is there a role for reconstructive techniques to prevent periodontal defects after third molar surgery? *Oral Maxillofac Surg Clin North Am*. 2007;19(1):99-104, vii.

Needleman IG, Worthington HV, Giedrys-Leeper E, Tucker RJ. Guided tissue regeneration for periodontal infra-bony defects. *Cochrane Database Syst Rev*. 2006 Apr 19;(2):CD001724.

Richardson DT, Dodson TB. Risk of periodontal defects after third molar surgery: an exercise in evidence-based clinical decision-making. *Oral Surg Oral Med Oral Pathol Oral Radiol Endod*. 2005;100(2):133-137.

Sammartino G, Tia M, Bucci T, Wang HL. Prevention of mandibular third molar extraction-associated periodontal defects: a comparative study. *J Periodontol*. 2009;80(3):389-396.

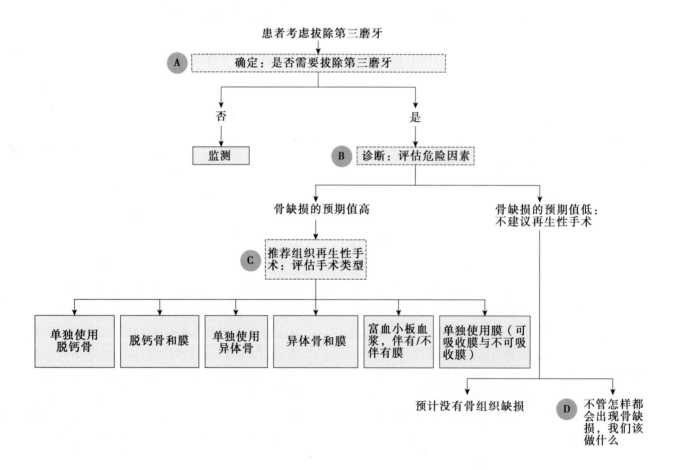

（王惠宁　孙晓瑜　郑宝玉）

膜龈手术

期龀毛木

软组织移植术的决策流程

Daylene Jack-Min Leong and Hom-Lay Wang

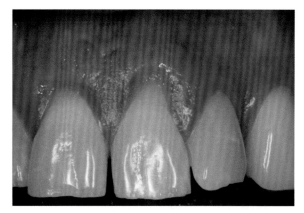

Friedman 于 1957 年首次提出膜龈手术，包括多种牙周手术，其中涉及保留牙龈、纠正系带和肌肉的附着异常以及加深前庭沟。膜龈手术的复杂性主要表现在增宽附着龈。因此，Miller 不仅将牙龈退缩进行了分类，还将膜龈手术归总为"牙周整形术"。目前，牙周整形术不仅用于解决生理问题，还可用于改善美观。

软组织移植术是牙周整形术中的一种，本章中旨在指导临床医生根据不同手术目的和临床情况，选择最适合的软组织移植术。

软组织移植术通常用于增宽角化龈（keratinized gingiva, KG）、增加软组织厚度、增加根面覆盖量、促进新附着形成。术前评估以下决定性因素有助于达到预期的手术效果并减少不必要的并发症以及手术的失败。

A 首先，医生需要明确软组织缺损的病因，去除相关致病因素。去除病因可阻止此类问题的再次发生，并有助于保证术后长远疗效的稳定。其次，软组织移植术的手术目标不同，则决定采用的临床技术以及治疗效果也不尽相同。

B 若需加宽角化龈，可选择根向复位瓣术（apically repositioned flap, APF），游离龈移植术（free gingival graft, FGG），侧向转位瓣术（lateral pedicle sliding flap, LPF），上皮下结缔组织移植术（connective tissue graft, CTG），同时联合应用组织工程或生物制剂。CTG 手术后，组织愈合 12 周时去上皮化，使得覆盖在结缔组织上方的移植组织开始角化。因此，通常不推荐使用无细胞真皮基质（acellular dermal matrix, ADM），因为它不能转化形成角化龈。

C 如果手术目的是增加组织的厚度，则考虑选择 CTG、ADM 以及骨增量技术。有研究报道，CTG 联合 ADM 有助于增加牙龈组织厚度，其预后效果要优于单独使用 CTG。其他实验研究对了比冠向复位瓣术（coronally advanced flap, CAF）与 ADM 联合或不联合两者用于治疗牙龈退缩的效果，结果证实联合使用 ADM 者牙龈组织增厚的治疗效果较好。骨增量手术中推荐使用非吸收性骨移植材料，有报道其术后效果较好。

D 如果手术目的是增加根面覆盖量，改善美观以及减少根面敏感，临床医生应首先评估患牙牙槽间隔的骨水平。一般而言，Miller 分类中 I 类或 II 类牙龈退缩治疗后根面可以被完全覆盖（图 95-1 和图 95-2），III 类可以形成部分根面覆盖（占 70%～75%），而 IV 类牙龈退缩不是根面覆盖的适应证（图 95-3）。Miller 分类详见第 16 章。

E 其次，临床医生应该评估牙龈组织的厚度，Miller 分类中 I 类或 II 类牙龈退缩伴有牙龈组织较薄（<1mm），则应选择 CTG 手术治疗。若牙龈组织较厚（≥1mm），术前应评估 KG 的宽度和前庭沟的深度。

F 如果 KG 的宽度≥2mm，且前庭深度足够，则可

图 95-1A Miller I 度牙龈退缩伴，但软组织厚度足够（≥1mm），采用脱细胞真皮基质联合冠向复位瓣术治疗。以基准线为标准可见颊侧牙龈退缩（Miller I 度）发生于右上中切牙（2mm）和左上中切牙（3.5mm）。根据研究方案，仅纠正左上中切牙的牙龈退缩，右上中切牙不做治疗，作为左上中切牙手术对照

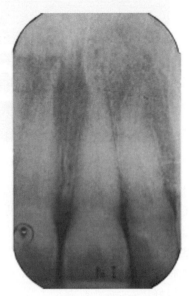

图 95-1B　术前根尖片显示邻间骨完整（Miller Ⅰ度）

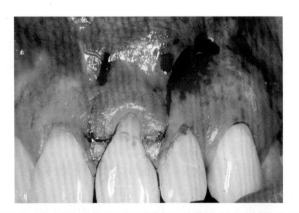

图 95-1C　在左上中切牙的近中与远中龈乳头分别做垂直切口，延伸至膜龈联合，然后做水平切口连接垂直向松弛切口

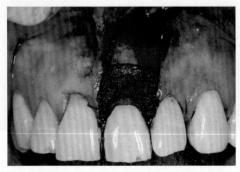

图 95-1D　翻起梯形的全厚粘骨膜瓣至膜龈联合处。然后对暴露的根面进行彻底的清创，修整根面以减少根面的凸起。按修剪并放置真皮基质，5-0Vicyl 缝线以单个牙悬吊法原位缝合

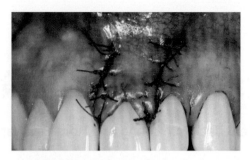

图 95-1E　龈瓣冠向复位覆盖真皮基质，5-0Vicyl 缝线缝合固位（悬吊和标签缝合法）

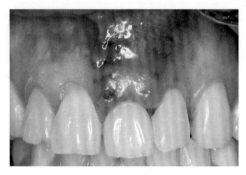

图 95-1F　术后 2 周，愈合稳定，原位留下一条悬吊缝合线以持续稳定龈瓣和牙根表面周围的移植物

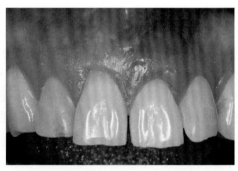

图 95-1G　术后 4 周，左上中切牙牙根表面基本被牙龈完全覆盖

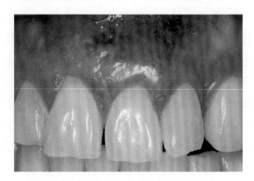

图 95-1H　术后 1 年，治疗效果稳定

选择任何一种软组织手术如 CTG，CAF，引导性组织再生术（guided tissue regeneration，GTR），ADM，LPF 或者手术与材料相结合的方法。如果 KG 的宽度≥2mm 但前庭较浅，则可选择 CTG 联合隧道术或二期移植术，例如先行 FGG，二期

再行 CAF。反之，如果 KG 宽度 <2mm 但有足够的前庭沟深度，则可以采用 CAF 联合应用任何一种软组织移植术。如果 KG 宽度 <2mm，且前庭沟深度不足，则应考虑二期手术，如先行 FGG，二期再行 CAF。

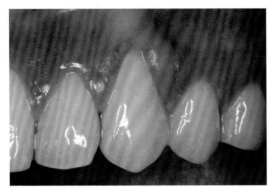

图 95-2A 应用上皮下结缔组织瓣和隧道术治疗 Miller Ⅱ度牙龈退缩。术前片显示左上尖牙颊侧牙龈退缩约 3mm

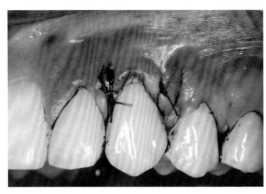

图 95-2D 隧道术可松弛龈瓣并使之延伸越过膜龈联合。常规修剪上皮下结缔组织，将其覆盖根面，并向骨边缘根方延伸 2～3mm。使用 5-0 肠线悬吊缝合原位固定移植物。龈瓣冠向复位以覆盖结缔组织移植物，并使用 5-0 Vicryl 缝线悬吊缝合固定移植物

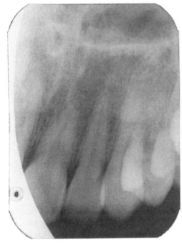

图 95-2B 术前根尖片显示邻间骨完整，但是探针可越过膜龈联合（Miller Ⅱ度）

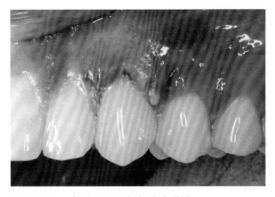

图 95-2E 术后 10 天，组织愈合稳定

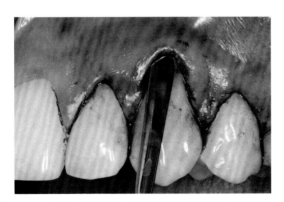

图 95-2C 使用手用器械，超声器械以及球钻对根面进行清创。使用手用器械进行原位隧道术松弛龈瓣

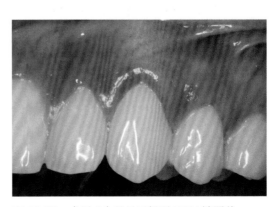

图 95-2F 术后 6 个月显示根面 100% 被覆盖

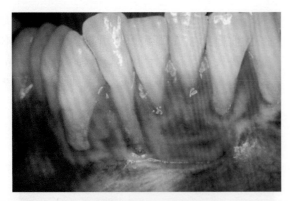

图 95-3A　采用游离龈移植术增加角化龈宽度治疗 Miller Ⅳ度牙龈退缩。以基准线为标准,左下侧切牙、右下侧切牙、右下尖牙为 Miller Ⅳ度牙龈退缩,左下中切牙、右下中切牙为 Miller Ⅲ度牙龈退缩

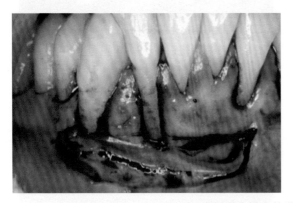

图 95-3B　切开左下尖牙至右下尖牙区膜龈联合根方的黏膜,形成一个受植区创面

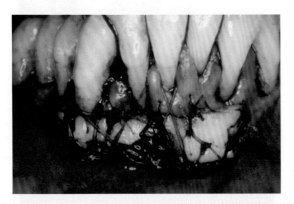

图 95-3C　从患者左侧上腭部切取游离软组织瓣,用 5-0 肠线和 Vicryl 缝线行悬吊缝合将组织瓣固位,以确保组织瓣下方无死腔及防治组织瓣移位

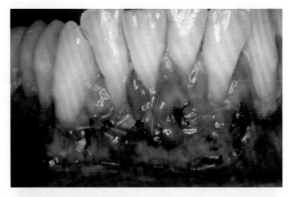

图 95-3D　术后 2 周,组织愈合稳定

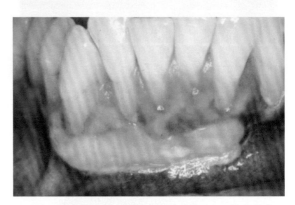

图 95-3E　术后 6 个月,获得了至少宽约 3mm 的角化龈

G　如果根面覆盖的目的是获得新附着,则应考虑通过 GTR 实现根面覆盖,并可联合应用组织工程或生物制剂。然而,多种生物制剂形成牙周新附着的有效性以及预后还有待进一步研究。

扩展阅读

Cordioli G, Mortarino C, Chierico A, Grusovin MG, Majzoub Z. Comparison of 2 techniques of subepithelial connective tissue graft in the treatment of gingival recessions. *J Periodontol*. 2001;72(11):1470-1476.

Guinard EA, Caffesse RG. Treatment of localized gingival recessions. Part I. Lateral sliding flap. *J Periodontol*. 1978;49(7):351-356.

Harris RJ. Gingival augmentation with an acellular dermal matrix: human histologic evaluation of a case--placement of the graft on periosteum. *Int J Periodontics Restorative Dent*. 2004;24(4):378-385.

Huang LH, Neiva RE, Wang HL. Factors affect the outcomes of coronally advanced flap root coverage procedure. *J Periodontol*. 2005;76(10):1729-1734.

James WC, McFall WT Jr. Placement of free gingival grafts on denuded alveolar bone. Part I. Clinical evaluations. *J Periodontol*. 1978;49(6):283-290.

Leong DJ, Wang HL. A decision tree for soft tissue grafting. *Int J Periodontics Restorative Dent*. 2011;31(3):307-313.

Miller PD Jr. A classification of marginal tissue recession. *Int J Periodontics Restorative Dent*. 1985;5(2):8-13.

Miller PD Jr. Regenerative and reconstructive periodontal plastic surgery. Mucogingival surgery. *Dent Clin North Am*. 1988;32(2):287-306.

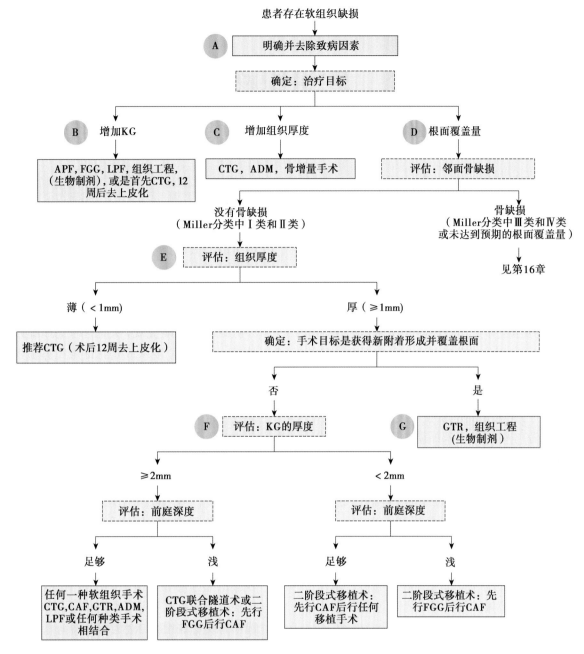

患者存在软组织缺损

A 明确并去除致病因素

确定：治疗目标

B 增加KG

APF, FGG, LPF, 组织工程,（生物制剂），或是首先CTG, 12周后去上皮化

C 增加组织厚度

CTG, ADM, 骨增量手术

D 根面覆盖量

评估：邻面骨缺损

没有骨缺损
（Miller分类中Ⅰ类和Ⅱ类）

骨缺损
（Miller分类中Ⅲ类和Ⅳ类
或未达到预期的根面覆盖量）

见第16章

E 评估：组织厚度

薄（<1mm）

推荐CTG（术后12周去上皮化）

厚（≥1mm）

确定：手术目标是获得新附着形成并覆盖根面

否

F 评估：KG的厚度

是

G GTR，组织工程
（生物制剂）

≥2mm

评估：前庭深度

足够

任何一种软组织手术
CTG,CAF,GTR,ADM,
LPF或任何种类手术
相结合

浅

CTG联合隧道术或二
阶段式移植术：先行
FGG后行CAF

<2mm

评估：前庭深度

足够

二阶段式移植术：
先行CAF后行任何
移植手术

浅

二阶段式移植术：先
行FGG后行CAF

注：
ADM：无细胞真皮基质
APF：根向复位瓣术
CAF：冠向复位瓣术
CTG：上皮下结缔组织移植术
FGG：游离龈移植术
GTR：引导性组织再生术
LPF：侧向转位瓣术

96

软组织移植术与龈瓣复位术

Joseph A. Zingale and Richard T. Kao

随着改良侧向转位瓣术（Grupe 和 Warren）与双乳头复位瓣术（Cohen 和 Ross）的发展，牙周医生能纠正单个牙的牙龈退缩。后来，冠向复位瓣术（Allen 和 Miller）的出现进一步加速了蒂状瓣应用，用以纠正孤立的牙龈缺损。冠向复位瓣术是指将宽度足够的附着龈进行冠向复位或通过多种术式联合应用达到龈瓣冠向复位，如先行游离龈移植术，再将新增宽的附着龈冠向复位以覆盖龈退缩区。另外，冠向复位瓣术可与结缔组织移植术联合应用，有利于新形成的复位瓣为移植材料提供血液供应。

医生们已经意识到单独使用复位龈瓣的局限性，因此推荐一些增补手术如游离腭侧瓣移植术、上皮下结缔组织移植术、脱细胞真皮移植术、引导性组织再生术，与邻近龈组织复位瓣术联合应用。这些增补手术能解决与邻近龈瓣（包括邻近附着龈）复位相关问题，比如附着龈厚度不够（<1mm），龈瓣边缘有系带和肌肉牵拉，前庭深度不足等。目前，增补手术大可在瓣复位时完成，而二者分次进行也能取得不错的疗效，如先行游离龈移植术，二期再采用冠向复位瓣术使新形成的附着龈覆盖龈退缩区。

随着牙周手术的发展，大多数牙龈退缩可以通过治疗实现完全或接近完全的组织再生。

A 临床检查中，医生可根据 Miller 分类原则（参见第 16 章）来评估牙龈退缩的程度，附着龈的宽度和厚度以及邻近牙间乳头的情况。重要的是牙间乳头要有足够的宽度和高度且没有过多附着丧失。检查结果显示，患者如果附着龈足够，则考虑 B 和 C 所述治疗方案；若附着龈不足，应采用 D 至 G 所述治疗方案。

B 患者存在牙龈退缩，但有足够的附着龈以及没有美观需求时，则应评估患者是否存在根面龋风险和颈部敏感症状。若存在患龋风险和（或）持续性敏感症状，则推荐结缔组织移植术或冠向复位瓣术治疗牙龈退缩。对于敏感症状，应

在手术前采用非手术治疗方法。另外，应提醒患者，尽管根面覆盖可以解决大多数敏感症状，但可能还会余留部分敏感症状，仍需牙周非手术治疗予以解决。如果患者没有敏感症状，且患龋风险很小，则无需治疗。

C 若患者有足够附着龈（宽度至少 2mm），但存在牙龈退缩并影响美观，医生应考虑结缔组织移植术、冠向复位瓣术或是结缔组织移植术联合冠向复位瓣术以减少或消除牙龈退缩。结缔组织移植术能提供充足的牙龈组织，防止术后龈瓣发生根向移位。

D 若患者附着龈宽度不足且邻牙附着龈厚度不足（厚度至少应 1.5mm），则应考虑结缔组织移植术、游离龈移植术，或是先行游离龈移植术后行冠向复位瓣术以覆盖龈退缩区。游离龈移植术可以改善组织的厚度和宽度，从而提高组织的稳定性，但在美学区域存在牙龈颜色和质地不协调的问题。

E 若龈退缩区的邻近组织有足够的附着龈，医生可根据病变范围和邻近组织的解剖结构决定是选择 F 或是 G 中方法治疗龈退缩。

F 若龈退缩区一侧牙间乳头有足够高度、宽度及厚度，医生应选择侧向蒂状瓣移植术以覆盖龈退缩区，避免从腭侧切取供体龈瓣的必要性（图 96-1～图 96-4）。若担心术后出现龈瓣覆盖不足或是龈瓣厚度不足，则应考虑侧向复位瓣术联合结缔组织移植术，以减少术后发生牙龈退缩的可能。

G 若龈退缩区邻近结构较窄，医生应利用两个牙间乳头，采用双乳头侧向转位瓣术来纠正牙龈的外形。对于单个或侧向转位瓣，若想保证术后组织有足够的厚度以及根面覆盖量，医生应选择双乳头瓣来覆盖结缔组织移植物。这种方法能较好的保证术后牙龈的厚度，减少术后组织退缩。

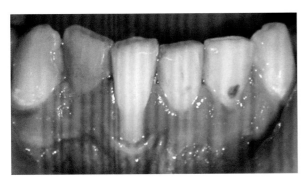

图 96-1 右下中切牙存在严重的牙龈退缩

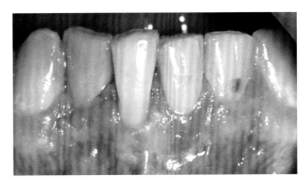

图 96-4 术后 3 个月组织愈合情况

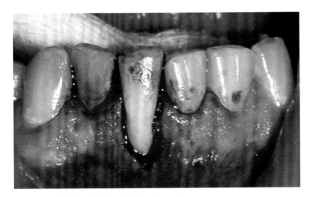

图 96-2 根面平整与去除沟内上皮

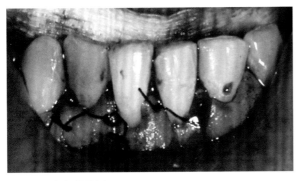

图 96-3 缝合蒂状瓣

　　针对解剖学变异，医生可以选择不同手术方法，矫正龈边缘不良形态。对于附着龈不足甚至缺失，重度牙龈退缩以及前庭沟较浅的病例，现在通过治疗都可取得不错的预后。经过周密设计的手术治疗后，患牙的美观、功能及口腔健康均能得到改善。

扩展阅读

Allen EP, Miller PD Jr. Coronal positioning of existing gingiva: short term results in the treatment of shallow marginal tissue recession. *J Periodontol.* 1989;60(6):316-319.

Cohen DW, Ross SE. The double papillae repositioned flap in periodontal therapy. *J Periodontol.* 1968;39(2):65-70.

Cortellini P, Tonetti M, Baldi C, et al. Does placement of a connective tissue graft improve the outcomes of coronally advanced flap for coverage of single gingival recessions in upper anterior teeth? A multi-centre, randomized, double-blind, clinical trial. *J Clin Periodontol.* 2009;36(1):68-79.

Grupe J, Warren R. Repair of gingival defects by a sliding flap operation. *J Periodontol.* 1956;27:92-95.

Harris RJ. A comparative study of root coverage obtained with an acellular dermal matrix versus a connective tissue graft: results of 107 recession defects in 50 consecutively treated patients. *Int J Restorative Dent.* 2000;20(1):51-59.

Langer B, Langer L. Subepithelial connective tissue graft technique for root coverage. *J Periodontol.* 1985;56(12):715-720.

Miller PD Jr. A classification of marginal tissue recession. *Int J Periodontics Restorative Dent.* 1985;5(2):8-13.

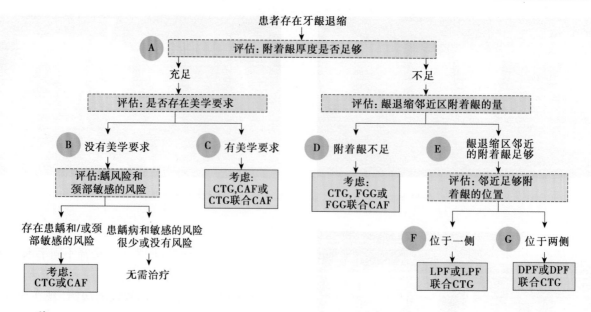

注：
AG=附着龈
DPF=双乳头瓣
CAF=冠向复位瓣
CTG=结缔组织移植术
FGG=游离龈移植术
LPF=侧向转位瓣术

骨面暴露

Walter B. Hall

骨面暴露指暴露牙槽骨,使裸露的骨面二期愈合,产生新生牙龈。这种方法应用有限,因为患者感觉不舒适,组织愈合缓慢,且可能造成牙槽骨的进一步吸收。但是有经验的临床医生,只要谨慎处理术区,骨面暴露法可以达到增加附着龈的目的。值得注意的是此法中附着龈增加是以损失局部牙槽骨的代价而获得的。

A 如果患者有膜龈问题,即附着龈不足但没有牙周袋和牙槽骨丧失(即没有牙周炎),需要根据局部情况决定采用软组织移植术和骨面暴露法哪种治疗更为适宜。如果膜龈问题发生于下颌第二或第三磨牙颊侧,采用根面暴露较合适。因为在此区域内前庭较浅,颊侧骨板较厚,软组织移植术不一定能获得成功。如果前庭较浅,颊侧骨板致密,可通过加深前庭沟联合骨成形术,同时软组织根向复位使骨面暴露4～5mm,在骨面暴露二期愈合的同时可以达到增宽附着龈的目的。如果前庭足够深,软组织根向复位4～5mm,暴露的骨面二次愈合同时可以获得较宽附着龈。

B 如果同一部位既有膜龈问题又有膜龈-骨问题(牙周炎),可采用以下两种方法:方法一是采用骨成形术消除骨缺损区,并将龈瓣根向移位,充足的骨面暴露形成,缓慢二期愈合,同时增宽附着龈;方法二是采用二期手术方法,先进行游离龈移植术,待其愈合,然后在骨成形术后将龈瓣根向复位。或是先将龈瓣根向复位术,待其愈合,然后采用游离龈移植术。对于大多数患者,仅仅采用根面暴露的一次性手术方法优于分次实施游离牙龈移植术和根向复位瓣术二阶段式方法。

扩展阅读

Bohannan HM. Studies in the alteration in vestibular depth: I. complete denudation. *J Periodontol*. 1962;33:120-128.

Hall WB. *Pure Mucogingival Problems: Etiology, Treatment, and Prevention*. Chicago, IL: Quintessence; 1984:161.

Lang NP, Lindhe J. *Clinical Periodontology and Implant Dentistry*. 5th ed. Oxford: Blackwell Munksgaard; 2008:965-966, 968-969.

Newman MG, Takei HH, Klokkevold PR, Carranza FA Jr, eds. *Carranza's Clinical Periodontology*. 10th ed. Philadelphia, PA: Saunders; 2006: 960-967.

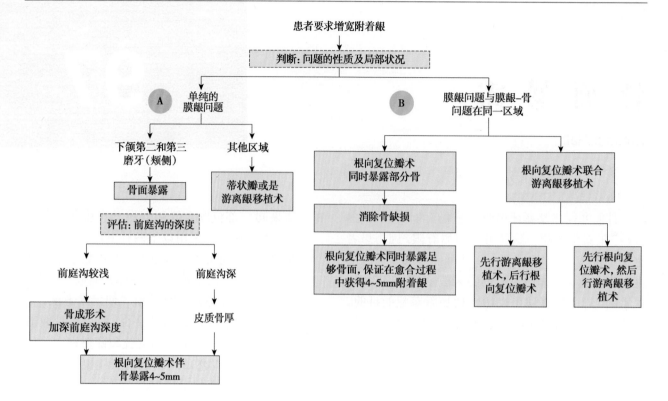

牙颈部病损：移植手术或修复治疗

98

Edward P. Allen and Lewis C. Cummings

在决定是采用移植手术还是修复治疗牙颈部病损时，应评估下列五种情况以选择合适的治疗方案：①病损位置；②病损深度；③角化龈宽度；④根面暴露的垂直距离；⑤牙龈退缩的类型。若采用移植手术，应评估所选择手术的目的是获得根面覆盖，还是获得牙龈增量但无需增加根面覆盖。

A 临床医生应首先明确颈部病损范围是患牙的牙冠还是牙根。有时两者均被累及。则需分别考虑牙冠和牙根两方面情况最终决定治疗方案。

B 其次需要评估病损与牙髓间的距离。若病损较浅（距牙髓较远）则无需治疗，除非缺乏角化龈或存在明显根面暴露。若颈部病损深度≥2mm，通常需要修复治疗，但若缺乏边缘角化龈或是存在明显根面暴露，也可采用移植手术治疗。

C 在治疗颈部病损时，常忽略对角化龈宽度的评估。若角化龈宽度＜2mm，易发生进行性牙龈退缩。虽然并不是所有角化龈宽度＜2mm的位点都需行移植手术，但按照Ⅴ类洞进行了充填的位点更易于发生牙龈退缩。虽然对"适量的牙龈组织可以预防牙龈退缩"的理论还存在着一些争议，但对于附着龈较窄或较薄的牙齿

为了增加边缘龈组织的宽度和厚度，通常将修复体边缘置于龈缘处。

D 通过测量釉牙骨质界至牙龈边缘之间的距离评估牙根暴露的垂直距离。若距离≥2mm，则需考虑移植手术覆盖根面，特别是在美学敏感区。这对于正在进行修复治疗的患者尤为重要。修复治疗前，应纠正牙龈退缩以调整牙齿正常形态以及与邻牙之间的协调关系（图98-1～图98-3）。根面敏感可通过多种方法治疗。最理想的手术效果是退缩区术后能达到根面完全覆盖。根面

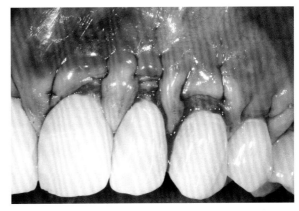

图98-2 先进行根面抛光，然后采用隧道术，用Alloderm移植物覆盖术区，将袋壁和移植物冠向复位至釉牙骨质界处，用6-0聚丙烯缝线单个牙连续悬吊缝合

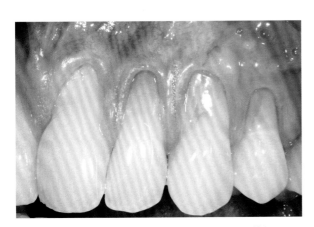

图98-1 严重牙龈退缩与根面酸蚀/磨损且无附着龈（Miller Ⅱ度），轻度牙釉质缺损。首先行根面覆盖移植术，然后进行复合材料粘结，或斜向去除部分牙釉质来修复釉质缺损

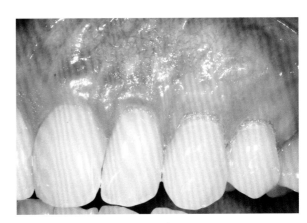

图98-3 实现了完全的根面覆盖

暴露区有浅龋和（或）小充填体，则需先去除龋坏和（或）充填材料，后通过移植手术覆盖根面。

E 只有 Miller Ⅰ类和Ⅱ类牙龈退缩，因不伴有邻面骨缺损和软组织缺损，治疗后根面可以被完全覆盖（参见第 16 章）。Ⅲ类牙龈退缩术后可以形成部分根面覆盖，覆盖量最多可达牙间乳头根方约 3mm。采用软组织移植术治疗Ⅲ类牙龈退缩，仅限于边缘龈不足或是部分根面覆盖也可满足美观要求的区域。对于Ⅳ类牙龈退缩，由于牙龈退缩严重且大量邻面骨和软组织缺损，因此术后不可能形成根面覆盖，移植手术仅限于边缘龈不足的情况下使用。

扩展阅读

Goldstein M, Nasatzky E, Goultschin J, Boyan BD, Schwartz Z. Coverage of previously carious roots is as predictable a procedure as coverage of intact roots. *J Periodontol.* 2002;73(12):1419-1426.

Miller PD Jr. A classification of marginal tissue recession. *Int J Periodontics Restorative Dent.* 1985;5(2):8-13.

Prato GP, Tinti C, Cortellini P, Magnani C, Clauser C. Periodontal regeneration therapy with coverage of previously restored root surfaces: case reports. *Int J Periodontics Restorative Dent.* 1992;12(6):450-461.

Winter R, Allen EP. Restorative and periodontal considerations for the treatment of noncarious cervical lesions. *Adv Esthetics & Int Dent.* 2005;1(4):24-28.

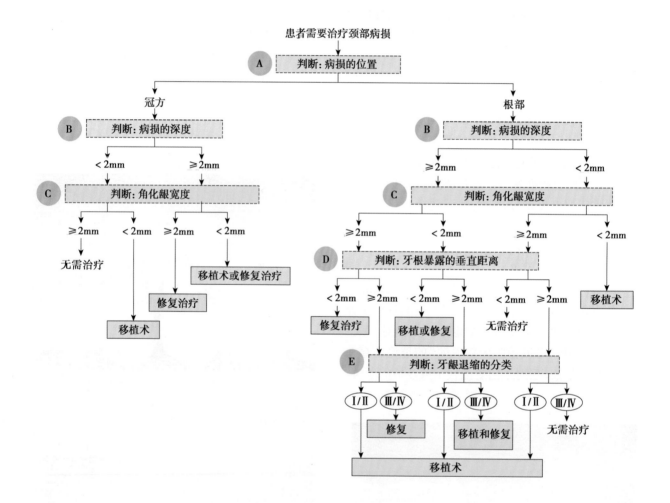

软组织扩增术

Craig Y. Yonemura, Mark C. Fagan and Richard T. Kao

99

缺牙区软组织扩增术是一种美学修复,常常用于上颌前牙区。手术前,医生需评估患者的微笑线、现有的牙冠高度及现有的修复形式(固定式或活动式),决定是否需要扩增手术。当软组织高度与临床牙冠高度不协调,导致牙齿在垂直方向比例明显增大且呈现不美观时,适合扩增手术治疗。本章所述软组织主要是缺牙区和固定/活动义齿处软组织。

A 首先要评估水平向和垂直向牙龈组织的量。下方牙槽骨高度、邻间骨高度以及牙间乳头的高度可作为手术参考。若下方牙槽骨存在明显缺损,单纯软组织手术并不能解决问题。另外,邻面骨和牙间乳头的高度决定了手术后所能实现的软组织垂直高度。牙槽骨增量仅限用于增加邻间骨的垂直高度。牙槽嵴上方软组织高度应低于牙间乳头下方的牙槽骨的高度。确定缺牙区牙槽嵴和修复治疗之间的关系。在模型上构建理想牙槽嵴形态和相应的修复方式,并通过诊断蜡型制定最佳治疗方案。这将提示手术需要达到的组织高度和厚度。桥体修复要求在牙槽骨嵴上方至少保留2mm角化龈以符合美学形态要求。另外,桥体应该具有盖嵴式外观。固有的软组织的厚度和牙龈扇贝性外观(牙周生物型)也可影响最终修复效果。

B 现有的牙槽嵴形态可能决定增量后可达到的软组织量。移植手术使可预计达到的最大软组织厚度为6mm。若需要软组织厚度超过6mm,则需要先修复下方牙槽骨缺损。

C 若牙槽骨骨量不足,则需要牙槽骨增量术。有多种技术和材料可供临床医生选择以修整骨缺损,每种技术和材料都有其优点和缺点。自体和异体移植材料,颗粒状移植材料(包括自体、异体、异种颗粒,颗粒大小从250μm至2000μm不等)与屏障膜都是临床普遍使用的两种材料。生物因子的使用可以提高移植材料或屏障膜的治疗效果(详见第89章)。

D 如果牙槽骨骨量足够,则可行软组织增量术。自体龈组织和腭侧结缔组织是使用最普遍的移植材料(图99-1),但仅限于一次手术完成软组织的增量。如果通过一种手术方法难以获得足够软组织增量,则可选用其他方法。目前,临床医生可采用异体骨和异种骨移植材料进行组织增量,特别适合于腭侧软组织量不足的病例。根据已有研究显示,能达到组织增量的材料仅限于上述材料,因此临床医生应该充分了解以

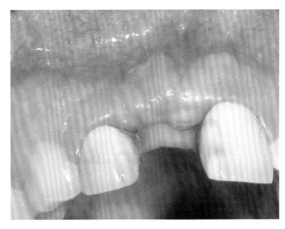

图99-1A 右上中切牙拔出后2周组织愈合情况。注意到:预期的桥体区可见龈乳头消失和顶部深裂隙

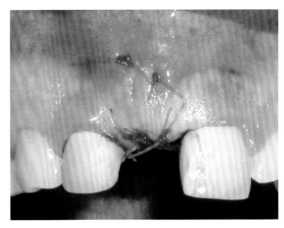

图99-1B 缝合带蒂结缔组织移植瓣(PCTG)以扩增垂直向高度,减轻牙槽嵴裂隙,填充龈乳头区

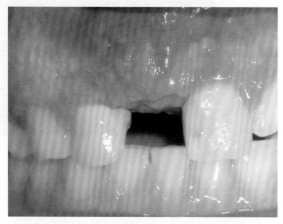

图 99-1C 带蒂结缔组织移植术后 1 个月，桥体修复区愈合情况。注意到：获得了垂直向和水平向的软组织增量

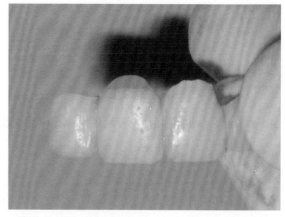

图 99-1E 将桥体底面添加有复合材料的临时桥充填并帮助形成卵圆形的软组织面

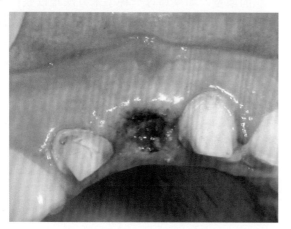

图 99-1D 首先预备右上侧切牙和左上中切牙以供临时桥修复使用。然后修整桥体区为卵圆形以供桥体修复使用

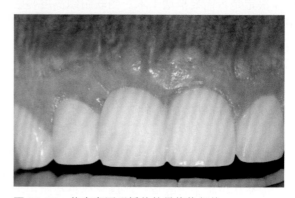

图 99-1F 伴有卵圆形桥体的最终修复体

能够准确选择材料。

E 如果将进行固定义齿修复，则推荐制作临时义齿以引导软组织形成。水平方向上，唇侧至桥体的表面软组织至少应有 2mm，以保证义齿呈现良好的外形。垂直向增量受患者牙周生物性、牙冠形态，邻牙牙间乳头的高度所限制。若软组织是厚生物型，则实现水平向和垂直向的增量是一个巨大挑战。当需要的软组织高度小于 6mm 时，邻近牙间乳头的尖部可用来限制垂直向高度。增量的组织愈合后（至少 6 周）方可进行桥体修复。先对修复位点进行修整，以使组织向内凹陷 1.5～2mm，符合桥体的表面形态。正压力可通过桥体传递到下方软组织。牙线应该能够通过桥体下方且无不适感。过大咬合力作用于桥体会引起组织炎症，肿大以及退缩，因此属于美学区域修复的禁忌证。

如果需要 6mm 以上的软组织，或骨增量很难达到或效果不佳，可采用活动义齿修复。对于不能获得软硬组织增量的区域或是患者不接受活动义齿修复时，可在固定义齿中增加义龈作为一种替代方法。当微笑线暴露修复体与软组织之间不美观的结合处时，义龈是最佳选择方案。

扩展阅读

Harris RJ. Soft tissue ridge augmentation with an acellular dermal matrix. *Int J Periodontics Restorative Dent.* 2003;23(1):87-92.

Leong DJ, Wang HL. A decision tree for soft tissue grafting. *Int J Periodontics Restorative Dent.* 2011;31(3):307-313.

Mathews DP. The pediculated connective tissue graft: a novel approach for the "blown-out" site in the esthetic zone. *Compend Contin Educ Dent.* 2008;29(6):350-357.

Miller PD Jr. A classification of marginal tissue recession. *Int J Periodontics Restorative Dent.* 1985;5(2):8-13.

Miller PD Jr. Regenerative and reconstructive periodontal plastic surgery. Mucogingival surgery. *Dent Clin North Am.* 1988;32(2):287-306.

Salama H, Salama MA, Garber D, Adar P. The interproximal height of bone: a guidepost to predictable aesthetic strategies and soft tissue contours in anterior tooth replacement. *Pract Periodontics Aesthet Dent.* 1998;10(9):1131-1141.

Siebert JS. Louis JV. Soft tissue augmentation utilizing a combination onlay-interpositional graft procedure: a case report. *Int J Periodontics Restorative Dent.* 1996;16(4):310-321.

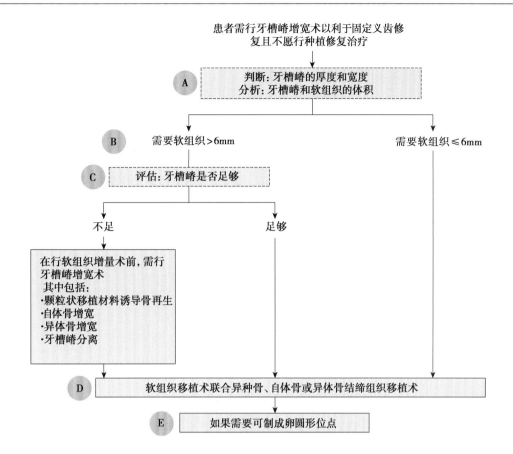

患者需行牙槽嵴增宽术以利于固定义齿修复且不愿行种植修复治疗

A 判断：牙槽嵴的厚度和宽度
分析：牙槽嵴和软组织的体积

B 需要软组织>6mm

需要软组织≤6mm

C 评估：牙槽嵴是否足够

不足

足够

在行软组织增量术前，需行牙槽嵴增宽术
其中包括：
·颗粒状移植材料诱导骨再生
·自体骨增宽
·异体骨增宽
·牙槽嵴分离

D 软组织移植术联合异种骨、自体骨或异体骨结缔组织移植术

E 如果需要可制成卵圆形位点

（王惠宁　孙晓瑜　郑宝玉）

第九篇

手术相关问题

缝合材料的选择

Joe W. Krayer

选择适合于特殊牙周手术的缝合材料有以下几个原则。理想的缝合材料的性质包括易于操作、组织反应最小、强度足够、打结牢固、不致敏、不致癌、能够灭菌处理。不同外科医生对于理想缝线的要求可能不同，甚至相同的医生对于不同手术的缝线的选择也不尽相同。鉴于缝线种类繁多且医生需考虑多方面因素选择缝线，医生选择缝线时会犹豫不决。

缝合材料有不同的分类方法。首先，缝合材料可分为可吸收型和不可吸收型。其次，缝合材料从来源来看可分为天然的和合成的。另外，缝合材料可分为单纤维丝或多纤维丝。除了以上的分类，还可依据缝线的尺寸进行归类，如3-0、4-0、5-0。在大多数牙科应用中，缝线上都带有缝合针。上面会注明相关信息，如缝针的大小和形状（1/2圈、3/8圈等），设计方式（角针、反角针、圆尖形缝合针）。这些分类强调了可用的缝合材料的多样性，并使临床决策制定过程变得更加复杂。

A 选择缝线首要考虑的问题为需要维持创口闭合的时间。如果需要创口关闭特定的时间，则应采用不可吸收缝线或是有固定吸收时间的可吸收的缝线。例如，不可吸收缝线如丝线或Teflon®[聚四氟乙烯（polytetrafluroethylene，PTFE）]可以一直保留到拆线为止。可吸收缝线，如肠线、铬肠线、Polygalactin 910（丙交酯与乙交酯共聚物，Vicryl）则一般以相对固定的速度吸收。

可吸收缝线是通过不同的化学化机制、一定的速率由人体吸收。例如Vicryl®缝线在组织内可以保留6周，而普通的肠线5天内被组织吸收。铬肠线的吸收时间介于以上两者之间，通常在组织内保留约10～14天。

B 选择缝线时其次需要考虑的因素是组织对于缝线的反应。众所周知，丝线与Teflon®（PTFE）相比，会引起更强烈的组织反应，因而必须在7天内拆除。如果由于患者的原因或是由于医生

的时间安排未能保证术后及时去除缝线，则不能选用丝线缝合。此种情况下，首选可吸收缝线。相对而言，Teflon®（PTFE）会引起比较小的组织反应，在组织内可保留3～4周。

C 外科医生选择缝线时需考虑缝线是否方便使用以及打结是否牢固。丝线容易操作且丝线打的结是非常牢固的，不太可能松结。然而肠线很容易出现松结，除非使用过程中留意打多个结和余留缝线的长度。尼龙线也容易出现松结，因为尼龙材料是有回弹性，故而缝合时应注意多打几个结以保证缝合牢固。另外，打多个结会令患者感觉不适，尤其是缝线需要在口腔内保留相对长的时间。

选择缝线需要考虑的另一因素是材料的表面性质。单纤维丝缝线如尼龙、聚丙烯以及Teflon®通常是比较耐用的，引起组织反应较少。多纤维丝缝线如棉质、亚麻线、涤纶和丝线，在缝合穿过组织时，有拉锯效应，从而加重炎症反应。此外，多纤维丝缝线容易聚集细菌，特别是丝线，可充当细菌进入深层组织的潜在的通路。

D 缝线粗细也是需考虑的重要因素。虽然较粗的缝线如3-0、4-0有较好的强度，但是通过组织时需要较大的穿透力，可能会导致组织愈合缓慢和瘢痕形成。较细的缝线如5-0、6-0和7-0穿过组织时只需较小的穿透力，因而对组织的损伤较小，这些材料不会产生明显的瘢痕，且能促进组织愈合。细线常常用于微创手术，牙周整形手术以及其他涉及美容区域的手术。然而，和粗线相比，细线无法提供必要的强度，尤其是在传统后牙区翻瓣手术、使用特殊移植材料和或膜的再生性手术、以及瓣膜需要覆盖移植区的手术。同样成分的缝线中，细线较粗线相比吸收更快。

E 缝合针也是另一个需要考虑的因素。在大多数

牙科应用中,缝线和缝针是相连的,并不是独立分开的。使用缝线和缝针缝合伤口时,缝线需要穿在缝针上,更像是传统的缝纫针,但是牙科诊疗中已很少使用此类缝针。可供选择的缝针的尺寸以及类型很多。3/8 圈缝针方便用于后牙区,便于缝针从颊侧通过接触点下方达到舌侧或腭侧。小号缝针如 P-2 由于缝针较小难以用于后牙区,但更适合用于美学区域的手术。小号缝针,类似于其相连接的细缝线,对组织损伤较小,不易留下瘢痕。

针体是多变的,同样针体切割区的位置也是不尽相同的。在牙科诊疗中,反角针和圆尖形缝合针是最常使用的两种类型。反角针横断面是三角形,三个面都有切割作用。当针穿过组织时,可以保留组织的完整性,且能对抗缝线的张力。圆尖形缝合针有效的工作端是锐利的尖部,多用于牙周整形手术或是需要精细缝合的手术中。

扩展阅读

Cohen ES. Sutures and suturing. In: *Atlas of Cosmetic and Reconstructive Periodontal Surgery*. 3rd ed. Shelton, CT: PMPH-USA; 2007:15-20.

McDonnell HT, Mills MP. Principles and practice of periodontal surgery. In: Rose LF, Mealey BL, eds. *Periodontics: Medicine, Surgery and Implants*. St. Louis, MO: Elsevier Mosby; 2004;389-392.

Silverstein LH. Suture materials and suturing needles. In: *Principles of Dental Suturing: A Complete Guide to Surgical Closure*. Mahwah, NJ: Montage Media Corporation; 1999:12-23.

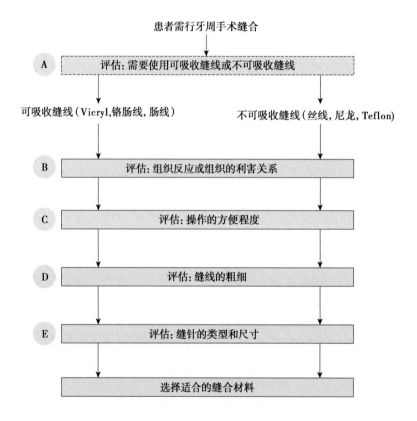

101

牙周塞治剂

Lisa A. Harpenau

1923 年，A.W.Ward 医生发明了牙周塞治剂，并建议牙龈手术后使用这种材料。塞治剂的主要成分是氧化锌丁香油、酒精、松油和石棉纤维。其主要目的是使患者舒适并保护创面。随着时间的推移，塞治剂的主要成分也在发生改变，去除了腐蚀性成分（如石棉、鞣酸）和潜在过敏成分（如花生油、抗生素），增加了使龈瓣固定和促组织愈合的成分。塞治剂的作用包括固定根向复位的龈瓣以防止其冠向移位，稳定软组织瓣，控制肉芽组织的形成，愈合期保护裸露的骨面以及对术后松动牙起到夹板作用。牙周塞治剂的最大优点是令患者在术后第一周感到舒适。使用塞治剂之前，应对术区进行止血，塞治剂不宜用于术后止血。

牙周塞治剂总体上有以下三种：①含有氧化锌和丁香油；②含有氧化锌而不含丁香油；③不含氧化锌和丁香油。

A 含有氧化锌和丁香油的塞治剂剂常包括粉和液两种成分，需调和后使用。液体成分包括丁香油、松香、玫瑰油。粉剂包括氧化锌、树脂、石棉、鞣酸（新产品中去掉了可能引发间皮细胞瘤的石棉成分，同时也去除了可引起肝脏损害的鞣酸成分）。使用时分别取适量粉剂和液体放于蜡纸板，用木质压舌板将粉剂分次少量逐渐加入，与液体调匀直至面团期。塞治剂可直接使用，或用铝箔纸包裹放置于冰箱，保质期可达一周。此类塞治剂的优点为具有较强的牙周夹板固定作用，因其可黏附于牙齿上且硬度大。缺点如下：表面粗糙易于聚集细菌；硬度大，伸展至倒凹区难以取下；不易黏附于黏膜表面；丁香气味强烈，偶有患者因丁香油而发生过敏反应（烧灼痛、红肿、组织坏死、延缓愈合）。

B 不含丁香油的氧化锌塞治剂含有两种成分，催化剂和底物。催化剂含氧化锌、氧化镁、植物油和（或）矿物油（使其具有可塑性）。底物包含凡士林和变性酒精。催化剂和底物以糊剂的

形式分装于两个软管中。使用时在蜡纸板上挤出等长的两组份，用调拌刀将其混合直至变稠并色泽一致。混合时加入少量冷水或者将调拌好的塞治剂放入冷水中可缩短固化时间。将调拌好的塞治剂放入温水中可以延长工作时间。塞治剂的黏性消失时，可在手套上蘸水或凡士林将其塑形，可将塞治剂搓成铅笔样的长条，放置在手术区，并包绕牙齿（不超过或仅接近牙齿咬合面），并适当修剪，去除多余的塞治剂，从而不影响颊、舌、口底肌肉的活动。塞治剂应进入颊舌侧邻间区以获得机械固位。该类塞治剂的优点是颜色美观，气味自然，具有柔韧性，易于从倒凹区取下，不含丁香油和其他具有腐蚀性的成分。缺点为：不能黏附于黏膜组织；若邻间隙固位不佳容易早期脱落；柔韧性较大故而其牙周夹板的作用降低。放置塞治剂时，务必使边缘光滑，以免形成悬突刺激软组织。24 小时内塞治剂将完全固化。

C 腭侧供体区常需要额外使用止血剂，在创面上覆盖外科用的可吸收性止血剂，然后在上面放牙周塞治剂或腭托。

D 一些外科医生报道可将短期（24～36 小时）覆盖的黏膜组织可使用 Stomahesive 绷带。Stomahesive 是一种凝胶样材料，表面具有黏性，其外有保护薄衣。撕去薄衣将其放置在黏膜表面，借助戴手套的手和口腔环境的温度使其升温并具有黏性。这种绷带的寿命较短，然而，有医生认为这种绷带的作用时间虽短但足以满足对软组织移植瓣或牙龈切除术 / 牙龈成形术中供区和受区的保护要求。若固位不良，可采用其他方法加强固位，例如使用牙线多次的缠绕患牙或是用金属丝结扎以增加塞治剂的固位。使用夹板和定制的支架有利于增加固位。在某些情况下，腭托比塞治剂更有效覆盖术区，特别适用于软组织移植术中供体区的保护。腭托

容易制作且较便宜，只需在石膏模型上制作出 Exxis 型真空保持器。此外可以选择较为美观的粉色丙烯酸树脂制作腭托，但是其技术操作的要求较高且价格较高。如有需要，可以使用正畸矫正弓丝增加固位。与塞治剂相比，支架的优点是患者感觉舒适（特别是在腭侧区），且在患者进食和清洁时容易去除。

氰丙烯酸酯在用于术后塞治和取代缝合技术方面显示了良好的前景。PeriAcryl® 是一种丁基氰丙烯酸酯组织粘附剂，适用于牙周手术如牙龈切除术、牙周翻瓣术、软组织移植术等。这种液体的粘附剂也可用作牙周塞治剂或是加入其他类型塞治剂中增加固位作用。氰丙烯酸酯有以下优势：减少缝合的时间、在潮湿环境中发挥聚合反应作用以达到快速止血的效果、有助于软组织移植术和翻瓣术的精确定位、起到保护膜的作用，抑制菌斑生物膜的生长，具有生物可降解性。

Barricaid® 是一种光固化型牙周塞治剂，使用时从注射器中挤出即可，其坚硬、无脆化物质，主要含有聚醚型聚氨酯二甲基丙烯酸酯树脂和硅烷化的二氧化硅填料。该种塞治剂覆盖在手术区可保护创面的，特别适用于为正畸需要而进行的牙周手术，因为它能阻止牙龈组织的冠向移位或过度冠向生长，在口腔放置的时间要长于其他塞治剂，且无不良副作用。放置时应注意避免使其深陷在邻间隙内或覆盖缝合区域而增加去除时的难度。也可使用较为美观的半透明粉红色制剂。

对于牙周手术后是否应使用塞治剂，目前存在着一些争议。1961 年，Loe 和 Silness 发现，术后术区不覆盖塞治剂，也能达到完全的组织愈合，从而提示只要保持术区的清洁，塞治剂对术后组织愈合影响较小。1983 年，Allen 和 Caffesse 推论，牙周塞治剂会增加术区菌斑的堆积，且大多数病人术后情愿不放置塞治剂。氯己定与塞治剂相比，术后短时使用可以抑制菌斑的形成，并减少患者术后的不适感。在欧洲，有粉剂型的氯己定，调和时可将其加入塞治剂中，既可保证氯己定的持续释放，又有利于减少术后菌斑的堆积。

扩展阅读

Allen DR, Caffesse RG. Comparison of results following modified Widman flap surgery with and without surgical dressing. *J Periodontol*. 1983;5(8)4:470-475.

Eley BM, Soory M, Manson, JD. *Periodontics*. 6th ed. St. Louis, MO: Saunders Elsevier; 2010;20:284.

Ferguson JW. The use of visible light cured periodontal dressing after surgical exposure of palatal canines. *Dent Update*. 1992;19(9):380-382, 384.

Levin MP. Periodontal suture materials and surgical dressings. *Dent Clin North Am*. 1980;24(4):767-781.

Newman MG, Takei HH, Klokkevold PR, Carranza FA Jr, eds. *Carranza's Clinical Periodontology*. 11th ed. St. Louis, MO: Elsevier Saunders; 2012:528-531.

Sachs HA, Farnoush A, Checchi L, Joseph CE. Current status of periodontal dressings. *J Periodontol*. 1984;55(12):689-996.

Watts TL, Combe EC. Periodontal dressing materials. *J Clin Periodontol*. 1979;6(1):3-14.

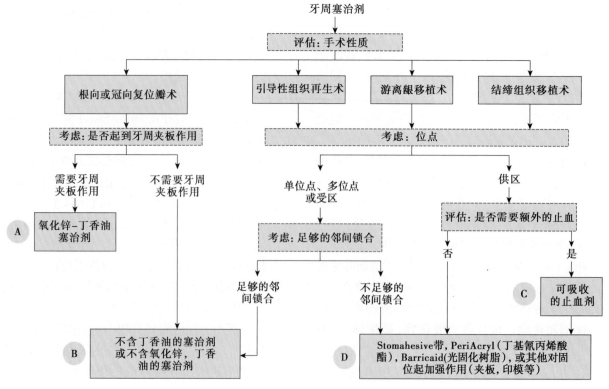

102

牙周疼痛的用药

Mauricio Ronderos and Joseph Levy

牙周临床治疗中，牙周手术后疼痛，急性牙周或黏膜病损（如坏死性牙周疾病、急性牙周脓肿、疱疹性龈口炎）引起的疼痛需要使用药物镇痛。慢性牙周炎和侵袭性牙周炎很少会出现疼痛。本章介绍牙周临床治疗中选择口服镇痛药的一般原则。临床医生应仔细回顾患者病史，评估可能影响牙周镇痛药物选择的禁忌证或药物的相互作用。

处理急性牙周或黏膜病损所引起的疼痛时，应首先去除病因。如果疼痛是继发于牙周脓肿或坏死性牙周疾病，迅速缓解疼痛的关键是彻底清创，某些病人进行全身性抗生素治疗。除了口服／全身使用止痛药，常使用局部麻醉药（如 2% 利多卡因），可以缓解口腔溃疡、疱疹性龈口炎或其他溃疡性病变引起的疼痛。

使用微创手术方法，并在术后 24 小时内间断使用冰袋局部冰敷，有助于控制炎症，减轻术后疼痛。对于范围较广的手术，手术前一天使用类固醇药物可最大程度减轻炎症。但是，医生应该谨记使用类固醇时有可能增加患者术后感染的机会。术区的保护措施包括牙周塞治剂及支架，可减轻牙周翻瓣术、牙龈切除术、软组织移植术和其他手术的术后疼痛。

重要的是要预防疼痛，而不是等疼痛出现后再消除它。止痛药应按固定间隔时间服用（如每 6 个小时），而不是由患者控制间隔时间（即疼痛需要时才服用）。为了控制疼痛且获得足够血药浓度，手术后给予长效麻醉药（如布比卡因）是有效的。

A 临床医生应根据疼痛程度的评估、操作时创伤程度，以及患者的病史，选择镇痛方案。必要时加强剂量或使用更强效的药物（参见流程图）。随着组织的愈合和疼痛的减轻，临床医生应考虑减少剂量并使用更安全的药物。

经过非手术治疗如刮治和根面平整术后，大多数患者会经历轻微的疼痛，通常持续不超过 48 小时。急性牙周病损和牙周手术如骨手术，膜龈手术，引导性组织再生术，小的植骨术

和种植术后，大多患者会经历轻到中度疼痛，常持续 2～4 天，然后逐渐消退。临床医生应该记住，尽管是同样的组织损伤，不同患者对疼痛的感受也是各异的。应该记录止痛药对不同患者的效果。患者的自述和患者在临床治疗中对止痛药的反应是评估疼痛程度的标准。为了评估疼痛的程度，患者要在 0～10 标尺上对疼痛的程度进行打分（0 代表没有疼痛，10 代表极度疼痛）。评分在 1～3 被认为轻度疼痛；4～7 为中度疼痛；8～10 为重度疼痛。这些资料对制定临床决策是重要的。

B 除非有禁忌证，非甾体类抗炎药（nonsteroidal anti-inflammatory drugs，NSAIDs）是治疗轻到中度疼痛的首选药物。这类药物通过阻止前列腺素的合成，减轻疼痛，减少炎症。NSAIDs 也能抑制血小板聚集，但是大剂量会增加术后出血的风险。术后应谨慎使用此类药物，尤其是存在术后高出血风险的手术（如游离龈移植术）。此类药物避免在有胃肠道疾病（溃疡），使用抗凝血剂以及接受抗凝治疗的患者中使用。NSAIDs 的效果常常被低估。已证明这类药物与联合使用弱阿片类药物和对乙酰氨基酚药物的效果类似，能有效地减轻小手术后的疼痛。而且，与止痛药相比，此类药物对于中枢神经系统几乎没有影响。对于术后存在轻到中度出血风险的患者或过去有胃肠道溃疡治疗史的患者，可考虑使用选择性环氧化酶 -2（cyclooxygenase-2，Cox2）抑制剂。一些研究显示，此类药物通过选择性抑制环氧化酶 -2 的活性，能够减轻疼痛，减少炎症，几乎不影响血小板功能，可将术后出血或胃肠道溃疡的风险降至最低。

C 对 NSAIDs 禁忌的轻至中度疼痛的患者，可根据患者自述或评估将其划分为轻度疼痛和中度疼痛。对于非手术治疗和小手术后的疼痛，对乙酰氨基酚为首选药物。对乙酰氨基酚不会

影响血小板的聚集。然而，对乙酰氨基酚的镇痛效果不如 NSAIDs，而且它不具有抗炎作用。对于中度疼痛患者，则推荐联合使用对乙酰氨基酚和中枢作用的镇痛药（如可待因、曲马朵）。

D　在广泛性骨切除术或外周镇痛药物无效时，则考虑使用中枢作用的药物。NSAIDs 或对乙酰氨基酚与阿片类药物联合使用，都可以降低阿片类药物的剂量，从而减少其副作用（如呼吸抑制、眩晕、便秘）。短期使用小剂量阿片类药物，很少出现药物依赖和耐药性。曲马多是一种人工合成的强效中枢性阿片类非麻醉镇痛药。曲马多几乎无心血管副作用，不会导致呼吸抑制，并最大程度地减少对药物的依赖性。这种镇痛药耐受性良好，且副作用如恶心和眩晕较轻。

E　牙周病损和手术很少会引发不可忍受的疼痛。如果使用了足够的镇痛药，仍不能控制疼痛，则考虑可能存在其他病理情况（如牙髓来源的疼痛，神经性疼痛）。全科医生可将患者转诊至专科医生处，由专科医生判断疼痛来源，增加药物的剂量，或是短期应用强效阿片类药物（如氧可酮、哌替啶），并密切关注此类患者。

扩展阅读

ADA/PDR Guide to Dental Therapeutics. 5th ed. Montvale, NJ: Physicians' Desk Reference Inc; 2009:63-133.

Newman MG, Takei HH, Klokkevold PR, Carranza FA Jr, eds. *Carranza's Clinical Periodontology.* 11th ed. St. Louis, MO: Elsevier Saunders; 2012:531.

Rose LF, Mealey BL, Genco RJ, Cohen DW, eds. *Periodontics: Medicine, Surgery and Implants.* St. Louis, MO: Elsevier Mosby; 2004:370-371.

Savage MG, Henry MA. Preoperative nonsteroidal anti-inflammatory agents: review of the literature. *Oral Surg Oral Med Oral Pathol Oral Radiol Endod.* 2004;98(2):146-152.

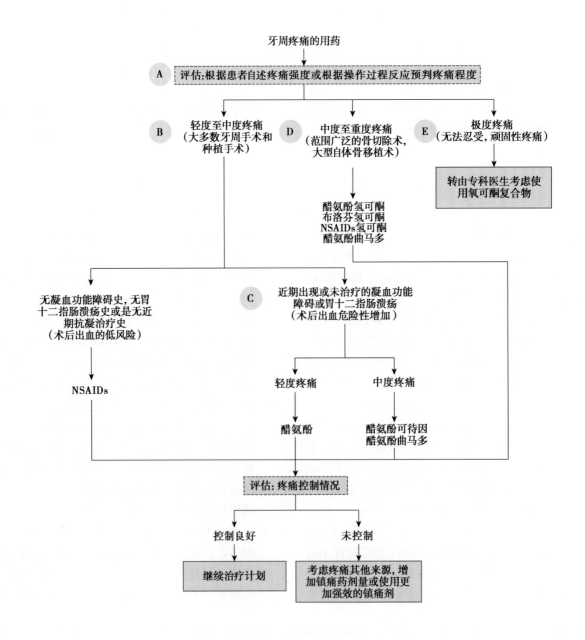

103

术后护理及再评估

Richard T. Kao and Mark C. Fagan

手术治疗后护理也是非常重要的治疗阶段。术后护理的目的包括：①监控术区组织愈合情况；②处理术后的疼痛和出血；③提供口腔卫生指导以确保组织正常愈合及家庭护理。

术后电话联系患者，以确保患者术后感觉舒适，且没有出现出血和肿胀等术后并发症。临床医生应进行术后口腔护理指导，并告知患者若有疑问可随时电话咨询。大多数患者并不能客观评价手术效果，但患者的重视程度和护理情况常常会影响他们对于术区护理的观点。

处理术后疼痛最好的方法是在疼痛发生之前解决问题。为了防止术后疼痛，患者可于术前1～2天开始服用布洛芬，每日4次，每次600mg。计划性服用布洛芬可以增加布洛芬在组织内的浓度，减少术后服用止痛药的必要，另外还可以减少术后肿胀。这种方法对于大多数患者是有效的，但是应该避免用于有布洛芬药物过敏史、胃肠道溃疡、出血以及严重肾脏／肝脏疾病的患者。短时高效的手术操作有助于减轻术后的不适感。

手术前着重评估患者的止血功能。尤其关注以下情况：血管系统缺陷而导致的轻微瘀伤、血小板功能异常（如血小板减少症、血小板功能缺陷、肝素、阿司匹林及非甾体类药物所引起血小板功能降低）而导致的出血性疾病、获得性凝血因子异常（维生素K缺乏、肝病、弥散性血管内凝血）、遗传性出血性疾病（血友病A&B，血管性血友病，缺乏因子XI、XII和VIII）。如果临床医生需要处理有凝血障碍的患者，术前评估并与内科医生协商都是非常关键的。手术结束后，重点检查术区是否有局限性出血点。对于出血明显的区域，应用缝线结扎，以确保达到局部止血作用。临床医生应该意识到，一旦局麻药中肾上腺素的止血作用消失，出血可能再次发生。临床医生不应盲目认为牙周塞治剂能够完全有效地阻止出血的发生。如果出现明显出血，需仔细切开术区，探查已被断离的小动脉或动脉，用缝线

将其结扎。外围小面积的出血，可用电刀止血，但是其他止血方法也是需要的。

A 活检术后护理时间通常为1～2周。随着组织愈合，通常不需要进一步的评估。临床医生有必要与患者分析、解释病理报告，告知后续护理须知。

B 对于骨手术和牙龈移植术，患者需术后1周复诊。复诊时，去除牙周塞治剂和缝线，用棉拭子轻轻地擦拭术区。如果因为有牙周塞治剂的存在，患者术后并未使用氯己定含漱，此时有必要让病人开始使用含漱液。在术后第一次复诊时，应告知患者在接下来的几周内有可能出现牙齿松动度增加、敏感、轻微出血等并发症。术后第二周复诊，着重对患者进行口腔卫生的指导，并告知患者可能会出现不适或少量出血，但这些症状会慢慢消失。许多研究显示，术后菌斑控制对于牙周组织再生和组织愈合非常重要，应向患者强调术后菌斑控制的重要性。术后4周和8周复诊，目的是确定手术后组织愈合正常，不需要其他手术的干预。临床医生也应再次确定家庭护理的良好效果。如果口腔卫生和组织愈合情况良好，应主要强调牙周支持治疗和定期复查的重要性，以利于保持手术效果。如果需要再次手术干预，最好在首次术后2～3个月再行手术，这样能够保证术区的血管系统完全修复成熟。

C 种植位点准备术，术后第一次复诊与B中讨论相似。不同的手术所需要的愈合时间也不同。增量手术后，需要评价组织愈合情况和口腔卫生状况，安抚患者并告知预期的愈合情况。除非存在手术并发症而要求另外复诊以进行术区检查，否则第二次和第三次术后复诊时间分别为第四周和第八周。每次复诊主要内容包括检查组织愈合情况和确保术区口腔卫生良好。组织愈合时间取决于手术的类型。可根据影像学

和临床情况评估组织愈合的情况。对于拔牙和牙槽嵴保留术，组织完全愈合通常需要3～4个月。伴有自体骨移植的骨增量手术，组织愈合时间为4～6个月，异体骨移植术组织愈合至少需要6个月。上颌窦提升术组织愈合常需9～12个月。

D　对于延期种植修复术，术后1周复诊的目的与C中阐述内容相似。术后第四周患者第二次复诊，需确定是否存在手术并发症如感染，可通过临床和影像学检查做出诊断。如果出现并发症，需与病人沟通，并告之可能需取出种植体或尽可能采用手术治疗保留种植体。如果没有并发症，可以对种植区域进行最终评估，修复治疗于术后2～4个月进行。

E　对于即刻种植修复术，术后护理与延期种植相似，术后6～12周暴露种植体，行永久修复。

　　任何手术的成功都依赖于细节的处理。术后护理对于患者而言更加重要。如果患者得到良好护理，会将正面信息反馈给医生，从而改善牙周支持治疗的依从性。

扩展阅读

Kantor M. The behavior of angular bone defects following reduction of inflammation. *J Periodontol.* 1980;51(8):433-436.

Kearon C, Hirsh J. Management of anticoagulation before and after elective surgery. *N Engl J Med.* 1997;336(21):1506-1511.

Rosling B, Nyman S, Lindhe J. The effect of systematic plaque control on bone regeneration in infrabony pockets. *J Clin Periodontol.* 1976;3(1):38-53.

Wagner JD, Moore DL. Preoperative laboratory testing for the oral and maxillofacial surgery patient. *J Oral Maxillofac Surg.* 1991;49(2):177-182.

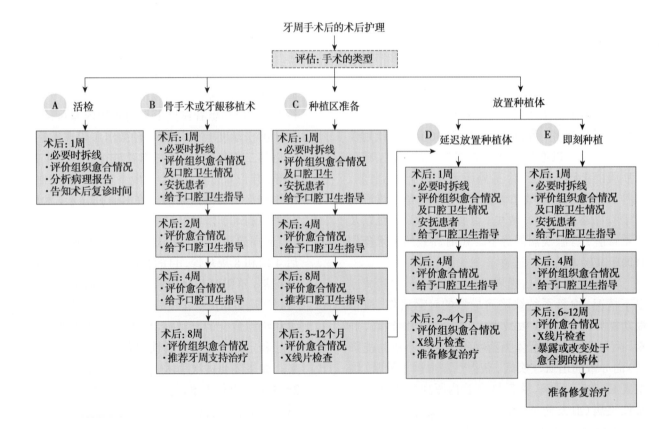

牙本质敏感症

104

William P. Lundergan and Deborah J. Horlak

大约一半的牙病患者都被牙本质敏感所困扰。牙本质暴露于热、机械刺激、蒸汽或化学刺激中易发生牙本质敏感。根面敏感通常是因为牙龈退缩、磨损、酸蚀、根面平整术和牙周手术导致的牙本质敏感。在明确的牙周治疗及后续维护治疗中，根面敏感是令患者和医生感到困惑和沮丧的问题。

A 治疗牙本质敏感症的第一步是确定敏感部位并明确病因。龋齿、外伤、充填治疗、咬合创伤、近期修复治疗、牙齿美白/漂白、牙龈退缩、磨损、酸蚀以及根面平整术或牙周翻瓣术均可能是诱发因素。治疗应先查明病因，若牙髓活力表明已有不可逆的牙髓炎症，则需进行根管治疗。若牙齿外伤，需要同时评价牙髓和牙周状况以确定预后。建议拔除发生垂直纵裂的患牙。

B 对活髓牙进行漂白易发生牙齿敏感，可能由于过氧化氢渗透入牙髓组织和（或）漂白剂的毒性刺激牙髓组织所致。治疗方法包括降低漂白剂的浓度，缩短牙齿漂白的时间，及减少漂白剂的使用次数。使用含硝酸钾的抗过敏牙膏也可能达到脱敏效果。

C 治疗根面敏感首先需良好的菌斑控制，并配合使用脱敏牙膏。市场上有多种脱敏牙膏可供选择，大多都含有 5% 硝酸钾，或其他能封闭牙本质小管的组分。与严重磨损和酸蚀有关的根面敏感，需要充填治疗并结合正确的刷牙（磨损病例），或咨询饮食/精神科专家（酸蚀病例）。脱敏牙膏能缓解牙本质敏感症状，但效果短暂，因为封闭牙本质小管的化学物质可溶于酸。饮食中的酸性物质和饮料都会溶解化学物质。患者普遍感觉到使用脱敏牙膏短期内牙本质过敏症状即得到缓解，然后患者停止使用。遗憾的是，牙本质敏感再次出现，于是患者认为脱敏牙膏治疗牙本质过敏是无效的。需要强调的是，脱敏牙膏的有效性就在于要长期使用以持续释放化学制剂，堵塞牙本质小管。若患者在家中使用脱敏牙膏两至三周仍无缓解或严重敏感以至于不能进行菌斑控制，则需要专业治疗配以家庭护理。

D 已有众多产品和方法用于治疗根面敏感，但是没有一种方法被证明是普遍有效的。对于较为挑剔的病人，医生应首选保守有效的方法。要想达到最佳的治疗效果，通常需要联合应用多种治疗手段。在某些情况下，脱敏治疗开始前需要配合局部麻醉。常用的介质包括黏结剂、草酸盐、氟化物、硝酸钾、精氨酸复合物、封闭剂、洞漆等。离子导入法是指通过电流作用交换电离子或药物的方法，1%~2% 的氟化钠溶液已成功用于此治疗。在某些病例中，可应用根面覆盖术（软组织移植术）治疗根面敏感。研究发现，单独应用激光或是联合应用激光与含氟涂料用于治疗根面敏感均有一定疗效。对于严重敏感的病例，保守治疗无效，则需要进行牙髓治疗。

扩展阅读

ADA/PDR Guide to Dental Therapeutics. 5th ed. Montvale, NJ: Physicians' Desk Reference Inc; 2009:339-350.

Addy M. Dentine hypersensitivity: new perspectives on an old problem. Int Dent J. 2002;52:367-375.

Pashley DH, Tay FR, Haywood VB, Collins MA, Drisko CL. Consensus-based recommendations for diagnosis and management of dentin hypersensitivity. Inside Dentistry. 2008;4(9):Suppl.

Swift EJ Jr. Causes, prevention, and treatment of dentin hypersensitivity. Compend Contin Educ Dent. 2004;25(2):95-106, 109.

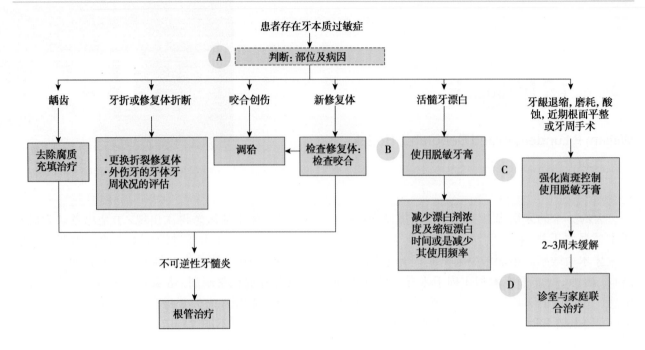

（王惠宁　孙晓瑜　郑宝玉）

第十篇

种 植 修 复

牌科种植的病例选择

105

Debra S. Finney

任何治疗方式首先都应考虑是否能达到理想的效果，并最终能恢复和（或）改善患者的健康。当患者有缺失或无法保留的天然牙并要求修复时，可供选择的治疗方式有：①暂不修复；②可摘局部义齿修复；③传统的固定桥修复；④种植义齿修复。如果满足必要的修复标准，种植义齿已被普遍认为是最理想的修复方式。

A 制定治疗计划首先要从功能的角度考虑，种植牙能否改善患者的功能。一旦明确种植牙有利于改善功能，则需进一步了解患者的信息、病史，然后讨论和明确种植修复对于该患者是否可行。

B 患者是否可行种植手术，需满足一些指标。首先要回顾患者的医疗史和当前的健康状况。通常采用的方法是先让患者完成一份书面问卷，医生再补充询问一些信息。根据所收集的信息，医生可行必要的随访。种植手术的禁忌证包括复发性心肌梗死和不可控的糖尿病。其他的危险因素应被考虑为潜在的禁忌证，如：吸烟、长期服用皮质类固醇类药物，妊娠、控制不佳的糖尿病、长期服用双磷酸盐类药物、颌骨骨髓炎，获得性免疫缺陷综合征、放疗和恶性肿瘤。此外，评估患者的精神和心理状况是否稳定也很重要，因为这有可能会影响手术操作和义齿取戴的能力。

C 一旦明确患者可行种植手术，下一步就要和患者讨论与种植手术相关的细节。临床医生应告知患者每种修复方式的利弊和风险。医生还需明确患者对美学、功能的要求和预期。如果患者有合理的预期并希望种植修复，下一步就要和患者讨论所需的治疗费用；如果患者的要求不切实际和（或）经济条件不允许，可建议患者考虑其他修复方式。

D 如果患者决定行种植手术，还需明确并记录是

否有其他疾病。部分牙缺失的患者在种植手术前，临床医生需对种植位点和余留牙进行全面的牙周评估（参见第 15 和 34 章）。然后完善修复治疗计划并确定最佳的种植位点。最后，评估种植位点在种植手术中是否可行。

E 判断种植位点的软硬组织是否足够，需行临床和影像学检查。根尖周 X 线片、曲面断层片、CT 扫描、照片和研究模型都是有帮助的诊断工具。此外，明确相关的解剖结构（如上颌窦、鼻腔、颏孔、下牙槽神经和下颌骨舌面窝）并确保它们不会影响种植体植入至最佳的位置。如有软、硬组织量不足，可采用组织增量术。骨的质量也需评估，确保种植体植入后能获得足够的稳定性和骨结合。骨质可分为四类：Ⅰ类：致密的皮质骨；Ⅱ类：厚层的皮质骨包绕致密的松质骨；Ⅲ类：中等厚度的皮质骨包绕致密的松质骨；Ⅳ类：薄层的皮质骨包绕疏松的松质骨。Ⅰ类骨和Ⅱ类骨有益于种植体植入。骨量不足的位点可以考虑行组织再生术。以上所有指标都满足的患者，即可开始制定修复治疗计划、签署知情同意书和种植体植入。

扩展阅读

Curley A, Hatcher DC. Cone Beam CT—anatomic assessment and legal issues: the new standards of care. *J Calif Dent Assoc.* 2009;37(9):253-262.

Hwang D, Wang HL. Medical contraindications to implant therapy. Part II: relative contraindications. *Implant Dent.* 2007;16(1):13-23.

Javed F, Almas K. Osseointegration of dental implants in patients undergoing bisphosphonate treatment: a literature review. *J Periodontol.* 2010;81(4):479–484.

Javed F, Romanos G. Impact of diabetes mellitus and glycemic control on the osseointegration of dental implants: a systematic literature review. *J Periodontol.* 2009;80(11):1719-1730.

Kao R, Fagan M, Conte G. Thick vs. thin gingival biotypes: a key determinant in treatment planning for dental implants. *J Calif Dent Assoc.* 2008;36(3):193-198.

Misch CE. *Contemporary Implant Dentistry.* 3rd ed. St. Louis, MO: Mosby Elsevier; 2008.

Strietzel FP, Reichart PA, Kale A, Kulkarni M, Wegner B, Küchler I. Smoking interferes with the prognosis of dental implant treatment: a systematic review and meta-analysis. *J Clin Periodontol.* 2007;34(6):523-544.

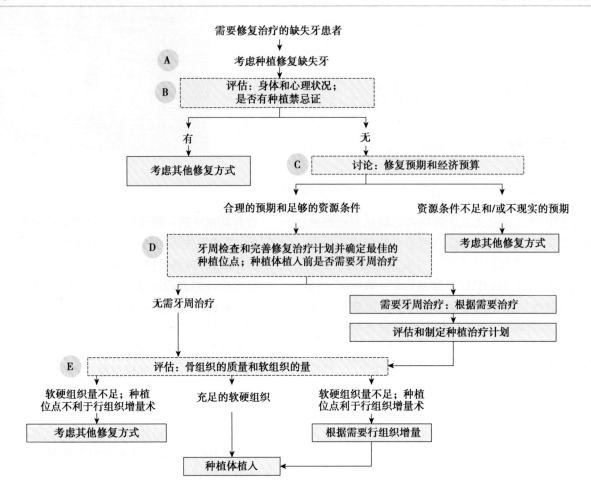

患牙保存或拔除后种植修复的决定因素

106

C. Eduardo González and Steven J. Sadowsky

口腔医疗史上，临床医生对患牙是选择拔除还是治疗主要还是依靠个人经验或偏好。本章根据所搜集到的最好的证据制定了一个推导法则。医生可根据该法则决定是否保存患牙或拔除后种植修复。最近的文献表明这两种方式的5年成功率没有显著性差异（分别为96%和95%）。但是，在相同的时间内，单颗种植修复体的机械并发症是单颗天然牙修复体的9.5倍，因此，在制定修复治疗计划时，应考虑到这一点。

A 除了一些颅颌面畸形，青少年患者的种植体植入时机应延迟至快速生长发育期结束。该时机可通过6个月一次的X线侧位头影测量或径向骺板是否关闭来判定。

拔牙和（或）种植体植入之前，医生应详细了解患者的病史并排除绝对禁忌证，如不可控的糖尿病、凝血功能异常、种植位点骨髓炎、传染病、酗酒、药物成瘾、静脉注射双磷酸盐类药物、孕妇或致死性疾病。对于这些患者应尽可能保留患牙，部分病例可通过其他的方式拔牙。

制定种植治疗计划之前需明确患者的依从性和动机。依从性差的患者种植治疗容易失败。

天然牙支持的修复方式较种植体支持的修复方式容易发生牙齿龋坏。口腔卫生条件差的患者，两种修复方式所致的软硬组织并发症相同。

从治疗费用和时间的角度考虑，只要根管治疗的预后好，治疗后行密合的冠修复是最经济有效的修复方式。若第二次根管治疗后仍效果不佳，种植修复被认为是第三经济有效的修复方式。

B 患牙在缺牙修复中的作用可影响该患牙是否被保存或拔除。复杂的缺牙修复需将有问题的天然牙拔除后才能获得长期可靠的修复效果；而短期修复体修复的患牙因为出现并发症后重新设计较为容易，所以可以将其保存。

C 就个体的牙齿来说，建议医生给予以修复为主导，其他各学科为辅（如牙周病学、口腔正畸学和牙体牙髓病学）的序列评估。任何时候，都要考虑并分析治疗方式的成本效益。

在考虑修复患牙时，医生必须通过影像学和临床检查评估牙冠的完整性、牙根的解剖结构以及牙支持组织的结构。患有牙周病的天然牙则需要评估治疗后对于美学、冠/根比、根分叉暴露和邻牙的稳定性是否会有影响。对美学没有影响的天然牙，可通过正畸干预使其快速被动萌出后放置合适金属环以促进牙齿的稳定性。如果已明确某颗天然牙无法保留，正畸辅助牵引拔除可以有效地保存种植位点的牙槽骨。

大量的证据表明，牙髓病的非手术性根管治疗的5年成功率高达96%。根尖周病变直径小于5mm时，非手术治疗成功率为95%。另一方面，根尖周病的传统外科再治疗的成功率只有44%，失败的病例再选择种植治疗时变得非常困难。但是，新技术的出现如显微外科根管倒充填技术，短期的研究数据表明该方法有很好的应用前景。

随着跨学科治疗的发展，更多的患牙得以保存。但还是需要衡量得以保存的患牙是否会影响将来可能的种植位点。

扩展阅读

Bader HI. Treatment planning for implants versus root canal therapy: a contemporary dilemma. *Implant Dent*. 2002;11(3):217-223.

Maddalone M, Gagliani M. Periapical endodontic surgery: a 3-year follow-up study. *Int Endod J*. 2003;36(3):193-198.

Ng YL, Mann V, Gulabivala K. Tooth survival following non-surgical root canal treatment: a systematic review of the literature. *Int Endod J*. 2010;43(3):171-189.

Rubinstein RA, Kim S. Long-term follow-up of cases considered healed one year after apical microsurgery. *J Endod*. 2002;28(5):378-383.

Thomas MV, Beagle JR. Evidence-based decision making: implants versus natural teeth. *Dent Clin North Am*. 2006;50(3):451-461, viii.

Torabinejad M, Anderson P, Bader J, et al. Outcomes of root canal treatment and restoration, implant supported single crowns, fixed partial dentures and extraction without replacement: a systematic review. *J Prosthet Dent.* 2007;98(4):285-311.

Tsesis I, Rosen E, Schwartz-Arad D, Fuss Z. Retrospective evaluation of surgical endodontic treatment: traditional versus modern technique. *J Endod.* 2006;32(5):412-416.

Zitzmann NU, Krastl G, Hecker H, Walter C, Waltimo T, Weiger R. Strategic considerations in treatment planning: deciding when to treat, extract, or replace a questionable tooth. *J Prosthet Dent.* 2010;104(2):80-91.

Zitzmann NU, Krastl G, Hecker H, Walter C, Weiger R. Endodontics or implants? A review of decisive criteria and guidelines for single tooth restorations and full arch reconstructions. *Int Endod J.* 2009;42(9):757-774.

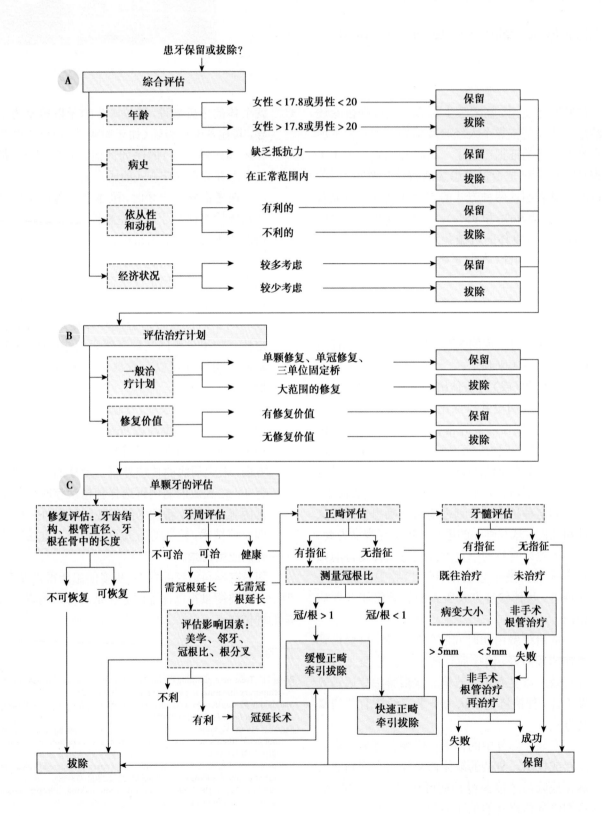

种植牙治疗中再生材料的选择

107

Flavia Q. Pirih and Paulo M. Camargo

　　再生材料的出现促进了种植牙的临床应用。获得理想的再生组织的前提是选择合适的材料。在选择材料时需考虑其是否具备：①促进细胞迁移，增殖和分化的能力；②空间维持能力；③能否为组织再生提供支架。

　　本章将讨论组织再生材料在种植体周围或种植位点预备和以下临床情况中的应用：①种植体周围裂开型和旁穿型骨缺损；②牙槽嵴/窝保存；③牙槽嵴增量。

A　应用自体骨、异体骨、异种骨结合可吸收胶原膜材料的引导骨再生（guided bone regeneration，GBR）技术成功修复重建种植体周围裂开型和旁穿型骨缺损已多次被报道。此外，人重组骨形成蛋白 -2（human recombinant bone morphogenetic protein-2，BMP-2）的应用可避免自体骨供骨区的手术和降低异体骨/异种骨导致感染的可能性，因此 BMP-2 可能更容易被患者接受。但是，高昂的费用又可能会限制 BMP-2 的临床使用。

B　牙槽嵴/窝保存术已被证实可以减少天然牙拔除后牙槽骨的水平向和垂直向吸收。牙槽窝的形态根据其唇颊面骨破坏程度，可分为轻度和重度骨缺损。轻度骨缺损可在牙槽窝内植入自体骨、异体骨或异种骨和可吸收明胶海绵的混合物（像包裹着骨移植材料的塞子一样，可减少

材料的迁移），此法可明显减少拔牙后牙槽骨的垂直向和水平向吸收。屏障膜也可用于保护骨移植材料（图 107-1～图 107-4）。重度骨缺损需在牙槽窝内充填骨移植物并用可吸收膜保存牙

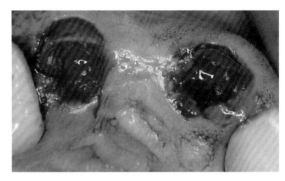

图 107-2　天然牙拔除和骨移植物 / 膜植入术中

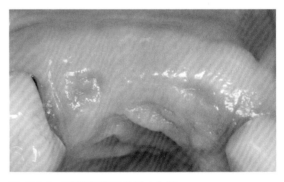

图 107-3　牙槽窝保存术后 6 个月

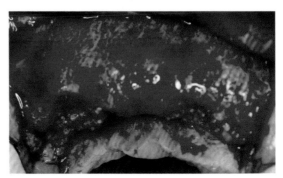

图 107-4　种植体植入时可见牙槽窝内实体骨充填和三维结构的保存

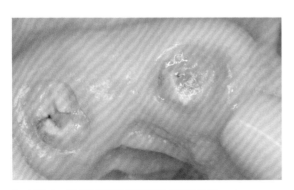

图 107-1　天然牙拔除和牙槽窝保存术前

槽窝的空间。BMP-2 可以用来替代骨移植物 /膜，但成本效益分析可能会阻碍它的推广使用。

C　一些其他类型的骨缺损对牙槽嵴增量术可能是一种挑战，并且成功与否不可预期。所以，临床评估和患者的预期都必须切合实际。无牙牙槽嵴可能表现为水平向骨缺损，垂直向骨缺损或水平垂直向骨缺损。

如需行水平向的牙槽嵴增量术，则需判断扩增的骨组织是否在受植骨床内。如果水平向的牙槽嵴扩增在受植骨床范围内，牙槽嵴扩增较容易。这种病例中的骨移植物不需要额外的支持，并且可从邻近组织中获得充足的血供，因此只需要骨移植材料和可吸收胶原膜。如果超出了受植骨床的范围，愈合过程中的空间维持就很重要。这种病例采用的 GBR 主要有两种方式，即钛加强型膜联合使用颗粒状骨移植物或外置块状骨（自体或异体骨）。GBR 手术中颗粒状骨移植物比自体块状骨移植物容易操作，技术要求不高，并发症少。外置式植骨材料的获取可能会出现一些并发症，如牙髓失活和下牙槽神经损伤。尽管异体块状骨移植物容易获得，但是无细胞活性，对缺少血供更敏感

并且在愈合过程中容易收缩。

垂直向的骨增量的效果不可预测。但是，许多技术已在应用，如钛网联合使用 BMP-2 和牵张成骨技术。牵引成骨是一种非常困难的技术，仅用于非常严重的、需要垂直向骨增量较多的病例。BMP-2 要想有效地用于垂直向牙槽嵴增量还需大量的研究。

扩展阅读

Cochran DL, Schenk R, Buser D, Wozney JM, Jones AA. Recombinant human bone morphogenetic protein-2 stimulation of bone formation around endosseous dental implants. *J Periodontol.* 1999;70(2):139-150.

Darby I, Chen S, De Poi R. Ridge preservation: what is it and when should it be considered. *Aust Dent J.* 2008;53(1):11-21.

Esposito M, Grusovin MG, Felice P, Karatzopoulos G, Worthington HV, Coulthard P. Interventions for replacing missing teeth: horizontal and vertical bone augmentation techniques for dental implant treatment. *Cochrane Database Syst Rev.* 2009;Oct 7;(4):CD003607.

Jensen SS, Terheyden H. Bone augmentation procedures in localized defects in the alveolar ridge: clinical results with different bone grafts and bone-substitute materials. *Int J Oral Maxillofac Implants.* 2009;24(Suppl): 218-236.

Kao RT, Murakami S, Beirne OR. The use of biologic mediators and tissue engineering in dentistry. *Periodontol 2000.* 2009;50:127-153.

Sigurdsson TJ, Fu E, Tatakis DN, Rohrer MD, Wikesjö UM. Bone morphogenetic protein-2 for peri-implant bone regeneration and osseointegration. *Clin Oral Implants Res.* 1997;8(5):367-374.

Urban IA, Jovanovic SA, Lozada JL. Vertical ridge augmentation using guided bone regeneration (GBR) in three clinical scenarios prior to implant placement: a retrospective study of 35 patients 12 to 72 months after loading. *Int J Oral Maxillofac Implants.* 2009;24(3):502-510.

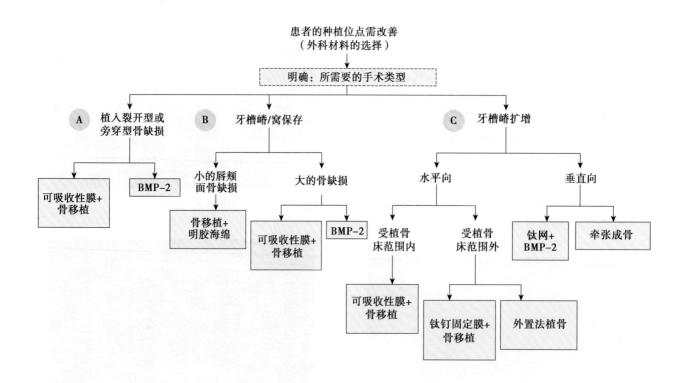

108

种植风险控制

Michael Kowalski

1952 年，瑞士的科学家开始了种植材料生物相容性的研究；1965 年，第一颗钛种植体在瑞士被植入。从那时起，种植牙就成为了一种有应用价值的、可预期的修复牙列缺损或缺失的治疗选择。但是，并非所有患者都适合种植修复。对于能够接受种植治疗的患者，医生必须告知种植修复的风险，同时也需做好相应的措施。

A 修复缺失牙的方式中，种植修复作为一种重要的组成部分已被广泛认可。经常会引起患者不满的种植问题有：医生未向患者介绍种植只是修复方式中的一种、种植失败和种植体植入的问题（进入下牙槽神经管或种植体植入后无法修复）。种植修复目前已成为修复缺失牙的治疗标准。种植修复可获得良好的和可预期的长期效果，并且是有成效的。种植作为一种重要的治疗方式不应该因为不在医保范围内或者因为患者觉得无法支付得起费用而遭到患者拒绝使用。

B 医生在决定是否给患者行种植治疗或者是否推荐给专科医生时，要基于自身的口腔教育、培训、临床经验和种植治疗的技术水平。全科牙医要坚守专科医生的标准。

C 患者是否适合行种植修复必须把患者作为一个单独的个体来评估。选择患者时应评估患者的临床表现、态度、习惯、口腔治疗史和医疗史。医生要了解患者牙缺失的原因。是因为创伤导致的还是先天性的缺失、还是因为忽视了龋病、牙周病的治疗而导致的牙缺失？如果是因为患者的疏忽而导致的牙缺失，患者是否已建立记录来证实他们已经改变了他们的态度？

从风险管理的角度来说，患者的病史不能过分强调，但是获取完整的药物治疗史是必要的。比如患者既往是否服用过能破坏骨代谢的皮质类甾醇类药物？患者是否有甲状旁腺功能亢进？患者是否已有骨质疏松和（或）近期服用过双磷酸盐类药物或其他抗骨质吸收类药物。

明确系统因素同样很重要，如不可控性糖尿病，获得性免疫缺陷综合征和吸烟等会增加种植失败的风险。这些风险应告知患者并获得知情同意。因为风险比率尚不明确，仅仅是不同医生的临床观察，所以还将继续探讨。

在选择种植患者时，评估是否有精神病史、主诉和期望值是否合理也很重要。现在的患者通常会带着消费者的心态来到牙科治疗机构。他们对美学和功能有很高的期望值，而且希望终身使用。因此，要尽早发现任何不切实际的预期。

医生给患者体检时，要明确骨组织是否可以为种植体植入提供足够的空间或是否需要组织增量术。尽管个性化基台使种植修复变得简单，但是如果种植体植入到骨组织充足的位点而功能和美学却无法恢复，这种修复对患者是没有价值的。术前评估的另一方面是要尽量避开重要的解剖结构。目前，获取患者的三维影像越来越容易，但是并非所有的种植患者都需要使用。种植体植入的数量和位置是医生需要考虑的问题。种植体植入下牙槽神经管会对患者造成严重的后果，但是种植体进入上颌窦则无需太过担心。事实上，颧种植体植入时通常都会穿过上颌窦，因此种植体穿透上颌窦无需太过担心。

D 医生必须准备好随时可能出现的潜在并发症。一旦出现，医生必须对患者负责。当患者觉得问题没有得到妥善处理时，他们通常会进行法律诉讼。他们会觉得除了法律求助没有其他方法。医生也需要教导诊室的同事，他们也应对患者所经历的治疗问题负责。如果医生放置患者不管，患者会觉得医生不仁慈，更容易走法律程序。

所有的种植医生都会碰到种植失败的病例。

但是一些失败的种植病例可通过选择患者来避免，通过病史，体检或牙科治疗史来发现禁忌证。当发现有种植失败的可能时，要早发现，早治疗。治疗费用或失败种植体的替换应该在种植前就解决，使得费用不会成为一个争论点。

尽管认识到了种植牙的成功，但医生同样也必要注意到种植牙的局限性。选择病人和制定治疗计划时考虑这些局限性是必要的。这才能规避、减少并发症的发生或者可以采用有效的方法来处理。

扩展阅读

Brånemark PI, Zarb G, Albrektsson T, eds. *Tissue Integrated Prostheses: Osseointegration in Clinical Dentistry.* Lombard, IL: Quintessence; 1985.

Fugazzotto PA. *Implant and Regenerative Therapy in Dentistry: A Guide to Decision Making.* Ames, IA: Wiley-Blackwell; 2009.

Larsen PE, McGlumphy EA. Contemporary implant dentistry. In: Hupp JR, Ellis E, Tucker MR eds. *Contemporary Oral and Maxillofacial Surgery.* 5th ed. St. Louis, MO: Mosby Elsevier; 2008:253-287.

Misch CE. *Contemporary Implant Dentistry.* 3rd ed. St Louis, MO: Mosby Elsevier; 2008.

Zinman, E. Medicolegal issues related to implant complications. In: Froum S, ed. *Dental Implant Complications: Etiology, Prevention, and Treatment.* Chichester, West Sussex, UK: Wiley-Blackwell; 2010: 429-437.

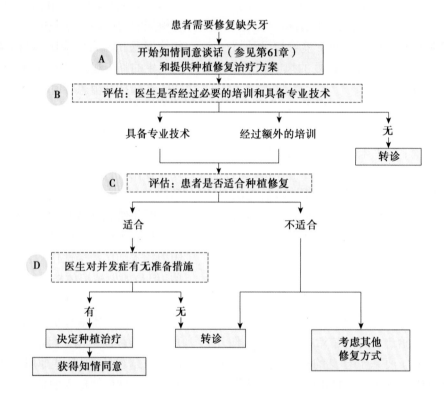

109

前牙缺失种植修复的咬合设计

Donald A. Curtis，Octavia Plesh and Kimberly H. Kim

上颌前牙区种植修复的并发症中,很多是与种植牙和天然牙之间的感觉和生物力学差异有关。例如:种植牙需要9倍以上的天然牙咬合力才能达到感觉阈值;天然牙列中前牙的触觉比后牙灵敏,但种植牙中没有这种本体感受的差异。此外,天然牙的牙周膜有提供缓冲载荷的优点,但种植牙没有。正是因为这些感觉和生物力学的差异,种植前牙冠修复体的并发症(如崩瓷)的发生大概比天然牙冠修复体高7倍。所以,这种差异就要求临床医生在行前牙种植修复过程中应充分考虑前牙咬合。一般来说,其目标是种植牙和相邻天然牙之间能获得轻微的牙尖交错最广泛接触和移动。其次是获得交叉保护𬌗,即稳定的后牙咬合接触在下颌侧向运动时被前牙修复体分离。具体的咬合考虑因前牙缺牙间隙范围和大小而不同。

A 单颗上颌前牙种植修复通常只需和当前的咬合保持一致,包括在牙尖交错位和侧向、前伸颌运动时有轻微接触。这样,种植牙在侧向运动时可获得来自临近天然牙的本体感受。

如果种植修复单颗中切牙,注意切缘长度和前伸颌运动很重要,因为切缘断裂是常见的修复并发症。

如果种植修复单颗尖牙,理想的组牙功能𬌗可能会使尖牙修复体比对称尖牙稍短。金属舌面和可修补的修复体对修复尖牙来说很重要,尤其在侧向运动中起引导接触功能的尖牙。

磨牙症患者的并发症发病率大约是非磨牙症患者的3倍。前牙种植修复时选用轻微移动接触、金属舌面和可修补的修复体以及𬌗垫治疗是合理的。

B 上颌前牙种植修复体的咬合设计需考虑缺失牙的数量。一般来说,多颗上颌前牙的修复目标是和天然牙共同参与颌运动。当不可能达到此目标时,可以尝试多颗种植牙修复。咬合力越大,可修补的修复体和𬌗垫就越为重要。

相邻的两颗牙考虑种植修复时,可采用两颗种植体支持的联冠修复或带悬臂设计的修复方式。当患者的咬合力较小时,可考虑悬臂修复并避免悬臂的咬合接触。如果患者咬合力过大,应采用联冠修复,严禁使用悬臂。悬臂比联冠容易发生修复并发症,如种植体折断、螺丝松动、金属支架折断和崩瓷。此外,夜磨牙症患者也不应使用悬臂修复,当夜磨牙咬合力过大或天然牙不参与咬合接触时,应使用𬌗垫治疗。

所有的上颌切牙缺失可将两颗种植体植入牙齿的侧切牙位点;侧向颌运动时可获得的重要的尖牙保护𬌗;尽量保证多颗牙在前伸运动时均衡接触。若医生不能确定理想的功能和美学修复效果所需的牙冠长度,可考虑采用临时牙修复。

六颗上颌前牙全部缺失时,种植体应植入尖牙和中切牙的位置,使得侧方颌运动时可以和前磨牙一起获得形成组牙功能𬌗;侧方和前伸颌运动时多点接触;使用临时牙评估功能和美学效果;尖牙到中切牙可修补分段式修复和𬌗垫治疗。

扩展阅读

Hämmerle CH, Wagner D, Brägger U, et al. Threshold of tactile sensitivity perceived with dental endosseous implants and natural teeth. *Clin Oral Implants Res.* 1995;6(2):83-90.

Kinsel RP, Lin D. Retrospective analysis of porcelain failures of metal ceramic crowns and fixed partial dentures supported by 729 implants in 152 patients: patient-specific and implant-specific predictors of ceramic failure. *J Prosthet Dent.* 2009;101(6):388-394.

Linkevicius T, Vladimirovas E, Grybauskas S, Puisys A, Rutkunas V. Veneer fracture in implant-supported metal-ceramic restorations. Part I: Overall success rate and impact of occlusal guidance. *Stomatologija.* 2008;10(4):133-139.

Reshad M, Jivraj S. The influence of posterior occlusion when restoring anterior teeth. *J Calif Dent Assoc.* 2008;36(8):567-574.

Taylor TD, Wiens J, Carr A. Evidence-based considerations for removable prosthodontic and dental implant occlusion: a literature review. *J Prosthet Dent.* 2005;94(6):555-560.

Zurdo J, Romão C, Wennström JL. Survival and complication rates of implant-supported fixed partial dentures with cantilevers: a systematic review. *Clin Oral Implants Res.* 2009;20(Suppl 4):59-66.

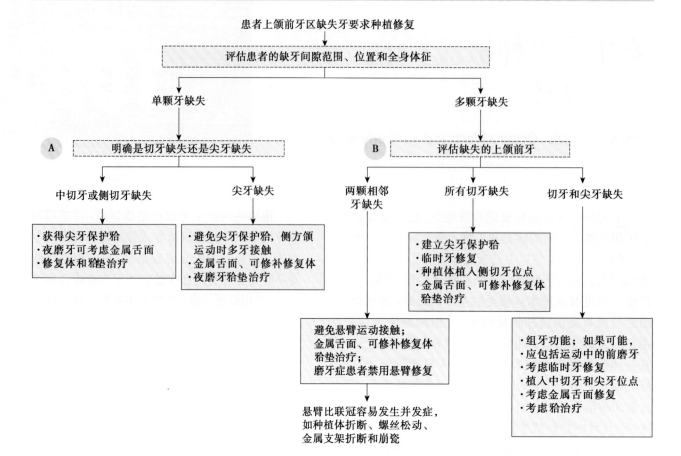

后牙缺失种植修复的咬合设计

110

Donald A. Curtis, Sunita P. Ho and Arun B. Sharma

部分牙缺失采用种植体支持的修复方式治疗已被广泛接受。因为种植体有助于义齿的支持和固位、有利于牙槽骨的保存、患者更容易接受并且可行使更稳定的咬合功能，所以被认为是传统修复方式的一种进步。因为种植牙没有类似于天然牙牙周膜的缓冲结构，导致负重后并发症的发生率较高，所以后牙缺失的患者行种植修复时医生应考虑后牙保护𬌗。尽管没有证据表明咬合因素和生物学并发症（如种植体骨结合失败）之间有显著的相关性，但有大量证据表明医生能通过调整咬合来减少并发症的发生。

咬合因素相关的修复并发症包括崩瓷和修复组件折断。仔细留意咬合因素可减少修复并发症的发生。后牙修复体发生崩瓷的危险因素包括：修复后应有组牙功能𬌗而不是尖牙保护𬌗、不戴𬌗垫（2倍）、种植修复体的对颌也是种植修复体（5倍）。此外，夜磨牙症患者修复组件折断的发生率更高（10倍）。

A　异常功能颌运动。咬合力过大（如夜磨牙症）是种植失败的高风险因素，这其中包括夜磨牙症。夜磨牙症是一种睡眠障碍，包括不自主或间歇性非功能性的咬牙、磨牙或磨牙癖。有超过20%的人在他们生活的某个阶段可被诊断为夜磨牙症，在种植治疗前应明确患者是否有夜磨牙症。医生可以通过患者的病史和口腔检查（如评估颌面形态和牙周膜厚度等）来评价夜磨牙症的影响和严重性。医生给夜磨牙症患者制定种植治疗计划时，应包括有𬌗治疗、联冠修复和金属𬌗面修复体。

B　前部引导。如果前部引导（尖牙保护𬌗）在侧向颌运动时将后牙分开，则发生修复并发症的概率将少于组牙功能引导（后牙和前牙在侧向运动时都有接触）。如果医生能调整咬合，建议调整为前部引导。

C　如果上下颌种植修复体之间发生咬合接触，其修复体崩瓷的概率是种植牙与天然牙咬合接触的7倍。这时，金属𬌗面、前部引导和𬌗垫治疗就变得更为重要。

扩展阅读

Kinsel RP, Lin D. Retrospective analysis of porcelain failures of metal ceramic crowns and fixed partial dentures supported by 729 implants in 152 patients: patient-specific and implant-specific predictors of ceramic failure. *J Prosthet Dent*. 2009;101(6):388-394.

Linkevicius T, Vladimirovas E, Grybauskas S, Puisys A, Rutkunas V. Veneer fracture in implant-supported metal-ceramic restorations. Part I: Overall success rate and impact of occlusal guidance. *Stomatologija*. 2008;10(4):133-139.

Quiryen M, Naert I, van Steenberhe D. Fixture design and overload influence marginal bone loss and fixture success in the Brånemark system. *Clin Oral Implants Res*. 1992;3(3):104-111.

Taylor TD, Wiens J, Carr A. Evidence-based considerations for removable prosthodontic and dental implant occlusion: a literature review. *J Prosthet Dent*. 2005;94(6):555-560.

Zurdo J, Romão C, Wennström JL. Survival and complication rates of implant-supported fixed partial dentures with cantilevers: a systematic review. *Clin Oral Implants Res*. 2009;20(Suppl 4):59-66.

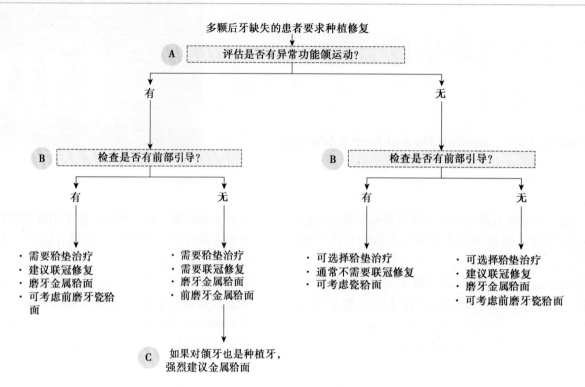

多颗后牙缺失的患者要求种植修复

A　评估是否有异常功能颌运动？

有　　　　　　　　　　　　　　　　　　　　　　无

B　检查是否有前部引导？　　　　　　　　　　B　检查是否有前部引导？

有　　　　　　　　无　　　　　　　　　　有　　　　　　　　无

· 需要𬌗垫治疗　　　· 需要𬌗垫治疗　　　· 可选择𬌗垫治疗　　· 可选择𬌗垫治疗
· 建议联冠修复　　　· 需要联冠修复　　　· 通常不需要联冠修复　· 建议联冠修复
· 磨牙金属𬌗面　　　· 磨牙金属𬌗面　　　· 可考虑瓷𬌗面　　　· 磨牙金属𬌗面
· 可考虑前磨牙瓷𬌗　· 前磨牙金属𬌗面　　　　　　　　　　　　· 可考虑前磨牙瓷𬌗面
　面

C　如果对颌牙也是种植牙，
　强烈建议金属𬌗面

部分牙列缺失的种植修复设计

111

Donald A. Curtis, Arun B. Sharma and Octavia Plesh

在考虑给部分牙列缺失的患者种植修复之前，临床医生应评估和改善患者的牙周状态和恢复情况。虽然有牙周炎病史患者种植牙的存留率并不低于牙周健康患者，但是慢性牙周炎与牙周健康的患者相比，已被证实会有长期的种植体周围探诊深度、种植体周围边缘骨丧失和种植体周围炎。

A　牙周情况恢复改善后，医生可以选择固定种植义齿或局部种植覆盖义齿。如果只有一颗或两颗牙缺失，最好的方式是用相同数量和合适直径的种植体支持的义齿修复缺失牙。只要患者经济条件允许、种植位点合适、侧向和颌间距离足够，这种方式是可行的。

　　　如果有单个或多个象限的牙缺失或种植体不能植入理想的位置，则可考虑局部种植覆盖义齿。如果患者既往成功使用过局部义齿和过多考虑治疗费用，可考虑采用比传统的可摘局部义齿有更好的支持和固位力的种植覆盖义齿。此外，当种植体数量或位置无法满足时，单颗种植体支持的局部义齿仍是一种合理的恢复咬合功能的方式。

B　如果有多个种植修复体，则需考虑是否联冠修复。如果咬合力较大、植入的小直径种植体或患者有磨牙症，那么联冠修复是合理的。如果咬合力适中，大直径种植体单冠修复会使患者感到更舒适。如果考虑带悬臂设计的修复方式，种植修复体与悬臂应联冠修复。尽管没有

证据表明悬臂会导致种植生物力学并发症（如种植体折断），但是修复并发症（如螺丝松动和崩瓷）的发生率大约是非悬臂设计的 2 倍。

C　如果选择附着体支持的局部种植可摘义齿，则需评估种植位点是否有足够的骨量和足够的颌间距离（>7mm）。例如，单侧下颌牙缺失，在第一磨牙区植入种植体可增加对传统局部可摘义齿的支持和固位、减少义齿下方的食物残留和提高患者的满意度。如果患者单侧下颌牙缺失，并且咀嚼力较小，可在第一磨牙区植入大直径种植体作为局部义齿的基牙，其固位力较附着体所提供的要小。如果患者单侧上颌牙缺失且骨质不佳，只要颌间距离足够（10~12mm），可考虑采用杆卡支持的方式修复。

扩展阅读

Grossmann Y, Finger IM, Block MS. Indications for splinting implant restorations. *J Oral Maxillofac Surg.* 2005;63(11):1642-1652.

Karoussis I, Kotsovilis S, Fourmousis I. A comprehensive and critical review of dental implant prognosis in periodontally compromised partially edentulous patients. *Clin Oral Implants Res.* 2007;18(6):669-679.

Kaufmann R, Friedli M, Hug S, Mericske-Stern R. Removable dentures with implant support in strategic positions followed for up to 8 years. *Int J Prosthodont.* 2009;22(3):233-241.

Ong CT, Ivanovski S, Needelman IG, et al. Systematic review of implant outcomes in treated periodontitis subjects. *J Clin Periodontol.* 2008;35(5):438-462.

Zurdo J, Romão C, Wennström JL. Survival and complication rates of implant-supported fixed partial dentures with cantilevers: a systematic review. *Clin Oral Implants Res.* 2009;20(Suppl 4):59-66.

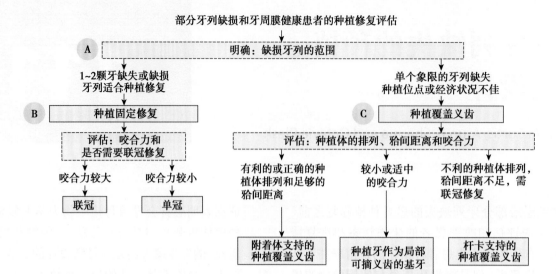

牙列缺失患者的种植修复设计

Donald A. Curtis, Gaurav Setia and Arun Setia

112

　　65 岁以上的美国人中约有三分之一牙列缺失，预计未来 20 年需要修复的患者数量将明显增加。使用全口义齿的患者的咀嚼功能不及天然牙的 20%。种植修复治疗全口无牙颌能更好地改善患者的功能，自信和生活质量。选择合适的种植修复方式取决于患者的主诉，组织解剖的局限性，功能和美学目标以及日常维护。治疗计划制定的依据是患者功能的需求而并非患者的承受力，这一点非常重要。

　　无牙颌患者的修复方式分为无种植体和种植体支持的全口义齿。种植支持义齿是由种植体和组织混合支持，根据患者能否自行取戴又可分为能自行取戴和不能自行取戴种植全口义齿。

A　种植体和组织混合支持的全口义齿包括颏孔间的 2 个或 4 个利用杆卡或附着体固位的种植义齿。当种植体轴向不一致、因骨质不佳而希望连接种植体或咬合力过大时可考虑使用杆卡。和其他附着体相比，制作杆卡所需的费用更高、就诊次数更多，不容易维护，尤其是采用的是研磨卡杆而不是海德杆。临床医生和患者都要清楚两颗种植体功能的限制，近 50% 的患者采用 2 颗种植体和一颗种植体支持的覆盖义齿后

不能咀嚼胡萝卜，因此需要考虑增加后牙区的种植体。

B　当种植体可被植入至颏孔后方时，其优点是义齿可完全被种植体支持。义齿可以是杆卡或附着体支持的可摘义齿或螺丝或黏结固位的金瓷或金属支架的丙烯树脂义齿。通常，种植覆盖义齿可为唇提供更好的支撑，更适合上颌牙弓，价格相对较低，可恢复可预期的言语功能，可达到和金瓷固定义齿同样的效果。尽管金瓷固定义齿有更多的并发症，但是容易让患者心理上接受。

扩展阅读

Allen F, McMillan A. Food selection and perceptions of chewing ability following provision of implant and conventional prostheses in complete denture wearers. *Clin Oral Implants Res.* 2002;13(3):320-326.

Curtis DA, Sharma AB, Finzen FC. The use of dental implants to improve quality of life for edentulous patients. *J Calif Dent Assoc.* 2008,36(4):275-280.

Douglass CW, Shih A, Ostry L. Will there be a need for complete dentures in the United States in 2020? *J Prosthet Dent.* 2002;87(1):5-8.

Eklund SA, Burt BA. Risk factors for total tooth loss in the United States; longitudinal analysis of national data. *J Public Health Dent.* 1994;54(1):5-14.

Zitzmann NU, Marinello CP. Treatment outcomes of fixed or removable implant-supported prostheses in the edentulous maxilla. Part I: patients' assessments. *J Prosthet Dent.* 2000;83(4):424-433.

牙列缺失患者的种植修复评估

```
┌─────────────────────────────────────────────────────┐
│      明确：是种植体和组织支持还是种植体支持？         │
└─────────────────────────────────────────────────────┘
        │                                    │
   A  种植体和组织支持              B    种植体支持
                                   （至少四颗种植体，两颗在后牙区）
        │                                    │
┌────────────────────────┐      ┌────────────────────────┐
│ 评估：种植体排列、𬌗间   │      │ 评估：患者的需求和其他的考虑 │
│ 距离、骨的质量、咬合力   │      └────────────────────────┘
└────────────────────────┘
```

· 种植体轴向排列不一致	· 种植体轴向排列一致	· 更好地支持软组织和唇	· 较少地支持唇
· 骨质量不佳和/咬合力过大	· 骨质量相对较好	· 可预期的言语功能	· 难以控制言语功能
· ≥10mm 𬌗间距离	· ≤10mm 𬌗间距离	· 并发症少且易处理	· 更多并发症
		· 更容易保持口腔卫生	· 心理上更容易接受

| 杆卡 | 附着体 | 患者可取戴 | 患者不可取戴 |

113

种植修复体黏结固位或螺丝固位

Steven J. Sadowsky

选择种植修复体的固位方式（黏结固位或螺丝固位）需考虑多个因素，其中包括：种植体的长轴方向、颌间距离、额外的费用、美学考虑和咬合功能的需求。随着种植系统不断的发展，如内连接基台、螺丝材料和设计的改进以及常规使用扭矩扳手已减少了螺丝固位后出现的螺丝松动。同样，不透 X 线的临时黏结剂的使用、可进入龈缘的个性化基台和替代体的试戴减少了因黏结固位引起的种植体周围炎的发生。种植修复体传送系统的新进展无疑将会改变目前所推荐的选择流程。

A 螺丝固位要求种植体在 X 和 Y 轴方向上准确植入，这样有利于螺丝通道的开口位于后牙的𬌗面中央窝或前牙的舌面窝范围内。黏结固位修复体的就位道可使用个性化基台或 CAD/CAM基台进行调整。种植体长轴不一致至少需要17° 的轴向分散才使用螺丝固位的预成角度基台。尽管没有证据表明非轴向的咬合力不利于种植体的骨结合，但是过大的种植体角度或种植组件不匹配会导致弯曲运动，进而引起螺丝的松动。

B 锥度为 6° 的基台，黏结固位所需要的最小颌间距离为 6mm。黏结效果受多因素的影响，如副沟、表面积、高度、表面粗糙度和黏结剂类型。基台高度较小时，临时黏结剂可能没有黏结效果。螺丝固位可用于颌间距离仅有 4mm 的患者，但是螺丝固位窄直径的修复体可能损害修复体的完整性。螺丝的固位开始只需将扭力加到最大扭力的 50%～75%。建议 5 分钟和 1 周后重新紧固螺丝以获得最适前负荷，这样做是因为可能会出现种植体松动以及金合金和相对的钛螺丝钉因应力集中而产生变形。

C 有些病例希望修复体是可以修补的。如全口种植修复重建、带悬臂设计的修复体、磨牙症患者、牙龈退缩风险很高和计划将来修复，则建议使用螺丝固位。尽管一些体外实验表明螺丝固位比黏结固位更容易出现机械并发症（如崩瓷），但是临床上争论更多的是术后的负载。最近，一个 5 年的临床研究通过临床或患者评估两种固位设计，结果提示两种固位方式之间无差异。黏结固位的修复体可修补的方法包括制作基台螺丝通道导板或在修复体的𬌗面放置一个陶瓷染色剂，用来定位螺丝的位置。其他的方法包括采用侧向螺钉固位或螺钉 - 黏结联合固位。

D 出于美学的考虑则可能要求黏结固位，尤其是在容易被看见的下颌后牙区。但是，内冠上使用不透明瓷和用掺入颜色瓷的复合材料来充填螺丝通道开口可使种植修复体与𬌗充填体混淆。强调种植修复体的"被动"就位可减少生物和机械并发症。螺丝固位后的修复体边缘间隙小于黏结固位的边缘间隙并且可减少的细菌附着，但是可能也会对美学区有影响。临床可接受的边缘间隙可通过细节的设计和技工的操作获得。

E 当螺丝通道开口占据了后牙𬌗面的 50%，修复体容易被修补、戴牙也可能更容易，但是会有潜在的有非轴向力引起的机械并发症。如果螺丝通道的开口位于前伸和侧向运动的轨迹上，前部引导可能会受到影响。

扩展阅读

Keith SE, Miller BH, Woody RD, Higginbottom FL. Marginal discrepancy of screw-retained and cemented metal-ceramic crowns on implant abutments. *Int J Oral Maxillofac Implants*. 1999;14(3):369-378.

Shadid R, Sadaqa N. A comparison between screw- vs. cement-retained implant prostheses: a literature review. *J Oral Implantol*. 2012;38(3):298-307.

Sherif S, Susarla SM, Hwang JW, Weber HP, Wright RF. Clinician- and patient-reported long-term evaluation of screw- and cement-retained implant restorations: a 5-year prospective study. *Clin Oral Investig*. 2011;15(6):993-999.

Torrado E, Ercoli C, Al Mardini M, Graser GN, Tallents RH, Cordaro L. A comparison of the porcelain fracture resistance of screw-retained and cement-retained implant-supported metal-ceramic crowns. *J Prosthet Dent*. 2004;91(6):532-537.

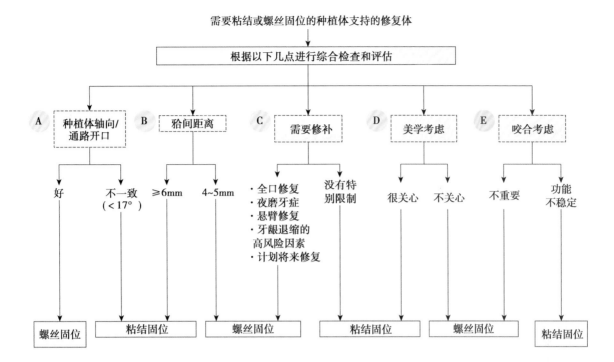

114

种植位点的影像学评估

Gregory J. Conte

要达到最佳的种植美学修复效果,准确的诊断和治疗计划是必不可少的。如果用专业的诊断标准来评估并给予合理的治疗,无法保留的天然牙拔除后即刻种植可获得理想的功能和美学修复。因为无法准确地评估美学区的拔牙窝和即刻种植位点等诸多影响因素,所以美学区的即刻种植效果往往并不尽如人意。修复医生团队需对濒危天然牙周围的骨组织和软组织形态有全面的了解,并且明确即刻种植是否可以获得理想的美学效果。不适合即刻种植的拔牙窝,需行牙槽窝保存术或组织增量术以减少组织的缺失。

A 濒危天然牙的诊断评价首先需行影像学评估。

采用锥形束计算机 X 线体层扫描(cone beam computed tomography,CBCT)或医疗级计算机 X 线体层扫描(computed tomography,CT)进行三维评估。CBCT 可清晰地显示所有解剖结构真实的三维大小和形态(图 114-1A～D),医生可见牙的位置和颊舌侧骨板。回顾 X 线片可获得的骨的横断面、邻近的重要解剖结构和外科导板所需的角度和合适的种植体位置。若考虑行即刻种植,唇侧骨板至少要有 1mm 的厚度。如果唇侧骨板缺损,尤其对于考虑行不翻瓣手术,不建议即刻种植。除了唇侧骨板,还应准确评估牙槽间隔的高度并保证在正常高度,正常的

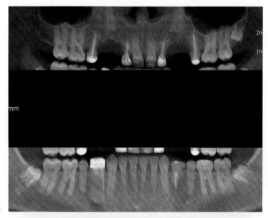

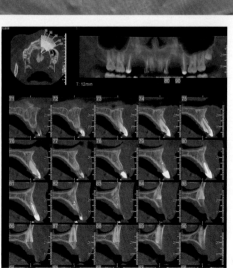

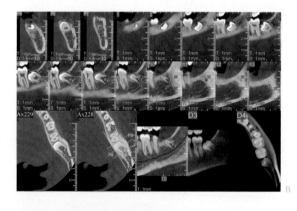

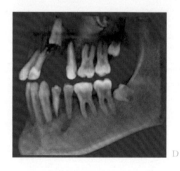

图 114-1 曲面断层片(A);CBCT 提供的二维影像,可以观察近远中向、颊舌向和冠根向(B)和前牙区(C)的断层图像;这些断层影像可以用来三维重建(D)

高度大约位于邻牙的釉牙骨质界下方1～2mm。

如果即刻种植位点有病变，则需在去除肉芽组织和种植位点的处理时将病变组织和累及的骨组织清除。术前或术中发现任何未清理的感染组织或唇侧骨板缺损，则需延期种植以降低骨结合失败或不全和唇侧种植体螺纹暴露的风险。为避免这种情况的发生，较为合适的方法是拔牙的同期行牙槽嵴保存术。延期种植是拔牙后2～4个月植入种植体。

美学区的种植修复，软组织的评估非常重要。首先应评估濒危牙的牙龈位置。拔牙和即刻植入种植体后唇颊面牙龈可能会退缩1～2mm，所以无法保留的天然牙的游离龈边缘在对称牙游离龈的冠方1～2mm对美学修复是更为有利的（图114-2）。相反，因为在牙槽窝愈合过程中牙槽嵴顶会有吸收，天然牙的游离龈边缘于对称牙的游离龈在相同的水平或在其根方则对美学修复是不利的（图114-3）。特别是高位笑线的患者更应引起重视。在这种情况下，为了维持牙龈的位置，可考虑用正畸的方法将牙根

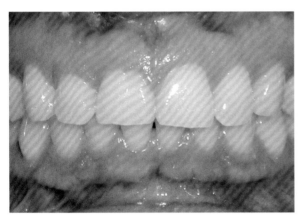

图114-2　两颗上颌中切牙的牙龈缘不对称。右上中切牙拔除后即刻种植有更有利的软组织形态

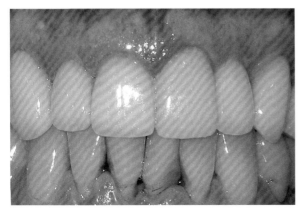

图114-3　两颗上颌中切牙的牙龈缘不对称。左侧上颌中切牙需要被拔除，由于牙龈缘位置偏根方，因此不适合行即刻种植

逐渐牵引出牙槽窝。软组织的评估包括牙龈的外形和生物型。牙龈的外形根据唇面牙龈的中点和邻间组织高度间的距离可分为扁平形和陡峭形。牙龈生物型分为的薄龈生物型和厚龈生物型。具有弧度明显和薄龈生物型牙龈的天然牙拔出后，容易出现牙龈退缩和邻间组织丧失。但是平坦形和厚龈生物型牙龈较少发生牙龈退缩。高弧度的薄龈生物型患者，医生需要制定详细的治疗计划以确保可预期的美学效果。拔牙后即刻种植可能会有风险。无法保留的天然牙拔除后同期行骨和软组织移植，4～6个月后再植入种植体可能会取得更好的美学效果。

软组织评估的最后的一个指标是牙龈乳头的高度。牙龈乳头它是由其下方的骨组织和牙的邻面接触高度决定的。正常的牙 - 龈复合体中，牙龈乳头距离牙槽嵴顶约4.5mm。距离越大，充填邻面间隙的软组织减少的风险就越大。天然牙周围和种植牙周围的牙龈和下方的骨组织有既定的关系。即刻种植修复体的唇颊面牙龈边缘由拔牙后的唇颊面牙槽骨支撑。邻间牙龈组织由相邻牙的邻间骨水平决定。天然牙拔除前，局麻下行骨探测来评估这些三维结构是一种重要的和有价值的诊断方法。游离龈缘与下方牙槽嵴之间正常的平均距离在唇颊面为3mm，邻间隙为4.5mm。如果无法保留的天然牙唇颊面龈缘水平与邻牙不协调并且与牙槽嵴之间的距离大于3mm，拔牙前可考虑正畸牵引。这样会取得更好的美学效果。如果牙龈乳头与牙槽嵴顶之间的距离大于4.5mm，种植修复后肯定会出现预期的软组织丧失。经常出现的错误是测量牙槽间隔的高度。因为邻牙的牙槽间隔会为最终的修复提供软组织支持，如果这个距离大于4.5mm，则需告知患者很有可能会出现邻面间隙即"黑三角"。尽管这个问题可以解决，但是会导致修复体的外形为方圆形。对无法保留的牙，牙冠的形态和位置也需要在即刻种植时诊断评估。方圆形牙冠比卵圆形和尖圆形牙冠美学修复效果好，因为邻面接触区更长、有更多的牙齿结构充填邻牙间隙（图114-4和图114-5）。

邻牙间组织退缩的风险，方圆形牙比尖圆形 / 锥形牙要小。因为尖圆形和锥形牙的邻面接触区靠近切缘，需要更高的组织才能充填邻牙间隙。在这种情况下，即使很少量的组织丧失都会出现邻面"黑三角"。

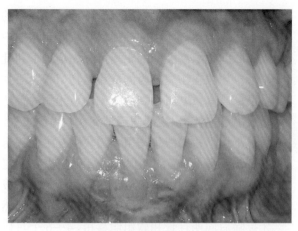

图 114-4 高弧度的薄龈生物型牙龈。牙齿形态为尖圆形并伴有较长的牙龈乳头和位于切 1/3 的邻牙接触点

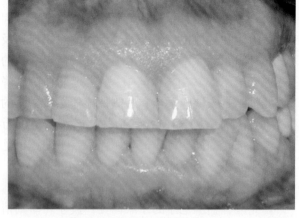

图 114-5 平坦形的厚龈生物型牙龈。牙齿形态为方圆形并伴有较短的牙龈乳头和长、宽的邻牙接触点

扩展阅读

Becker W, Ochsenbein C, Tibbetts L, Becker BE. Alveolar bone anatomic profiles as measured from dry skulls. Clinical ramifications. *J Clin Periodontol*. 1997;24(10):727-731.

Kois JC. Esthetic extraction site development: the biologic variables. *Contemp Esthet Restorative Pract*. 1998;2:10-18.

Kois JC. Predictable single tooth peri-implant esthetics. Five diagnostic keys. *Compend Contin Educ Dent*. 2001;22(3):199-206.

Olsson M, Lindhe J. Periodontal characteristics in individuals with varying forms of the upper central incisors. *J Clin Periodontol*. 1991;18(1):78-82.

Saadoun A, LeGall M, Touti B. Selection and ideal tridimensional implant position for soft tissue aesthetics. *Pract Periodontics Aesthet Dent*. 1999;11(9):1063-1072.

Salama H, Salama M. The role of orthodontic extrusive remodeling in the enhancement of soft and hard tissue profiles prior to implant placement: a systematic approach to the management of extraction site defects. *Int J Periodontics Restorative Dent*. 1993;13(4):312-333.

Salama H, Salama M, Garber D, Adar P. Developing optimal peri-implant papillae within the esthetic zone: guided soft tissue augmentation. *J Esthet Dent*. 1995;7(3):125-129.

Spear FM, Mathews DM, Kokich VG. Interdisciplinary management of single-tooth implants. *Semin Orthod*. 1997;3(1):45-72.

Reed BE, Polson AM. Relationships between bitewing and periapical radiographs in assessing crestal alveolar bone levels. *J Periodontol*. 1984;55(1):22-27.

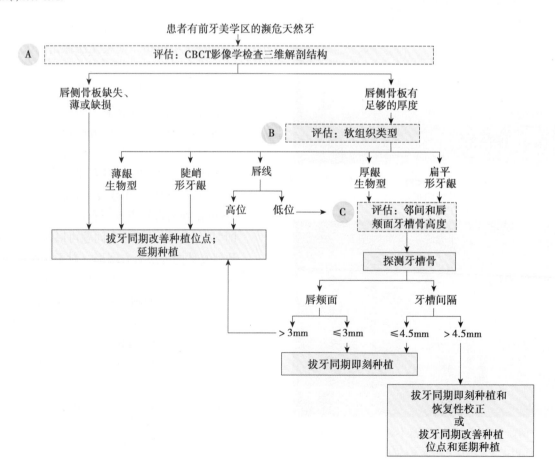

种植位点软硬组织的评估

Mark C. Fagan and Gregory J. Conte

种植牙修复缺失天然牙的主要目的是恢复功能和维护美学效果。不论是即刻种植还是拔牙后的早期或延期种植，对种植位点软硬组织的评估都很重要，因为需要考虑是否需要行组织增量术。临床医生应该想象种植体植入后的三维位置是否能取得修复体的"穿龈形态"并与邻牙协调（图115-1和图115-2）。如果种植位点有足够的软硬组织，则可以很有信心地将种植体植入并可取得理想的美学和功能效果。相反，如果有组织缺损，就需要明确哪

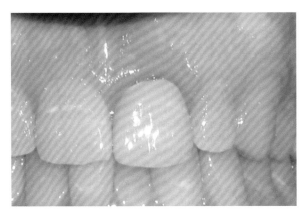

图115-1　左上中切牙拔除前

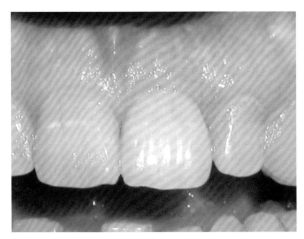

图115-2　最终的种植修复。注意：种植修复体与治疗区组织协调

种组织缺损以及需要采取哪种组织增量术才能达到理想的修复效果。尽管软组织的质量和形态决定了美学效果，但是软组织是形态受到下方骨组织的质量和形态的影响。所以，在任何种植体植入时应对软硬组织进行详细的评估。

A　软组织可通过临床检查和照片进行分析。种植位点的软组织质量需评估是否有局部感染或其他病变。伴有严重感染的天然牙拔除后，组织收缩更明显。无牙牙槽嵴感染可能会导致软组织愈合不佳或持续感染。组织质量应评估以下几个指标：垂直向和水平向组织量、邻牙形态、附着龈宽度和牙龈乳头的形态。

B　采用根尖周X线片、曲面断层片和（或）锥形束计算机X线体层扫描（cone beam computed tomography，CBCT）影像对骨组织进行分析。骨的质量近似于CBCT图像中骨组织的影像学表现。了解种植位点的骨组织类型（Ⅰ类骨＝硬；Ⅳ类骨＝软）有助于制定外科手术治疗计划。对于Ⅳ类骨，可在种植窝制备时采用骨挤压术或选用更大直径和的种植体增加表面积来提高种植体初期稳定性。骨的质量也可通过骨组织的（密度感）行进一步的临床评估。骨组织量要求可利用的牙槽嵴高度至少有10mm。天然牙唇颊面的牙槽嵴垂直高度通常在邻牙釉牙骨质界的根方3mm以内。考虑到合适的种植体直径，理想的牙槽嵴宽度在前牙区应≥8mm、后牙区≥9mm。理想的种植体角度应≤5°。使用CBCT制作的放射线导板有助于明确牙槽嵴外形的角度和高度是否对于对颌牙弓相似。

C　生物型评估包括软组织和骨组织形态特征。厚龈生物型指的是低弧线形龈缘和附着龈宽厚的牙龈，其下方牙槽骨较厚不伴有骨缺损。厚龈生物型牙周组织的天然牙拔除后很少有组织收缩。薄龈生物型指的是高弧线形龈缘和附着龈菲薄的牙龈，其下方牙槽骨较薄伴有骨缺损。

薄龈生物型牙周组织的天然牙拔除后有明显的组织收缩和邻牙的牙龈退缩。因此，薄龈生物型者往往在拔牙的同期行牙槽嵴保存术以减少骨缺损。

D　在其他条件相同的情况下，明确为薄龈生物型病例，因为有软硬组织收缩或骨缺损的风险，临床医生可能需要考虑拔牙同期或即刻种植时行组织增量术。

E　评估组织缺损时，临床医生应该明确是否只有一种组织缺损或软硬组织都有缺损。若两种组织都有缺损，则必须行组织增量术。软组织和骨组织增量可分开进行或同时进行。

F　临床医生对组织增量技术和材料的使用不尽相同。同样，组织增量手术也可在不同时期进行，如拔牙同期、拔牙后和种植体植入前、种植体植入同期、种植体植入后或修复完成后。手术方式和时期可在患者初诊或治疗开始后根据组织形态来决定。组织增量技术和手术时期的选择将在本书其他章节讨论。

在种植体植入前，对软硬组织的评估非常重要。此外，组织缺损者在种植体植入前或同期给予修复重建也很重要。只有通过这种分析，临床医生才可能避免美学和功能效果不佳的种植修复。

扩展阅读

Buser D, Martin W, Belser UC. Optimizing esthetics for implant restorations in the anterior maxilla: anatomic and surgical considerations. *Int J Oral Maxillofac Implants*. 2004;19(Suppl):43-61.

Juodzbalys G, Sakavicius D, Wang HL. Classification of extraction sockets based upon soft and hard tissue components. *J Periodontol*. 2008;79(3):413-424.

Kao RT, Fagan MC, Conte GJ. Thick vs. thin gingival biotypes: a key determinant in treatment planning for dental implants. *J Calif Dent Assoc*. 2008;36(3):193-198.

Sammartino G, Marenzi G, di Lauro AE, Paolantoni G. Aesthetics in oral implantology: biological, clinical, surgical, and prosthetic aspects. *Implant Dent*. 2007;6(1):54-65.

Tarnow DP, Eskow RN. Preservation of implant esthetics: soft tissue and restorative considerations. *J Esthet Dent*. 1996;8(1):12-19.

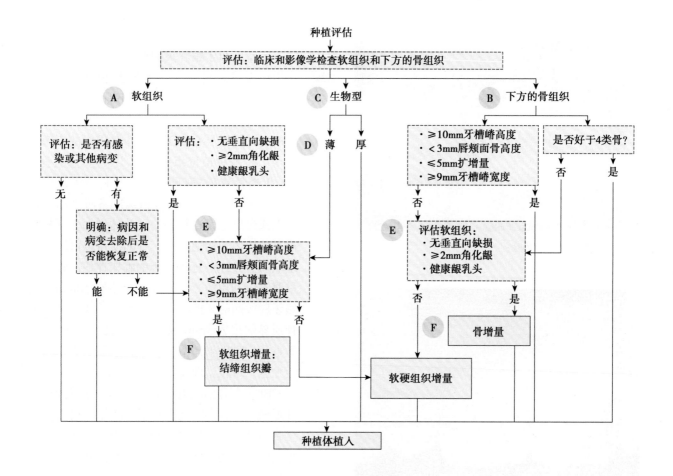

牙龈生物型和种植修复

Richard T. Kao, Gregory J. Conte and Mark C. Fagan

第 28 章已描述了薄 / 厚龈生物型的牙龈在炎症、修复创伤和功能异常时期的不同反应。这些创伤因素所导致的牙周组织会有不同程度的缺损，需用不同的方式来处理。因为两种生物型的天然牙拔除后的反应和种植窝预备的方式均不相同，所以对拟行种植治疗的患者需明确即将拔除天然牙的牙龈生物型。生物型分析对评估龈 - 骨结构和拔牙后的反应很重要。此外，如果患者既往有牙髓病逆行手术治疗史、根折、瘘管或牙周脓肿，收集牙科治疗史和影像学检查也很重要。因为这些都可能导致牙槽骨缺损，尤其是唇、颊侧骨壁。即使是既往史，仍有可能造成骨缺损。此外，薄龈生物型不应该考虑未行牙槽嵴保存术的即刻种植。

A 厚龈生物型牙龈下方的颊侧骨板较宽厚，拔牙后会有少量的牙槽骨吸收。值得注意的是，多数骨吸收发生在拔牙后的 3～6 个月。牙槽骨重建的方向为颊舌向和冠根向。为了避免骨组织重建，尽量采用微创法拔牙（图 116-1）。不论患者以往的治疗是否已造成颊侧骨板缺损，拔牙后都要检查颊侧骨板的情况。

B 若已明确种植位点的颊侧骨板完整并且有足够

的骨组织使种植体获得初期稳定性，则可考虑即刻种植。

C 对已有牙槽骨缺损的临床病例，明确缺损范围很重要。骨缺损较小，即刻种植仍可以进行，但建议同时行骨组织增量术和引导骨再生（guided bone regeneration，GBR）膜。

D 如果骨缺损范围较大，不建议即刻种植，而建议采用使用或不使用 GBR 膜的牙槽嵴保存术。是否即刻种植是由临床医生所决定的。这一决

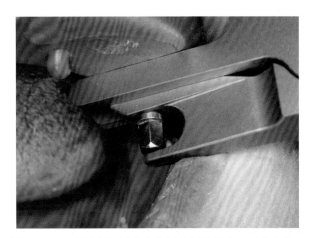

图 116-1B　锚定杆穿过带有印模材料的托盘。托盘作为基座、锚定杆为棘爪，将牙根拔出

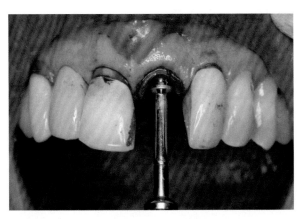

图 116-1A　厚龈生物型和薄龈生物型都应采用微创法拔牙。尤其是薄龈生物型，应使用牙周膜刀和垂直脱位器。在这个薄龈生物型病例中可见垂直脱位器锚定杆插入残根根管

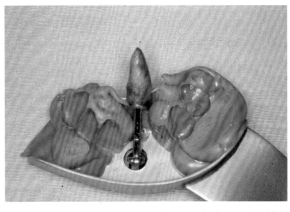

图 116-1C　牙根垂直向脱位，减少了侧向力对唇侧骨板的损伤

定常常根据所预测的可保存骨组织量和足够的穿龈形态所需要的软组织量来决定。分析时，重点明确修复体的釉牙骨质界的高度。种植体平台应在釉牙骨质界根方3~4mm。如果颊侧骨板高度在理想的种植体平台冠方，那么可行

即刻种植。如果与之平齐或在其根方，则应行牙槽嵴保存术和引导性骨再生术（图116-2）。如果临床医生不确定牙槽嵴高度是否足够，最好同时行软组织和骨组织移植或块状骨移植（图116-3）。为了减小重建位点的压力，前牙区

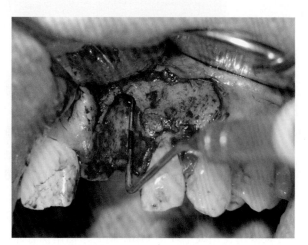

图116-2A　薄龈生物型的病例，拔牙后最初的缺损形态通常为唇侧骨板缺失

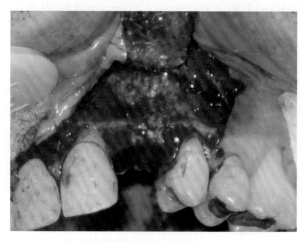

图116-3A　创伤性的拔牙后广泛的骨缺损

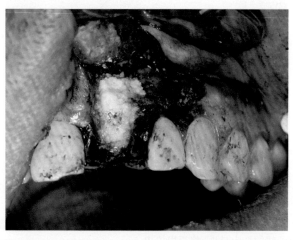

图116-2B　骨缺损用冻干异体骨充填，帐篷钉植入维持空间

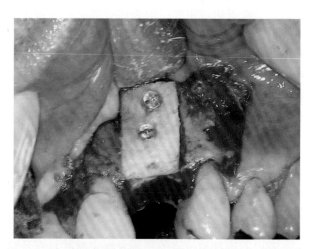

图116-3B　首先预备受骨区，然后修整块状骨，两枚螺钉固位

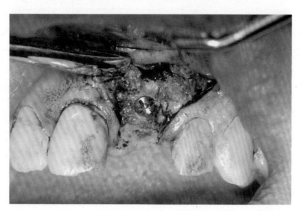

图116-2C　再次暴露种植位点，足够种植体植入的骨组织和软组织量

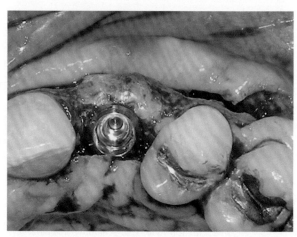

图116-3C　6个月后，理想的牙槽骨宽度，种植体植入增量后的牙槽骨

植骨后的初期愈合过程中，可使用 Essix 型保持器（真空成形）或临时牙。3～6 个月后，可考虑种植体植入。

E 薄龈生物型的天然牙拔除后，若不给予适当的处理，对于美学修复将会是个挑战。如果颊侧骨板很薄，临床医生则进入为难的状况。这种情况再伴有既往影响颊侧骨板完整的牙周牙髓病史或拔牙创伤，使得颊侧骨板的完整性是个需要考虑的问题。所以，评估颊侧骨板的是否完整和软硬组织的量非常重要。

F 即刻种植要取得理想的美学效果，颊侧骨板必须是完整的。其次，必须同期行骨和软组织保存术。特别注意的是骨移植物应联合使用 GBR 膜。GBR 膜的应用是为了补偿骨组织重建时薄层颊侧骨板的吸收。医生可能会发现骨组织量得到了保存，但是软组织量不足恢复外表形态，所以需要用结缔／带蒂结缔组织瓣。即使这样，高度恢复不足的风险仍然很高。

G 可预期的情况中更多的是同期行骨和软组织保存术和延期种植。需要强调的是无牙区的临时修复是饱受批评的。非美学区，最好使之保持无牙状态。美学区，临床医生可考虑使用 Essix 型保持器或临时牙。植骨位点的临时牙最好不要过早负重。

通过了解组织的生物型，恰当的牙周和手术治疗可减少骨组织的吸收和软组织的改变。对潜在疾病的诊断和给予正确的治疗可为种植体植入提供更有利的组织结构。尤其对于薄龈生物型并且即将拔除的天然牙很重要。由于薄龈生物型的组织愈合和美学效果不可预期，拔牙前合理的诊断和处理可节约治疗时间和费用。

扩展阅读

Juodzbalys G, Sakavicius D, Wang HL. Classification of extraction sockets based upon soft and hard tissue components. *J Periodontol.* 2008;79(3):413-424.

Kan JY, Morimoto T, Rungcharassaeng K, Roe P, Smith DH. Gingival biotype assessment in the esthetic zone: visual versus direct measurement. *Int J Periodontics Restorative Dent.* 2010;30(3):237-243.

Kao RT, Fagan MC, Conte GJ. Thick vs. thin gingival biotypes: a key determinant in treatment planning for dental implants. *J Calif Dent Assoc.* 2008;36(3):193-198.

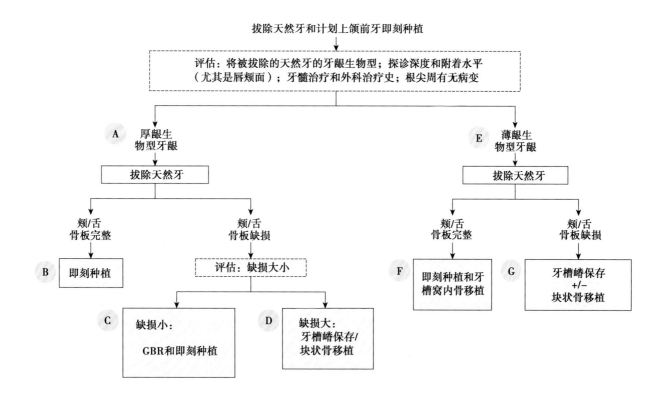

即刻种植或延期种植

Hom-Lay Wang and Gustavo Avila-Ortiz

种植修复将成为全口或部分牙缺失的标准化治疗方式之一。过去40年，随着种植技术的进步，种植体植入步骤和种植窝预备技术取得了很大的发展。但是，不论这些新技术如何发展，种植体的初期稳定性依然是骨结合的关键。传统种植是将种植体植入原有的牙槽骨和拔牙后和（或）植骨后充分愈合的骨组织。但是，从治疗计划的制定到最终修复体的使用，这些传统的步骤通常需要12个月左右的时间。种植体植入时机的改变，如即刻种植（immediate implant placement，IIP），已被普遍认为可以提高患者的满意度并且可以缩短治疗周期。

20世纪80年代末期首次提出IIP可作为一种修复治疗方式。IIP是指在牙拔除的同时将种植体植入牙槽窝。除了可以缩短治疗周期，这种方式还被认为可以提高美学效果。持这种观点的学者认为，IIP可以作为组织愈合的支架，继而维持种植体周围软硬组织的稳定。但是，临床对照实验也发现了这种方式的一些缺点，如美学效果不佳（软组织退缩）和种植体位置不理想导致的修复体并发症。鉴于这些临床观察，拔牙后延期或即刻植入种植体的选择应谨慎，以减少不利的情况发生。因此，对于一些不适合IIP的病例建议采用延期种植（可能需行牙槽窝植骨）。所以，临床医生在决定选择IIP或延期种植之前需行详细的分析。作者建议在决定是否行IIP之前，参照以下流程明确需要考虑的因素。

A 综合患者的医疗史和口腔检查进行详细的分析，临床医生必须明确导致天然牙拔除的主要病因。持续的急性感染或严重的病变（如肿瘤、囊肿）是IIP的禁忌证。但是，其他原因（如慢性牙周病、非急性根尖周病、深龋或创伤）所致的牙缺失，IIP同样可以获得较高的种植成功率。

B 已有研究表明IIP可用于多根牙牙槽窝。但是由于种植体植入后难以获得初期稳定性，IIP目前还是主要用于单根牙的修复。共振频率分析

（resonance frequency analysis，RFA）或植入扭矩可用来评估初期稳定性。

C 理想的种植体三维位置（冠根向，近远中向，颊舌/腭向）在制定手术计划时非常重要。合理的设计可降低修复的难度和避免重要的解剖结构的损伤（如鼻腔、上颌窦、下牙槽神经）。为了阻止这些并发症发生，建议使用诊断蜡型和外科导板。

D 软组织生物型被用来作为一个预测软组织重建后收缩的指标。多数患者的牙龈为薄龈生物型，种植体周围尤其是颊面牙龈更容易退缩、更不稳定。已有很多方法被用来评估组织生物型，比如可将牙周探针通过龈缘探入观察牙龈的透明程度或测量软组织的厚度，小于1.5mm的牙龈可被认为是薄龈生物型。薄龈生物型的软硬组织的变化是不可预测的。厚龈生物型的IIP，其决定依据是根间部位是否有足够的骨组织使种植体获得初期稳定性。为了避免美学修复效果不佳，IIP不能尝试应用于这些病例中，可在种植位点愈合后延期种植。IIP如果这个可以完成，即可在拔牙的同期植入种植体。IIP的临时修复需要种植体达到最小扭力，不同的种植系统有不同的最小扭力。

E 天然牙拔除后探测颊侧骨板的厚度和是否有裂开型或旁穿型骨缺损是必要的。如果有骨缺损，IIP时行引导骨再生（guided bone regeneration，GBR）和软组织移植可降低种植失败或美学效果不佳的风险。在有骨/软组织缺损的区域，建议推迟至拔牙后4~16周后。

F 种植体平台/体部与牙槽骨板之间的间隙（又称"关键间隙"或"跳跃距离"）可能需要骨移植以降低愈合过程中骨吸收的风险。通常认为大于1.5~2.0mm的间隙，尤其是颊侧面的间隙需要骨移植，尽管这个值没被广泛认同。而小于2.0mm的间隙可自行重建，无需植骨。

美学区行临时美学修复，建议在种植体植入后的6～8周采用Essix型保持器（真空形成）。尽管一些临床医生认为不负重的临时修复体有助于软组织形态的塑形，但长期的研究数据并不支持这一观点。如果种植体不能达到初期稳定，拔牙位点应该植骨后延期种植。

扩展阅读

Becker W, Goldstein M. Immediate implant placement: treatment planning and surgical steps for successful outcome. *Periodontol 2000.* 2008;47:79-89.

de Sanctis M, Vignoletti F, Discepoli N, Zuccheli G, Sanz M. Immediate implants at fresh extraction sockets: bone healing in four different implant systems. *J Clin Periodontol.* 2009;36(8)705-711.

Evans CD, Chen ST. Esthetic outcomes of immediate implant placements. *Clin Oral Implants Res.* 2008;19(1):73-80.

Fugazzotto PA. Implant placement at the time of mandibular molar extraction: description of technique and preliminary results of 341 cases. *J Periodontol.* 2008;79(4):737-747.

Lazzara RJ. Immediate implant placement into extraction sites: surgical and restorative advantages. *Int J Periodontics Restorative Dent.* 1989;9(5): 332-343.

Lindeboom JA, Tjiook Y, Kroon FH. Immediate placement of implants in periapical infected sites: a prospective randomized study in 50 patients. *Oral Surg Oral Med Oral Pathol Oral Radiol Endod.* 2006;101(6): 705-710.

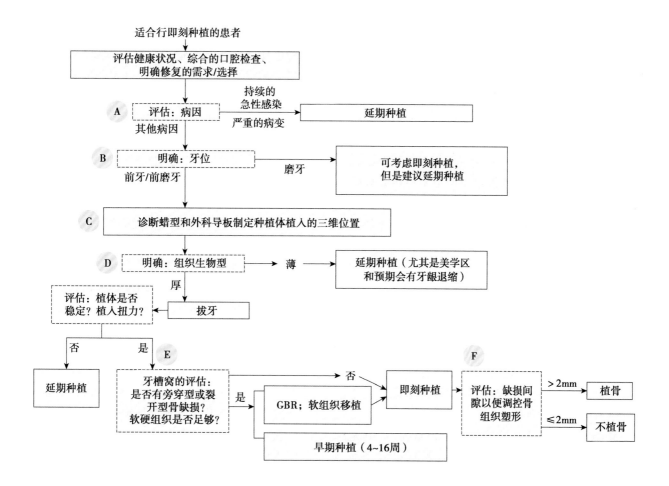

118

即刻种植的种植体周围组织处理

Mark C. Fagan, Richard T. Kao and Gregory J. Conte

在软硬组织足够的无牙区行种植修复已被证实可获得预期的功能和美学效果。拔牙后无软/硬组织缺损的区域行即刻种植也可获得同样的效果。天然牙拔除的同期或拔除后行组织增量术，再行延期种植也能达到美学修复效果。即刻种植要达到功能和美学的修复，要特别强调的是种植体植入理想的三维位置和缺损组织的增量手术。

种植体植入同期行组织增量术可节省患者和医生的时间、费用和手术步骤。患者是否适合即刻种植需要系统性的评估。一旦明确了组织缺损及缺损的范围，就应明确采用哪种组织增量术可达到理想的修复效果。

A 种植体植入前，医生应完善种植位点的评估并确定是选择即刻种植还是延期种植。种植位点软硬组织的评估方法已在第 115 章有详细的描述。

B 种植位点的根尖瘘管或根尖透射影对术前决定是否即刻种植非常重要。如果根尖病变较小或根尖区有足够的骨组织使种植体获得初期稳定（≥3mm），医生可进行下一步的评估。如果根尖区没有足够的骨组织，医生则应考虑牙槽嵴保存术和延期种植。

C 软组织的生物型在所有区域都很重要，尤其是在"美学区"。后牙区的软组织特征可以术前评估和处理，必要时可以改进软组织的外形或角化组织的量，比如带蒂组织瓣移植或游离龈移植。

种植体即刻植入时，上颌前牙区的任何软组织缺损对软组织移植方式的选择都很重要。美学区的软组织增量术通常局限于结缔组织和带蒂结缔组织瓣移植。留意了流程图的读者可发现，如果有明显的软组织缺损，就不再进行一步骨组织的评估。这是因为明显的水平向或垂直向的软组织缺损，其下方的骨组织缺损也需要处理。

D 如果没有骨组织或软组织缺损，合理植入种植体后不需要担心组织吸收的问题。如果拔牙和种植体植入后有少量的软组织收缩，软组织缺损应采用结缔组织瓣移植以获得预期的美学效果。但是，如果伴有骨组织缺损，则需行骨组织增量术。如果有少量的骨组织缺损，可在种植时行骨组织增量术，但是，大量的骨缺损则需在种植体植入前行骨组织增量术。这两种情况，重要的是将种植体植入骨组织中。

E 骨移植后，受植骨区的软组织严密缝合有利于获得最佳的重建效果。临床医生可能会采用结缔组织瓣关闭创口，为了良好的愈合，需将此瓣推进。结缔组织瓣推进后会改变膜龈联合的位置和外形轮廓，但是二期暴露种植体放置基台时可对其进行调整。带蒂结缔组织瓣的好处是当其完成后无需推进唇侧瓣。这样有助于水平向和垂直向的组织扩增，无需改变膜龈联合，保存软组织的外形轮廓。

F 对于上颌窦区牙槽骨高度不足的病例，骨增量术或上颌窦提升术后延期种植才能使种植体达到初期稳定。如果拔牙、上颌窦提升和种植体植入同期进行，则需要有足够的侧向骨板才达到种植体的初期稳定。第二种方式要求医生技术非常娴熟，因此需谨慎使用。

种植体植入同期骨增量术后愈合的时间和修复的时机是由缺损范围的大小决定的。如果仅需软组织增量，种植体骨结合和牙槽窝愈合大概需要 3 个月。一些唇侧骨板明显缺损的患者，愈合的时间更长，大概需要 6 个月。愈合后，种植体即可支持功能和美学的修复体（图 118-1A～F）。

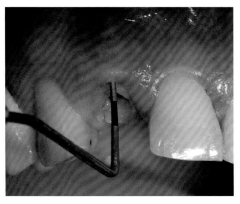

图 118-1A 上颌中切牙垂直折断并伴有唇侧骨板缺损。软组织形态和结构基本正常

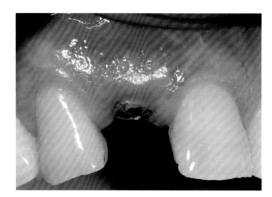

图 118-1D 暴露种植体颈缘，唇侧骨板高度和种植体平台大致平齐

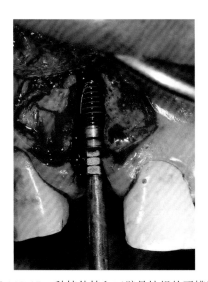

图 118-1B 种植体植入三壁骨缺损的牙槽窝

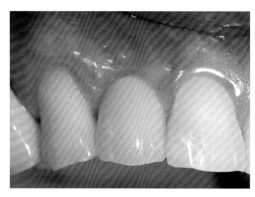

图 118-1E 最终的种植修复体戴入。注意：种植牙周围组织与邻近组织协调统一

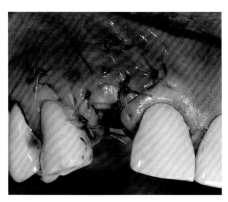

图 118-1C 种植位点骨移植、可吸收引导骨再生膜覆盖和带蒂结缔组织瓣移植关闭创口

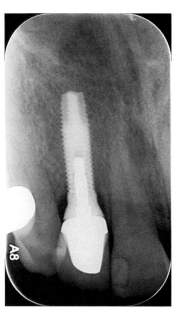

图 118-1F 最终修复体和周围骨组织的 X 线影像

扩展阅读

Fagan MC, Owens H, Smaha J, Kao RT. Simultaneous hard and soft tissue augmentation for implants in the esthetic zone: report of 37 consecutive cases. *J Periodontol.* 2008;79(9):1782-1788.

Juodzbalys G, Sakavicius D, Wang HL. Classification of extraction sockets based upon soft and hard tissue components. *J Periodontol.* 2008;79(3):413-424.

Moses O, Pitaru S, Artzi Z, Nemcovsky CE. Healing of dehiscence-type defects in implants placed together with different barrier membranes: a comparative clinical study. *Clin Oral Implants Res.* 2005;16(2):210-219.

Nemcovsky CE, Moses O, Artzi Z, Gelernter I. Clinical coverage of dehiscence defects in immediate implant procedures: three surgical modalities to achieve primary soft tissue closure. *Int J Oral Maxillofac Implants.* 2000;15(6):843-852.

Salama H, Salama MA, Gaber D, Adar P. The interproximal height of bone: a guidepost to predictable aesthetic strategies and soft tissue contours in anterior tooth replacement. *Prac Perio Aesth Dent.* 1998;10(9):1131-1141.

Tarnow D, Elian N, Fletcher P, et al. Vertical distance from the crest of bone to the height of the interproximal papilla between adjacent implants. *J Periodontol.* 2003;74(12):1785-1788.

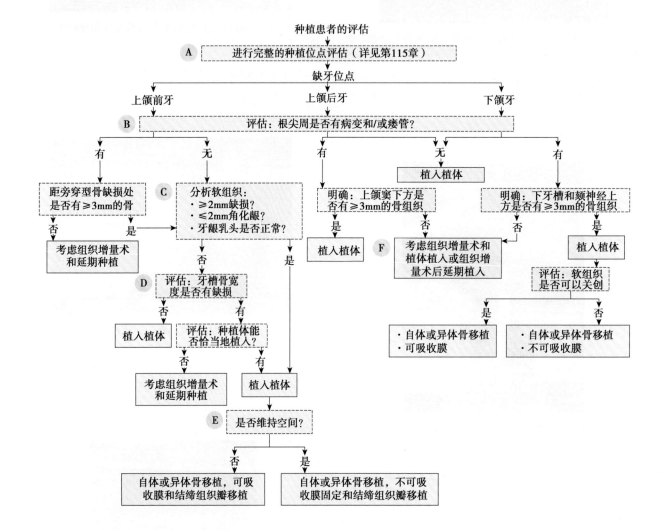

天然牙拔除后牙槽嵴保存术

Paulo M. Camargo and Philip R. Melnick

拔牙后牙槽骨吸收是自然现象,也是我们不希望的结果。拔牙后的牙槽窝和周围骨壁的愈合过程被称为改建(外部的)和重建(内部的)。其结果是缺牙区牙槽嵴骨量会减少,主要是根尖的和腭/舌向的牙槽骨。这种骨量的改变会给传统修复或种植修复带来一定的困难。例如,缺牙位点的牙槽骨缺损可能导致长度不自然和不美观的修复体。种植位点骨量不足会影响种植体的稳定性和美学效果。因此,拔牙后保存牙槽骨的骨量是必要的。

种植体植入新鲜的拔牙窝(即刻种植)是防止拔牙窝骨壁塌陷和保存骨量的一种有效的方法。但是,最近有研究表明即刻种植并不能保存牙槽嵴的骨量,反而会促进颊侧骨板吸收、变薄。这种情况下,种植体即刻植入后的愈合初期或愈合后行使功能就可能发展为骨缺损。这种骨缺损可影响种植修复的长期稳定和美学效果,并且所支撑的软组织会发生退缩。实际上,为了减少种植体植入后发生改变,建议颊侧骨板的厚度≥2mm。

过去十年的研究证实可以采用一些方法来保存拔牙后牙槽窝的骨量而不是即刻植入根形种植体。种植体植入愈合的牙槽窝已被认为是"经典"的治疗方式。种植体植入稳定的牙槽骨可有效减少或消除牙槽骨量的变化。并且可降低功能(种植体稳定性)和美学(牙龈位置)的风险。

为了减少拔牙后牙槽嵴骨量发生变化,研究表明可以采用骨移植和骨替代品、引导性骨再生(guided bone regeneration,GBR)和生物活性分子来处理拔牙窝。有关这方面的研究已有大量的文献报道,其中有六个人体临床对照实验证实,采用上述的材料和方法处理的牙槽窝比未处理的牙槽窝更有效地减少了牙槽嵴骨量的变化。在这六个实验中,不仅有统计学差异,而且有临床差异。但是,这些研究都是在非磨牙区进行。目前没有证据表明这样的数据适用于磨牙的拔牙窝处理。

目前,还没有足够的科学数据证实采用哪种材料和手术方法处理牙槽窝是最理想的。不同的材料和手术处理方法相比自然愈合都可获得成功,但是很少有研究对不同材料和方法之间进行比较。因此,有关临床决定的讨论和建议都基于牙周创伤愈合的一般原则和读者的经验。以后新的研究发现会修改目前本书所提供的临床建议。目前最好方式是植骨和GBR,因为每种治疗形式都有明确的、各自的生物学优点。

A 拔牙时应尽可能减少创伤。小心的插入带有薄刃的器械,如将牙周刀或超声骨刀机头插入近远中和腭侧的牙周间隙有助于松动牙齿,并且可以减少颊侧骨板折断。垂直拔牙器械可减少前拔牙时的损伤。喙突长的拔牙钳可进入牙根的根方,使轮转运动变得更容易。

如果拔出的牙伴有感染,应彻底刮除肉芽组织。否则,会影响拔牙窝愈合时的骨形成。

B 牙拔出后,牙龈在原位时无法彻底清理拔牙窝,需行颊侧黏骨膜翻瓣。有一个基本的原则,即拔牙窝伴垂直向≤5mm的颊侧骨板缺损(图119-1)无需翻瓣,缺损>5mm(图119-2)需要翻瓣。翻开颊侧黏骨膜瓣的缺点是颊侧骨板会暂时性完全失去血供,在它的内侧面有拔牙后撕裂的牙周膜,在外侧面同样也会增加骨吸收的可能。如果颊侧黏骨膜瓣不翻开,可吸收膜在牙槽窝充填之前需要对照颊侧骨壁内侧面进行修整。

C 用于牙槽嵴保存术中的理想植骨材料应该容易操作、具有骨引导和骨诱导性、吸收的速率和新生骨的成骨速率相协调以维持稳定的成骨空间、种植体植入时能完全被吸收、成本低、最后是不引起炎症或免疫源性反应。但是,目前还没有可以满足以上所有特性的骨移植材料。自体骨、同种异体骨、异种骨或人重组骨形成蛋白-2(rhBMP-2)应用于牙槽窝保存都有成功的报道。

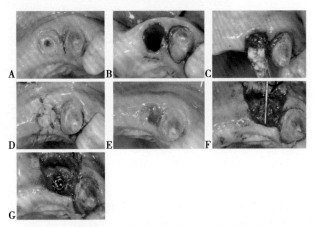

图 119-1　不翻瓣的牙槽嵴保存术。(A)未修复的左上中切牙;(B)拔牙后发现少量的颊侧骨板垂直向缺损;(C)多孔牛骨矿物质充填牙槽窝和可吸收(胶原)膜覆盖;(D)游离龈瓣覆盖牙槽窝的缝合;(E)术后 1 周;(F)术后 9 个月,牙槽嵴宽约 7～8mm;(G)种植体植入

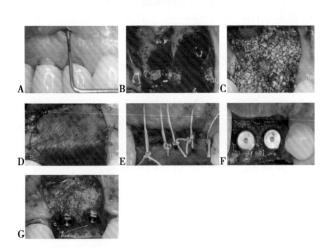

图 119-2　颊侧翻瓣的牙槽嵴保存术。(A)两颗右上前磨牙因根尖周/牙髓感染无法保留;(B)颊侧骨板大范围缺损;(C)牙槽窝内充填多孔牛骨粉;(D)可吸收胶原膜覆盖牙槽窝后用可吸收缝线缝合;(E)初期无法严密缝合,部分胶原膜暴露;(F)种植体植入后𬌗面观,种植体冠方颊侧有 2～3mm宽度;(G)拔牙后 18 个月,二期手术暴露种植体,可见种植体周围稳定的骨组织

如果颊侧骨增量超出了原有牙槽窝的范围,一定要翻开拔牙区和/或邻牙区的颊侧黏骨膜瓣。颊侧骨板外侧应制备小穿孔以利于增加植骨材料的血供。

不可吸收膜,如膨体聚四氟乙烯膜(expanded polytetrafluoroethylene,e-PTFE)没有吸收后的变化。但是,不可吸收膜在整个愈合过程中都存在,可增加感染和损伤骨修复。因此,不可吸收膜应用于伤口裂开少和无裂开的病例。另一方面,如果没有副作用,可吸收膜更能耐受口腔

环境。以前提到过,可吸收膜可能很快就被吸收继而植骨材料被软组织包绕,影响 GBR 的效果。双层可吸收膜可用来延长理想的 GBR 效果。不可吸收和可吸收膜都应通过缝合、固位钉或螺丝将其固定。

不论是不可吸收膜还是可吸收膜,都必须使黏骨膜瓣初期无张力缝合。缝合创口通常需要增加垂直向的切口。垂直切口向根方延伸至膜龈联合处,并在软组织瓣的基部切开骨膜减张。不翻瓣的初期严密缝合是不可能的。

不翻瓣的病例可用游离龈瓣覆盖牙槽窝,以至于可吸收膜在初期愈合是不暴露在口腔环境中。唾液蛋白酶可能会引起膜的早期吸收,进而影响 GBR 的效果。自体带蒂组织瓣沿着缝合线放置可以提供另外一层保护,因为即使初期严密缝合的伤口,也有可能导致膜暴露在口腔环境中。

种植体植入时,如果颊侧骨板厚度<2mm,则需采用 GBR 骨增量术减少骨缺损的可能以及确保种植体和牙龈缘位置的长期稳定。

扩展阅读

Araújo MG, Lindhe J. Dimensional ridge alterations following tooth extraction. An experimental study in the dog. *J Clin Periodontol*. 2005;32(2):212-218.

Araújo MG, Sukekava F, Wennström JL, Lindhe J. Ridge alterations following implant placement in fresh extraction sockets: an experimental study in the dog. *J Clin Periodontol*. 2005;32(6):645-652.

Barone A, Aldini NN, Fini M, et al. Xenograft versus extraction alone for ridge preservation after tooth removal: a clinical and histomorphometric study. *J Periodontol*. 2008;79(8):1370-1377.

Becker W. Immediate implant placement: diagnosis, treatment planning and treatment steps/or successful outcomes. *J Calif Dent Assoc*. 2005;33(4):303-310.

Botticelli D, Berglundh T, Lindhe J. Hard-tissue alterations following immediate implant placement in extraction sites. *J Clin Periodontol*. 2004;31(10):820-828.

Fiorellini JP, Howell TH, Cochran D, et al. Randomized study evaluating recombinant human bone morphogenetic protein-2 for extraction socket augmentation. *J Periodontol*. 2005;76(4):605-613.

Grunder U, Gracis S, Capelli M. Influence of the 3-D bone-to-implant relationship on esthetics. *Int J Periodontics Restorative Dent*. 2005;25(2):113-119.

Iasella JM, Greenwell H, Miller RL, et al. Ridge preservation with freeze-dried bone allograft and a collagen membrane compared to extraction alone for implant site development: a clinical and histologic study in humans. *J Periodontol*. 2003;74(7):990-999.

Lekovic V, Camargo PM, Klokkevold PR, et al. Preservation of alveolar bone in extraction sockets using bioabsorbable membranes. *J Periodontol*. 1998;69(9):1044-1049.

Lekovic V, Kenney EB, Weinlaender M, et al. A bone regenerative approach to alveolar ridge maintenance following tooth extraction. Report of 10 cases. *J Periodontol*. 1997;68(6):563-570.

Nevins M, Camelo M, De Paoli S, et al. A study of the fate of the buccal wall of extraction sockets of teeth with prominent roots. *Int J Periodontics Restorative Dent*. 2006;26(1):19-29.

Schropp L, Kostopoulos L, Wenzel A. Bone healing following immediate versus delayed placement of titanium implants into extraction sockets: a prospective clinical study. *Int J Oral Maxillofac Implants*. 2003;182:(2)189-199.

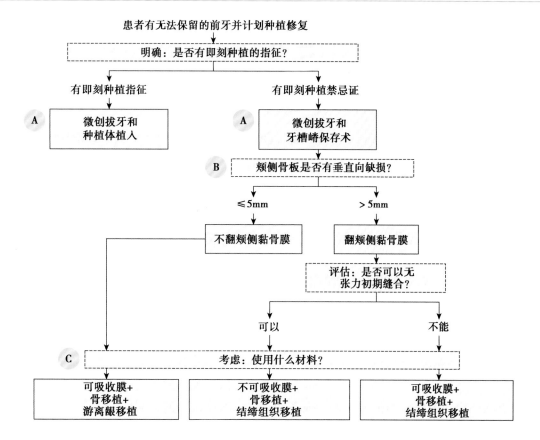

120 天然牙拔除后的牙槽嵴保存和扩增术

Mark C. Fagan, Gregory J. Conte and Richard T. Kao

当某颗天然牙需要拔除并且计划采用种植牙修复时,临床医生需要重点考虑的是牙槽窝愈合后是否会出现软硬组织的缺损。这种组织缺损可能会使种植体植入的时间推迟。如果缺牙区软硬组织量足够,成功的即刻种植是可预期的。但是,如果有明显的组织缺损,牙槽嵴保存或牙槽嵴扩增术可保证种植位点有足够的骨组织并且可避免或减少额外的组织扩增,目的是为了种植体在合适三维方向植入和美学修复。

拔牙位点软硬组织的保存和扩增的方法很多,选用哪种方法根据组织缺损的临床表现。大多数组织缺损可通过临床检查和锥形束计算机X线体层扫描(cone beam computed tomography,CBCT)检查来确定。其他类型的缺损如颊侧骨板骨折、裂开型或旁穿型骨缺损在拔牙时很容易被发现。仔细考虑已知的或潜在的组织缺损,医生可以采用最好的方式来处理未来的种植位点。拔牙时是否可能出现牙槽骨缺损,可以通过序列的或联合的方式来判断。

A 评估种植位点的软组织。种植牙的美学边缘组织必须要有足够的垂直向的软组织高度(与邻牙相比)。种植体周围角化龈的宽度至少要有2mm才有助于阻止软组织退缩和骨吸收。近远中的牙龈乳头应该是健康的并且有正常的高度。医生要明确软组织是否有感染,因为炎症会导致拔牙后软组织收缩。同样,明确牙龈的生物型有助于确定拔牙后牙槽骨的形态和软组织收缩带来的潜在风险。与上述正常组织的任何偏差都可能需要软组织扩增并联合使用牙槽嵴保存/扩增术或等拔牙窝愈合后再种植。

B 裂开型骨缺损可能会导致牙槽嵴垂直高度降低或完全丧失。缺损的大小决定所需要的处理方式。<3mm的缺损可能需要骨移植,可同时使用引导骨再生(guided bone regeneration,GBR)膜。≥3mm明显的骨缺损若有足够的颊舌向宽度(≥7mm)需行骨移植和软组织扩增。但是,

颊舌向牙槽嵴宽度<7mm的大范围缺损,应在牙槽窝愈合后再行组织增量手术。

C 旁穿型骨缺损通常出现在拔牙后,除非有可疑的根尖周病变。拔牙后,应检查是否有旁穿型骨缺损,尤其是薄龈生物型的天然牙。因为会严重影响种植体冠方的骨结合和骨吸收,建议行采用骨移植的牙槽嵴保存术。

D 牙槽窝骨壁完整,骨增量的效果是可预期的。这种类型的骨缺损,其缺损的大小是由缺损的宽度决定的。同样,缺损的宽度也影响愈合的时间,缺损宽度越大,愈合的时间越长。GBR膜可用来覆盖牙槽窝内的骨缺损。如果骨移植物和膜植入后可严密缝合,那么用可吸收膜;如果不能,则考虑不用。

E 狭窄的牙槽嵴缺损可能是先天性的,或是因为创伤/感染破坏了唇颊侧骨板。这种缺损在拔牙时很难处理,因为不能获得足够的软组织满足骨增量的需要。拔牙后软组织严密缝合,然后再行牙槽嵴扩增的结果是可预期的。

F 当已明确有<2mm的裂开型骨缺损或旁穿型骨缺损,GBR膜可修整后覆盖在拔牙窝和骨缺损处。GBR膜应是纵长的,这样膜可以折叠覆盖在骨移植材料上并缝合封闭拔牙创口。临床医生应避免过度充填,尽量使膜位于牙槽嵴水平。软组织缺损可移植压缩胶原塞或膜,然后水平褥式缝合将其固定。一旦胶原移植物浸湿,可用组织胶短期封闭已有移植物的拔牙窝。

G 较大的裂开型骨缺损如果不处理则会导致明显的软组织缺损。为了达到满意的结果,拔牙窝的近远中骨板的颊舌向宽度最好≥7mm。牙槽窝骨壁有助于维持膜下方的空间。因为缺损较大,所以需要同时行软组织和骨组织移植(图120-1A~H)。此外,骨移植可以在第二次软组织移植时进行。目前较流行的做法是骨移植后,结缔组织或旋转带蒂结缔组织瓣覆盖种植位点。

判定哪种牙槽嵴扩增术的结果是可预期的，主要依赖于现有牙槽嵴的解剖形态和临床医生的技术水平。牙槽嵴宽度为 5～6mm 时，可用异体块状骨移植或牙槽骨劈开术扩增牙槽骨；牙槽嵴宽度为 4～5mm 时，可用自体块状骨；牙槽嵴宽度 <4mm 时，可采用牵张成骨。

种植体植入前的愈合时间根据最初的骨缺损程度而有所不同。如果没有骨缺损或缺损较小，愈合时间大概在 3～4 个月之间。如果缺损较大或狭窄的骨缺损，建议种植体植入前需要 6 个月的愈合时间。

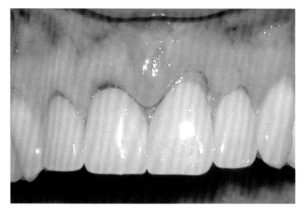

图 120-1A 左上颌中切牙因垂直向根折需拔出。注：牙龈缘高度与邻牙不一致

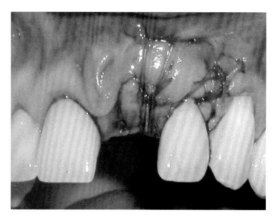

图 120-1D 软组织增量术和带蒂结缔组织瓣关闭创口

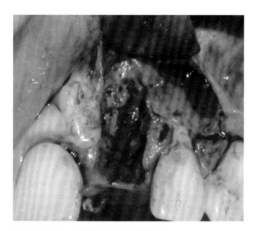

图 120-1B 颊侧骨板全部缺失

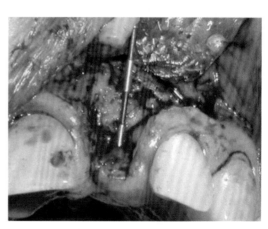

图 120-1E 约 6 个月后愈合，再次暴露位点。注：扩增后新的牙槽嵴宽度

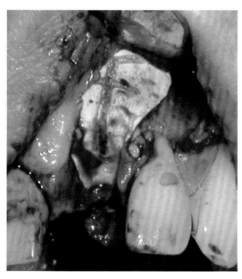

图 120-1C 拔牙位点骨增量术。注：骨移植、不可吸收膜覆盖后钛钉固位

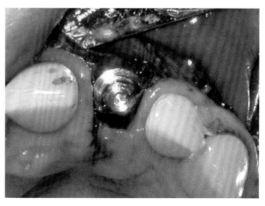

图 120-1F 种植体植入

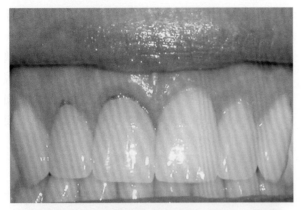

图 120-1G 最终修复效果。注：修复后的龈缘组织垂直相比修复前高度增加

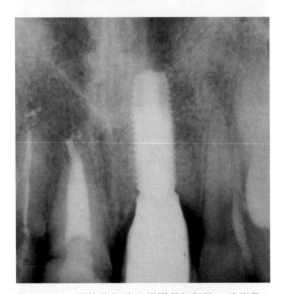

图 120-1H 最终修复体和周围骨组织的 X 线影像

在愈合过程中需要使用合适的临时修复体。这种临时的修复体戴入后不能对植骨位点产生压力。盖嵴式临时可摘局部义齿在单颗牙缺失位点，尤其在牙槽窝保存时使用。但是，这种临时修复体不建议牙槽嵴扩增的病例使用。因为牙槽窝保存术后常规会出现明显的肿胀，修复体不应该压迫移植物。医生可考虑使用 Essix 型（真空成形）保持器，在牙槽嵴扩增术后。尤其适用于两颗或多颗牙缺失的病例。这种保持器不贵，多数患者在一小段时间内都能接受。因为是牙支持，手术位点在功能状态下不受到任何的压力，并且容易调整高度。

扩展阅读

Araújo MG, Lindhe J. Dimensional ridge alterations following tooth extraction. An experimental study in the dog. *J Clin Periodontol.* 2005;32(2):212-218.

Conte GJ, Rhodes P, Richards D, Kao RT. Considerations for anterior implant esthetics. *J Calif Dent Assoc.* 2002;30(7):528-534.

Darby I, Chen ST, Buser D. Ridge preservation techniques for implant therapy. *Int J Oral Maxillofac Implants.* 2009;24(Suppl):260-271.

Elian N, Ehrlich B, Jalbout ZN, et al. Advanced concepts in implant dentistry: creating the "aesthetic site foundation." *Dent Clin North Am.* 2007;51(2):547-563, xi-xii.

Fagan MC, Owens H, Smaha J, Kao RT. Simultaneous hard and soft tissue augmentation for implants in the esthetic zone: report of 37 consecutive cases. *J Periodontol.* 2008;79(9):1782-1788.

Fiorellini JP, Nevins ML. Localized ridge augmentation/preservation. A systematic review. *Ann Periodontol.* 2003;8(1):321-327.

Froum S, Cho SC, Rosenberg E, Rohrer M, Tarnow D. Histological comparison of healing extraction socket implanted with bioactive glass or demineralized freeze-dried bone allograft: a pilot study. *J Periodontol.* 2002;73(1):94-102.

Iasella JM, Greenwell H, Miller RL, et al. Ridge preservation with freeze-dried bone allograft and a collagen membrane compared to extraction alone for implant site development. *J Periodontol.* 2003;74(7):990-999.

Nevins M, Camelo M, De Paoli S, et al. A study of the fate of the buccal wall of extraction sockets of teeth with prominent roots. *Int J Periodontics Restorative Dent.* 2006;26(1):19-29.

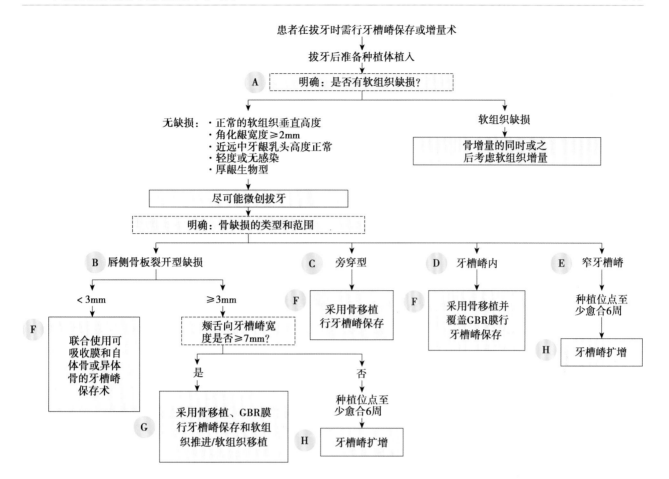

121 无牙牙槽嵴的组织增量术

Mark C. Fagan and Richard T. Kao

天然牙拔除后，无论是否行牙槽嵴保存术，牙槽嵴都会进行修复重建。重建的结果将决定是否有足够的骨组织使种植体植入到合适的三维位置。如果牙槽骨缺损不多，种植体可在拔牙窝愈合后植入，无需行骨增量术。但是，如果有大量的骨缺损，则需行骨增量术来获得足够的骨量。牙槽骨缺损可以是水平向、垂直向或水平垂直向缺损。每种缺损类型应采用什么样的方式需参考文献，经验和舒适度来决定。但是，为了患者的舒适和安全，缺乏经验不应该约束医生选择最好的方式，因为可以将患者介绍给经验丰富的医生。

个体开业的医生能准确判断不同增量术所需的材料和供骨区。选择同种异体骨可根据组织结构的需要和可吸收的性质。如果使用自体骨，供区的选择可以根据骨的大小、质量和并发症来综合考虑。同样，使用引导骨再生（guided bone regeneration，GBR）膜前需详细了解膜的空间维持和吸收的性质。

水平向和垂直向骨缺损选择骨增量方式的依据不同。水平向骨缺损需要评估剩余牙槽嵴的宽度而垂直向骨缺损则需要评估垂直高度。

A 为了明确种植位点的骨量和三维结构，需完善临床和影像学检查。临床检查可测量颌间距离和牙间距离。牙槽嵴的宽度可通过视诊和"骨探测"来确定。

影像学检查包括根尖周片，曲面断层片和/或锥形束计算机X线体层扫描（cone beam computed tomography，CBCT）。尽管根尖周片和曲面断层片可以提供足够的信息，但是最准确和详细的信息还是需要CBCT。这些影像学的检查可以帮助让医生了解重要的解剖结构（神经，上颌窦等）、制定种植体植入计划和测量角度。

B 牙槽嵴水平向宽度不足通常包括一壁骨缺损。这种缺损通常采用外置法植骨（除了牙槽骨劈开术或牵张成骨）。外置法植骨需要完整的结构抵抗软组织塌陷带来的压应力。这种抵抗力可通过骨移植材料或膜的使用来获得。此外，还可用帐篷钉或钛网联合膜的使用共同抵抗。一般来说，缺损范围越大，骨移植物越需要被固定。

C 当牙槽嵴的缺损宽度≥8mm时，骨移植物的宽度至少要大于2～3mm。大多数骨增量技术可达到合适的牙槽嵴宽度。这种病例，骨增量的方式取决于患者可能出现的并发症。因为块状骨移植术可能引发更多的并发症，尤其是自体骨的切取，所以应考虑创伤小的方法。

颗粒状骨移植物（自体或异体）联合屏障膜（可吸收或不可吸收）的引导性骨再生术已取得了很好的效果。这种方式的抗塌陷能力可用钛钉固定的膜来维持颗粒状骨的总的外形或使用帐篷钉。医生靠个人经验来选择膜的种类。牙槽嵴劈开术也能满足这种扩增需要。

D 缺损的牙槽嵴宽度为5～7mm时，骨移植物应大于缺损宽度3～5mm，并且需要固位性更好的骨移植物。牙槽嵴劈开仍然是一种可预期的方式，但是牙槽嵴的位置和皮质骨类型可能会限制它的应用。需要用块状骨移植物时，自体骨和异体骨均能获得好的效果。正如使用说明书中描述的使用方法，异体块状骨最好应用于和自身宽度类似的受植骨床。使用自体块状骨时，需要修整受植骨床以便于骨块能部分嵌入，这样有助于骨块的稳定和血供。实质的受植骨床宽度需要有异体骨嵌入，同时还需要足够的宽度给固位螺钉。自体骨块可从颏部或下颌升支区获取。这两个区域可提供宽度为4～5mm的皮质骨。自体骨块移植，只需少量的受植骨床预备，但是会出现更多的并发症。

E 当牙槽嵴缺损宽度为5～6mm时，移植骨的宽度至少要有4～5mm。这时，自体骨块就可体现出优势。因为自体骨块和异体骨块不同，其大小不需要和受植骨床相等。所以，当需要的骨移植物宽度大于受植骨床的宽度时，可选用自体骨移植。自体骨要谨慎选择供骨区。下颌升支区所能提供的骨块薄于颏部所能提供的骨块。CBCT可以帮助选取合适的取骨部位。尽管颏部切取的骨块比下颌升支更厚，但是研究报道指出前者的并发症发病率也更高。图 121-1A～F 呈现了用自体骨块移植扩增牙槽嵴。

垂直向牙槽骨缺损需用同样的方式使大范围骨缺损区的骨移植物稳定（图 121-1E）。当牙槽嵴垂直向的扩增量≤3mm 时，可采用自体块状骨移植。和水平向牙槽嵴扩增一样；当所需的自体块状骨≤4mm 时，供骨区可选择下颌升支

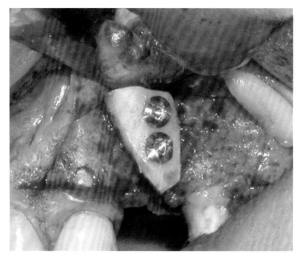

图 121-1C　自体骨块修整后植入并用螺钉固定。在关闭创口前，自体骨块周围填充颗粒状自体骨并覆盖可吸收 GBR 膜

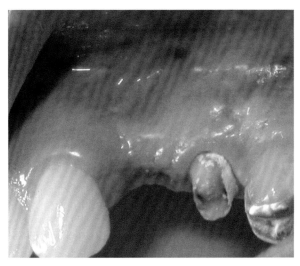

图 121-1A　左上第一前磨牙区的牙槽嵴已愈合，较大的颊侧骨板缺损和较小的垂直向缺损

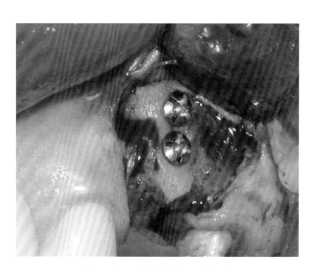

图 121-1D　6 个月后可见移植骨块周围的骨形成，减小了水平向和垂直向的骨缺损

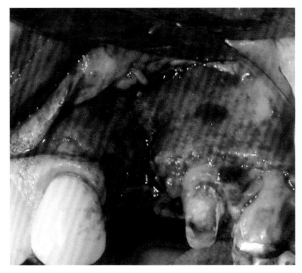

图 121-1B　黏骨膜瓣翻开后可见下方的颊侧和垂直向的骨缺损

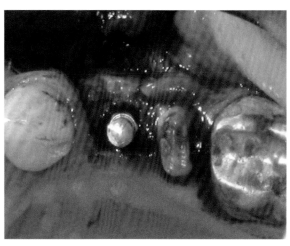

图 121-1E　种植体植入时可发现有足够的颊侧骨板使种植体植入合适的位置

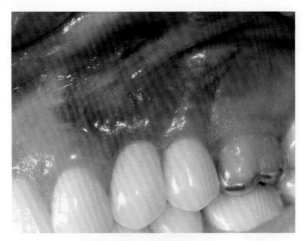

图 121-1F　左上第一前磨牙的最终修复体

或颊部。但是，当需要的垂直向扩增量＞3mm时，需要采用更复杂的技术，比如可以考虑牵张成骨。

拔牙后行牙槽嵴扩增的效果是可预期的。医生必须选择预后最好的方式行牙槽嵴重建，但同时也需要考虑并发症的问题。每种方式都有局限性，医生了解这些局限性很重要。如果医生觉得完成最合适的方法有困难时，可以推荐给其他医生。

扩展阅读

Esposito M, Grusovin MG, Felice P, Karatzopoulos G, Worthington HV, Coulthard P. The efficacy of horizontal and vertical bone augmentation procedures for dental implants – a Cochrane systematic review. *Eur J Oral Implantol.* 2009;2(3):167-184.

Garg, AK. *Bone Biology, Harvesting, Grafting for Dental Implants: Rationale and Clinical Applications.* Chicago, IL: Quintessence; 2004.

McAllister BS, Haghighat K. Bone augmentation techniques. *J Periodontol.* 2007;78(3):377-396.

Schwartz-Arad D, Levin L. Intraoral autogenous block onlay bone grafting for extensive reconstruction of atrophic maxillary alveolar ridges. *J Periodontol.* 2005;76(4):636-641.

von Arx T, Buser D. Horizontal ridge augmentation using autogenous block grafts and the guided bone regeneration technique with collagen membranes: a clinical study with 42 patients. *Clin Oral Implants Res.* 2006;17(4):359-366.

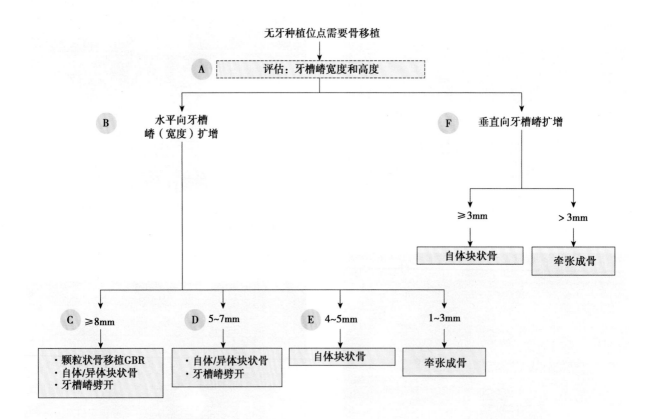

计算机引导的种植外科治疗

Gregory J. Conte

锥形束计算机 X 线体层扫描(cone beam computed tomography，CBCT)和医疗级计算机 X 线体层扫描(computed tomography，CT)的使用促进了口腔种植外科的发展。CBCT 相比传统的影像学方法有以下几点优势：三维影像、可控制放大倍数、无扭曲变形和高分辨率。此外，CBCT 影像是由一系列的断层图像分析后合成，因此不会出现图片重叠产生的伪影。CBCT 的这些优点提高了诊断效力，临床医生还可以利用专用软件来制作模型，并在模型上制定种植治疗计划和制作外科导板。

A 利用 CBCT 图像和基于模型制定的种植体的植入只是引导外科治疗的早期应用。这种技术根据研究模型制作的蜡型和医生获得的重要信息制定治疗计划和制作外科导板。使用标准钻头制备研究模型，然后制备 X 线模板。患者戴上 X 线模板拍摄 CBCT，医生评估三维影像并决定制作的外科导板的合适位置(图 122-1)。

B 计算机辅助种植包括虚拟治疗计划和模拟种植体植入。计算机辅助的种植修复比基于模型制定的有更多优点，尤其是计划植入多颗种植时。例如，目前已有很多计算机软件可以制作数字化印模，可减少技工室准备模型和椅旁取印模的时间，并且数字化印模可用来分析评估和制作导板。在虚拟的种植治疗计划中，医生可模拟种植体在颌骨内三维方向上的植入。这种方式可使制作出的外科手术导板比基于模型制作的更精确。有多种三维治疗设计软件可以选择，每个系统都有自己的操作步骤以便于医生制作精确的外科导板。制作工序的第一步是用厂家推荐的软件制作诊断蜡型和 X 线导板。例如，其中的一个系统是用硬质透明的丙烯酸树脂和 6 个 X 线阻射标记物(天然橡胶)来制作 X 线导板。已有的固位好的修复体也可被利用，只要该修复体不含金属(图 122-2)。

C 患者戴着 X 线导板进行扫描。导板再单独被扫描，制作 X 线导板的数字模型。患者的扫描图像和导板的扫描图像合并，使导板在螺旋扫描中可视化。

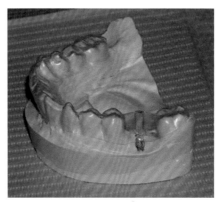

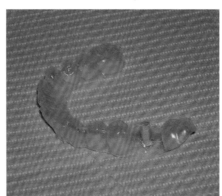

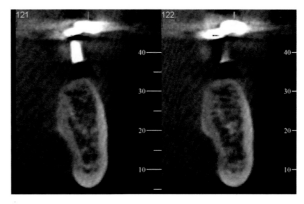

图 122-1　X 线模板(上图和中图)和基于模型的治疗计划的 CBCT 影像(下图)

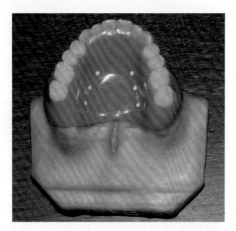

图 122-2　一个上颌牙的模型和 6 个放置在腭侧的天然橡胶标记物用来做 X 线分析

D　临床医生用专业的软件程序模拟手术的操作。这种软件可满足医生所选择的市场上可以得到的任何种植体。CBCT 提供 1mm 的厚度，轴向部分可使种植体植入合适的三维位置基于最终修复体理想的穿龈形态。X 线导板的三维形态使医生可从不同的角度观察种植体的位置。重要的解剖结构，如下牙槽神经管可被清楚地看到，并且准确的测量可确保选择正确的种植体型号，以降低并发症的风险（图 122-3）。

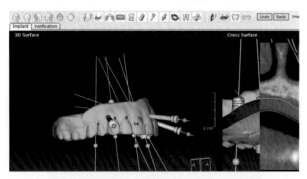

图 122-3　电脑截图显示的理想的种植体三维位置，使用软件程序制定治疗计划和制作外科模板

E　关于种植体植入的相关信息输入后，开始制作外科导板。一些公司采用快速原型打印技术，打印出厚度为微米大小的光固化树脂导板。导板可用不同直径的把手套管来制备精确的"袖口"。这些在种植备洞时用来引导和选择相应直径的种植转头（图 122-4）。

　　导板经冷冻灭菌后，在种植手术时戴入患者口中。将外科导板和 X 线导板保持在同一个位置很重要。当患者有牙支持导板时，可重现放置的位置以减少误差。但是对于无牙颌患者，

导板放置后就需要用螺钉固定。固定的位点在计算机设计导板就已确定，外科导板制作就仅仅需要制备固位洞（图 122-5）。外科导板固定后，就可植入种植体，使之在正确的位置和角度形成骨结合，为了最终修复体的制作（图 122-6）。

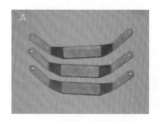
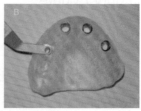

图 122-4　不同直径的把手套管（A）在种植准备过程中外科模板上的使用

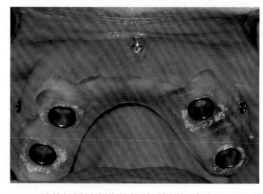

图 122-5　计算机设计制作的外科导板用三枚螺钉固定在上颌

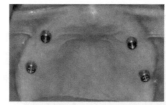
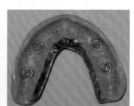
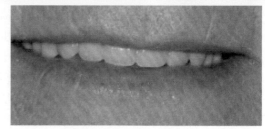

图 122-6　种植体支持的全上颌义齿用 locator 附着体固位

　　计算机辅助的种植外科计划使医生可以看到三维解剖结构的影像，并且可以虚拟种植体植入和修复。医生还需要认识到辅助外科程序的局限，并且不能保证所有的病例都成功。种植成功还是需要医生了解的 CT 信息中的外科和修复的含义，同时确保能给予恰当的治疗方式。

扩展阅读

Danforth RA, Peck J, Hall P. Cone beam volume tomography: an imaging option for diagnosis of complex mandibular third molar anatomical relationships. *J Calif Dent Assoc.* 2003;31(11):847-852.

Higginbottom FL, Wilson TG Jr. Three-dimensional templates for placement of root-form dental implants: a technical note. *Int J Oral Maxillofac Implants.* 1996;11(6):787-793.

Peck JN, Conte GJ. Radiologic techniques using CBCT and 3-D treatment planning for implant placement. *J Calif Dent Assoc.* 2008;36(4):287-290, 292-294, 296-297.

Sonick M, Abrahams J Faiella R. A comparison of the accuracy of periapical, panoramic, and computerized tomographic radiographs in locating the mandibular canal. *Int J Oral Maxillofac Implants.* 1994;9:455-460.

White SC, Heslop EW, Hollender LG, Mosier KM, Ruprecht A, Shrout MK. Parameters of radiologic care: an official report of the American Academy of Oral and Maxillofacial Radiology. *Oral Surg Oral Med Oral Pathol Oral Radiol Endod.* 2001;91(5):498-511.

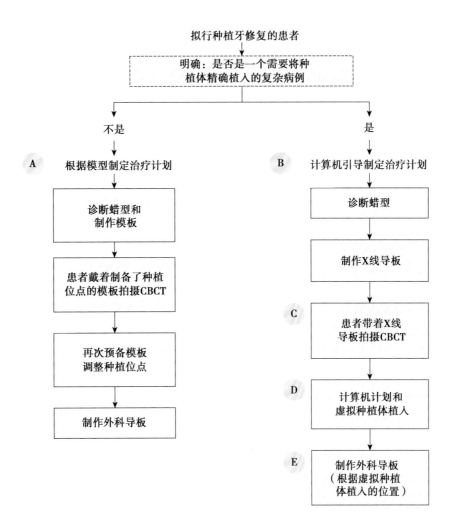

123 多颗种植牙的联冠修复时机

W. Peter Hansen and Dennis J. Weir

多颗种植牙是否需要联冠修复要从生物学、生物力学和美学效果综合考虑。天然牙联冠修复的临床和影像学基础是减少牙的活动度增加继而减轻牙周膜的支持，然而这并不适用于缺少牙周膜的种植牙。但是，体外已证实种植牙联冠修复可将咬合力分散至多颗种植体以减少单颗种植体的骨应力。

A 某些诊断结果和制定的相关治疗计划导致某些病例适合种植联冠修复。一些设计为悬臂和种植牙 - 天然牙联冠修复的部分牙缺失，联冠修复可降低修复失败的风险。无牙颌患者，联冠修复可减少所需要的种植体数量。同样，覆盖义齿修复上下无牙颌，种植体用杆附着体连接可更好地抵御侧向力和咀嚼力。

B 临床和实验研究已表明，当长度至少为 10mm 的、常规直径的、内六角种植体植入的角度合适，联冠和单冠修复的成功率相同。但是，当骨质不佳或种植体无法给予最好的支持时，联冠修复可减少单冠修复的并发症。

C 不利的生物学因素适合联冠修复，尤其在上颌缺牙区。这些不利因素包括：骨密度低、初期稳定性欠佳、种植体角度不佳和冠根比例增加。相邻种植体即刻负重是应该联冠修复。此外，因错𬌗或咬肌肥大引起的咬合力过大时，也应该考虑联冠修复。

D 每个患者都会有不同的危险因素影响种植修复。功能或非功能的咬合力过大时，联冠可使应力分散。美学因素中如果能获得理想的空间和角度，后牙单冠修复的效果更好。在前牙美学区，固定桥可以避免相邻种植体的植入，保留龈乳头。前牙的联冠修复也为牙龈修复材料提供结构支持。

E 美国修复医师学会为无牙颌患者制定了一个分类系统，该分类可用来指导所有的治疗计划和全口义齿修复的处理。这个系统中的有关种植覆盖义齿的诊断变量包括：任何可以影响修复体稳定因素、能否植入足够长度的种植体和颌间距离是否足够安装附着系统部件。在下颌，这些可能包括有骨的高度、肌肉附着和颌间距离。Ⅳ类骨中的任何情况都适合行联冠修复，可更好地抵抗不可控制的侧向力。除了颌间空间有限时，为了降低修复体高度，可采用 locater 附着体。唯一可能被忽略的影响影响全口义齿固位的因素是种植体连接修复使舌体的位置后缩。

实际上，单冠修复有利于牙线的使用和减少修复术后并发症，如螺丝松动和崩瓷。联冠修复可缩短椅旁时间，尤其是螺丝固位的修复体。联冠修复可减少种植体数量，当某颗种植体失败时也无需增加种植体。如果修复体完全就位和仔细调整邻面接触，多颗相邻牙修复可避免被动就位的问题。

扩展阅读

Bergkvist G, Simonsson K, Rydberg K, Johansson F, Dérand T. A finite element analysis of stress distribution in bone tissue surrounding uncoupled or splinted dental implants. *Clin Implant Dent Relat Res*. 2008;10(1):40-46.

Clelland NL, Seidt JD, Daroz LG, McGlumphy EA. Comparison of strains for splinted and nonsplinted implant prosthesis using three-dimensional image correlation. *Int Oral Maxillofac Implants*. 2010;25(5):953-959.

Grossmann Y, Finger IM, Block MS. Indications for splinting implant restorations. *J Oral Maxillofac Surg*. 2005;63(11):1642-1652.

Guichet DL, Yoshinobu D, Caputo AA. Effect of splinting and interproximal contact tightness on load transfer by implant restorations. *J Prosthet Dent*. 2002;87(5):528-535.

Mangano C, Mangano F, Piattelli A, Iezzi G, Mangano A, La Colla L. Prospective clinical evaluation of 307 single-tooth morse taper-connection implants: a multicenter study. *Int J Oral Maxillofac Implants*. 2010;25(2):394-400.

Mazurat RD, Mazurat NM. Communicating complexity: using a diagnostic classification system for edentulous patients. *J Can Dent Assoc*. 2003;69(8):511-514.

McGarry TJ, Nimmo A, Skiba JF, Ahlstrom RH, Smith CR, Koumjian JH. Classification system for complete edentulism. The American College of Prosthodontics. *J Prosthodont*. 1999;8(1):27-39.

Solnit GS, Schneider RL. An alternative to splinting multiple implants: use of the ITI system. *J Prosthodont*. 1998;7(2):114-119.

Vigolo P, Zaccaria M. Clinical evaluation of marginal bone level change of multiple adjacent implants restored with splinted and nonsplinted restorations: a 5-year prospective study. *Int J Oral Maxillofac Implants*. 2010;25(6):1189-1194.

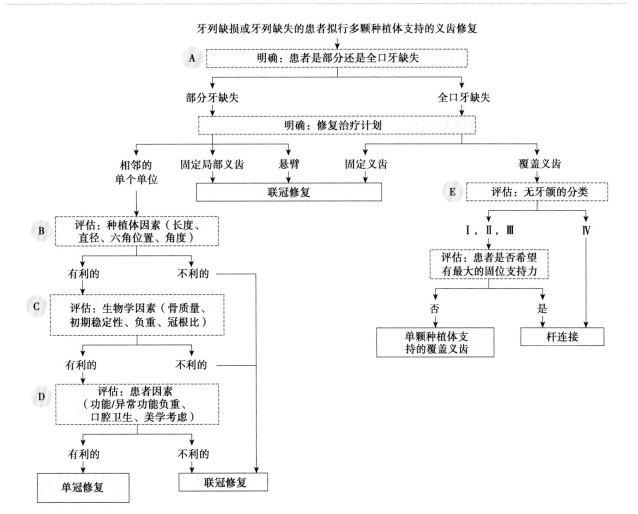

124 迷你种植体在口腔修复中的应用

Sahar El Kholy and Eugene E. LaBarre

尽管迷你种植体（直径<3mm）的失败率高于传统直径的种植体，但对于需行过渡义齿修复和种植位点牙槽骨的宽度在3～4mm之间的患者来说，迷你种植体是合适的选择。但是，迷你种植体的应用主要是将2～4颗植体植入下颌前牙区颏孔前，为下颌全口义齿提供固位力。因为患者的费用和承诺问题，迷你种植体现已逐渐成为一种备选方案，以替代经典的、高成功率的2颗常规直径种植体和简单附着体的设计方式。迷你种植体植入通常是微创的、一期完成的。同时因为是一段式，所以通常会即刻负重。当生物力学要求可以满足和种植修复界面稳定时，患者会非常满意得以长期改善的咬合功能。

A 很多需要过渡义齿修复的患者，拔牙后传统直径的种植体无法即刻种植。在拔牙、骨移植或常规种植体植入后的愈合期间，迷你种植体可用来支持过渡全口或局部义齿（图124-1）。迷你种植体应植入成熟的骨组织，避免植入拔牙窝和感染的骨组织。医生需要决定即刻修复体是可摘还是临时黏结。不论选择哪种，迷你种植体可固定修复体，并可减少或消除覆盖在愈合区上方修复体的活动，提高了最终修复的成功率的同时给患者提供了可接受的功能和美学修复。过渡义齿建议使用窄（1.8mm）而短（8～10mm）的迷你种植体，过渡完成后即可旋松后取出。迷你种植体在上颌骨中的失败率较高，应使用较大的种植体。

B 单颗切牙缺失的缺牙间隙和（或）唇舌向宽度<4mm的患者可使用迷你种植修复（图124-2）。典型的迷你种植修复的临床病例包括先天性上颌侧切牙缺失和拔除下颌中切牙或侧切牙后的缺失。这种情况，常规直径的种植体（或器械）不适用。迷你种植体可植入拔牙窝开始愈合到愈合成熟之间的几个月，但迷你种植体不建议植入新鲜的拔牙窝。如果剩余牙槽嵴唇舌向宽度>4mm，迷你种植体通常可以穿过完整的软组织后植入。但是，如果牙槽嵴狭窄或有唇面窝，临床医生应行组织翻瓣，在直视下植入种植体。粗壮的迷你种植体（直径2.1～2.9mm，长度>15mm）应使用黏结或螺丝固位的修复帽。临时修复体可即刻使用，为了减少负重需去除所有的咬合接触。软组织完全愈合后，可使用最终修复体，建议调整咬合使之没有咬合接触。迷你种植修复体不应作为单独的咬合引导。

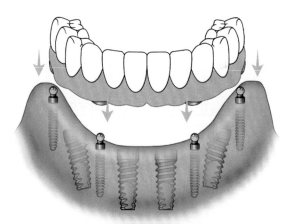

图124-1 迷你种植体支持过渡性的临时固定义齿，同时常规直径的种植体进行骨结合

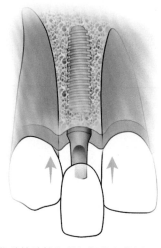

图124-2 迷你种植体植入骨组织狭窄的侧切牙位点，临时或最终修复体黏结固位

C 迷你种植修复是一种两难的治疗计划，患者渴望得到基础种植修复，而医生必须能够应对迷你种植体的局限性。与常规直径的种植体相比，迷你种植体更适用于牙槽嵴唇舌向宽度受限并要求减少创伤的患者。所有其他的无牙颌患者，常规种植体可获得更高的长期成功率，适应证更广泛并且可以联合杆卡支持覆盖义齿或固定可摘义齿以完全替代活动义齿。为了口腔的健康和功能，制定治疗计划的基本原则不应首要考虑费用，但是迷你种植体支持的覆盖义齿的费用是具有可比性的传统全口义齿费用的一半，这是患者需要考虑的问题。多颗迷你种植体植入无牙上颌不需要腭侧基托并且可以增强固位力，这一点是很诱人的。但是，非联冠形式的上颌迷你种植体由于修复后的负重很大，长期效果不可预测。这种方式与下颌迷你种植体覆盖义齿相比，是过渡性义齿，后者的 5 年和 10 年的成功率为 90% 左右。下颌前牙区术前的 X 线影像最好选用 CBCT，这样医生可了解骨组织解剖形态和密度，明确主要和次要的位置，甚至制作外科手术导板。使用过不同直径和长度的迷你种植体后的医生可发现直径较大、长度较长的种植体可获得较好的预期，并且牙槽骨的宽度至少 3mm、高度至少 15mm。除了 X 线影像，医生应明确剩余牙槽嵴的形态是否足够支持修复体，特别是下颌舌侧区（下颌舌骨肌窝）。许多下颌骨萎缩后，垂直高度小于 10mm，没有牙槽嵴的形态，不能用迷你种植修复。通常，2 颗或 4 颗迷你种植体在下颌前牙区植入的间距相等，颏孔前方至少 5mm（图 124-3）。迷你种植体一般穿过完整的黏膜植入。某些情况下需要翻瓣，比如高陡的刀刃状牙槽嵴或种植体植入需要在直视下完

成。小直径的先锋钻先备洞，然后用扳手将种植体旋入。种植体自攻进入小直径的通道中时会产生骨挤压。经验丰富的医生会使植入的扭力控制在至少 30Ncm，为了确保在骨结合之前早期负重的固位力足够。种植体应相互平行，植入后只有种植体头部从组织中突出。如果现有的义齿与种植体匹配，可立即去除义齿基托，置入固位装置。如果种植体植入后制作了新的义齿，建议取印模的时间应延迟至软组织炎症消退。指导患者如何取戴覆盖义齿，连续使用一周后（限制软组织感染），每天晚上需要取出。和所有的种植修复一样，医生应要求患者保持口腔卫生并且给予必要的随访和复查。

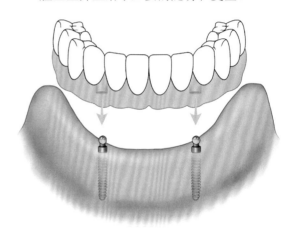

图 124-3　两颗带有附着体的迷你种植体植入无牙下颌的尖牙区支持覆盖义齿

扩展阅读

LaBarre EE, Ahlstrom RH, Noble WH. Narrow diameter implants for mandibular denture retention. *J Calif Dent Assoc.* 2008;36(4):283-286.

Morneburg TR, Pröschel PA. Success rates of micro implants in edentulous patients with residual ridge resorption. *Int J Oral Maxillofac Implants.* 2008;23(2):270-276.

Siddiqui AA, Sosovicka M, Goetz M. Use of mini implants for replacement and immediate loading of 2 single-tooth restorations: a clinical case report. *J Oral Implantol.* 2006;32(2):82-86.

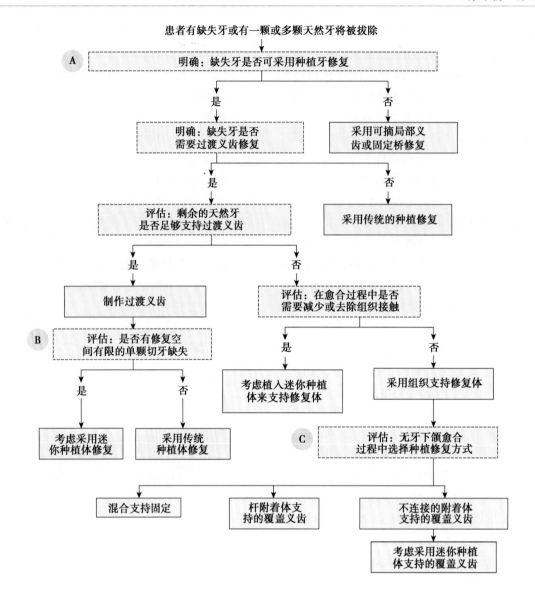

种植牙的维护治疗

125

Wayne A. Aldredge

种植义齿修复牙列缺失和牙列缺损是一种可预期的修复方式，可使患者获得理想的功能、美学效果和健康的牙齿。每年约有 200 万颗种植体被植入。种植牙的维护类似于天然牙，其长期成功率和治疗的满意度依赖于合理的维护和随访。

A 从软组织愈合到修复完成期间，建议采用探诊测量。随着时间的推移，若探诊深度增加则提示有边缘骨的丧失。建议和天然牙一样，每年一次种植体周围探诊。如果出现其他的症状，后续的探诊深度与初始探诊深度相比发生的变化也许可以提供更有价值的诊断依据。尽管在使用金属探针和塑料探针的问题上有分歧，但重要的是探诊。没有任何研究表明这两种探针探诊后种植体的成功率降低。探诊深度增加至2mm 或更多时应引起注意，如伴有出血和红斑则应诊断为种植体周围黏膜炎。

值得注意的是，有些医生是不主张种植体周围的探诊。这样会忽视潜在的病理变化。种植牙探诊不像天然牙，其组织外形和半桥粒的附着更容易加深。重要的是探诊深度在不同时间点不能有超过 2mm 的变化。如果有，则需要密切观察 X 线影像的变化或增加复诊的频率。

B 一颗"健康"种植牙的评判标准为：①行使功能时无自发性疼痛或压痛；②种植体不松动；③种植体功能负荷第一年不超过 1mm 的骨吸收和一年后骨吸收小于 0.2 毫米 / 年（或种植体植入后的 X 线片检查小于 2mm 的骨吸收）。

这些标准是三十多年前制定的，至今仍被广泛应用。但是应该注意的是，随着钛种植体的粗糙表面、穿黏膜磨光面和平台转移的应用，种植体植入后第一年和行使功能后的牙槽骨丧失并不多见。

C 如果种植体周围探诊深度增加、出血或化脓，应行进一步检查，因为种植体周围可能出现病变。这时可拍摄根尖周 X 线片和咬合片来判断是否有牙槽骨丧失。种植体周围病是种植体周围组织（牙龈和牙槽骨）炎症反应时的共有名词，可分为种植体周围黏膜炎和种植体周围炎。

种植体周围黏膜炎临床表现为种植体周围黏膜的炎症（肿胀、溢脓、出血）但不伴有牙槽骨丧失。和天然牙牙龈炎相似，可通过非手术治疗恢复。

种植体周围炎是种植体周围黏膜病变，通常伴有溢脓、种植体周围袋加深并伴有牙槽骨丧失。典型的手术处理包括去除种植体表面的感染物阻止进一步的骨丧失。此外，有可能还需要修整软组织外形轮廓，类似于牙周手术。当有大量的骨组织丧失，可考虑行引导骨再生术。尽管这种重建的骨组织不能与种植体形成骨的"再结合"，但是新骨可以作为一种抑制骨丧失的屏障。

D 典型的非手术治疗包括保持口腔卫生、药物冲洗和清创，必要时可局部或全身使用抗生素。种植体清创的重点在于避免种植体表面的损伤。为了减少损伤，建议使用塑料洁治器或钛金属洁治器。超声机头橡胶袖口可有助于种植体周围洁治并减少种植体表面的损伤。

没有良好的口腔卫生和专业的维护，种植体周围黏膜炎可能会进展为种植体周围炎。因为从种植体周围黏膜炎发展成为种植体周围炎所需的时间是不可预测的，所以应在早期、可恢复期发现种植体周围黏膜炎并给予治疗非常重要。

E 种植体失败的临床表现为：疼痛、垂直向或水平向微动和（或）不可控制的进行性骨丧失。为了将来再种植，需要手术取出种植体和组织再生术。种植体骨结合后的 6～12 个月内，粗糙表面的牙种植体失败率大约是 1%。值得注意的是，如果羟基磷灰石涂层的种植体的羟基磷灰石暴露在口腔环境中，它的失败率会升高。与表面粗糙的种植体相比，这种特殊类型的暴露和骨丧失通常发展地很快。当种植体出现微动，应彻底清创并用无菌生理盐水冲洗，然后将骨移植材料植入并覆盖屏障膜。根据缺损的大小和骨移植材料的类型的不同，大约5~9个月后可准备植入新的种植体。

治疗种植体周围疾病的关键是早发现。如果诊断及时，大部分的病例可以通过保守的治疗抑制疾病的发展。患者花了大量的时间和金钱行种植修复，帮助维护种植体牙的健康是医生应尽的责任。

扩展阅读

American Academy of Periodontology. Dental implants in periodontal therapy. (position paper). *J Periodontol*. 2000;71(12):1934-1942.

Kotsovilis S, Karoussis IK, Trianti M, Fourmousis I. Therapy of peri-implantitis: a systematic review. *J Clin Periodontol*. 2008;35(7):621-629.

Renvert S, Roos-Jansåker AM, Claffey N. Non-surgical treatment of peri-implant mucositis and peri-implantitis: a literature review. *J Clin Periodontol*. 2008;35(8 Suppl):305-315.

Zitzmann NU, Berglundh T. Definition and prevalence of peri-implant diseases. *J Clin Periodontol*. 2008;35(8 Suppl):286-291.

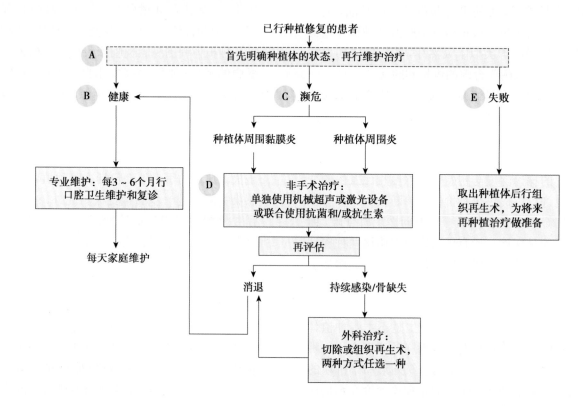

126

种植体周围炎：病因学

Mark H. Zablotsky and John Y. Kwan

研究表明，种植修复治疗牙列缺损和牙列缺失可获得长期的成功率和存留率，因此种植牙在临床上受到广泛的认可。但是种植牙也有一小部分失败的病例。种植手术中因骨组织温度过高导致的种植体失败已通过降低钻针的转度，增加扭矩和冲洗降温的方式得到了很好的解决。一旦种植体形成骨结合后，导致种植失败最主要的原因是生物力学因素（如负重过大、侧向干扰、非被动就位）或感染（牙菌斑诱发）。

合理地制定种植修复计划，可减少甚至避免种植并发症。带有诊断蜡型的研究模型必须上𬌗架才能评估牙槽嵴的相互关系、咬合设计和修复目标。通过全面的影像学和临床检查，种植团队（种植医生、外科医生和技工）才能准确地设计植体的位置、数量和种植体植入方向，以达到最佳的美学和功能修复。通常需要预备额外的种植体来满足种植团队和患者的需要（例如固定义齿取代活动义齿）。病变和失败的种植体通常是因为以下三点有一点或多点没有达到要求：修复后恢复美学效果，设计合理（在足够质和量的颌骨里植入足够长度和数量的种植体），患者能够做到自我维护。

A 所谓的种植体病变、濒危或失败，实际上指的是种植体周围组织的状态（除非种植体已折断）。种植体病变临床表现为进行性骨丧失和种植体周围袋，但是无临床松动。濒危种植体临床表现类似于种植体病变，但是治疗效果不佳，继续加重。应该注意的是，濒危种植体也无临床松动。"病变"在某种程度上说预后要好于"濒危"。种植体失败是指种植体折断、对所有的治疗都无效、明显动度或种植体周围透射影像。这类种植体应尽早取出，否则周围的骨组织可能会继续被破坏。

B 种植体周围的疾病通常是多因素引起的。许多时候，医生必须做一些调查研究工作以明确其具体的病因。Meffert（1996）为了区分细菌因素和生物力学因素，曾分别将其命名为传统途径（traditional pathway）和逆行（retrograde pathway）途径。

C 尽管种植体周围软组织是通过半桥粒附着于钛种植体表面，但是钛基台表面并没有这种组织结构。种植体周围生物学封闭由基台周围致密的软组织通过错综排列的环形牙龈纤维和致密的结合上皮形成。因为这种"附着"很薄，所以由菌斑引起的（传统途径）种植体周围牙龈炎实际上是不存在的，种植体周围组织炎症可能就直接引起周围支持骨组织炎症。

天然牙在咬合力或正畸力的作用下，牙周膜可作为"减震器"。没有牙菌斑时，单纯的咬合创伤并不会引起天然牙的附着丧失。但是，种植体周围没有牙周膜，咬合力会直接传导至种植体-骨界面。如果咬合力足够大，可能会出现种植体-骨界面的微间隙或骨结合丧失。进一步可能就会出现软组织进入微间隙和种植体周围的二次细菌感染。

如果种植体-天然牙固定桥非被动就位，同时由于天然牙周围有牙周膜，种植体支持的基台会有类似正畸运动。在这种情况下，多少都会因为正畸运动对基台周围产生损伤。如果相同的情况发生在种植基台（螺丝固位或黏结固位），则可能会出现并发症，如基台松动/断裂、种植体断裂或骨结合丧失（逆行途径）。所以，精确的修复体和被动就位很重要。侧向𬌗干扰和过大的非轴向负载产生的应力应减小。磨牙症是种植修复的危险因素之一，应调整咬合以减少功能𬌗或功能异常时的侧向接触。此外，患者还可在种植体植入前选择联冠或磨牙垫治疗。

病变或濒危种植体周围的临床表现为：探诊深度增加、探诊出血、溢脓、红肿和影像学可见的骨组织丧失。此外，还可能会伴有疼痛，但往往出现较晚。如果牙菌斑控制较好，种植体周围仅有轻微的炎症，医生必须首先考虑是否为咬合因素引起。通常可通过细菌培养和药敏实验来确认。如果种植体出现问题，而检出细菌（如链球菌或放线菌）又与健康牙龈相关，则应考虑咬合因素引起的种植体病变；另一方面，如果牙周致病菌（如牙龈卟啉单胞菌、中间普氏菌）被检出，则因考虑为种植体周围组织感染，但是并不意味着咬合因素不存在。医生应检查修复体是否完全就位。如果有松动的修复体，则应取下修复体，检查各组件，直到发现松动或失败的组件。如果种植体松动，则意味种植体失败并且需要立刻取出。同时医生在种植体取出的同时或6个

月内可考虑再植入种植体，还应该采用组织再生术保存牙槽嵴高度和宽度。

扩展阅读

Froum SJ. *Dental Implant Complications: Etiology, Prevention, and Treatment.* Ames, IA: Blackwell, 2010.

Lang NP, Tonetti MS. Peri-implantitis: etiology, pathogenesis, prevention, and therapy. In: Froum SJ, ed. *Dental Implant Complications: Etiology, Prevention, and Treatment.* Ames, IA: Blackwell; 2010:119-133.

Meffert RM. Periodontitis vs. peri-implantitis: the same disease? The same treatment? *Crit Rev Oral Biol Med.* 1996;7(3):278-291.

Meffert RM, Block MS, Kent JN. What is osseointegration? *Int J Periodontics Restorative Dent.* 1987;7(4):9-21.

Newman MG, Flemmig TF. Periodontal considerations of implants and implant associated microbiota. *J Dent Educ.* 1988;52(12):737-744.

Rosenberg ES, Torosian JP, Slots J. Microbial differences in 2 clinically distinct types of failures of osseointegrated implants. *Clin Oral Implant Res.* 1991;2(3):135-144.

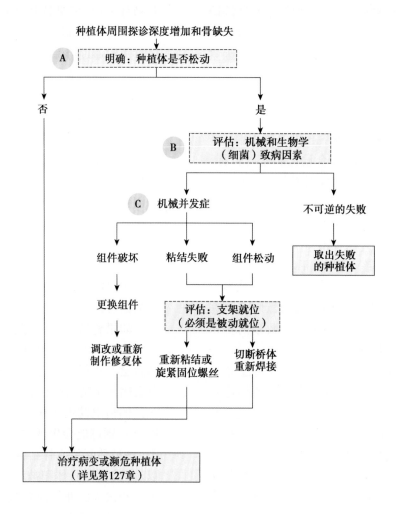

种植体周围炎：非手术处理方法

127

Mark H. Zablotsky and John Y. Kwan

病变或濒危种植体的治疗中，早期的鉴别诊断非常关键。如果无法明确致病因素，即使治疗，效果也会大打折扣。

A 患者自己必须能够有效地控制牙菌斑，将其作为自己应尽的责任。医生也应该给患者制定维护口腔卫生的方法。可在使用传统的口腔卫生维护用品（如牙刷、牙线）的基础上增加一些其他的用品（如簇绒牙线、纱线、尼龙包被的牙间隙刷、电动牙刷）。如果患者口腔卫生较差，可使用化学药物（如0.12%葡萄糖酸氯己定）漱口或联合使用牙间隙刷，以维护好口腔卫生。医生必须检查种植体基台周围是否足够卫生。如果医生怀疑致病因素为细菌，应先采用保守治疗，如氯己定龈下冲洗和局部使用抗生素。

B 医生应检查患者的咬合，调整并去除正中/侧向早接触和𬌗干扰。如果患者有异常功能咬合，可使用𬌗垫和咬合板治疗。如果患者有咬合创伤，一种方法是去除修复体并在种植体上放置愈合帽，这种方法可能有效；另一种方法是增加种植体数量和（或）与相邻种植牙联冠修复，更好地抵抗咬合力。

C 如果计划全身使用抗生素治疗，医生应通过细菌培养和药物敏感性试验来指导药物的使用。如果医生拟行种植体周围增生组织清创术，因为可能会刮伤种植体和基台表面，应使用塑料或钛涂层手动器械或橡胶包裹的超声洁治机头。

D 可移动的牙槽黏膜可能会使影响口腔卫生，因此种植体周围最好附着角化牙龈，它可以给患者提供一个好的口腔环境，以便患者能够做好家庭口腔维护。角化龈不足的区域，种植体出现问题和失败的风险增加。软组织增量术可在种植体植入前、骨结合过程中、暴露种植体（2期手术）或修复时进行。

E 初期治疗后的2～4周应对种植体周围组织再评估。探诊深度应减少，并且探诊无出血和溢脓。医生需要判断这些临床指标好转是否意味着有长期的预后。医生也必须了解成功的牙周治疗依赖于去除牙根表面的牙菌斑、牙结石和其他的细菌产物。因为种植体表面质地较软，不宜使用传统的刮治和超声器械，这就使种植体表面清创很困难。医生应该假定种植体表面已被细菌和细菌产物（内毒素）污染。可采用的非手术方式包括使用塑料或钛涂层刮治器和橡胶包被的超声洁治机头。由于手术干预效果不佳，医生必须确定手术对种植体及其周围组织是有益的，方可进行手术。

F 医生即使认为治疗已获得成功，也仍然需要维护，可以监测临床、影像学和微生物学指标。如果再次出现问题，临床医生应怀疑最初的诊断性治疗（错误的病因）或保守的非手术治疗效果能否达到预期。这种情况，医生应尽力用非手术的方式稳定或抑制病变的发展。然后进行再评估，决定何时终止临床治疗。一般来说，因为外科手术污染的种植体表面可以得到充分的处理，非手术治疗效果不佳的病例经手术治疗后可以获得较好的治疗效果。

扩展阅读

Froum SJ. *Dental Implant Complications: Etiology, Prevention, and Treatment.* Ames, IA: Blackwell, 2010.

Gammage DD, Bowman AE, Meffert RM. Clinical management of failing dental implants: four case reports. *J Oral Implantol.* 1989;15(2):124-131.

Kwan JY. Implant maintenance. *J Calif Dent Assoc.* 1991;19(12):45-49.

Kwan JY. The ailing implant. *J Calif Dent Assoc.* 1991;19(12):51-56.

Orton GS, Steele DL, Wolinsky LE. Dental professional's role in monitoring and maintenance of tissue-integrated prostheses. *Int J Oral Maxillofac Implants.* 1989;4(4):305-310.

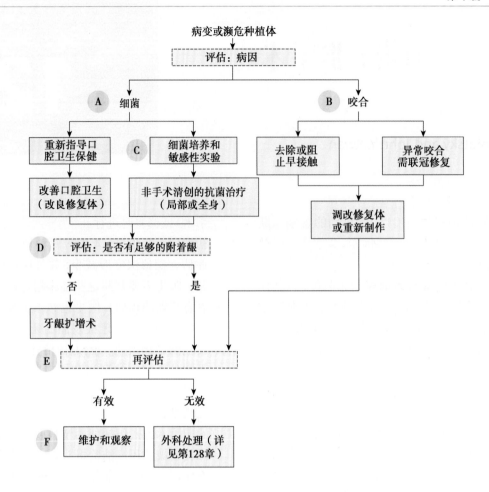

种植体周围炎：手术处理方法

128

Mark H. Zablotsky and John Y. Kwan

病变或濒危种植体的外科手术处理效果取决于准确的诊断和有效的非手术处理，这样才能控制种植体周围病变的进一步发展。

A 医生在手术前需要评估种植体周围膜龈组织的状态。如果病变或濒危种植体周围膜龈缺损，应行膜龈手术增加附着龈宽度。有时仅此处理就可以得到有效的治疗效果，不用再行骨组织修复术。

B 有时，改良的传统牙周切除或重建手术都可以取得成功。暴露并清创骨缺损区后，医生必须评估种植体周围组织缺损的性质，这将有助于选择合适的手术方式。

C 清除种植体表面的感染物建议在再生性手术前进行。用枸橼酸（pH＝1）溶液冲洗 30 秒，然后用棉球抛光感染的种植体表面，有利于清除感染物。如果种植体表面涂层出现小凹陷和变化，则应用超声或气/粉抛光。气/粉抛光短时间可清除除钛种植体表面的有毒物质。

D 在自然进展情况下，种植体周围大部分是水平性骨缺损，骨切除后辅以或不辅以种植体表面处理，术后的反应都是可预测的。种植体表面处理是去除宏观或微观的影响牙槽嵴缺损处菌斑控制的组织结构。种植体表面处理包括用一系列的抛光器械（如细颗粒金刚砂车针、白石和橡皮轮）。此外，打磨过程中会产热，应用大量冰盐水冲洗降温。已有许多研究报道健康软组织对修整后的种植体表面的反应。如果患者口腔卫生不佳，种植体微观粗糙面的修整应谨慎。牙槽嵴上方的种植体表面修整后，应用枸橼酸或 3% 过氧化氢液去污。

E 对于窄的三壁、沟槽样或裂开型骨缺损，可以通过骨移植修复。在植骨前，种植体应是无菌的，可采用 C 段中所描述的步骤去除感染。采用自体骨、冻干异体骨和可吸收羟基磷灰石都有成功的报道。尽管医生可能会提倡使用引导骨再生（guided bone regeneration，GBR）膜，但是许多的病例报告表明单独使用骨移植物也是可行的。尤其是狭窄型的缺损。GBR 膜的使用依靠医生过去修复骨缺损的经验。术后和牙周手术一样，需密切随访和复查。治疗效果不佳的骨缺损通常将发展为更大范围的缺损。如果这种情况发生，应考虑再行骨组织重建或清除骨移植物。但是，如果种植体恢复稳定，患者可行牙周维护治疗。

F 对于较大的或二壁、三壁骨缺损，大多数的研究认为联合重建技术可获得成功。种植体周围垂直向骨缺损应考虑采用 GBR。当缺损范围包括水平向或垂直向骨缺损时，应考虑联合重建技术。最近有报道用生物学方法（如应用人重组骨形成蛋白）来修复种植体周围骨缺损。如果修复治疗效果不佳，则需要做出决定，即取出病变的种植体。与此同时，在骨量足够的条件下，可考虑重新植入另外一颗新种植体，该过程可采用或者不采用骨增量术。

G 种植体周围手术和非手术治疗的目的是重获健康的周围黏膜封闭和软硬组织重建后附着在种植体和基台表面。要达到这一目的要有准确的诊断、综合序列治疗和有效的维护。目前，没有前瞻性和回顾性研究种植体修复治疗后短期或长期效果。所以，应保证密切随访。尽管治疗目的很清楚，但是医生必须接受和认识失败的可能性。如果对任何治疗的效果都不好，就说明治疗失败。而一旦做出该诊断，就应尽早取出种植体。

扩展阅读

Froum SJ. *Dental Implant Complications: Etiology, Prevention, and Treatment.* Ames, IA: Blackwell, 2010.

Lozada JL, James RA, Boskovic M, Cordova C, Emanuelli S. Surgical repair of peri-implant defects. *J Oral Implantol.* 1990;16(1):42-46.

Meffert RM. How to treat ailing and failing implants. *Implant Dent.* 1992;1(1):25-33.

Meffert RM. Periodontitis vs. peri-implantitis: the same disease? The same treatment? *Crit Rev Oral Biol Med.* 1996;7(3):278-291.

Zablotsky M. The surgical management of osseous defects associated with endosteal hydroxyapatite-coated and titanium dental implants. *Dent Clin North Am.* 1992;36(1):117-149.

Zablotsky MH, Diedrich DL, Meffert RM. Detoxification of endotoxin-contaminated titanium and hydroxyapatite-coated surfaces utilizing various chemotherapeutic and mechanical modalities. *Implant Dent.* 1992;1(2):154-158.

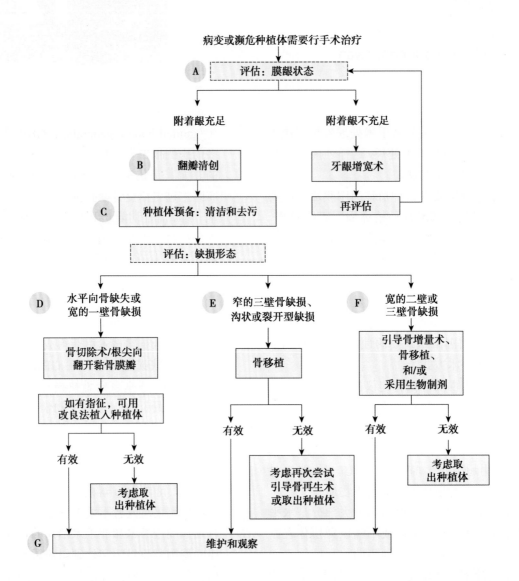

（朱　飞　麻健丰）

牙周美学：微笑设计

民间美学：游戏笑话

微笑设计中的牙周问题

Richard T. Kao, Lisa A. Harpenau and William P. Lundergan

口腔美学治疗的主要目的是修复牙列缺损，达到自然、健康和美观的目标。本章节归纳总结了不同学科口腔美学的治疗方法。虽然面部结构、唇部形态比例以及对称性在口腔美学分析中占据着重要的地位，但本章不涉及这些问题。考虑到医生对于龈牙复合体可以进行分析和调整，故本章节主要围绕龈牙复合体展开。

A 龈牙复合体包括牙槽骨、牙齿、黏膜和牙龈。从口腔美学的角度来看，龈牙复合体强调对称性，以及瞳孔连线与面部中线之间的相互关系。医生可以对龈牙复合体的各个因素进行分析，从而决定如何改善患者笑容。

B 龈牙复合体中最重要的组成部分是牙列的基本结构 - 牙。牙列中线应该平行或接近平行于面部中线。在理想状况下，上下颌中线应是重合的（图129-1A），但实际上这种情况只存在于30%的人群中（图129-1B）。牙及其外形也应是对称的，并被健康的牙龈组织所包绕。双侧中切牙的切端与尖牙牙尖的水平连线应与瞳孔连线平行（图129-2）。在理想的牙列中，侧切牙切端距离该连线为0.5mm。通过双侧颊间隙，可以观察到从上颌尖牙牙尖开始，后牙牙尖逐渐向上走行，牙尖连线与Spee曲线相一致。平衡对称时，即使有一些小偏斜，普通人也无法察觉。双侧牙齿的牙体长轴与邻牙间的接触点都应是对称的。对于局部可摘义齿和全口义齿修复的患者，需放宽牙列对称的要求。当牙齿牙列不齐、牙齿向缺牙部位倾斜、牙齿失去活力变色、牙齿比色不准确、缺失牙时，对称问题显得更加突出。不对称的原因可以来自中切牙中线的不齐，或者切端的不平整。因为缺失牙或牙齿比色不准确引起的对称问题可以通过修复治疗解决问题（图129-3）。修复治疗越复杂，越需要医生在不可逆操作开始前进行诊断性蜡型分析。牙列中线及瞳孔连线微小的不齐及不

对称问题可以通过正畸治疗矫正。对严重的偏斜，则需要正畸正颌联合治疗矫正。

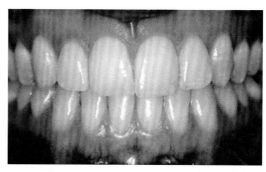

图129-1A 展示了龈牙复合体多种特征的微笑。只有30%的人其上下颌中线天然重合

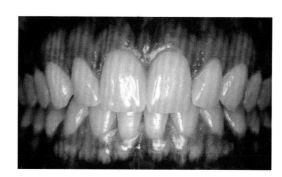

图129-1B 大多数人中线不重合

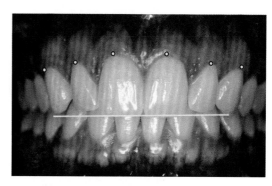

图129-2 上颌中切牙切端与尖牙连线（侧切牙切端距离该线为0.5mm）。理想的上颌前磨牙颊尖从前往后逐渐向后牙根方偏移。上前牙龈缘顶点并不位于牙齿中心，部分原因归结于牙根的角度

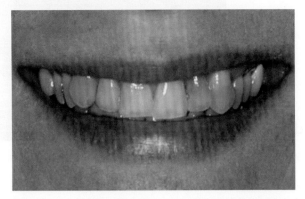

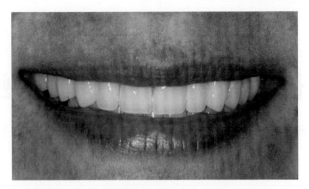

图 129-3A　治疗前牙齿排列不齐并且变色，未接受正畸治疗

图 129-3B　贴面修复后牙列变得整齐美观（病例由 Dr. J. J. Sslehieh 提供）

C 因骨性原因引起的对称或平衡问题相对来说比较难以解决。因上颌垂直距离过大或其颌平面与瞳孔连线不平行，患者通常会呈现一种"紧"面型。患者和医生需决定是否采取正畸正颌联合治疗（图 129-4A~E）。

D 牙龈重要性仅次于牙齿，可以通过不同类型的牙周美学手术进行调整改善。分析牙龈时，医生需要关注牙龈的龈缘线、龈外展隙、龈缘顶点和牙龈生物型。一般来说，以上提到的各点都应是对称的。龈缘顶点或者牙龈的外形高点

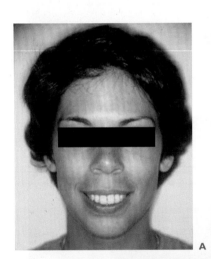

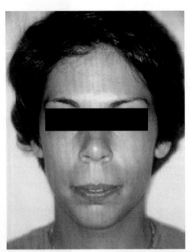

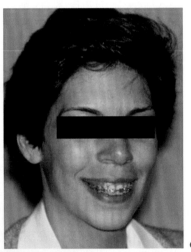

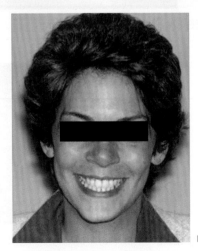

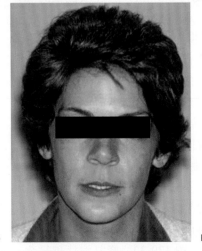

图 129-4A ~ E　骨性畸形导致的美学问题。在此病例中患者上颌垂直距离过大，上颌牙列暴露过多（A）；并且在静止状态下，上唇关闭前牙时扩展延伸（B）；此案例起始阶段为正畸治疗（C）及正颌手术（Lefort I 消除骨量过多）。第二阶段的正畸治疗解决细节问题。注：和谐的微笑（D）伴随静止状态下的上唇放松（E）。（病例由 Drs. Calvin Lee 和 Jeff Fujimoto 提供）

应该是每个牙齿龈缘的最高点。中切牙，侧切牙，尖牙及前磨牙的龈缘顶点分别在各牙齿的远中 1/3、中 1/3、远中 1/3 以及中 1/3。异位萌出或者过迟萌出的牙齿，旋转错位的牙齿或者缺失牙都是美学修复的难点。虽然其中部分问题可以通过冠延长术和修复治疗的方法解决，但仍有一些问题需要正畸治疗来矫正。双侧中切牙及尖牙的龈缘顶点连线应与瞳孔连线平行，侧切牙的龈缘顶点距该线 0.5~1mm 为最理想的美学状态（图 129-5）。对于外表较阳刚的患者而言，其方形或近似方形的侧切牙牙龈外形高点应位于龈缘顶点连线上，其次前磨牙及磨牙的牙龈外形高点应更靠向冠方。龈乳头缺失、牙龈退缩、角化龈不足、汞线、无牙区牙槽嵴缺损，"露龈笑"和高系带都是美学修复的难题。这类问题的解决方法包括调整接触点到牙槽嵴顶的距离形成良好的龈乳头形态、牙龈组织移植（针对牙龈退缩、附着龈过少、牙龈汞线）、牙槽嵴增高、牙龈增生的冠延长术和高系带修整术。一个病例的治疗可能需要结合应用多种技术（图 129-6）。牙齿之间的牙龈外展隙呈现弓形。健康患者的牙龈外展隙被牙龈充满，在前牙区呈扇形到后牙区则逐渐变平。牙龈外展隙扇形的弧度和宽度是由牙龈生物型所决定（见第 28 章）。外展隙饱满度的缺失会引起牙龈乳头退缩或者形成"黑三角"。Tarnow 等研究发现牙龈外展隙是由牙齿邻面接触点到牙槽嵴顶的距离决定。当这个距离 <4mm 时，外展隙会被充满；当这个距离 >4mm 时，造成牙龈乳头高度的丧失。已证实这种关系存在于种植体及天然牙列上。但医生临床经验总结发现，

牙龈乳头这种决定于接触点与牙槽嵴顶的距离关系仅存在于天然牙中。通过正畸移动可以使邻面变平，使接触点向根方移动，从而缩短牙齿接触点与牙槽嵴顶之间的距离，进而解决此类问题。或者通过修复治疗也能使邻面接触点向根方移动。这两种方法改变了牙齿的形态，使它更接近于方形，适用于厚型牙龈生物型、牙齿方形形态的患者。不适用于薄型牙龈生物型，牙齿形态呈锥形，侧脸轮廓较瘦的患者。

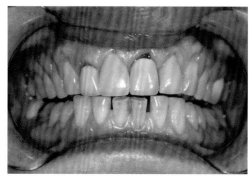

图 129-6A　在此病例中患者存在众多美学问题包括：牙龈退缩（右上尖牙，左上中切牙和左上尖牙），过迟被动萌出（右上侧切牙），修复体压迫牙龈。为取得理想的龈缘顶点，右上侧切牙行美学冠延长术；左上和右上尖牙行结缔组织移植修复牙龈退缩；右上中切牙近中部分行牙龈切除术以及冠牵引（正畸治疗重建龈边缘和外形），左上侧切牙行结缔组织移植，使临床冠变短

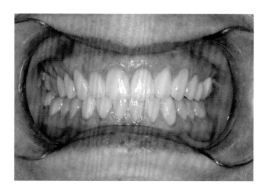

图 129-6B　最后的牙周 - 修复效果

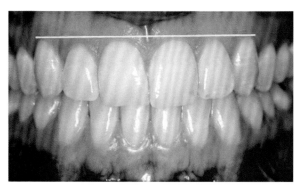

图 129-5　理想的牙龈顶点连线是患者右侧侧切牙龈缘顶位于中切牙与尖牙连线冠方。在患者左侧侧切牙靠近该线，呈现方形

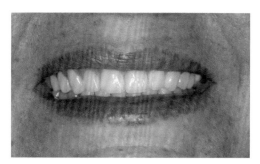

图 129-6C　术后笑容

临床医生在考虑口腔美学重建时，需要对患者的龈牙复合体做全面系统评价。面部微笑涉及牙龈的形态、牙齿的位置、面部中线的偏斜、异常的牙槽骨以及恒牙早失等问题，一般需要多学科治疗技术的参与。不断发展的牙科材料、种植修复体、牙周美学手术和正畸治疗，可以使得口腔美学重建达到满意的效果。

扩展阅读

Cohen ES. Esthetic structural analysis. In: *Atlas of Cosmetic and Reconstructive Periodontal Surgery*. 3rd ed. Shelton, CT: PMPH; 2009:223-244.

Kois JC. Altering gingival levels: the restorative connection. Part I: biologic variables. *J Esthet Dent*. 1994;6(1):3-9.

Kois JC, Kan JY. Predictable peri-implant gingival aesthetics: surgical and prosthodontic rationales. *Pract Proced Aesth Dent*. 2001;13(9):691-698.

Tarnow D, Elian N, Fletcher P, et al. Vertical distance from the crest of the bone to the height of the interproximal papilla between adjacent implants. *J Periodontol*. 2003;74(12):1785-1788.

Tarnow DP, Magner AW, Fletcher P. The effect of the distance from the contact point to the crest of bone on the presence or absence of the interproximal dental papilla. *J Periodontol*. 1992;63(12):995-996.

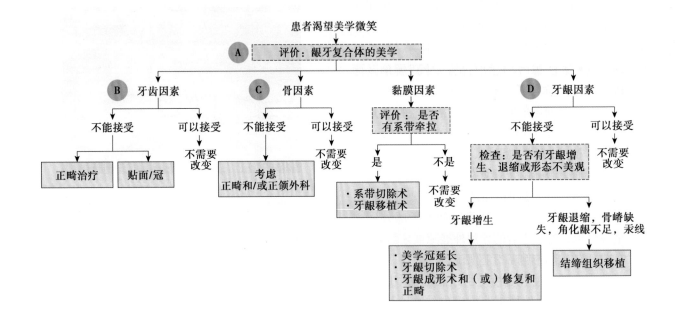

微笑设计中的修复问题

130

Marc J. Geissberger, Christopher J. Catalano and William J. Worden

完整的微笑设计包括对面部、唇、牙龈以及牙齿的综合评估。医生更倾向于关注关于牙齿的部分，当然，这一部分也是微笑设计的重要内容。为了获得最大程度的美学效果，医生在关注牙齿比例的同时，还需关注患者的唇部位置、牙龈解剖及面部轮廓。宏观美学主要注重大的美学参数，而微观美学则细化到每个牙齿的大小及比例。在为口腔美学修复的患者制定治疗计划时，医生应先从宏观美学入手，进而从微观美学着手改善其美学问题。

美学微笑设计是个复杂的过程，但是可以把评估过程分成几个单独部分，从而极大地简化。对面部、唇、牙龈及牙齿的仔细评估可以使疗效最大化。

A 随着人们年龄的增长，面部美学会出现细微变化。一般来说，随着面部皮肤弹性的降低，面部结构开始松弛。随之而来的是患者上颌牙暴露越来越少，而牙齿暴露越来越少，则表现出年龄增长面型。

B 一般嘴唇的对称性会受硬组织影响，应在笑容设计过程中予以关注。厚的嘴唇会使人忽略牙齿，反之薄的不对称嘴唇会突出牙齿，使微笑设计更加复杂化。

C 如果在说话或者微笑时露出龈缘，在微笑设计时要注重牙龈重建的问题。露龈笑或者不规则的牙龈形态会使美学设计更加复杂，必须要将其纳入微笑设计和治疗计划中加以考虑。

D 行使正常功能或不良习惯均会使牙齿切端磨损，使其丧失理想的牙冠比例。这些过程会使牙冠丧失 1∶1.68 的黄金比例（图 130-1）。可以通过改变龈缘或者切端，或同时改变两者的位置来延长临床牙冠长度从而改善牙冠的比例。

通过宏观和微观美学的仔细评估，依据复杂程度对患者进行分类，从而获得最佳的美学效果（图 130-2）。同患者交流病情进展可以更

好地帮助医生达到治疗目的。本章节的划分方法可以用于临床病例复杂程度的分类及同病人临床交流的工具。

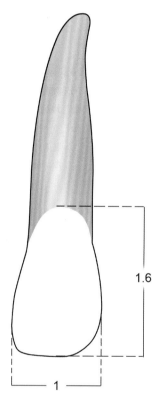

图 130-1 理想的牙冠长宽比

扩展阅读

Chiche G, Pinault A. *Anterior Fixed Prosthodontics*. Chicago, IL: Quintessence; 1994.

Geissberger M. *Esthetic Dentistry in Clinical Practice*. Ames, IA: Wiley-Blackwell; 2010.

Morley J, Eubank J. Macroesthetic elements of smile design. *J Am Dent Assoc*. 2001;132(1):39-45.

Rufenacht CR. *Fundamental of Esthetics*. Chicago, IL: Quintessence; 1990.

Snow SR. Esthetic smile analysis of the maxillary anterior tooth width: the golden percentage. *J Esthet Dent*. 1999;11(4):177-184.

Spear FM, Kokich VG. A multidisciplinary approach to esthetic dentistry. *Dent Clin North Am*. 2007;51(2):487-505, x-xi.

Van Zyl IP, Geissberger M. Simulated shape design. Helping patients decide their esthetic ideal. *J Am Dent Assoc*. 2001;132(8):1105-1109.

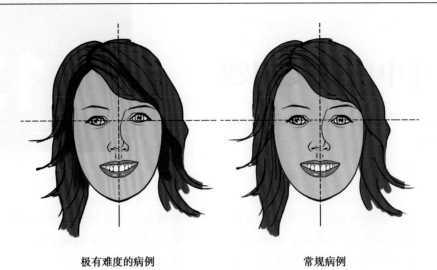

极有难度的病例　　　　　　　　　常规病例

图 130-2　美学参数的复杂程度分级

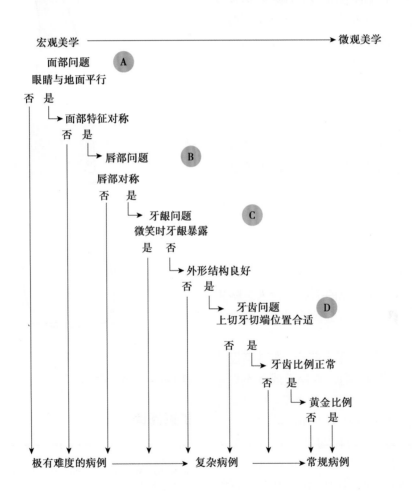

131

美学：上颌唇线

Dennis J. Weir and Eugent T. Santucci

上唇位置是口腔面部美学的重要组成部分，评估上唇的功能性动度和上前牙的动态暴露对于分析口腔面部美学必不可少。理想状况下，微笑是暴露上前牙及适量的牙龈组织。息止𬌗位暴露的牙齿数取决于唇部的动度、牙齿的位置、牙齿排列、磨损及年龄。在静止状态下的唇线距离鼻底的距离为20～24mm，距离中切牙切端的距离为10.5～12mm。以上各种因素都应纳入唇部动度、唇线的评估当中。此外，临床医生还应当了解患者对笑容改善的期望值。

A 临床医生需要记录患者在大笑、说话及静止状态唇部以及牙齿的位置、牙齿排列、牙齿颜色、牙龈的位置、语音、唇部动度等。唇线分为以下三种类型：

B 低位唇线（图131-1～图131-2）：在指在大笑时上唇覆盖了至少三分之一的牙齿。低唇线虽然能覆盖住不美观的牙齿，但容易呈现衰老面貌。系带修整术可以增加部分低唇线患者的唇部动度。部分患者因对本身牙齿或修复体不满意，出于美观考虑要求不露出牙齿。这类患者可以通过修复治疗，正畸治疗或者正颌外科治疗加以解决。

C 理想唇线（图131-3）：是指在大笑时上唇会露出上前牙及适量的牙龈组织。对于这类患者在美学评估时重点关注牙齿位置、牙齿尺寸、牙齿比色、修复治疗和牙龈组织健康。

D 高位唇线（图131-4）：是指大笑时上唇线距离正常静止位7～8mm。患者因唇部动度而导致的牙龈过度暴露可以通过注射肉毒毒素得到暂时缓解。另外一种更加持久的方法是通过唇部复位手术使上唇在（息止𬌗位）微笑或大笑时更

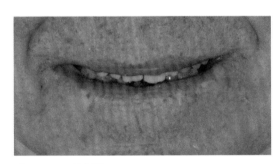

图 131-1 低唇线

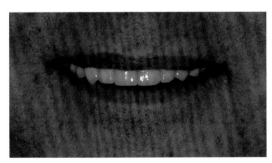

图 131-2 低唇线

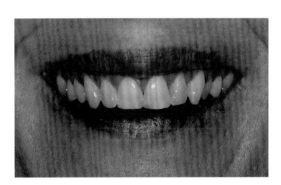

图 131-3 理想唇线

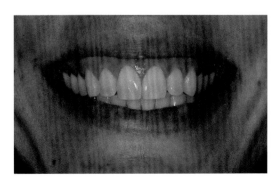

图 131-4 高唇线

加自然。患者牙龈暴露过多而临床牙冠过短时可以通过临床牙冠延长术获得前牙良好的长宽比例。对于切牙切端过度磨耗的情况可以通过修复治疗来解决。部分患者由于牙周炎需要选择性拔牙以及局部可摘修复体修复。对于一些严重的牙龈问题，可能需要通过正畸或正颌手术矫正。

扩展阅读

Dolt AH, Robbins JW. Altered passive eruption: an etiology of short clinical crowns. *Quintessence Int.* 1997;28(6):363-372.

McLaren EA, Cao PT. Smile analysis and esthetic design: "in the zone." *Inside Dentistry.* 2009;5(7):45-48.

Polo M. Botulinum toxin type A in the treatment of excessive gingival display. *Am J Orthod Dentofacial Orthop.* 2005;127(2):214-218.

Tjan AH, Miller GD, The JG. Some esthetic factors in a smile. *J Prosthet Dent.* 1984;51(1):24–28.

Vig RG, Brundo GC. The kinetics of anterior tooth display. *J Prosthet Dent.* 1978;39(5):502-504.

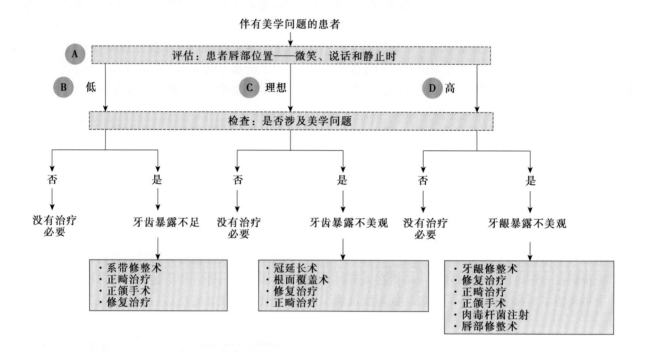

美学：牙齿比例

Christopher J. Catalanoand Marc J. Geissberger

临床牙冠的长度和几何形状在获得美丽微笑所需的整体美学中具有重要地位。希腊哲学家将对称和精确比例用于自然和建筑设计中，取得了令人瞩目的成就。临床医生在分析改善微笑美时，亦要谨记协调与平衡的重要性。

Lombardi（1978）、Snow（1999）和 Ward（2001）等众多学者研究尝试将理想的牙齿比例量化用于通常的牙齿尺寸及形状上。但是近来越来越多的调查发现，这种理想的比例并不存在。临床医生及实验室技术人员只是可以利用一定范围内的牙齿比例数值用于牙齿修复。其他影响微笑的因素包括有：面部外形、唇部外形、唇部厚度、高／低位唇线、牙龈组织外形及其健康。在分析合适的牙齿外形及位置时以上各种因素都应考虑在内。

此外，了解患者的需求及期望值非常重要。临床医生可以通过数字化图像、研究模型、分析蜡型和临时义齿等向患者解释可能的临床治疗效果。治疗计划开展之前要取得患者的知情同意。

A 部分字母发音可以帮助医生分析牙齿位置。发字母"M"音时可揭示静态切牙切端的位置，发字母"F"发音时切牙切端与下唇干态与湿线交界处相接触，可以露出切缘的长度。发字母"E"音时就需要露出整个笑容。了解这些位置可以辅助医生分析患者病情。

B 评估切缘在说话和行使功能时的位置可以帮助医生确定合适的治疗方案，防止因切牙过度磨损引起的对颌牙代偿性萌出（compensatory eruption，CE），而出现"短牙冠外貌"。如果可以保持殆面的垂直距离，美学冠延长及后续精确的临床冠修复可以恢复和保持适当的切牙位置。而仅仅在过度磨耗的牙齿表面填补充填材料并不合适。

C 切牙位置良好且没有或仅有轻微磨耗时，短临床牙冠可能是牙龈结构异常导致的。上颌垂直距离过大（vertical maxillary excess，VME）导致"长牙龈外貌"，则需要通过颌面外科和牙周手术联合治疗减少龈边缘与前庭沟之间的过大距离。在一些被动萌出（altered passive eruption，APE）、主动萌出（altered active eruption，AAE）、CE 的案例中，可以通过牙冠延长术以增加临床牙冠长度。这样牙齿结构的改变可以不通过改变牙齿比例。影像学图片可以帮助医生判断短牙冠外貌是因为 AAE 或是 APE 引起。这类患者都可以通过冠延长术来加以改善。如果有足够的牙龈且龈边缘位于牙槽嵴顶冠方 3mm 以上，一般不需要骨修整，可以直接通过牙龈切除术获得合适的冠长度。

D 龈边缘位置确定后，就需要修复重建达到治疗目的。修复体的数量和类型以及修复体材料的选择对长期疗效及美学治疗的成功都很关键。如患者为薄型牙龈生物型，在制作和黏结临时冠时务必操作仔细，防止牙龈向根向移位。对这类患者，全瓷材料更有助于达到理想的美学效果和功能。

扩展阅读

Chu S, Karabin S, Mistry S. Short tooth syndrome: diagnosis, etiology, and treatment management. *J Calif Dent Assoc*. 2004;32(2):143-152.

de Castro MV, Santos NC, Ricardo LH. Assessment of the "golden proportion" in agreeable smiles. *Quintessence Int*. 2006;37(8):597-604.

Preston JD. The golden proportion revisited. *J Esthet Dent*. 1993;5(6):247-251.

Snow SR. Esthetic smile analysis of the maxillary anterior tooth width: the golden percentage. *J Esthet Dent*. 1999;11(4):177-184.

Spear F. Gingival levels. *Mastery of Esthetics on Implants and Teeth*. Spear Education; 2008:22-23 (manual accompanying a 14 CD set and 3 day lecture). http://www.speareducation.com/dvd. Accessed November 21, 2012.

Ward DH. Proportional smile design using the recurring esthetic dental (red) proportion. *Dent Clin North Am*. 2001;45(1):143-154.

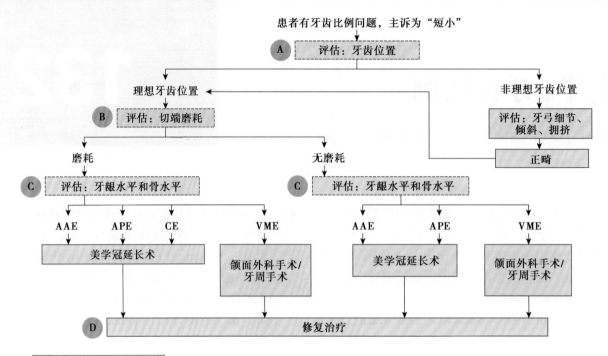

注:
・AAE=主动萌出
・APE=被动萌出
・CE=代偿萌出
・VME=上颌垂直距离过大

美学：上前牙的牙周问题

Edward P. Allen and Lewis C. Cummings

133

牙周病病变所造成的组织破坏，使得在给患者上前牙区进行牙周治疗时需要考虑一定的美学问题。为了避免出现令患者不满意的美学效果，在制定牙周治疗计划时需要仔细全面的美学评估。

A 首先，医生应该检查患者微笑时是否有龈乳头或者龈缘暴露。如果没有牙龈暴露，医生不必过多考虑美学问题进而实施最佳的牙周治疗。如果是高位唇线的患者，同时伴有明显的牙龈暴露，牙周治疗则可能会影响到美观。

B 其次，在牙周手术可能与美学发生冲突时，医生应在治疗之前就这些问题与病人充分沟通。如果患者认为这些问题无关紧要，医生便可以开始着手既定的牙周治疗。如果患者对美学问题比较关注，那么就要采用相对保守的措施。例如可以对患者进行闭合根面清创术（即非翻瓣情况下的根面清创），观察患者的治疗反应。

C 对一些中重度牙周炎患者而言，即便采用保守的方法来控制疾病，所造成的美学影响仍可能不能被患者所接受。为改善美观，两种方法可供选择，一是修复治疗，二是拔牙，必要时结合牙槽嵴保存和增量术后，再进行修复治疗。

D 对于牙周炎患者，如果通过保守的牙周治疗可以基本控制病情，同时患者可以接受美学上的瑕疵，那么可以转入系统的牙周维护治疗阶段。

E 如果经过初步的保守治疗，疾病没有得到控制，就要采用传统的手术方法，包括再生性手术、翻瓣清创或消除牙周袋等手术方法，进一步治疗。如果仍不能获得良好的治疗效果，可以考虑拔除患牙，同时可能需要行牙槽嵴保存术或骨增量手术。为了达到最佳的美学效果，手术之后需要再进行相关的美学修复检查和治疗。

扩展阅读

Allen EP. Use of mucogingival surgical procedures to enhance esthetics. *Dent Clin North Am*. 1988;32(2):307-330.

Hall WB. Periodontal preparation of the mouth for restoration. *Dent Clin North Am*. 1980;24(2):195-213.

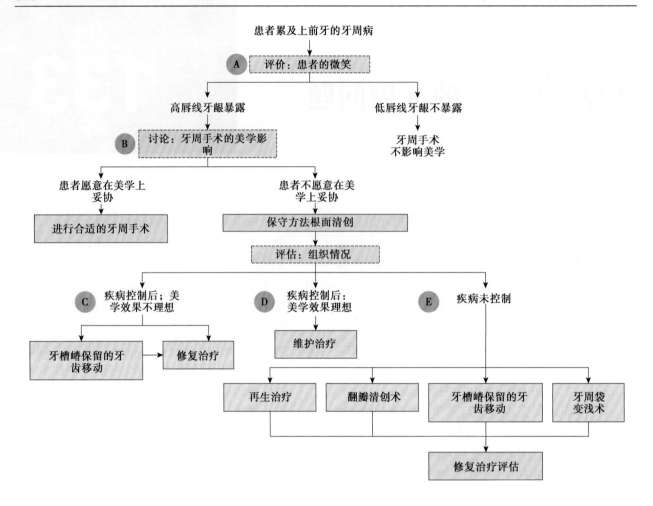

134

美学：高位唇线

Edward P. Allen and Lewis C. Cummings

当患者因高位唇线或者"露龈笑"问题就诊时，需要进行全面的美学评估。美学评估的第一步是要确定临床牙冠的长度。对于多数患者而言，这种问题可以通过牙周手术暴露更多的牙体组织或正颌外科手术治疗得到解决。

A 如果临床牙冠长度正常，检查患者是否有上颌骨垂直距离过高（vertical maxillary excess，VME）。如果无VME，露龈笑可能是由于过度的肌肉活动或者上唇较短所致，传统的治疗方法不能达到理想的修复效果。可供选择的方法包括面部塑形手术，肉毒杆菌毒素注射，反式前庭沟修整术。但这些方法仍存在一定的争议，对其长期的疗效尚不能肯定。如果存在VME，则推荐进行正颌手术。

B 如果临床牙冠的长度小于正常水平，医生需检查患者有无VME。如果有可以采取进行正颌手术治疗。如果没有VME，则探查患牙唇侧龈下釉牙骨质界（cementoenamel junction，CEJ）以确定解剖牙冠的长度。

C 如果解剖牙冠没有完全暴露，可以进行冠延长术将牙冠暴露至CEJ水平（图134-1～图134-3）。术前，必须用牙周探针探查骨缘的位置和厚度。

如果牙槽嵴顶较厚，或者位于CEJ水平，则需要通过翻瓣及骨手术使牙冠完全暴露。如果骨边缘较薄且位于CEJ根方约2mm，可进行内斜切口或外斜切口的牙龈切除术，以获得术后理想的牙龈量和外形。如果通过牙龈切除术不能保留足够的牙龈，则需要通过翻瓣术进行冠延长（图134-4～图134-8）。

D 某些临床牙冠短的患者，解剖牙冠也偏短，而且多数已经完全暴露。这类患者就需要通过翻瓣和骨手术来进行冠延长，再通过后续的修复治疗以获得美学效果。

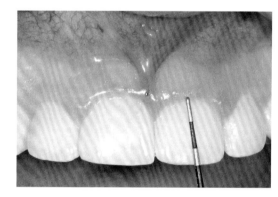

图134-2 用3-6-8-11牙周探针，中切牙长度约8mm

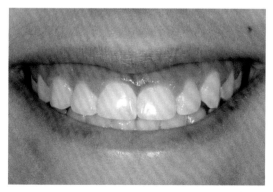

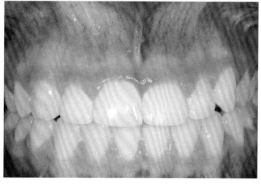

图134-1 17岁的高唇线患者正畸治疗后，牙龈暴露过度，牙冠过短。牙龈轮廓近似方形，因口呼吸龈边缘呈轻微炎症

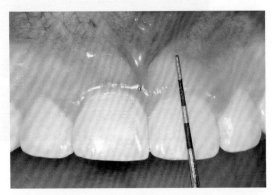

图 134-3　膜龈联合至龈边缘的距离约 4.5mm，为保证最少 3mm 牙龈，切除牙龈限制在 1.5mm 内

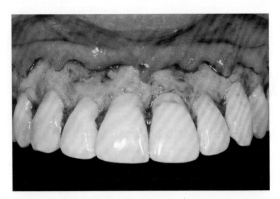

图 134-6　过多的牙槽骨厚度通过骨切除术减少，使牙槽嵴顶距离 CEJ 3mm，从而保证彻底暴露解剖牙冠

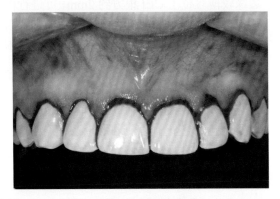

图 134-4　内斜切口切除 1.5mm 牙龈龈缘

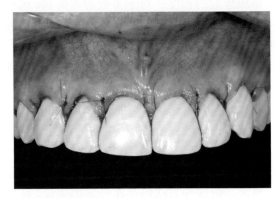

图 134-7　龈瓣悬吊缝合在 CEJ 水平

扩展阅读

Allen EP. Surgical crown lengthening for function and esthetics. *Dent Clin North Am.* 1993;37(2):163-179.

Bell, WH. *Modern Practice in Orthognathic and Reconstructive Surgery.* Philadelphia, PA: Saunders; 1991.

Konikoff BM, Johnson DC, Schenkein HA, Kwatra N, Waldrop TC. Clinical crown length of the maxillary anterior teeth preorthodontics and post-orthodontics. *J Periodontol.* 2007;78(4):645-653.

Pontoriero R, Carnevale G. Surgical crown lengthening: a 12-month clinical wound healing study. *J Periodontol.* 2001;72(7):841-848.

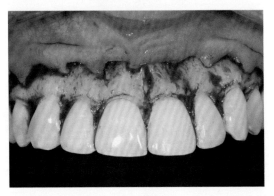

图 134-5　分离完整厚度的粘骨膜瓣，暴露短的解剖牙冠和中等厚度的牙槽嵴，所有牙齿的牙槽骨靠近 CEJ

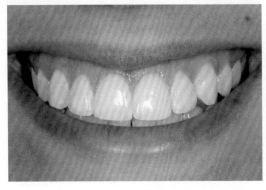

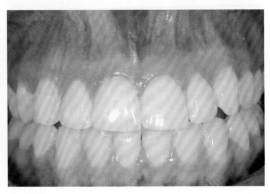

图 134-8　术后 3 个月，患者牙龈暴露减少，牙龈外形、牙齿形态更加自然，牙冠比例更加协调，笑容更加迷人

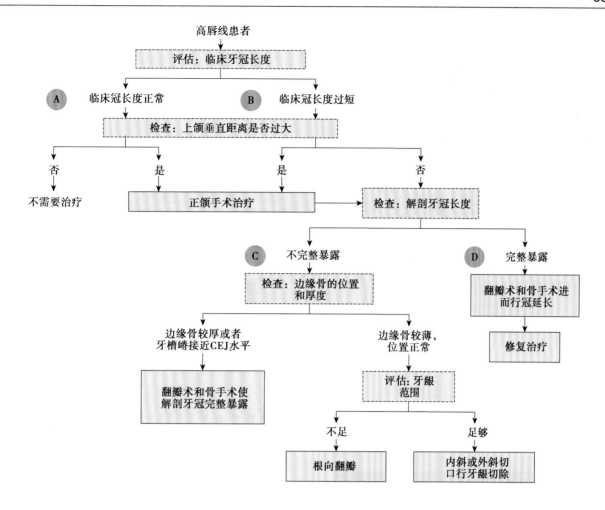

高唇线患者

评估: 临床牙冠长度

A 临床冠长度正常　　**B** 临床冠长度过短

检查: 上颌垂直距离是否过大

否　　　是　　　是　　　否

不需要治疗　　正颌手术治疗　　检查: 解剖牙冠长度

C 不完整暴露　　**D** 完整暴露

检查: 边缘骨的位置和厚度

翻瓣术和骨手术进而行冠延长

修复治疗

边缘骨较厚或者牙槽嵴接近CEJ水平　　边缘骨较薄, 位置正常

翻瓣术和骨手术使解剖牙冠完整暴露

评估: 牙龈范围

不足　　足够

根向翻瓣　　内斜或外斜切口行牙龈切除

135

美学：牙龈移植

Edward P. Allen and Lewis C. Cummings

在决定是否需进行牙龈移植术时，术者必须对各种医学因素进行评估。如果需要进行牙龈移植术，临床医生需要判断手术的目的是根面覆盖，还仅仅是牙龈增量而不覆盖根面。

A 术者须对牙龈退缩情况进行判定，记录龈缘至釉牙骨质界的距离，牙龈退缩的类型。本流程图适用于 Miller Ⅰ度和Ⅱ度牙龈退缩。Miller Ⅰ度和Ⅱ度牙龈退缩没有邻面软硬组织丧失，完全的根面覆盖也仅在这两类牙龈退缩中有可预测性。

B 对于需要多少量的牙龈才能防止牙龈退缩，目前仍有争议。一般认为，有进展性牙龈退缩的

患者通常需要增加牙龈的宽度和厚度。同样，在诸如正畸、种植治疗以及需要设置龈下冠缘的修复治疗等临床情况下，为防止牙龈退缩，也可能需要进行牙龈增量。

C 牙龈退缩引起的美学问题常见于上颌牙，包括切牙、尖牙、前磨牙，偶尔也发生于磨牙（图 135-1）。在高位唇线的患者，上颌牙的牙龈退缩需要进行覆盖根面的牙龈移植术，以修复牙龈的生理外形。这对于那些需要修复治疗的患者来说尤其重要。修复治疗前，需要治疗牙龈退缩，以形成正常的牙齿外形及与邻牙的协调（图 135-2～图 135-4）。

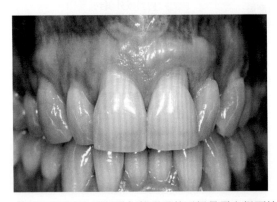

图 135-1　因磨损、磨耗引起的明显的牙根暴露和根面缺损影响美学区域的六颗牙。该区域有充足的附着龈，颈部磨耗局限于根面，拟采用根面移植覆盖术

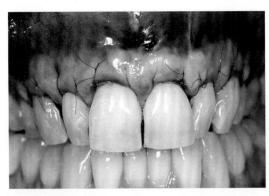

图 135-3　采用隧道技术，在 6 颗患牙颊侧放置 Alloderm（一种异体真皮无细胞基质材料），将瓣和移植物复位于釉牙骨质界，然后用 6-0 聚丙烯线缝合

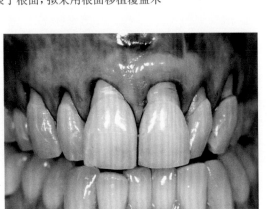

图 135-2　平整根面，使牙根缺损区域的锐利边缘变得光滑，从而为组织移植创造一个均一的接触面

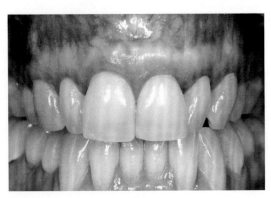

图 135-4　获得了完全的根面覆盖

D 根面敏感可以通过多种方法治疗。如果能够完全覆盖牙龈退缩的部位，则可获得令人满意的效果。对于有浅龋和充填体的根面，也可以用覆盖根面的牙龈组织移植术来处理。

扩展阅读

Goldstein M, Nasatzky E, Goultschin J, Boyan BD, Schwartz Z. Coverage of previously carious roots is as predictable a procedure as coverage of intact roots. *J Periodontol.* 2002;73(12):1419-1426.

Lucchesi JA, Santos VR, Amaral CM, Peruzzo DC, Duarte PM. Coronally positioned flap for treatment of restored root surfaces: a 6-month clinical evaluation. *J Periodontol.* 2007;78(4):615-623.

Miller PD Jr. A classification of marginal tissue recession. *Int J Periodontics Restorative Dent.* 1985;5(2):8-13.

Prato GP, Tinti C, Cortellini P, Magnani C, Clauser C. Periodontal regeneration therapy with coverage of previously restored root surfaces: case reports. *Int J Periodontics Restorative Dent.* 1992;12(6):450-461.

Winter R, Allen EP. Restorative and periodontal considerations for the treatment of noncarious cervical lesions. *Adv Esthetics & Int Dent.* 2005;1(4):24–28.

Zucchelli G, De Sanctis. Treatment of multiple recession-type defects in patients with esthetic demands. *J Periodontol.* 2000;71(9):1506–1514.

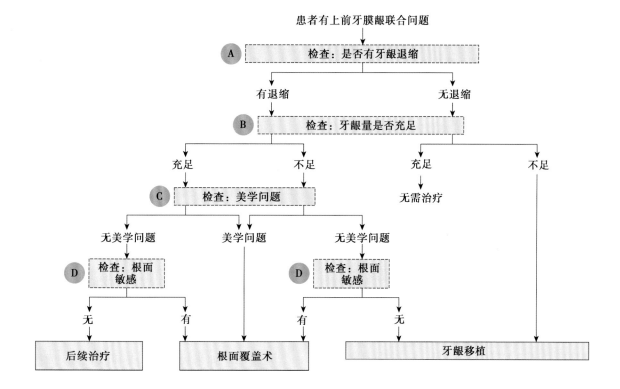

136

冠边缘位置的确定

Warden H. Noble

　　确定牙冠或者种植体的冠边缘位置是修复治疗的一个重要内容。牙冠与牙根交界的相对位置，或者牙冠与种植体交界的相对位置，对以后临床修复的成功及远期的牙周组织健康非常重要。因此，从牙周病学以及修复学两个方面来看待这个问题是非常有必要的。在 Black 的观念里提倡"预防性扩展"，主要强调去净龋坏组织，而很少注重牙齿正常结构的保留及潜在的牙周问题。近来人们意识到任何修复体材料进入龈沟内均会对牙周组织产生危害。另外，人们也注意到材料的种类、修复体的外形以及修复体边缘的延伸均会影响到牙龈组织的健康。现在的观点认为理想的冠边缘应位于龈缘或者龈上。

　　龈上边缘在牙体预备时有更理想的视野，更易于取模、评估和制作完成，并且不会引起组织炎症。然而，有许多临床病例却需要将修复体边缘置于龈下。当患者有龈下龋坏、龈下充填体、牙折、颈部磨损或者根面敏感时，通常只能将修复体边缘置于龈下。在另外一些情况下需要通过增加额外的预备长度来增加固位型和抗力型。最后，为了美学修复的需要，也可以将冠边缘设计为龈下。因此现在的问题不再是何时将边缘置于龈下，而是该置于龈下多深的位置。

A　首先要从结构和美学两方面评估牙齿及牙周组织。牙折、大范围龋坏、充填体、颈部磨损及根面敏感这些问题都应进行评估。最后，医生需要充分考虑患者的美观要求。评估牙龈组织的生物型是最重要的诊断手段之一，包括附着龈的宽度和厚度。这对冠边缘位置的确定非常关键，因为厚的牙龈组织会更加稳定，不容易出现牙龈退缩。反之，附着龈又窄又薄在修复治疗过程中更容易受到刺激，不够稳定，容易出现牙龈退缩。一般而言，薄型牙龈生物型容易出现在上颌第一磨牙的颊侧以及上下前牙的唇侧。

B　医生需要对牙齿的完整性进行评估。对牙折、大范围或者龈下龋坏或者失败的根管治疗（有可能再治疗成功）的牙，可以通过冠成型术，冠延长术或者正畸牵引后进行修复。在决定选择冠延长术或者正畸牵引前，需要定性和定量评估患者的牙周组织并把患者的美学需求纳入考虑。

C　医生在牙体预备过程中要考虑牙齿的抗力型和固位型。如果有足够抗力型和固位型，可根据患者的美学需求选择修复体边缘的位置（在 D 中讨论）。反之，就得根据 B 中提及的步骤制定治疗计划，包括由牙体医师实施的冠成型术，由牙周医师实施的冠延长术，以及可能的正畸牵引术等。这些方法可以通过增加牙体的固位型和抗力型改善冠修复体的预后，但是在这之前首先需要评估患者的美学需求。如果无法改善固位型和抗力型，这样的牙可以考虑拔除。

D　美学需要是确定冠边缘位置时必须考虑的问题。当美学需要处于次要时，龈上冠边缘是最理想的。如果美学需要是首要问题，应考虑龈下冠边缘或者全瓷修复体。

　　1961 年，Gargiulo、Wentz 以及 Orban 在他们的经典著作中描述了结缔组织和上皮附着的尺寸，并描述了该尺寸与牙槽嵴顶的关系，也就是随后被命名的"生物学宽度"（图 136-1），这个概念对牙周和修复产生了重大影响，延续至今。一般认为侵犯了生物学宽度的修复体，会导致牙龈炎症、牙槽骨丧失及牙龈退缩（图 136-2）。有学者认为生物学宽度接近 2mm，因此修复体边缘距离牙槽骨的距离不应少于 3mm，从而防止修复体侵犯这些组织（结缔组织和上皮附着）。因为天然牙及种植体牙龈组织高度主要取决于牙槽骨高度，所以这是决定冠边缘位置的关键所在。

　　龈牙复合体（dentogingival complex，DGC）包括龈沟、上皮附着（结合上皮）以及结缔组织附着，其

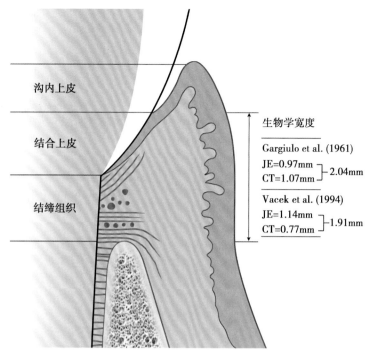

图 136-1   生物学宽度包括上皮结合和结缔组织

沟内上皮

结合上皮

结缔组织

生物学宽度

Gargiulo et al. (1961)
JE=0.97mm
CT=1.07mm } 2.04mm

Vacek et al. (1994)
JE=1.14mm
CT=0.77mm } 1.91mm

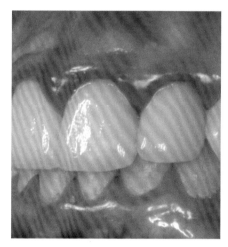

图 136-2   生物学宽度受到侵犯会导致慢性牙龈炎和骨丧失

总的距离从游离龈边缘到牙槽骨的距离，可以用探针在近远中探查。根据测量指标分为：正常骨嵴，低骨嵴和高骨嵴（图 136-3）。

大部分患者（85%）属于正常骨嵴范围，这些患者游离龈边缘到牙槽骨的距离一般有 3.0mm，邻面距离有 3.0～4.5mm。为保证冠边缘不侵袭到生物学宽度，离牙槽嵴顶距离至少不小于 2.5mm。因此，离牙槽嵴顶的 3mm 减去 2.5mm，冠修复体边缘置于龈下不得超过 0.5mm，以防止其侵袭生物学宽度。

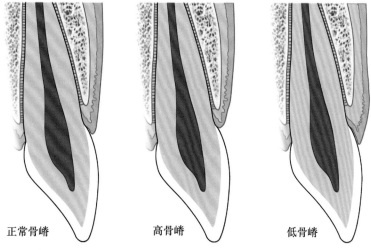

正常骨嵴   高骨嵴   低骨嵴

图 136-3   患者被分成正常、高、低骨嵴

高骨嵴患者(2%)正中及邻面游离龈边缘到牙槽骨的距离均少于 3.0mm。考虑到至少要保证距牙槽嵴顶 2.5mm 的最小距离,所以这类患者的冠边缘要置于龈边缘或者龈上,从而防止修复体冠边缘侵袭到生物学宽度。一般来说,牙槽骨到龈边缘的距离少于 3.0mm 的患者较为罕见。

低骨嵴患者(13%)正中游离龈边缘到牙槽骨的距离超过 3.0mm,邻面距离超过 4.5mm。因为该部分牙龈组织缺少骨支持,故这部分牙龈组织更容易在牙体预备和牙龈手术之后出现退缩。但是也有例外情况,就是患者牙龈较厚,纤维化程度较高,探诊深度较小。这类患者的处理同正常骨嵴高度的患者相同。低骨嵴的患者其探诊深度超过 3.0mm,应考虑增加修复前治疗,比如正畸牵引或者冠延长术。

近来影响冠边缘位置的美学修复材料正发生着一系列的变化。传统的烤瓷修复体,通过薄的修复体边缘来提高修复体的匹配度及其外形。当涉及美学敏感位置时,冠边缘会置于龈下以隐藏金属肩台。一般来说,大部分烤瓷修复体都不会在金瓷交界面暴露金属,但是由于美学需要要将龈边缘置于龈下时会做一定的调整。

近来全瓷冠修复材料在美学方面的不断改进,允许医生将修复体冠边缘置于游离龈端或置于龈上。平齐龈缘使修复体能达到相同的美学效果却不用担心其边缘进入龈沟内造成潜在的危害。

种植体支持的修复体冠边缘也应当选择合适的冠边缘位置。种植体周围软组织附着与天然牙相同,因此种植体基台的冠边缘也适用于同样的原则。与天然牙相同的是,围绕种植体的组织生物型是很重要的。相比于天然牙,种植体周围更容易出现组织退缩的情况。因此,合适的修复体边缘位置是达到理想的美学效果的关键。正如天然牙一样,牙槽骨的高度及组织生物型是决定种植体周边组织稳定性的关键。医生可以定制相应高度的种植体基台,从而使其边缘位置适应软组织及牙槽骨的支持。

与天然牙相同,氧化锆基台的全瓷冠修复可以将冠边缘位置置于龈缘或者龈下,从而在避免引起种植体周边组织损伤的同时获得理想的美学效果(图 136-4)。

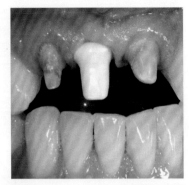

图 136-4A 右上中切牙锆材质种植体基台

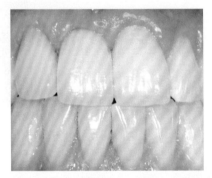

图 136-4B 右上中切牙、侧切牙(种植体)和左上中切牙全瓷冠修复

总之,对所有修复体材料的成功应用取决于对牙龈组织特性的良好评估。厚型生物型的牙龈组织会更加稳定,而薄型生物型生物牙龈组织,呈高扇形,质地脆弱的组织即使在不考虑修复体冠边缘位置时仍更易出现退缩。

扩展阅读

Berglundt T, Lindhe J. Dimensions of the periimplant mucosa. Biological width revisited. *J Clin Periodontol*. 1996;23(10):971-973.

Gargiulo AW, Wentz FM, Orban B. Dimensions and relations of the dentogingival junction in humans. *J Periodontol*. 1961;32:261-267.

Kao RT, Pasquinelli K. Thick vs. thin gingival tissue: a key determinate in tissue response to disease and restorative treatment. *J Calif Dent Assoc*. 2002;30(7):521-526.

Kois J. The restorative-periodontal interface: biological parameters. *Periodontol 2000*. 1996;11:29-38.

Tarnow DP, Magner AW, Fletcher P. The effect of the distance from the contact point to the crest of bone on the presence or absence of the interproximal dental papilla. *J Periodontol*. 1992;63(12):995-996.

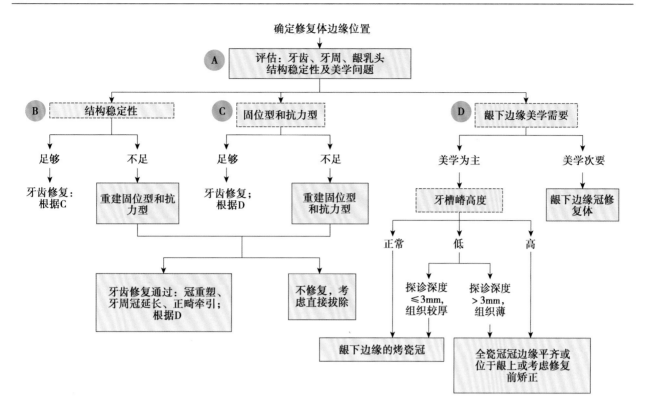

（邓 辉 郑宝玉）

其他相关治疗和考虑

其他目关方法和考虑

牙周病患者的正畸治疗

Josef A. Huang and Yoshi F. Shen

因牙齿移动会影响牙周组织,所以正畸与牙周的关系显得尤为密切。正畸治疗可以达到美学和功能两方面的改善和提高,但是其取得治疗成功的前提是要确保牙周组织的稳定。在对牙周炎患者进行正畸牙齿移动时容易导致不可逆性的骨丧失。因此,未经治疗的牙周炎是正畸治疗的禁忌证。短期的正畸治疗不仅可以矫正牙列不齐,也可以通过控制菌斑来促进牙周健康,在一些病例中可以解决根面或者骨缺损的问题。牙列拥挤和牙齿层叠不是引起牙周病的直接原因,但可以使得牙面不容易清洁,菌斑容易累积。对于牙周病患者而言,若牙周组织健康,未出现新的牙周组织破坏,正畸治疗成功率较高。目前,大部分正畸医生都会要求病人在开始治疗前先完成牙周治疗。

A 在正畸治疗过程中及治疗完成后必须始终坚持菌斑控制。正畸矫治器的使用使菌斑更难以清洁。正畸患者,特别是有牙周病的正畸患者,应事先告知治疗过程中可能出现的因正畸移动及𬌗创伤引起的不可控炎症从而引起牙周组织进一步破坏的可能性。因此,强烈建议该类患者增加牙周维护治疗的频次。当患者牙周病处在活动期且不可控时,正畸治疗需中断或者推迟。如果缺少正确的治疗前的牙周干预,正畸治疗过程中的牙齿移动将会加速牙齿松动和骨丧失。

根分叉病变、凹坑状骨缺损和三壁骨缺损等都会影响牙周组织的重建、牙周袋深度减小及正畸前的牙周组织再生过程。牙周病的预后及疾病的稳定可以通过充分的控制牙周炎症实现,比如每三个月进行口腔洁治及牙周维护。然而,并不是所有的牙周缺损都需要在正畸治疗前进行牙周手术。比如:磨牙近中倾斜证实有角形缺损可以通过正畸直立。这类骨缺损可以通过牙齿移动变平而不需要额外的手术。因此,在有骨缺损的情况下,牙周医生应该清晰

地认识牙齿移动可能带来的影响,因为有些移动会有利于牙周病情,从而不需要手术的介入。牙齿牵引被认为是减少牙周垂直缺损的一种手段,具有相当高的成功率。如果重度牙周炎限于某些局部的位置,可以保留无用的牙齿作为正畸治疗的支抗,之后再拔除。如果出现任何问题,正畸医生及牙周医生需要保证观点一致,从而保证治疗的连续性。

B 因𬌗面磨损或者发生过牙折临床冠过短的牙体一般需要牙周修复治疗。一般需要通过硬组织冠延长来获得良好的抗力型和固位型,重建良好的生物学宽度达到理想的牙周健康。在冠延长手术之前应评估剩余支持骨的量,从而避免手术过程中形成不理想的冠根比或者严重的邻牙移位。对于较深的冠折,牙周冠延长术不是首选,一般会选择正畸牵引增加冠长度。这个过程可能会消除周边牙齿的额外骨移动。如果以上方法都不适用,则需要拔除患牙,维持拔牙间隙进而行种植或者永久性固定修复。

C 过大的覆𬌗覆盖会引起严重的牙龈创伤。在Ⅱ类错𬌗畸形第二分类中,牙龈创伤易发于上颌切牙的腭侧和下颌前牙的舌侧。牙齿和牙龈接触区常会发生慢性炎症,软组织损伤以及牙龈退缩。深覆𬌗的矫正可以通过下前牙的重新排列以及增加后牙的𬌗平面,形成可控性的开𬌗。在Ⅱ类错𬌗畸形第一分类中,通过向外扩展腭顶使其覆盖下前牙,这样会形成牙齿与牙龈接触,造成上颌切牙腭侧牙龈创伤。正畸治疗一般需要收回上颌前牙,双侧拔除上颌前磨牙以及重新排列下前牙。

D 前牙区牙龈美观是美丽笑容的首要条件。一般来说,大多数正畸患者治疗过程中会发生不同程度的牙周软组织变化从而需要额外的牙周治疗。然而通过正畸修复治疗,如散开牙的排齐,牙冠邻面关系重建等,也可以达到所需的牙龈

美学效果，从而避免了牙周重塑性手术的必要。对于附着龈不足或者牙龈过度退缩的病例，一般建议在正畸治疗开始前行软组织移植术。进一步说，牙齿之间开放的接触关系容易造成食物嵌塞，引起牙龈炎症进而发展成牙周组织破坏。关闭正畸间隙可以提供充足、紧凑的邻面接触关系从而防止食物嵌塞。

因为釉牙骨质界和牙槽嵴的偏差，可能导致对侧牙或邻牙的龈边缘不一致，一般称为"短牙综合征"。如果牙龈在牙齿被动萌出时未及时退化，会导致露龈笑及临床牙冠过短（参见第 27 章）。根据釉牙骨质界（cementoenamel junction，CEJ）与牙槽嵴顶之间的距离，可以通过牙周手术或者正畸牵引延长临床冠的长度。

E 完善的正畸和种植治疗是相当有益的。因牙齿移位或者邻牙倾斜造成的空间狭小可以通过正畸扩大。一旦空间足够，牙槽骨宽度合适，就可以进行骨内种植体植入。这特别适合需要进行种植修复的先天缺牙的儿童和年轻人。更进一步说，完整的种植体因其周边骨组织包绕可以防止其移动，可以作为正畸治疗的支抗。最后，因牙周病移位的牙齿可以通过正畸保持或者牵引从而为未来的种植区域重建提供骨支持。与分散的骨形成过程相同，当缓慢牵引时，牙齿周边的骨组织及软组织会随着牙齿一起转移，在牙龈炎症控制的情况下可以达到增加骨高度的目的。当牙齿拔掉后，可以采用种植方案。这个过程需要足够的时间并且需要谨慎仔细的临床控制。

扩展阅读

Bollen AM, Cunha-Cruz J, Bakko DW, Huang GJ, Hujoel PP. The effects of orthodontic therapy on periodontal health: a systematic review of controlled evidence. *J Am Dent Assoc.* 2008;139(4):413-422.

Dannan A. An update on periodontic-orthodontic interrelationships. *J Indian Soc Periodontol.* 2010;14(1):66-71.

Gkantidis N, Christou P, Topouzelis N. The orthodontic-periodontic interrelationship in integrated treatment challenges: a systematic review. *J Oral Rehabil.* 2010;1:37(5):377-390.

Kokich VG. Adjunctive role of orthodontic therapy. In: Newman MG, Takei HH, Klokkevold PR, Carranza FA Jr, eds. *Carranza's Clinical Periodontology.* 11th ed. St. Louis, MO: Elsevier Saunders; 2012:505-510.

Ong MM, Wang HL. Periodontic and orthodontic treatment in adults. *Am J Orthod Dentofacial Orthop.* 2002;122(4):420-428.

Ong MA, Wang HL, Smith FN. Interrelationship between periodontics and adult orthodontics. *J Clin Periodontol.* 1998;25(4):271-277.

Sanders NL. Evidence-based care in orthodontics and periodontics: a review of the literature. *J Am Dent Assoc.* 1999;130(4):521-527.

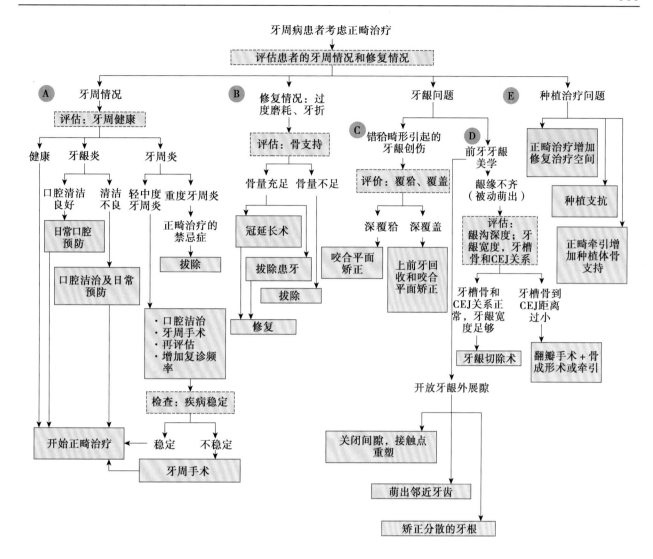

牙周病患者考虑正畸治疗

评估患者的牙周情况和修复情况

A 牙周情况

评估：牙周健康

健康　牙龈炎　牙周炎

口腔清洁良好　清洁不良　轻中度牙周炎　重度牙周炎

日常口腔预防

正畸治疗的禁忌症

口腔洁治及日常预防

拔除

·口腔洁治
·牙周手术
·再评估
·增加复诊频率

开始正畸治疗　　稳定　不稳定

检查：疾病稳定

牙周手术

B 修复情况：过度磨耗、牙折

评估：骨支持

骨量充足　骨量不足

冠延长术

拔除患牙

拔除

修复

C 错𬌗畸形引起的牙龈创伤

评价：覆𬌗、覆盖

深覆𬌗　深覆盖

咬合平面矫正

上前牙回收和咬合平面矫正

牙龈问题

D 前牙牙龈美学

龈缘不齐（被动萌出）

评估：龈沟深度；牙龈宽度，牙槽骨和CEJ关系

牙槽骨和CEJ关系正常，牙龈宽度足够

牙槽骨到CEJ距离过小

牙龈切除术

翻瓣手术＋骨成形术或牵引

开放牙龈外展隙

关闭间隙，接触点重塑

萌出邻近牙齿

矫正分散的牙根

E 种植治疗问题

正畸治疗增加修复治疗空间

种植支抗

正畸牵引增加种植体骨支持

138 正畸治疗和牙龈增量

Josef A. Huang and Mark T. Booth

整齐的牙列是保持牙龈健康的必要条件。它可以提高菌斑清除效率及有利于口腔清洁。正畸患者寻求解决牙列拥挤和错颌畸形的同时，也意识到牙齿周围软组织外形的重要。整齐的牙齿以及健康的牙龈是口腔患者最想达到的美学效果。因此，治疗开展前临床医生需要谨慎地评估每个患者的正畸需求，评价软组织可能存在的问题。牙龈炎症涉及一系列的发病因素，包括菌斑引起的慢性炎症、牙列拥挤、缺失牙、𬌗创伤、唇系带过高、刷牙方法不正确引起的牙齿磨损和牙槽骨内牙根的位置等。因此，在正畸治疗前及完成后很有必要对以膜龈情况为主的牙周情况进行评估。

A 重度牙周病是正畸治疗的禁忌证。活动期牙周病、附着龈不足和口腔卫生不良都会引起进一步的牙周附着丧失。何时治疗膜龈及骨缺损取决于早期的正畸矫正计划、牙列内牙齿的位置、缺损的范围及类型。临床医生需要充分警惕活动期的牙周附着丧失，此时需要推迟正畸治疗，首先控制牙周炎症。

正畸治疗开始前对于牙周治疗无望的牙齿不能用作正畸治疗中的临时支抗，应予以拔除。牙周组织的缺损可以通过重建术（骨移植）或者牙周袋减少术治疗。

在正畸治疗过程中，需要定期拍摄垂直咬合片和根尖片观察附着龈改变及骨体积的变化。当附着水平不再降低或者影像学诊断无骨丧失时，骨组织体积会回到原来水平。

B 正畸治疗开始前需要对膜龈缺损类型及严重程度进行评估。龈边缘及膜龈联合之间的解剖关系出现任何异常称为膜龈缺损。包括局部附着龈不足、牙龈退缩、高系带附着侵入边缘龈。此时正畸治疗可能会扩大膜龈缺损，但两者并不存在因果关系。病因诊断不仅能帮助制定正确的治疗计划，对于治疗完成后的效果有也一定的评估作用。活动期牙周病过程中的膜龈联

合缺损是很难治愈的。有时需要部分或者完全停止正畸治疗，直到牙周问题被解决。

C 精细的治疗，足够好的口腔卫生和良好的依从性对保持正畸治疗前及过程中的完整、健康的牙龈是必不可少的。应该提供牙周初步治疗，并反复强化，内容包括调动患者的积极性和口腔卫生指导。一般推荐患者增加牙周维护的次数，密切关注牙周组织，良好地控制牙周炎，防止复发。这对有长期牙周病史的患者和刚开始正畸治疗的儿童和青少年都是很重要的。

D 一般来说儿童的角化龈数量较少，特别是当牙齿萌出靠近膜龈联合时。当出现系带附着过高或菌斑累积所引起的炎症时，均会引起牙龈退缩。牙龈移植技术尚待考虑，因为研究证实：随着患儿生长，牙齿会进一步萌出，附着龈会随之增宽。因此，一般建议在正畸治疗结束并且颅面发育完成后进行牙龈组织移植。图138-1中展示的病例便是在正畸治疗完成之后进行的牙龈组织移植。正畸矫治器的放置会干扰儿童或青少年的口腔清洁。如出现不可控的软组织过度增长则需要延迟正畸治疗，移除矫治器及进行牙龈切除。与儿童不同的是，成人出现牙龈缺损一般都是因为牙周病的存在。如果是慢性并且活动期加剧的牙周病，软组织移植的效果不会持久。Miller Ⅲ和Ⅳ分类的邻面骨丧失情

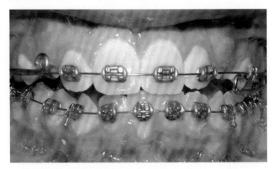

图 138-1 右下中切牙唇侧膜龈问题。软组织移植需等正畸治疗完成后进行

况，软组织移植不会起到很好效果（参见第 16章）。成年人牙龈移植的时间可以在正畸前，也可以在正畸后，其实施仅与牙齿在牙弓中的最终位置有关。

E　矫正邻间隙过大（黑三角）取决于其病因，可能需要以下一种或者多种治疗方法。间隙或者分散的牙根需要正畸复位。过大的牙冠形态（钟形）、位置不正确的接触点都可以通过釉质成形术或者修复体关闭外展隙和改善牙冠外形。患者有重度牙周附着丧失不能完全关闭外展隙的，应将此情况告知病人。牙间乳头的冠向重建效果很难预测，只能作为最后的治疗手段。

扩展阅读

Kavadia-Tsatala S, Tsalikis L, Kaklamanos EG, Sidiropoulou S, Antoniades K. Orthodontics and periodontal considerations in managing teeth exhibiting significant delay in eruption. *World J Orthod.* 2004;5(3):224-229.

Miller PD Jr. A classification of marginal tissue recession. *Int J Periodontics Restorative Dent.* 1985;5(2):8-13.

Moriarty JD. Mucogingival considerations for the orthodontic patient. *Curr Opin Periodontol.* 1996;3:97-102.

Tarnow DP, Magner AW, Fletcher P. The effect of the distance from the contact point to the crest of bone on the presence or absence of the interproximal papilla. *J Periodontol.* 1992;63(12):995-996.

Tuverson DL. Anterior interocclusal relations. Part I. *Am J Ortho.* 1980;78(4):361-370.

Tuverson DL. Anterior interocclusal relations. Part II. *Am J Ortho.* 1980;78(4):371-393.

Wennström JL. Mucogingival considerations in orthodontic treatment. *Semin Orthod.* 1996;2(1):46-54.

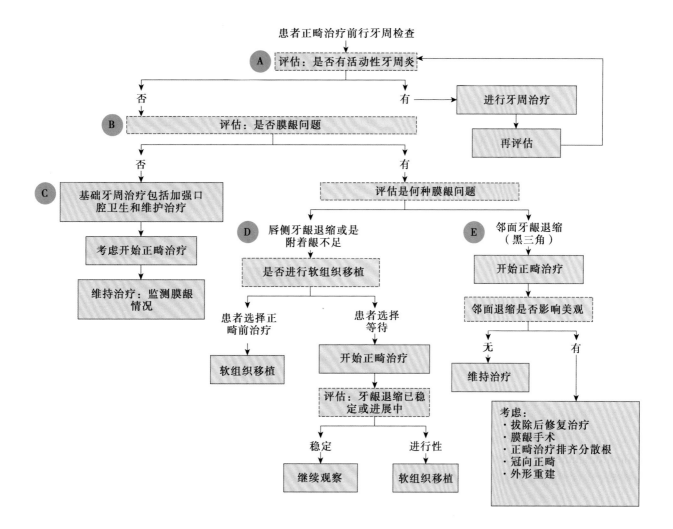

139

骀创伤和成人正畸

Duane C. Grummons

微小骀创伤（来自磨牙症和紧咬等异常功能习惯）的诊断一般与口颌系统情况相关。在正畸治疗开始前，要对骀关系及咀嚼系统功能做一个适当的评估。正畸牙移动，尤其是在矫治功能性反骀和深覆骀时，由于创伤性牙移位，伴牙周袋的牙齿倾斜移动，牙齿的伸长和压入等原因，会增加牙周治疗的风险。功能异常增加了颞下颌关节（temporomandibular joint，TMJ），包括关节盘和关节韧带，以及咀嚼肌系统和牙齿的不利负荷，造成牙齿的过度磨损、敏感和牙齿移位。因为这些问题存在着个体差异，所以临床医生诊疗过程中需要仔细检查和询问。

当功能异常超出机体承受范围时，有可能会造成咬合创伤。而且一些不利因素，比如突遭不幸，明显的创伤（外来创伤）、健康状态或者内分泌水平的改变都可能会促使功能紊乱问题从个体可以耐受到无法耐受，从个体可以自我调节到无法自我调节的状态转变。随着功能异常加剧（来自磨牙症和紧咬），颈部肌肉组织的功能也会发生逆转。在下颌骨和咀嚼肌活动的时候头部姿势会发生异常变化。

骀微小创伤来自口腔和骀功能紊乱期间咀嚼系统重复和过度的负荷。流行病学调查显示 60% 的患者至少有一项异常的功能习惯（如紧咬、磨牙症、嚼口香糖、咬软组织、吐舌），但只有 25% 的患者会有察觉。患者对实际状况不够警觉，可能会否认其存在。从正畸学的观点看，颞下颌关节功能紊乱（temporomandibular dysfunction，TMD）作为一种慢性疼痛、疾病状态与脑部中枢改变紧密相关；作为一个单独的生物学因素，仅仅咬合不足以造成复杂的功能紊乱情况。

儿童下颌乳磨牙及尖牙磨耗（图 139-1）与其长大后出现的不同程度全口牙磨耗是显著相关的（图139-2）。70% 的有气管阻塞的年轻病人被证实有夜磨牙、睡眠模式改变及代偿性面形。颞下颌关节软组织会随着牙面的反复磨耗及牙的侧方滑动而变得不再规则。侧方滑动的方向比其长度和次数更加重

要。大多数在 6～9 岁有磨牙症的儿童由于成长在青少年时期不再发生磨牙症，而且在成人阶段也不会自然发生。

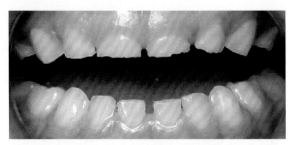

图 139-1 气管阻碍和睡眠咀嚼肌过度活跃引起乳牙磨耗

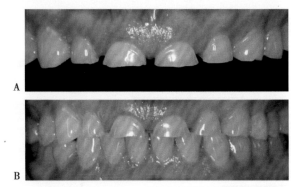

图 139-2 （A）慢性功能异常导致的重度恒牙磨耗和（B）咬合过紧（VDO-VOD）

A 正畸治疗是针对与创伤性骀相关的牙齿位置异常导致的牙齿过度松动（异常动度）、局部釉质磨耗、口颌系统功能紊乱（紧咬牙，磨牙症）、颞下颌关节压痛、以及牙周疾病等有效的临床方法。需要谨记在治疗过程要正确地移动牙齿（图 139-3 和图 139-4）。

B 是否进行正畸治疗很大程度上取决于患者的牙周状况。即使患者的牙周健康或者牙周病已成功控制，也需制定牙周维护治疗计划。

C 如果微小骀创伤与 TMD 相关，TMD 需要合适和有效的治疗。TMD 不成功或者不完整的治疗都将影响到正畸矫正时机。

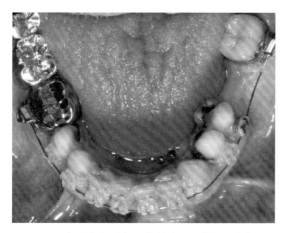

图 139-3 磨牙症和垂直距离缺失;正畸治疗中的部分

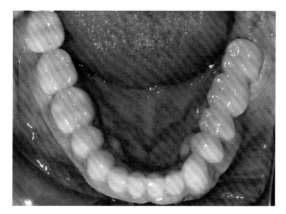

图 139-4 咬合和微笑帮手;夜晚卫士

D 在 TMD 的众多病因和病理生理中,咬合关系因素是次要的。众多研究均显示咬合关系与 TMD 关联较小,但并非没有关联。咬合因素可以用首字母缩写"ACO654"总结:A = 过度严重磨耗;C = 反𬌗(尤其是单侧的);O = 前牙开𬌗(骨性的且并非习惯性);6 = 深覆盖≥6mm;5 = 后牙缺失≥5 颗;4 = 后退接触位时或牙尖交错位(RCP/ICP)≥4mm 不协调。临床医生通常也要评估覆𬌗,与功能性偏斜或干扰有关的横向关系,以及 Wilsion 曲线偏斜。在寻找正中𬌗关系时发生的下颌偏斜,或是需要避免的诱因。这个 ACO654 字母缩写仅作为患者评估及功能异常评估时的诊断清单。

患者的垂直向咬合不调是原因在于过度萌出的前牙、骨骼神经肌肉问题(降低下面高)、咬合的垂直距离减小,后两者都会影响牙齿磨耗。张力过大或者运动过度的咀嚼肌肌肉也会造成下颌紧锁,过度关闭息止颌位时𬌗间隙。

E 固定矫治器(托槽)治疗是矫正牙齿的三维位置及排列的效率最快的方法。矫治器对于口腔清洁和牙周维护是个考验。Invisalign(隐适美)系统是可摘的易清洁的矫治器,对有美观需求的患者是更受欢迎,其疗效可预见,效率高。但选择合适的患者接受 Invisalign(隐适美)矫治是极其重要的。Invisalign(隐适美)对于具有𬌗创伤牙不齐及牙周问题的成人患者是有一定优势的,医生可以在三维动画模拟阶段评估牙齿移动情况及牙周可能出现的问题。

F 根面需要保持光洁,去除牙菌斑。正畸治疗需要健康的牙周状态以及保持无炎症状态。正畸治疗中个性化的咬合调整是很有帮助的。

G 正畸治疗计划需要个体化影像信息,包括数字化图像,三维数字化图像,牙面分析,以及美学笑容信息。设计相应的治疗计划解决牙创伤,釉质磨损,牙周等问题以及为保持做准备。对患者的一般关怀包括告知病人相应的矫治计划,限制及预期的结果。

H 通过牙齿移动和保守的咬合调整消除𬌗创伤达到治疗的目的。𬌗干扰在息止颌位和患者进食直立位时的动态功能运动时消失。咬合评定时可以利用咬合纸的清晰落点,模型(仪器设备),动态记录,影像学检查,患者反馈,或者使用电脑帮助咬合分析从而直视下消除𬌗干扰点。研究模型和三维锥束投照影像可以观察牙列的协调性和舌侧的咬合,后方的牙尖和边缘嵴的关系,功能保护𬌗时的尖牙的𬌗分离。

I 每个患者的牙列不齐以及牙周状况都是有个体差异的。一般来说,清洁的个性化的塑料材质的活动保持器深受人们喜爱。固定保持器应避免使用以防止妨碍口腔卫生。在保持阶段,咬合关系通常已经确定。选择性的𬌗重建和修复可以进一步优化静态和动态功能𬌗及其稳定性。夜间𬌗板被选择性用于功能异常或者颞下颌关节紊乱患者。在后续的保持阶段必须采取有效及谨慎的措施防止复发。

扩展阅读

Dworkin SF. Psychological and Psychosocial Assessment. In: Laskin DM, Greene CS, Hylander WL, eds. *Temporomandibular Disorders: An Evidence-Based Approach to Diagnosis and Treatment*. Chicago, IL: Quintessence; 2006:203-216.

Grummons DC. *TMD and Orthodontics*. TMDataResources©. 2004: http://tmdataresources.com/index.php?option=com_virtuemart&Itemid=9&vmcchk=1&Itemid=9. Accessed December 14, 2012.

Knight DJ, Leroux BG, Zhu C, Almond J, Ramsay DS. A longitudinal study of tooth wear in orthodontically treated patients. *Am J Orthod Dentofacial Orthop*. 1997;112(2):194-202.

Keiser JA, Groeneveld HT. Relationship between juvenile bruxing and cranio-mandibular dysfunction. *J Oral Rehabil.* 1998;25(9):662-665.

Pullinger A, Seligman D. The degree to which attrition characterizes differentiated patient groups of temporomandibular disorders. *J Orofac Pain.* 1993;7(2):196-208.

Seligman D, Okeson J. Orthodontics, occlusion, and temporomandibular disorders. In: McNamara JA Jr, ed. *Orthodontics and Dentofacial Orthopedics.* Ann Arbor, MI: Needham Press; 2001:519-543.

Vlaskalic V. Occlusal trauma and adult orthodontics. In: Hall WB, ed. *Critical Decisions in Periodontology.* 4th ed. Hamilton, ONT: BC Decker; 2002:134-135.

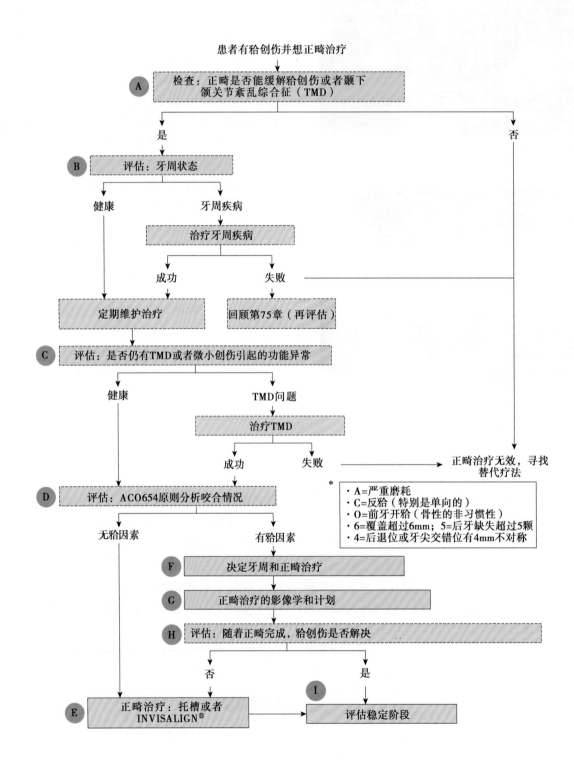

患者有𬌗创伤并想正畸治疗

A 检查：正畸是否能缓解𬌗创伤或者颞下颌关节紊乱综合征（TMD）

是 → 否

B 评估：牙周状态

健康 | 牙周疾病

治疗牙周疾病

成功 | 失败

定期维护治疗 | 回顾第75章（再评估）

C 评估：是否仍有TMD或者微小创伤引起的功能异常

健康 | TMD问题

治疗TMD

成功 | 失败 → 正畸治疗无效，寻找替代疗法

D 评估：ACO654原则分析咬合情况

无𬌗因素 | 有𬌗因素

* ·A=严重磨耗
·C=反𬌗（特别是单向的）
·O=前牙开𬌗（骨性的非习惯性）
·6=覆盖超过6mm；5=后牙缺失超过5颗
·4=后退位或牙尖交错位有4mm不对称

F 决定牙周和正畸治疗

G 正畸治疗的影像学和计划

H 评估：随着正畸完成，𬌗创伤是否解决

否 | 是

E 正畸治疗：托槽或者 INVISALIGN®

I 评估稳定阶段

软组织阻生智齿的拔牙问题

140

James A. Garibaldi

软组织阻生的智齿出现症状时，最可能的病因便是冠周炎。此时牙齿开始萌出一部分，但是由于接近下颌升支或者第二磨牙，以及其他异常的萌出方式，使其无法完全萌出。覆盖的软组织龈瓣通常会导致食物残渣滞留以及微生物繁殖从而引起炎症。一般来说，患者表现为疼痛剧烈，可能发展成脓肿和蜂窝织炎。软组织龈瓣切除后很容易再生，所以一般不选择软组织龈瓣切除术。0.12% 的氯己定可获得良好的效果，方法是采用 Monoject® 注射器冲洗龈袋以保持区域清洁，控制炎症，在牙齿拔除前缓解病人的症状，同时也可以中和局部的酸性环境，使麻醉的效果更为理想。

A　首先评估患者是否有症状，其病因是否为冠周炎。如果是，接下来需要考虑患者的年龄，这与当时牙根形成的情况有关。

B　拔除阻生智齿的最佳时机是当牙根形成 1/3 至 2/3 时，此时患者一般年龄在十四五岁到十八九岁之间。如果牙根未完全形成而过早拔除，牙齿会在牙槽窝内旋转从而增加拔牙难度。反之，如果牙根完全形成，牙齿在牙槽窝内非常牢固，也会增加拔牙难度。

C　如果完全没有萌出可能的智齿，存在反复发作的冠周炎，或者牙根形成 1/3 至 2/3 则应拔除。其他情况也可能需要拔除智齿，包括出现与智齿相关的疾病、智齿萌出后附着龈不足，或者即使磨牙完全萌出也无法清洁远中面时。关键是要在患者年轻时拔除这些"问题智齿"，这样

第二磨牙远中牙周组织再生的机会更大。早期拔除手术操作简单，术后恢复快，术后并发症较少。如果不存在以上问题，智齿可予以保留并定期观察。

D　如果患者没出现症状，医生应该考虑患者的年龄。理想的拔除时间是牙根形成 1/3 至 2/3 时，且未出现相关病变，尤其是对于没有完全萌出可能的智齿。

E　如果患者年龄较大，还应考虑第二磨牙的状态。如果第二磨牙没有病变和牙周问题，则应定期观察。然而，如果 X 线片显示智齿紧抵第二磨牙远中，可能造成第二磨牙牙周组织的破坏，还伴有以下情况：①没有足够的空间容纳完全萌出的智齿；②存在着不适症状或附着龈不足；③即使萌出，患者也无法保持该区域的清洁。此时即使没有症状也需要拔除第三磨牙。

扩展阅读

Kugelberg CF, Ahlström U, Ericson S, Hugoson A, Thilander H. The influence of anatomical, pathophysiological and other factors on periodontal healing after impacted lower third molar surgery. A multiple regression analysis. *J Clin Periodontol.* 1991;18(1):37-43.

Laskin DM. Indications and contraindications for removal of impacted third molars. *Dent Clin North Am.* 1969;13(4):919-928.

Leone SA, Edenfield MJ, Cohen ME. Correlation of acute pericoronitis and the position of the mandibular third molar. *Oral Surg Oral Med Oral Pathol.* 1986;62(3):245-250.

Osborne WH, Snyder AJ, Tempel TR. Attachment levels and crevicular depths at the distal of mandibular second molars following removal of adjacent third molars. *J Periodontol.* 1982;53(2):93-95.

Robinson PD. The impacted lower wisdom tooth: to remove or to leave alone? *Dent Update.* 1994;21(6):245-248.

Tate TE. Impactions: observe or treat? *J Calif Dent Assoc.* 1994;22(6):59-64.

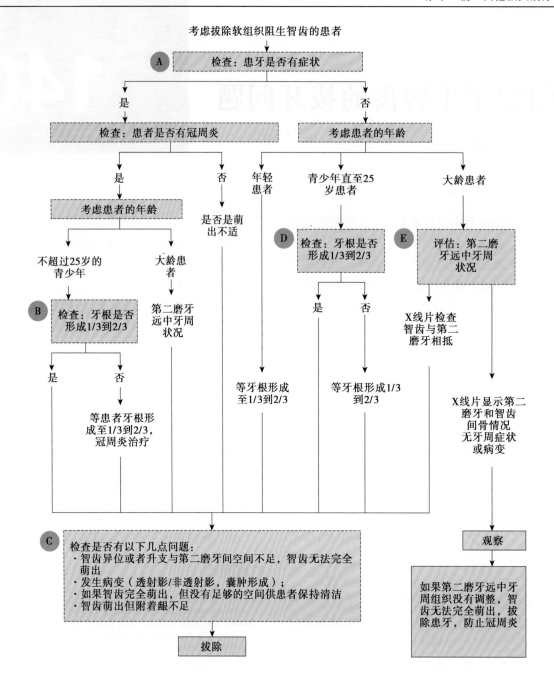

部分骨阻生智齿的拔除问题

141

James A. Garibaldi

冠周炎引起的疼痛是部分骨阻生智齿患者常见的主诉。通常是由于下颌骨骨量不足以使第三磨牙完全萌出。因此下颌升支或者第二磨牙或异常的萌出方式都会阻碍其正常萌出。软组织龈瓣覆盖智齿的部分牙体组织。

A 由于升支和第二磨牙之间没有足够空间而部分阻生的智齿，拔除患牙的理想时期是牙根形成1/3～2/3时。

B 如果患者有症状但没有冠周炎，可能是萌出不适引起的。如果牙齿有病变或者异位或者阻生无法完全萌出，应该拔除。

C 如果患者没有症状，但是影像学显示局部骨阻生，尤其是牙根形成已经达到1/3～2/3的年轻患者，应谨慎。如果智齿有病变或者其他因素导致不能完全萌出，则此时是理想的拔除时间。此时骨质弹性良好，且牙根未发育完全，牙齿尚未牢固固定，术后并发症较少，恢复较年龄大的患者更快。而年龄大的患者一般需要去骨，从而增加了发生并发症的可能。

对没有症状的患者，与所有患者一样，应该评估拔除智齿的危险因素。必须考虑到上颌窦损伤和破坏下牙槽神经的潜在可能性。在年龄大的患者中，因骨弹性降低，相对于年轻人来说，更应该考虑到这些危险因素。必要时，需要定期评估第二磨牙的远中情况，并且通过每1～2年一次的影像学检查确保没有并发症，同时需要加强此区域的口腔清洁。

扩展阅读

Braden BE. Deep distal pockets adjacent to terminal teeth. *Dent Clin North Am.* 1969;13(1):161-168.

Hupp JR. Principles of management of impacted teeth. In: Hupp JR, Ellis E, Tucker MR. *Contemporary Oral and Maxillofacial Surgery.* 5th ed. St. Louis, MO: Mosby Elsevier; 2008:153-178.

Koerner KR. The removal of impacted third molars: principles and procedures. *Dent Clin North Am.* 1994;38(2):255-278.

Laskin DM. Indications and contraindications for removal of impacted third molars. *Dent Clin North Am.* 1969;13(4):919-928.

Mercier P, Precious D. Risks and benefits of removal of impacted third molars. *Int J Oral Maxillofac Surg.* 1992;21(1):17-27.

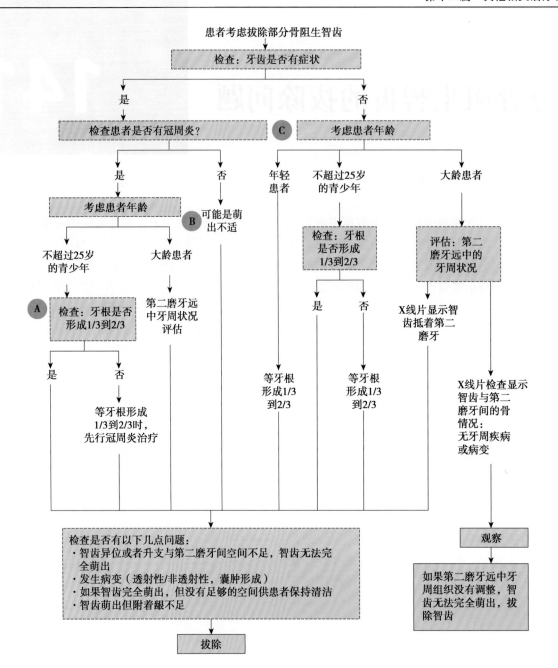

完全骨阻生智齿的拔除问题

142

James A. Garibaldi

完全骨阻生智齿如果没有出现症状，冠周炎的可能性很小。这是因为冠周炎发生时，要求必须有部分牙齿萌出，从而软组织能够覆盖牙齿形成盲袋，造成食物残渣滞留和微生物增殖。但有时候上颌智齿过长，并咬到下颌完全阻生智齿上覆盖的牙龈时，也可能产生相同的反应，从而使患者完全骨阻生智齿出现症状。

A 有症状的患者首先需要考虑患者的年龄以及智齿是否存在病变。如果形成与牙齿相关的滤泡、囊肿、影像学透射影或阻射影，那么应该拔除患牙，并将标本进一步做病理检查。完全骨阻生智齿最常见的病理改变是牙源性囊肿，会随着时间渐进性增大。

B 肿瘤，如鳞状细胞癌，可由囊肿的上皮衬里发展而来，尤其是在患者年龄增大后。因此，如果没有病变的智齿在患者年轻时未拔除，需要定期进行影像学复查。如果发现完全骨阻生智齿的症状是由于过长的上颌智齿咬到下方牙龈造成，则应拔除过长的智齿。

C 对于无症状的完全骨阻生智齿的年轻患者，如果没有病变，应该等待至牙根形成 1/3～2/3 时进行评估，原因有二：①智齿通常会随着时间而萌出更多（在不接近上颌窦和下牙槽神经管的情况下）；②如果拔除时牙根尚未形成，牙齿会在牙槽窝里旋转，增加拔除难度。一旦牙根部分形成，即可稳定牙齿，减少拔除的难度。

D 如果患者没有症状，医生应该考虑患者年龄。一般来说，随着患者年龄增加，身体状况下降，可能需要使用处方药以治疗高血压，关节炎或慢性房颤等疾病。医生需要在智齿拔除前考虑这些问题。有时还需要临床医学专家会诊、实验室检查，甚至通过住院来协助完成整个过程。如果第二磨牙远中牙周状况良好，牙周探诊时探针未触及智齿，且没有与之相关病变时，可以对其定期进行影像学检查，频率为 1～2 年一次。

扩展阅读

Eversole LR. *Clinical Outline of Oral Pathology.* 3rd ed. Hamilton, ONT: BC Decker; 2002:254-255.

Main DM. Follicular cysts of mandibular third molar teeth: radiological evaluation of enlargement. *Dentomaxillofac Radiol.* 1989;18(4):156-159.

Mercier P, Precious D. Risks and benefits of removal of impacted third molars. A critical review of the literature. *Int J Oral Maxillofac Surg.* 1992;21(1):17-27.

Robinson PD. The impacted lower wisdom tooth: to remove or to leave alone? *Dent Update.* 1994;21(6):245-248.

Stanley HR, Alattar M, Collett WK, Stringfellow HR Jr, Spiegel EH. Pathological sequelae of "neglected" impacted third molars. *J Oral Pathol.* 1988;17(3):113-117.

Tate TE. Impactions: observe or treat? *J Calif Dent Assoc.* 1994;22(6):59-64.

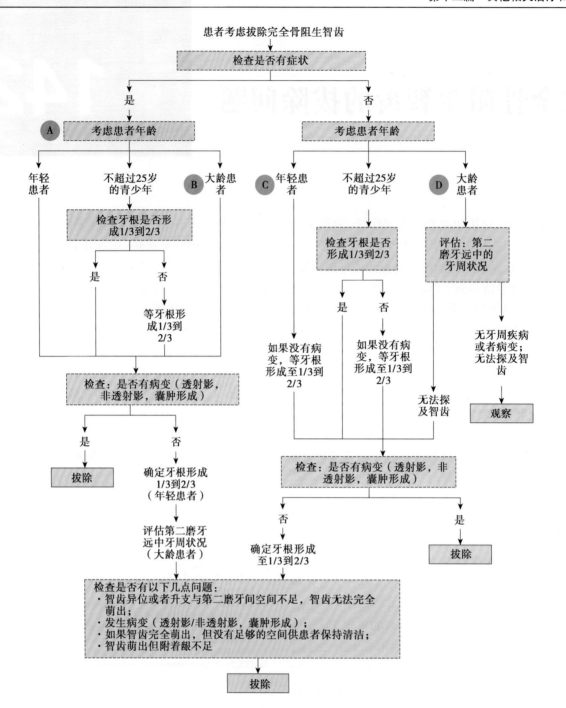

已萌出智齿的拔除问题

143

James A. Garibaldi

如果患者智齿已经完全萌出时，医生首先要明确其是否有临床症状。

A 如果磨牙没有症状，需要考虑是否容易清洁。如果智齿远中紧贴或靠近下颌升支，那么保持该区域清洁对患者来说是很难做到的。如果患者没有症状，且其远中有足够的空间可以清洁，还要考虑其周围是否有足够的附着龈。

B 判断牙齿保持清洁且没有牙周问题及龋坏后，医生需要确定磨牙萌出到正常位置，没有颊向或舌向偏斜。同时需要注意是否有对颌牙，使其有相应的功能并防止过度萌出。

C 如果智齿没有对颌牙，且无症状和牙周状况良好，则应由医生或者患者决定保留还是拔除。医生需要考虑该牙是否能用于将来的治疗中，或者会随着时间推移而过长，引起咬颊等问题。

D 如果患者有症状，那么首先明确患牙是否有龋坏。如有龋坏并且有牙周问题，缺少附着龈，或者抵着下颌升支，则应该拔除。

E 如果智齿有龋坏，但是没有牙周问题并能保持清洁。则应明确智齿是否有功能（有无对颌牙）。如果有咬合功能，则应进行充填和维护。

F 如果智齿有咬合并能保持清洁，且没有牙周或者附着龈问题，也没有龋坏，但是有症状，则检查患者是否有劈裂综合征。如果没有，可以应该进一步改善口腔卫生状况，并评价症状。包括检查是否是牙骨质暴露引起的敏感和早接触。如果经过适当治疗后，症状仍没有缓解，且在未来治疗计划中不考虑使用，则予以拔除。

扩展阅读

Hooley JR, Whitacre RJ. Assessment of and surgery for third molars: a self-instructional guide. 3rd ed. Seattle: Stoma Press; 1983.

Hupp JR. Principles of management of impacted teeth. In: Hupp JR, Ellis E, Tucker MR, eds. *Contemporary Oral and Maxillofacial Surgery*. 5th ed. St. Louis, MO: Mosby Elsevier; 2008:153-178.

Lysell L, Rohlin M. A study of indications used for removal of the mandibular third molar. *Int J Oral Maxillofac Surg*. 1988;17(3):161-164.

Meister F Jr, Nery EB, Angell DM, Meister RC. Periodontal assessment following surgical removal of erupted mandibular third molars. *Gen Dent*. 1986;34(2):120-123.

Pedersen GW. *Oral Surgery*. Philadelphia, PA: WB Saunders; 1988:60.

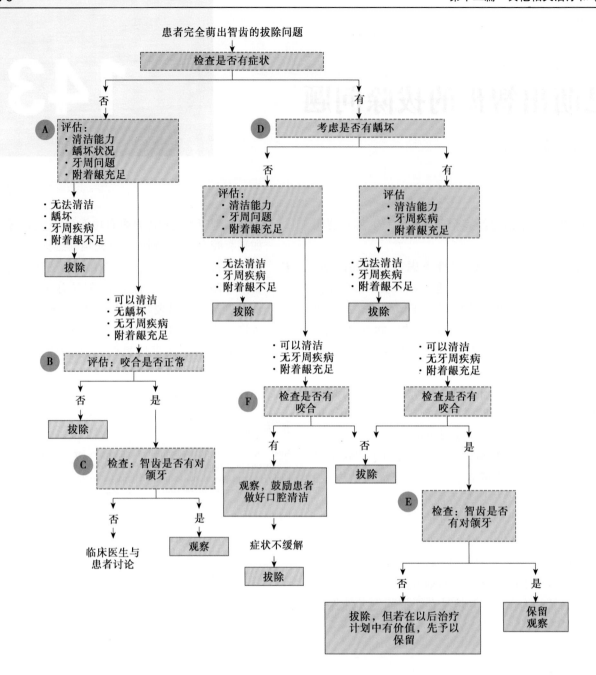

年龄及慢性牙周疾病对牙髓的影响

144

Naseem Shah

牙髓是有着高度发达感觉功能的特殊结缔组织，被硬组织包绕在狭小的髓腔内。尽管如此，牙髓仍有强大的修复和重建功能。因为牙本质是在成牙本质细胞伸向牙本质小管的过程中形成的。牙髓和牙本质两者作为一个功能整体紧密相连，所以称其为牙髓-牙本质复合体。任何不良刺激，包括龋坏或者创伤都会引起牙髓-牙本质复合体的共同反应。

牙髓组织和牙周组织在发生发育过程中紧密相连。牙乳头（发育成牙髓组织）及牙囊（发育成牙周膜组织）都是来自于外胚层间充质。在发育完全之后，两者主要通过根尖孔、根管侧支、副根管及牙本质小管相连。这些复合体在疾病状态下提供了刺激物比如微生物及其产物的进出通道，也就是说，从牙髓到牙周组织的急性牙髓炎以及从牙周组织到牙髓的慢性牙周炎的病原体。

根尖孔是牙髓和牙周组织的主要连接点。牙髓感染会造成根尖骨质吸收，有时候会经龈沟排出。当牙周感染是来自于牙髓感染时，通过对感染牙髓的治疗可以使牙周感染痊愈。同样，弥漫的牙周病可以通过根尖逆行性感染牙髓，引起牙髓继发性感染。

牙本质小管如果没有被釉质和牙骨质覆盖，会提供通道使外界与牙髓相通。当牙骨质和釉质不足以覆盖釉牙骨质界处交界时，牙齿颈部会出现缺失。外界刺激可以通过牙本质小管到达牙髓，从而可以解释牙颈部磨耗或者缺损和牙周手术后牙齿的敏感。

牙髓及牙周组织之间的组织破坏常存在于根尖孔、外源性或内源性根吸收、根折、发育异常（如畸形舌侧沟）和釉质发育。

A 牙髓增龄性变化。随着年龄增长，生理性的继发性牙本质和慢性刺激反应生成的修复性牙本质逐渐沉积，牙髓体积逐渐减小。牙髓体积的减小称为萎缩。继发性牙本质一生中都在沉积，有时候会导致牙髓腔的部分闭塞。在前牙，沉积主要发生于髓腔的舌侧，在后牙，主要发生于髓底。

随着继发性牙本质和修复性牙本质的不断沉积，老年人的牙髓普遍出现退化。退化的牙髓组织因牙石的形成和营养不良进一步发生萎缩。随着牙髓体积的减小，神经、血管和细胞成分、多细胞层的星形细胞、细胞间液、成牙本质细胞、成纤维细胞以及纤维成分均会相应减少。同时基质及纤维代谢出现变化，髓腔内胶原沉积，进而可能导致牙髓的营养不良性矿化。副根管或者侧支根管也可能出现矿化，其在牙髓治疗中的意义就不是那么重要。然而，常见的老龄性循环系统的疾病如动脉粥样硬化和髓腔老龄化是否引起牙髓免疫功能的降低，均未见报道。

B 牙周疾病对牙髓的影响。目前对于牙髓感染可以影响牙周组织已取得共识，但是牙周病是否会逆行性感染牙髓仍存在很大的争议。Turner和Drew在1918年第一次报道牙周病会逆行性感染牙髓，他们证实牙周溢脓会导致牙髓的改变，比如纤维性变、钙化和退行性囊性变等。Seltzer等研究了85颗因牙周病拔除的患牙，发现94%的牙齿的牙髓发生了不同程度的炎症反应、萎缩和坏死。

Langeland等在对因牙周病拔除的患牙研究中观察到牙髓钙化比牙髓炎症更加普遍，如果作为循环主通道的主根管没有被严重累及，则不容易出现整个牙髓组织的坏死。

在牙周手术比如牙周翻瓣术、牙龈修整术、洁治术或者刮治术后，牙齿会变得高度敏感。对这个问题学者们已经达成共识。另一个共识便是牙龈退缩及临床冠延长术后的患者随着年龄的增加，牙齿也会变得极为敏感。这些现象解释了牙周疾病是如何影响牙髓组织的。牙周疾病向根尖发展时，牙骨质会发生坏死。在牙周病过程中，如果去除牙骨质，牙本质或者侧支根管会暴露。受污染的牙本质会通过牙本质小管刺激牙髓。另外，当侧支根管暴露时，根面平整术可以引起对应区域的牙髓集中凝固性坏死。研究发现慢性牙周病的患牙根管内有大量的修复性牙本质沉积。

C 累积刺激。随着年龄的增加，牙齿暴露于磨损、磨耗、腐蚀、龋坏、𬌗创伤以及各种修复治疗中的机会越来越大。以上任何一种因素都会刺激修复性或反应性牙本质的沉积，减小髓腔及根管的体积。牙本质硬化及牙髓部分坏死都会随着年龄有所增加。作为增龄性变化或者对外来刺激比如龋坏、创伤、磨耗的反应，牙本质小管会出现部分或者完全闭塞，在牙本质小管及基质中都会出现矿物的沉积。牙本质硬化会降低牙本质的渗透性，从而限制了有害物质通过牙本质进入牙髓。在一些老年人牙齿，逐渐增长的矿物沉积会造成牙齿变成微黄色。牙齿矿化增加，牙齿有机物减少的另一个后果是牙齿弹性降低从而增加了牙齿破裂和牙尖折裂的可能性。随着老龄化牙髓中神经组织和血管的减少及髓腔体积整体减小，牙齿对刺激的敏感性相较于年轻牙髓来说相对较弱。这就能够解释为何老年人出现急性牙髓炎时其症状并非很明显的现象。

扩展阅读

Bergenholtz G, Lindhe J. Effect of experimentally induced marginal periodontitis and periodontal scaling on the dental pulp. *J Clin Periodontol.* 1978;5(1):59-73.

Bernick S, Nedelman C. Effect of aging on the human pulp. *J Endod.* 1975;1(3):88-94.

Czarnecki RT, Schilder HA. Histological evaluation of the human pulp in teeth with varying degrees of periodontal disease. *J Endod.* 1979;5(8):242-253.

Langeland K, Rodrigues H, Dowden W. Periodontal disease, bacteria, and pulpal histopathology. *Oral Surg Oral Med Oral Path.* 1975;37(2):257-270.

Newton CW, Coil JM. Effects of age and systemic health on endodontics. In: Hargreaves KM, Cohen S, eds. *Cohen's Pathways of the Pulp.* 10th ed. St. Louis, MO: Mosby Elsevier; 2011:858-889.

Rotstein I, Simon JHS. Endodontic and periodontal interrelationship. In: Torabinejad M, Walton RE, eds. *Principles and Practice of Endodontics.* 4th ed. St Louis, MO: Saunders Elsevier; 2009:94-107.

Seltzer S, Bender IB, Ziontz M. The interrelationship of pulp and periodontal diseases. *Oral Surg Oral Med Oral Path.* 1963;16:1474-1490.

Sinai IH, Soltanoff W. The transmission of pathologic changes between the pulp and periodontal structures. *Oral Surg Oral Med Oral Path.* 1973;6(4):558-568.

Walton RE. Geriatric endodontics. In: Torabinejad M, Walton RE, eds. *Principles and Practice of Endodontics.* 4th ed. St Louis, MO: Saunders Elsevier; 2009:405-418.

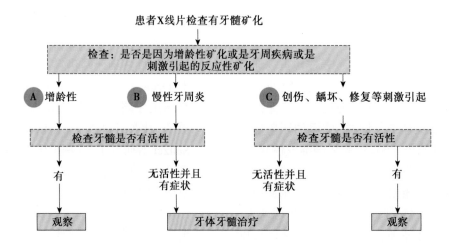

（邓　辉　郑宝玉）

索　引